临床超声诊断与治疗

主编　李　婧　秦　良　刘婷婷　赵国玲
　　　栾兆娜　崔桂青　马媛媛　姚洁瑾

上海科学技术文献出版社
Shanghai Scientific and Technological Literature Press

图书在版编目（CIP）数据

临床超声诊断与治疗 / 李婧等主编. -- 上海 : 上海科学技术文献出版社, 2024. -- ISBN 978-7-5439-9237-5

Ⅰ. R445; R454.3

中国国家版本馆CIP数据核字第2024BP6017号

组稿编辑：张　树
责任编辑：苏密娅
封面设计：宗　宁

临床超声诊断与治疗

LINCHUANG CHAOSHENG ZHENDUAN YU ZHILIAO

主　　编：李　婧　秦　良　刘婷婷　赵国玲
　　　　　栾兆娜　崔桂青　马媛媛　姚洁瑾
出版发行：上海科学技术文献出版社
地　　址：上海市长乐路746号
邮政编码：200040
经　　销：全国新华书店
印　　刷：山东麦德森文化传媒有限公司
开　　本：787mm×1092mm　1/16
印　　张：23.5
字　　数：602 千字
版　　次：2024年9月第1版　2024年9月第1次印刷
书　　号：ISBN 978-7-5439-9237-5
定　　价：200.00 元

编委会

主　编

李　婧　秦　良　刘婷婷　赵国玲

栾兆娜　崔桂青　马媛媛　姚洁瑾

副主编

段洪燕　田路路　廖　倩　刘晓华

付学蓉　陈　红　王　鑫　梁丽媚

李默驰

编　委（按姓氏笔画排序）

马媛媛（新疆医科大学附属中医院）

王　鑫（山东省淄博市传染病医院）

田路路（山东省淄博市传染病医院）

付学蓉（四川省成都市龙泉驿区中医医院）

刘晓华（山东省冠县新华医院）

刘婷婷（山东省济宁市兖州区人民医院）

李　婧（山东省济南市第二人民医院）

李默驰（航空工业襄阳医院）

陈　红（重庆医科大学附属璧山医院）

周东风（河南省上蔡县人民医院）

赵国玲（山东省安丘市中医院）

段洪燕（山东省鱼台县滨湖街道社区卫生服务中心）

姚洁瑾（江苏省常州市妇幼保健院）

秦　良（山东省滕州市中心人民医院）

栾兆娜（山东省临清市人民医院）

崔桂青（山东省冠县人民医院）

梁丽媚（河北省石家庄市第二医院）

廖　倩（四川省遂宁市中医院）

前言

FOREWORD

在医学的浩瀚星空中，超声技术犹如一颗璀璨的新星，以其无创、实时、经济、高效的特点，照亮了疾病诊断与治疗的道路。自20世纪50年代超声成像技术首次应用于临床以来，随着电子技术、计算机科学、材料科学的飞速发展，超声诊断设备的分辨率不断提高，成像技术日益丰富，从二维灰阶超声到彩色多普勒血流成像，再到三维、四维超声及弹性成像、超声造影等高级技术的应用，极大地拓宽了超声诊断的边界，使得许多以往难以发现的疾病得以早期发现、精准诊断。另外，超声引导下介入治疗技术的迅猛发展，为许多患者提供了更为安全、有效的治疗选择，这一领域的快速发展，标志着超声技术正从单一的诊断工具向集诊断与治疗于一体的综合平台转变。在此发展背景下，为了培养更多优秀的临床超声科医师，帮助他们学习最新超声领域的新技术，提高疾病诊断能力，我们邀请多位超声方面的专家编写了《临床超声诊断与治疗》一书。

本书覆盖了人体各系统、各器官疾病的超声检查方法、适应证、影像诊断及鉴别诊断，包括甲状腺疾病、乳腺疾病、心血管疾病、胃肠疾病、肝胆疾病、胰腺疾病、脾脏疾病、泌尿系统疾病等，除此之外还介绍了超声引导下的介入治疗技术。本书内容丰富，资料翔实，不仅提供了丰富的理论知识，还结合了大量的典型图像，帮助读者更好地理解超声诊断的实际应用，还可以帮助临床医师对疾病做出更加精准的判断与治疗。总的来说，本书是一部集科学性、先进性和实用性于一体的医学专著，适合超声医学工作者、临床医师及医学院校师生阅读参考。

由于本书编者较多，文笔不尽一致，简繁程度也不尽相同，书中存在的疏漏与不当之处，希望广大读者见谅，并提出意见和建议，以便我们后期修正。

《临床超声诊断与治疗》编委会

2024年6月

目 录

CONTENTS

第一章

甲状腺疾病超声诊断

第一节　甲状腺炎

一、急性化脓性甲状腺炎

急性化脓性甲状腺炎是由细菌或真菌感染引起的甲状腺急性化脓性炎症，在无抗生素时期，急性化脓性甲状腺炎的发病率在外科疾病中占0.1%，随着抗生素的使用，急性化脓性甲状腺炎变得较为罕见。

(一)病理与临床表现

1.病理

甲状腺组织呈现急性炎症特征性改变。病变可为局限性或广泛性分布。初期大量多形核细胞和淋巴细胞浸润，伴组织坏死和脓肿形成。脓液可以渗入深部组织。后期可见到大量纤维组织增生。脓肿以外的正常甲状腺组织的结构和功能是正常的。

2.临床表现

急性化脓性甲状腺炎一般表现为甲状腺肿大和颈前部剧烈疼痛、触痛，畏寒，发热，心动过速，吞咽困难和吞咽时颈痛加重。

(二)超声诊断

根据梨状隐窝窦道的走行不同，可造成甲状腺脓肿或颈部脓肿，而甲状腺脓肿和颈部脓肿又可以相互影响。因此，可以从三个方面对急性化脓性甲状腺炎的超声表现进行评估，即分别评估甲状腺的超声改变、颈部软组织的超声改变和梨状隐窝窦道的超声表现。不过需指出的是，三个方面的超声表现可以同时出现而不是相互孤立的。

1.甲状腺的超声改变

(1)发生部位及大小：急性化脓性甲状腺炎的发生部位通常与梨状隐窝窦道的走行有关，病变多发生在甲状腺中上部近颈前肌的包膜下区域。发病早期二维超声上的甲状腺仅表现为甲状腺单侧或双侧不对称性肿大，是由于甲状腺组织严重的充血水肿引起的(图1-1)。疾病后期随着甲状腺充血水肿的减轻及大量纤维组织的增生，甲状腺形态亦发生改变，即腺体体积回缩，可恢复至原来大小。

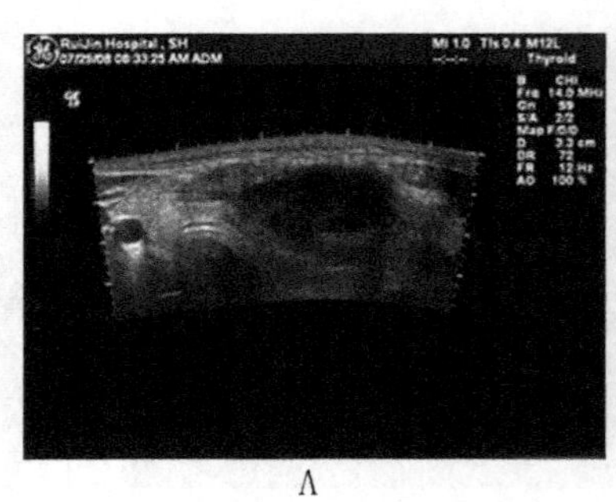
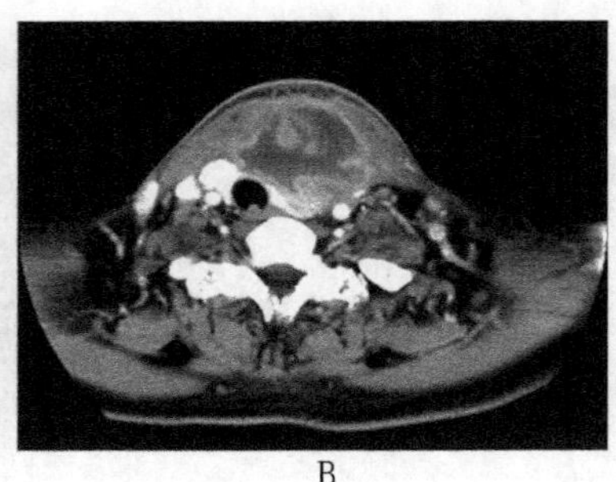

A B

图 1-1 急性化脓性甲状腺炎脓肿形成期(一)

A.灰阶超声显示脓肿累及甲状腺整个左侧叶;B.CT 显示左侧正常甲状腺组织基本消失

(2)边界和形态:由于急性甲状腺炎早期的甲状腺组织多有充血、水肿,故超声表现为病灶边缘不规则,边界不清晰。脓肿形成时,甲状腺内可见边缘不规则,边界模糊的混合型回声或无回声区,壁可增厚(图 1-2)。当急性甲状腺炎症状较重并向周围软组织蔓延或由于急性颈部感染蔓延至甲状腺时,炎症可延伸至包膜或突破包膜蔓延至周围软组织,超声表现为与周围甲状腺组织分界不清,甚至分界消失。

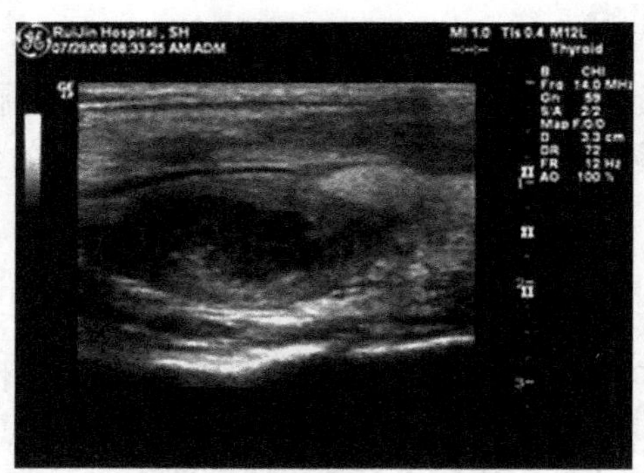

图 1-2 急性化脓性甲状腺炎脓肿形成期(二)

灰阶超声显示脓肿位于甲状腺上极包膜下,壁厚,内部为弱回声

(3)内部回声:发病期间甲状腺内部回声不均匀,有局灶性或弥散性低回声区,大小不一,低回声与炎症严重程度有关,随着病程的进展低回声区逐步增多(图 1-3)。严重时甲状腺内可呈大片低回声区,若有脓肿形成则可有局限性无回声区,其内透声多较差可见多少不一的点状回声,以及出现类似气体的强回声且伴"彗尾征"。病程后期由于炎症的减轻及大量纤维组织的增生,超声可显示甲状腺内部回声增粗、分布不均,低回声区及无回声区缩小甚至消失,恢复为正常甲状腺组织的中等回声,但仍可残留不规则低回声区。无论病变轻还是重,残余的甲状腺实质回声可保持正常(图 1-4)。

彩色多普勒超声可显示甲状腺化脓性炎症的动态病理过程中血供状况的改变。在炎症早期,由于炎性充血可导致甲状腺炎症区域血供增加;脓肿形成后,脓肿内部血管受破坏,彩色多普勒超声可显示脓肿内部血供基本消失,而脓肿周围组织因炎症充血血供增加;恢复期,由于病变甲状腺修复过程中纤维组织的增生,病变区域依然血供稀少。

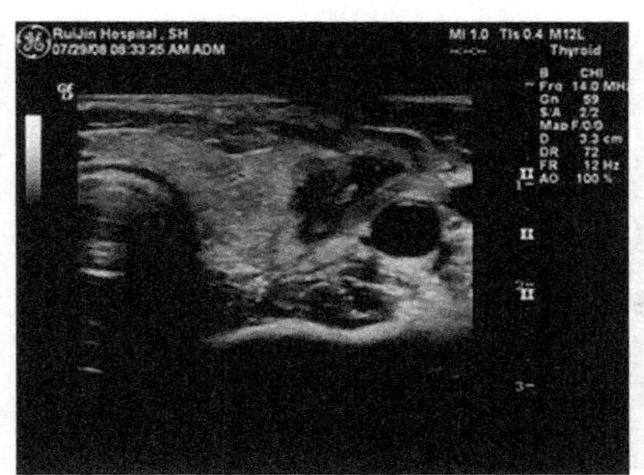

图 1-3　急性化脓性甲状腺炎早期

灰阶超声显示甲状腺上极包膜下低回声区，边缘不规则，边界模糊

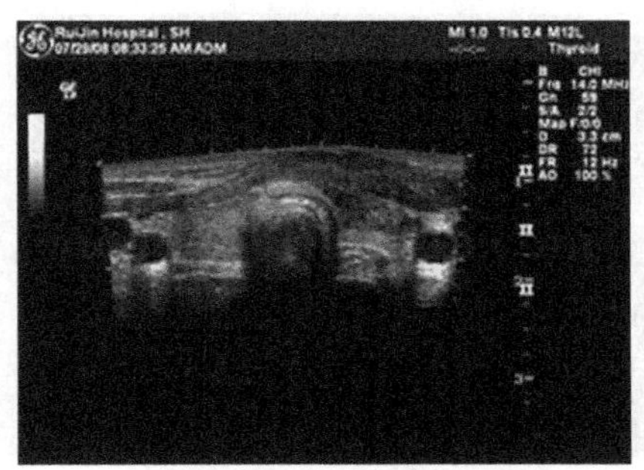

图 1-4　急性化脓性甲状腺炎恢复期(一)

灰阶超声显示左叶甲状腺内残留不规则低回声区

2.颈部软组织的超声改变

梨状隐窝窦道感染累及颈部时，由于颈部软组织较为疏松，炎症将导致颈部肿胀明显。患侧颈部皮下脂肪层、肌层和甲状腺周围区域软组织明显增厚，回声减低，层次不清。受累区域皮下脂肪层除了增厚外，尚可见回声增强现象。脂肪层和肌层失去清晰分界。肌肉累及可发生于舌骨下肌群和胸锁乳突肌，表现为肌肉增厚，回声减低，肌纹理模糊(图 1-5)。脓肿常紧邻甲状腺而形成，脓肿除压迫甲状腺外，还可压迫颈部其他解剖结构，如颈动脉、气管或食管发生移位。脓肿边缘不规则，与周围软组织分界模糊。脓肿液化后可出现液性无回声区，内伴絮片状坏死物高回声，探头挤压后可见流动感(图 1-6)。恢复期，随着炎症消退，肿胀的颈部软组织、肌层可逐步恢复正常，但由于炎症破坏，各组织层次结构依然不清(图 1-7)。

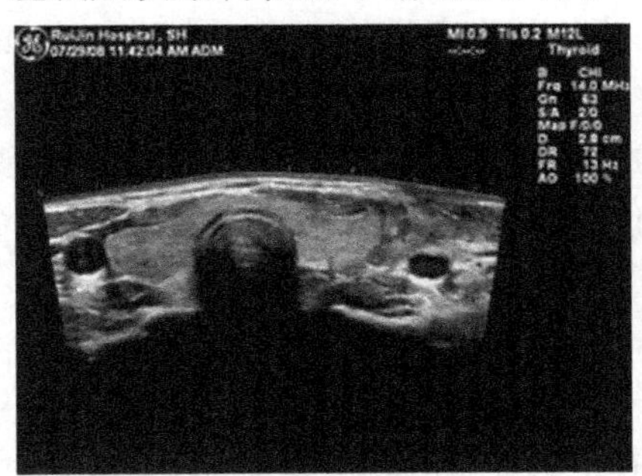

图 1-5　颈部软组织肿胀

灰阶超声显示左颈部舌骨下肌群和胸锁乳突肌肿胀，层次不清

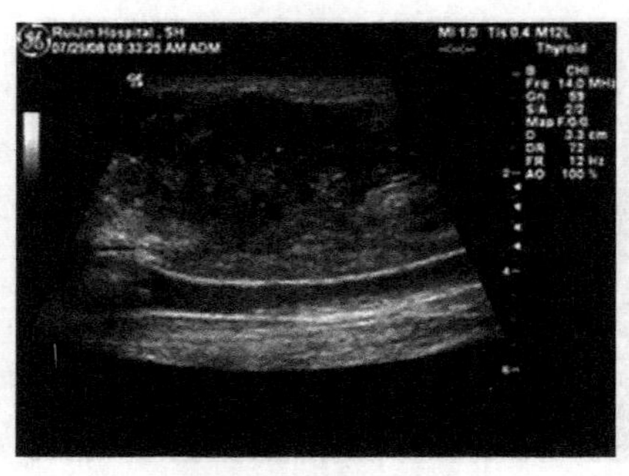

图 1-6　颈部脓肿

灰阶超声显示右颈部脓肿形成，内伴絮片状高回声

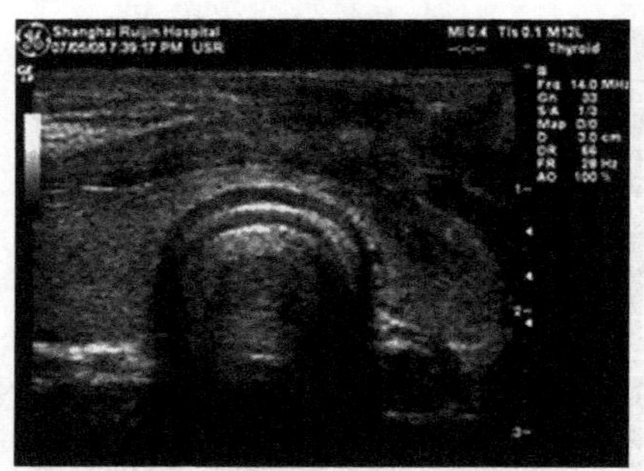

图 1-7　急性化脓性甲状腺炎恢复期(二)

灰阶超声显示左颈部皮下软组织及肌层分界不清

彩色多普勒超声可显示肿胀的颈部软组织和肌层血供增加，而脓肿内部血供基本消失，脓肿周围组织血供增加。恢复期，软组织和肌层的血供减少。

3.梨状隐窝窦道的超声改变

梨状隐窝窦道是急性化脓性甲状腺炎的重要发病因素，发现梨状隐窝窦道的存在对于明确病因和制订治疗方案具有非常重要的意义。CT 在探测窦道或窦道内的气体、在显示甲状腺受累方面优于 MRI 和超声，是评估窦道及其并发症的最佳手段。

梨状隐窝窦道的超声探测有相当的难度，可通过以下方法改善超声显示的效果。①嘱患者吹喇叭式鼓气(改良 Valsalva 呼吸)：嘱患者紧闭嘴唇做呼气动作以扩张梨状隐窝。②在检查前嘱患者喝碳酸饮料，当患者仰卧位时，咽部气体进入窦道，从梨状隐窝顶(尖)部向前下走行，进入甲状腺，此时行超声检查可见气体勾画出窦道的存在。在进行上述检查前应进行抗生素治疗以消除炎症，否则由于炎症水肿导致的窦道关闭影响检查结果。

在取得患者配合后，超声就有可能直接观察到气体通过梨状隐窝进入颈部软组织或甲状腺病灶，这是由于其与梨状隐窝相交通所致；超声亦可显示窦道存在的间接征象，表现为原来没有气体的病灶内出现气体的强回声(图 1-8)。

(三)鉴别诊断

1.亚急性甲状腺炎

亚急性甲状腺炎通常疼痛不如化脓性甲状腺炎剧烈，不侵入其他颈部器官，血沉明显增快，早期有一过性甲状腺功能亢进症(甲亢)症状，以及血 TT_3、FT_3、TT_4、FT_4 升高而 TSH 下降，甲状腺吸^{131}I 率降低的分离现象，甲状腺活检有多核巨细胞出现或肉芽肿形成。

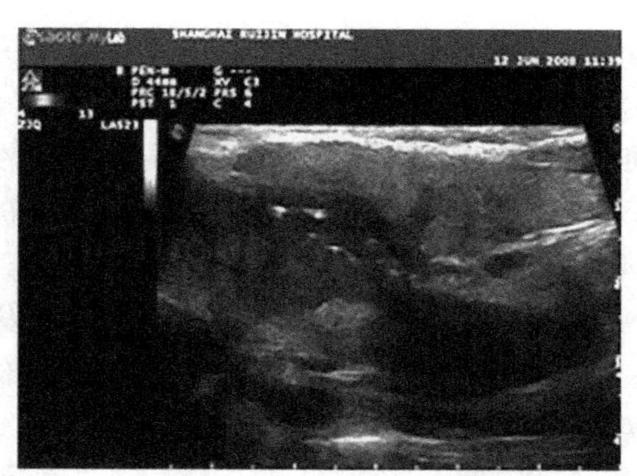

图 1-8　急性化脓性甲状腺炎

灰阶超声显示脓肿病灶内气体强回声，后伴“彗星尾”征

2.甲状腺恶性肿瘤

甲状腺恶性肿瘤可发生局部坏死，类似急性化脓感染，没有急性炎症性的红肿疼热表现，应予警惕。

3.其他颈前炎性肿块

肿块不随吞咽上下活动，B 超或 CT 检查可帮助鉴别，甲状腺扫描无相应变化。

二、亚急性甲状腺炎

亚急性甲状腺炎是一种自限性甲状腺炎，因不同于病程较短的急性甲状腺炎，也不同于病程较长的桥本甲状腺炎，故称亚急性甲状腺炎。

(一)病理与临床表现

1.病理

在疾病早期阶段表现为滤泡上皮的变性和退化，以及胶质的流失。紧接着发生炎症反应，甚至形成小脓肿。继而甲状腺滤泡大量破坏，形成肉芽肿性炎，周边有纤维组织细胞增生。病变后期异物巨细胞围绕滤泡破裂残留的类胶质，形成肉芽肿。病变进一步发展，炎性细胞减少，纤维组织增生，滤泡破坏处可见纤维瘢痕形成。

2.临床表现

起病急，临床发病初期表现为咽痛，常有乏力，全身不适，不同程度的发热等上呼吸道感染的表现，可有声音嘶哑及吞咽困难。甲状腺肿块和局部疼痛是特征性的临床表现。本病大多仅持续数周或数月，可自行缓解，但可复发，少数患者可迁延 1～2 年，大多数均能完全恢复。

(二)超声诊断

1.灰阶超声

(1)甲状腺病变区。①病变区大小及部位：疾病早期炎症细胞的浸润可使甲状腺内出现低回声区或偏低回声区；疾病进展过程中，部分低回声区可互相融合成片状，范围进一步扩大；而在疾病的恢复期或后期，由于淋巴细胞、巨噬细胞、浆细胞浸润，纤维组织细胞增生，使得病变区减小甚至消失。亚急性甲状腺炎的病变区一般位于甲状腺中上部腹侧近包膜处(图 1-9)，故病情严重时常可累及颈前肌。②病变区边缘及边界：病变区大部分边缘不规则，表现为地图样或泼墨样(图 1-10)，在疾病早期，病灶边界模糊，但病灶和颈前肌尚无明显粘连，嘱患者进行吞咽动作可发现甲状腺与颈前肌之间存在相对运动。随着病变发展，低回声区的边界可变得较为清晰

(图 1-11),但在恢复期炎症逐步消退后,病灶可逐步缩小,和周围组织回声趋于一致。在疾病的发展过程中,由于炎症的进一步发展,炎性细胞可突破甲状腺的包膜侵犯颈前肌群,出现甲状腺与其接近的颈前肌二者之间间隙消失的现象,表现为不同于癌性粘连的弥散性轻度粘连(图 1-12)。嘱患者进行吞咽动作可发现颈前肌与甲状腺的相对运动消失。③病变区内部回声:疾病早期甲状腺实质内可出现单发或多发、散在的异常回声区,超声表现为回声明显低于正常甲状腺组织的区域,部分低回声区可相互融合形成低回声带。在疾病发展过程中甲状腺的低回声还可以出现不均质改变,即呈从外向内逐渐降低的表现(图 1-13)。部分病例的甲状腺甚至会出现疑似囊肿的低回声或无回声区(图 1-14)。

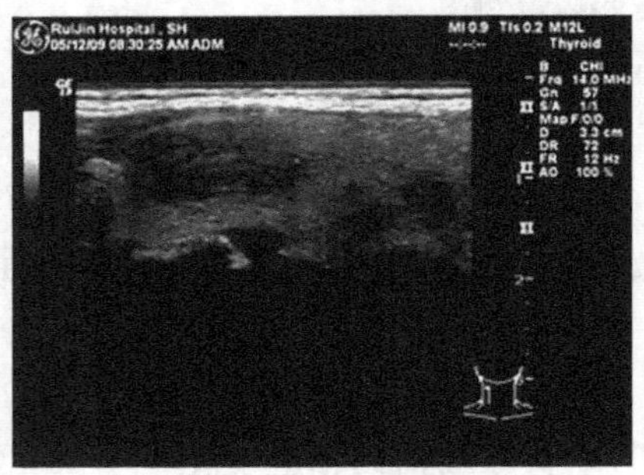

图 1-9　亚急性甲状腺炎(一)

灰阶超声显示病变位于甲状腺近包膜处

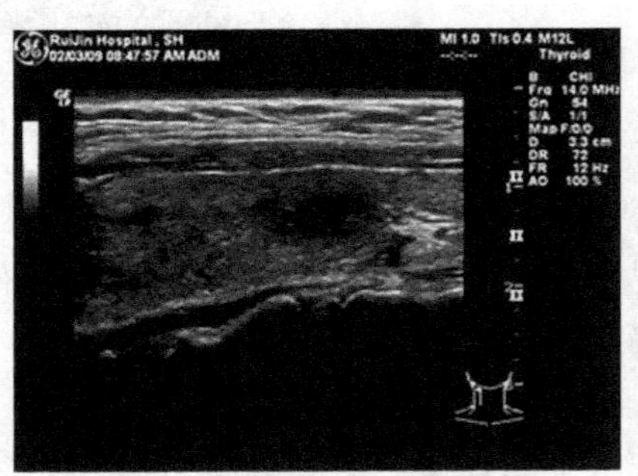

图 1-10　亚急性甲状腺炎(二)

灰阶超声显示边缘不规则,边界模糊,形态不规则

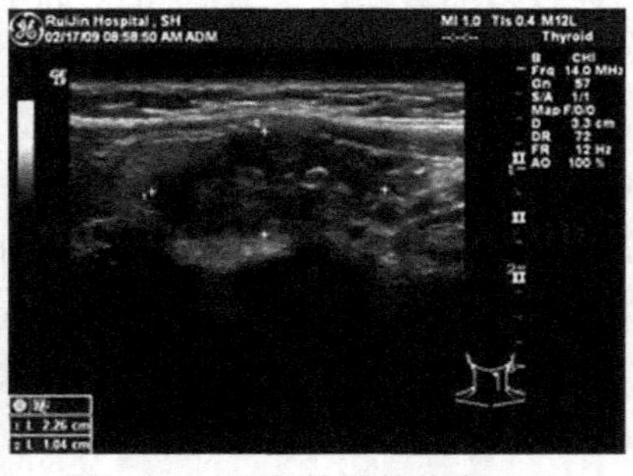

图 1-11　亚急性甲状腺炎(三)

灰阶超声显示边界清晰、锐利

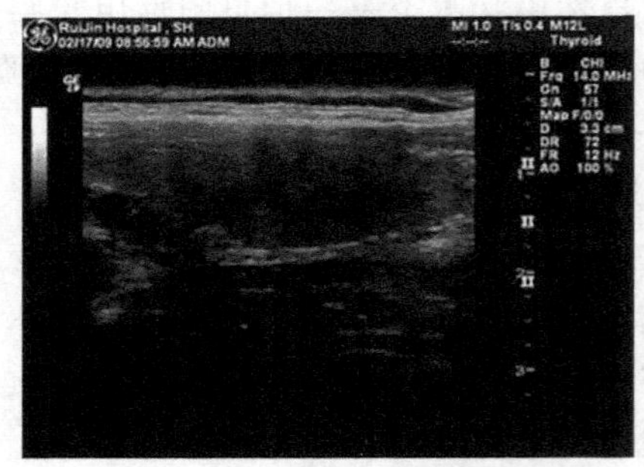

图 1-12　亚急性甲状腺炎(四)

灰阶超声显示甲状腺病灶和颈前肌群之间的间隙消失

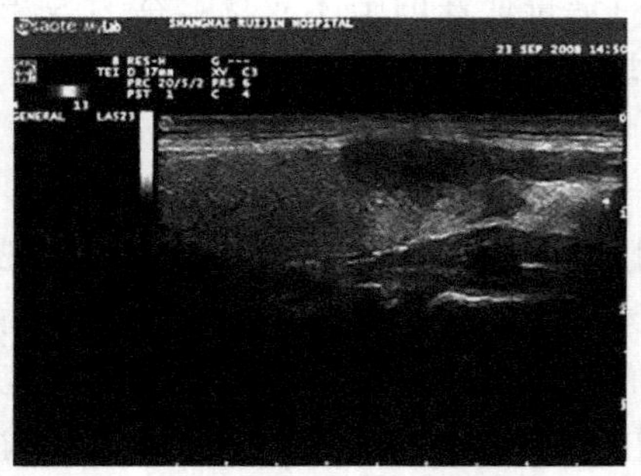

图 1-13　亚急性甲状腺炎(五)

灰阶超声显示甲状腺病灶从外向内回声逐渐降低

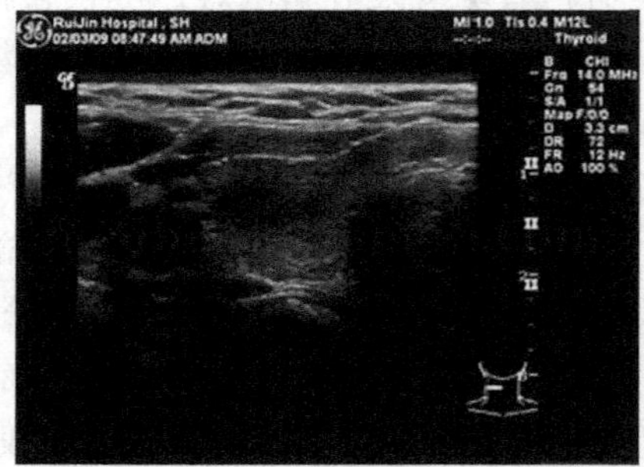

图 1-14　亚急性甲状腺炎(六)

灰阶超声显示甲状腺病灶内部回声极低,与颈动脉腔内回声水平几乎等同

有研究者提出假性囊肿的出现可能与甲状腺的炎症、水肿，以及由炎症引起的小脓肿有关。

随着病情的好转，纤维组织的增生使得甲状腺内部出现一定程度的纤维化增生，故超声可显示甲状腺内部回声增粗、分布不均，低回声区缩小甚至消失，恢复为正常甲状腺组织的中等回声。但也有部分亚急性甲状腺炎患者在疾病康复若干年后的超声复查中仍可探测到局灶性片状低回声区或无回声区，原因可能是亚急性甲状腺炎的后遗症，表明亚急性甲状腺炎康复患者的超声检查并非都表现为甲状腺的正常图像。另外坏死的甲状腺组织钙化可表现为局灶性强回声和后方衰减现象。

(2)甲状腺病变区外：对亚急性甲状腺炎患者的甲状腺大小，普遍认为呈对称性或非对称性肿大。有文献报道甲状腺的体积甚至可达原体积的两倍大小。这种肿大是早期由于大量滤泡的破坏水肿、胶质释放引起甲状腺体积增大。疾病后期腺体体积明显回缩，可恢复至原来大小。病变外的甲状腺由于未受到炎症侵袭，故仍可表现为正常的甲状腺回声。

2.多普勒超声

疾病的急性期由于滤泡破坏，大量甲状腺素释放入血，出现 T_3、T_4 的增高，引起甲状腺功能亢进症，彩色/能量多普勒显像时可探及病灶周边丰富血流信号，而病灶区域内常呈低血供或无血供，原因在于病灶区域的滤泡破坏了而正常甲状腺组织的滤泡未发生多大改变。在恢复期甲状腺功能减退时，因 T_3、T_4 降低，TSH 持续增高而刺激甲状腺组织增生，引起甲状腺腺内血流增加。

(三)鉴别诊断

亚急性甲状腺炎需要与甲状腺结节的急性出血、慢性淋巴细胞性甲状腺炎的急性发病寂静型或无痛性甲状腺炎及急性化脓性甲状腺炎相鉴别。

三、桥本甲状腺炎

桥本甲状腺炎是自身抗体针对特异靶器官产生损害而导致的疾病，病理上呈甲状腺弥散性淋巴细胞浸润，滤泡上皮细胞嗜酸性变，因这类疾病血中自身抗体明显升高，所以归属于自身免疫性甲状腺炎。

(一)病理与临床表现

1.病理

桥本甲状腺炎的病理改变以广泛淋巴细胞或浆细胞浸润，形成淋巴滤泡为主要特征，后期伴有部分甲状腺上皮细胞增生及不同程度的结缔组织浸润与纤维化，导致甲状腺功能减退。由于桥本甲状腺炎是一个长期的缓慢发展的过程，因此随着病程不同，其淋巴细胞浸润程度、结缔组织浸润程度，纤维化程度都会有所变化。

2.临床表现

桥本甲状腺炎患者起病隐匿，初期大多没有自觉症状，早期病例的甲状腺功能尚能维持在正常范围内。当伴有甲状腺肿大时可有颈部不适感，极少数病例因腺体肿大明显而出现压迫症状，如呼吸或吞咽困难等。部分患者因抗体刺激导致的激素过量释放，可出现甲状腺功能亢进症状，但程度一般较轻。

(二)超声诊断

桥本甲状腺炎的超声表现较为复杂，均因淋巴细胞浸润范围、分布不同和纤维组织增生的程度不同而致声像图表现有所不同。桥本甲状腺炎合并其他疾病也很常见，经常需要与合并疾病相鉴别。

1.灰阶超声

(1)形态和大小:典型的桥本甲状腺炎常累及整个甲状腺,腺体增大明显,呈弥散性非均匀性肿大,多为前后径增大,有时呈分叶状。病变侵及范围广泛,可伴有峡部明显增厚(图 1-15)。病程后期可出现萎缩性改变,即表现为甲状腺缩小,边界清楚,由于逐步的纤维化进程而出现回声不均(图 1-16)。

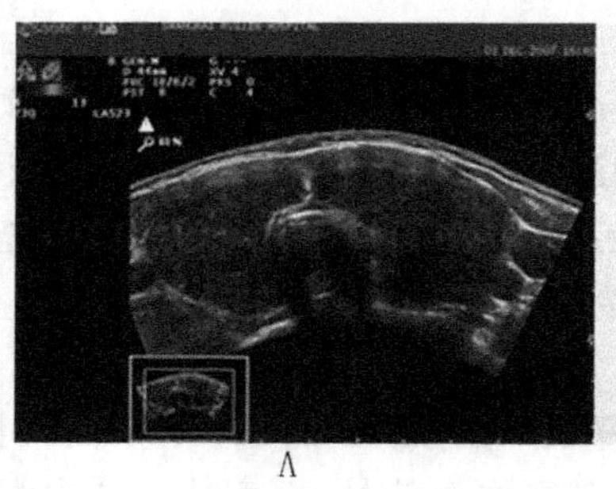
A

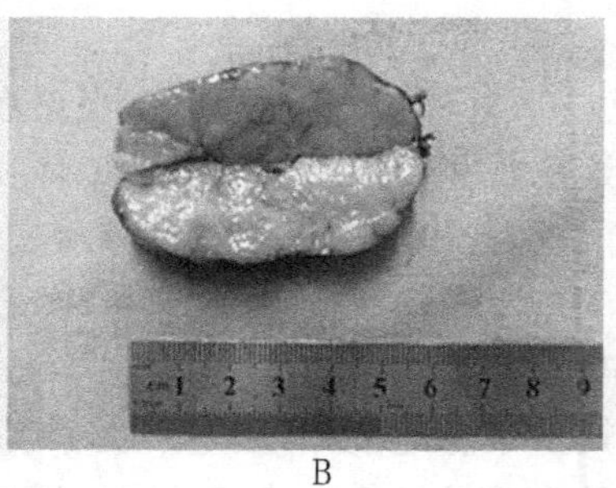
B

图 1-15　桥本甲状腺炎(一)

A.灰阶超声显示甲状腺呈弥散性非均匀增大,峡部增厚,内部回声减低,不均,但未见明显结节;B.手术标本切面示甲状腺质地较均匀,未见明显结节

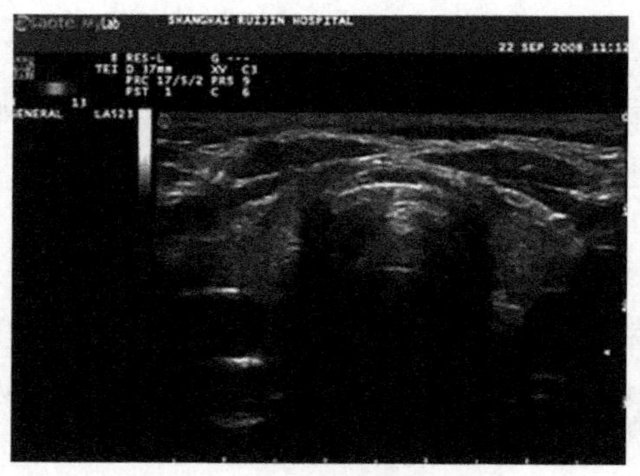

图 1-16　桥本甲状腺炎(二)

灰阶超声显示甲状腺呈弥散性萎缩

(2)内部回声:桥本甲状腺炎的腺体内部异常回声改变以低回声为主,其病理基础是腺体内弥散性炎性细胞(淋巴细胞为主)浸润,甲状腺滤泡破坏萎缩,淋巴滤泡大量增生,甚至形成生发中心。另一特征性超声改变是腺体内出现广泛分布条状高回声分隔,使腺体内呈不规则网格样改变。

根据学者的经验并结合文献,目前倾向于把桥本甲状腺炎分为 3 种类型,即弥散型、局限型和结节形成型。主要分型依据包括甲状腺内低回声的范围、分布及结节形成状况。但病程发展过程中各型图像互相转化,各型难以截然区分。①弥散型:弥散型是桥本甲状腺炎最常见的类型,以腺体弥散性肿大伴淋巴细胞浸润的低回声图像为主。回声减低程度与促甲状腺素(TSH)水平负相关,提示甲状腺滤泡萎缩及淋巴细胞浸润严重(图 1-17)。HT 病程中,甲状腺腺体弥散性病变时,可出现广泛分布的纤维组织增生,超声显示实质内出现线状高回声(图 1-18)。增生的纤维组织可相互分隔,超声上腺体内见不规则网格样改变,是桥本甲状腺炎的特征性表现(图 1-19)。其病理基础是小叶间隔不同程度的纤维组织增生,伴有玻璃样变,甲状腺滤泡大量消失。②局限型:局限型病理上表现为甲状腺局部区域淋巴细胞浸润,也可能是相对于其他区域甲状腺某一部分的淋巴细胞浸润较为严重，超声上表现甲状腺局限性不均匀低回声区，形态不规则，呈“地图样”（图 1-20）。如果两侧叶淋巴细胞浸润的程度不一，则可出现左右侧叶回声水平不一致的现象。局灶性浸润可能代表病情轻微，或是在疾病的早期阶段。③结节形成型：桥本甲状腺炎在发展过程中，由于甲状腺实质内纤维组织增生，将病变甲状腺分隔，形成结节。结节可呈单结节，但更多表现为多结节，明显者表现为双侧甲状腺可布满多个大小不等的结节样回声区，以低回声多见，结节可伴钙化或囊性变（图 1-21、图 1-22）。结节形成型桥本甲状腺炎结节外甲状腺组织仍呈弥散型或局限型改变，即甲状腺实质回声呈不均匀减低。

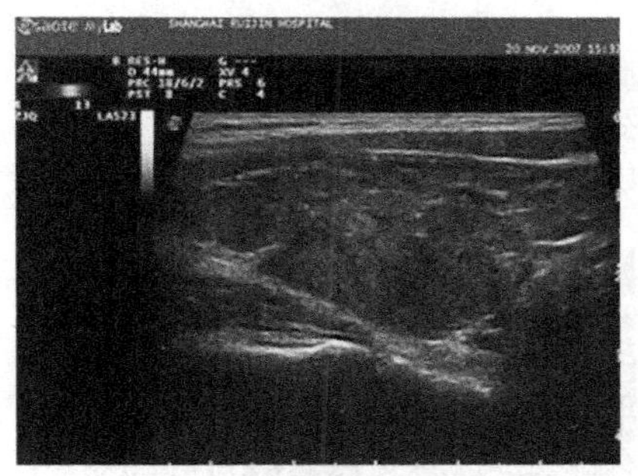

图 1-17　桥本甲状腺炎，弥散型(一)

灰阶超声显示甲状腺回声弥散性减低，与颈前肌群回声相仿

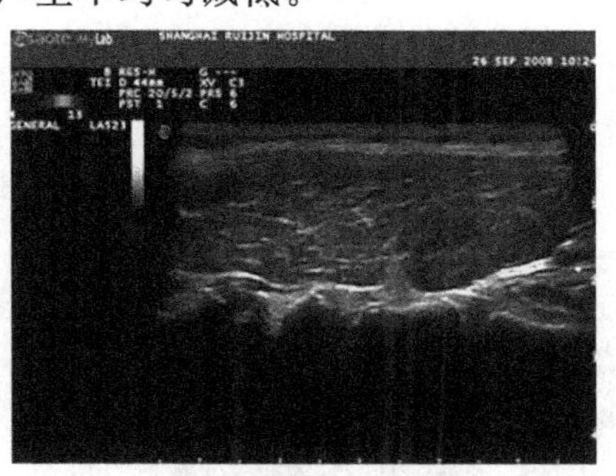

图 1-18　桥本甲状腺炎，弥散型(二)

灰阶超声显示甲状腺回声弥散性减低，内见散在大量线状高回声

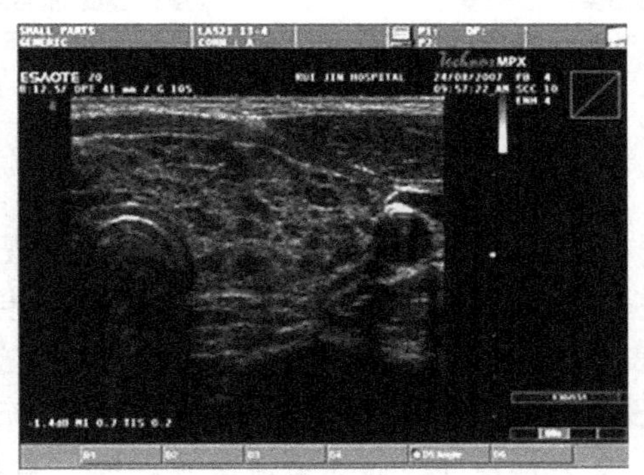

图 1-19　桥本甲状腺炎，弥散型(三)

灰阶超声显示甲状腺实质呈不规则网格状结构

（3）边界。①腺体的边界：桥本甲状腺炎包括局灶性病变和累及整个腺体的弥散性改变，但病变局限于腺体内，甲状腺边缘不规则，边界清晰。这一点与同是局灶性或弥散性低回声表现的慢性侵袭性（纤维性）甲状腺炎有很大区别，后者往往突破包膜呈浸润性生长，与周围组织分界不清。②腺体内异常回声的边界：如上所述，典型的桥本甲状腺炎表现为腺体内广泛减低回声区，呈斑片状或小结节状居多。病理上这类病变并没有真正的包膜，而是以淋巴细胞为主的浸润性分布，因此不一定有清晰的边界。局灶性病变如果表现为边界欠清的低回声灶，仅仅凭形态学观察很难与恶性病变相鉴别。

然而，纤维组织增生是桥本甲状腺炎常见的病理变化，是甲状腺滤泡萎缩、结构破坏以后的修复反应而形成的。由于广泛的高回声纤维条索（或者说是纤维分隔）形成，使腺体实质呈现网状结构，同时构成了低回声“结节”的清晰边界。

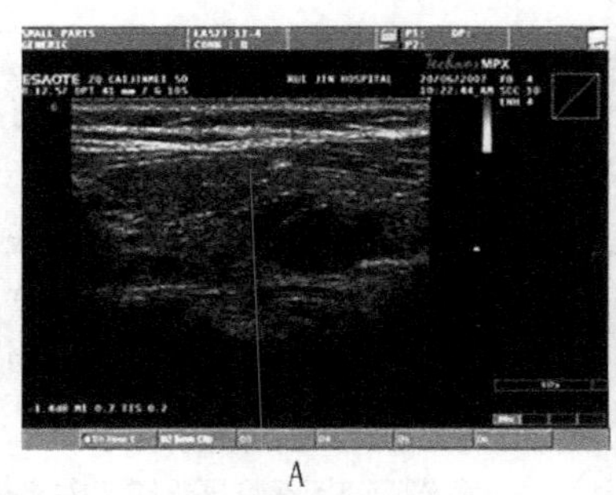

A

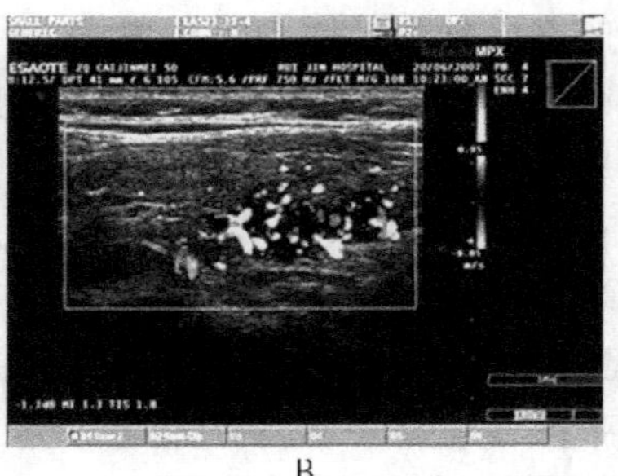

B

图 1-20　桥本甲状腺炎,局限型

A.灰阶超声显示甲状腺下极实质内不规则低回声区;B.多普勒显示上述低回声区血供明显增多,甲状腺其余区域血供基本正常

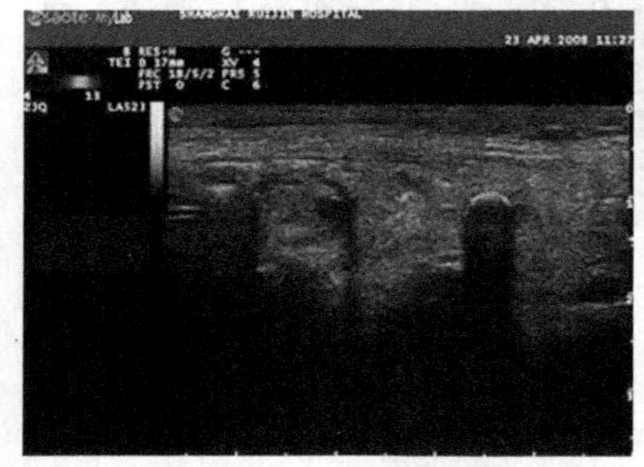

图 1-21　桥本甲状腺炎,结节形成型(一)

灰阶超声显示甲状腺内两个结节,下极结节可见环状钙化

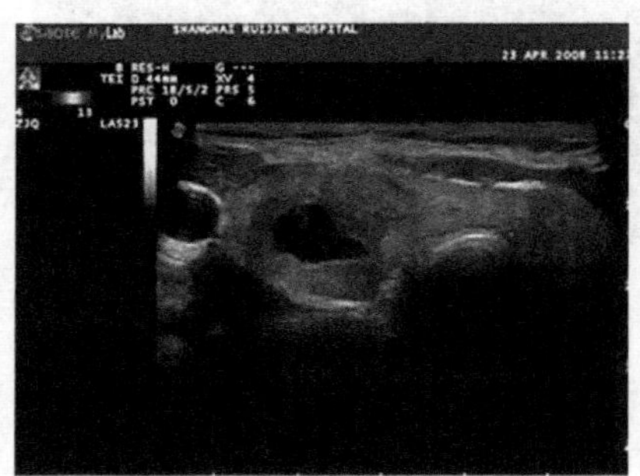

图 1-22　桥本甲状腺炎,结节形成型(二)

灰阶超声显示甲状腺结节,内伴囊性变

2.多普勒超声

(1)彩色/能量多普勒:桥本甲状腺炎的腺体实质内血流信号表现各异,多呈轻度或中等程度增多,部分患者血供呈明显增多,但也可以是正常范围,如果甲状腺伴有明显纤维化,则血供甚至减少。病程早期可合并甲亢表现,甲状腺弥散性对称性肿大,腺体内部血流信号明显增多。这和甲亢时出现的甲状腺"火海"没有明显区别,但是其血流速度较慢,无论是在治疗前还是在治疗后。流速增加的程度一般低于原发性甲亢。腺体血流丰富程度与甲状腺的治疗状况(如自身抗体水平)及功能状态(血清激素水平)无相关,与 TSH 及甲状腺大小有正相关。后期则呈现甲状腺功能减退表现,甲状腺萎缩后血流信号可减少甚至完全消失。

在局灶性病变时,结节的血供模式多变,可以是结节的边缘和中央皆见血流信号,也可以是以边缘血流信号为主。

(2)频谱多普勒:血流多为平坦、持续的静脉血流和低阻抗的动脉血流频谱,伴甲亢时流速偏高,随着病程发展、腺体组织破坏而流速逐渐减慢,伴甲状腺功能减退症(甲减)时更低,但收缩期峰值流速(PSV)仍高于正常人。甲状腺动脉的流速明显低于甲亢为其特点,有学者报道甲状腺下动脉的峰值血流速度在甲亢患者常超过150 cm/s,而桥本甲状腺炎通常不超过 65 cm/s。

(三)鉴别诊断

1.结节性甲状腺肿

少数 CLT 患者可出现结节样变,甚至多个结节产生。但结节性甲状腺肿患者的甲状腺自身抗体滴度减低或正常,甲状腺功能通常正常,临床少见甲减。

2.Graves 病

肿大的甲状腺质地通常较软,抗甲状腺抗体滴度较低,但也有滴度高者,二者较难区别,如果血清 TRAb 阳性,或伴有甲状腺相关性眼病,或伴有胫前黏液性水肿,对诊断 Graves 病十分有利,必要时可行细针穿刺细胞学检查。

3.甲状腺恶性肿瘤

CLT 可合并甲状腺恶性肿瘤,如甲状腺乳头状癌和淋巴瘤。CLT 出现结节样变时,如结节孤立、质地较硬时,难与甲状腺癌鉴别,应检测抗甲状腺抗体,甲状腺癌病例的抗体滴度一般正常,甲状腺功能也正常。如临床难以诊断,应做 FNAC 或手术切除活检以明确诊断。

4.慢性侵袭性纤维性甲状腺炎

慢性侵袭性纤维性甲状腺炎又称为木样甲状腺炎。病变常超出甲状腺范围,侵袭周围组织,产生邻近器官的压迫症状,如吞咽困难、呼吸困难、声嘶等。甲状腺轮廓可正常,质硬如石,不痛,与皮肤粘连,不随吞咽活动,周围淋巴结不大。甲状腺功能通常正常,甲状腺组织完全被纤维组织取代后可出现甲减,并伴有其他部位纤维化,抗甲状腺抗体滴度降低或正常。可行细针穿刺活检和甲状腺组织活检。

四、侵袭性甲状腺炎

侵袭性甲状腺炎又称纤维性甲状腺炎,是一种少见的甲状腺慢性炎性疾病。它是甲状腺的炎性纤维组织增生病变,病变组织替代了正常甲状腺组织,并且常穿透甲状腺包膜向周围组织侵犯。早在 1883 年由 Bernard Riedel 首先描述并于 1896 年详细报道了两例该病,因此得名 Riedel 甲状腺炎(RT)。

(一)病理与临床表现

1.病理

病灶切面灰白色,与周围组织广泛粘连,触之坚硬如木,甚至硬如石块,故又称"木样甲状腺炎"。甲状腺滤泡萎缩或破坏,被广泛玻璃样变的纤维组织替代,同时浸润到包膜外甚至与邻近骨骼肌粘连。纤维化结节主要由淋巴细胞、胚芽中心、浆细胞、嗜酸性转化的滤泡上皮细胞构成。无巨细胞存在。有时可见成纤维细胞和小血管。Riedel 甲状腺炎的纤维变性区域还有一种比较特征性的改变,即大小静脉血管常有炎性表现,随着病变发展逐渐呈浸润、栓塞甚至硬化表现,管腔逐渐消失。

2.临床表现

Riedel 甲状腺炎可以没有自觉症状,多数患者因发生炎性甲状腺肿、颈前质硬肿块,或肿大明显造成压迫症状而就诊,如窒息感、呼吸困难(压迫气管)、吞咽困难(压迫食管)、声音嘶哑(侵犯喉返神经)等,甚至可由于小血管阻塞性炎症导致无菌性脓肿形成。

由于 Riedel 甲状腺炎常伴有全身性多灶纤维病变,因此同时具有伴发部位症状。临床可触及坚硬的甲状腺,如有结节则位置固定,边界不清,通常无压痛。

(二)超声诊断

1.灰阶超声

(1)形态和大小:由于 Riedel 甲状腺炎有类似恶性的侵袭性生长特性,病变腺体往往体积明显增大,不但前后径和左右径增大,更由于突破包膜的浸润性生长而呈各种形态。甲状腺肿大可对周围器官产生压迫,如气管、食管等,但压迫症状与肿大的程度不成比例。

(2)边界:病变腺体轮廓模糊,表面不光滑。如为局灶性病变,则界限不清。病变通常突破甲状腺包膜向周围组织侵袭性生长,最常侵犯周围肌肉组织,以及气管、食管等,并进一步产生相应的压迫症状。

(3)内部回声:Riedel 甲状腺炎病变区域回声明显减低,不均匀,或间以网格状中等回声。但低回声不能作为 Riedel 甲状腺炎的特征性表现,因为其他甲状腺炎性疾病普遍呈减低回声表现,与淋巴细胞的出现有关。因此仅凭腺体内部回声水平也很难将它与其他甲状腺炎症相鉴别。

(4)其他:由于病变腺体的纤维化改变,常导致结节性病灶形成。结节性表现伴类似恶性的浸润表现,与恶性肿瘤难以鉴别。但 Riedel 甲状腺炎虽然病灶肿块体积巨大,却没有明确的淋巴结病变,而恶性肿瘤常伴有淋巴结累及,这一点有所区别。

2.多普勒超声

彩色多普勒成像显示病变部分实质内血流信号稀少,甚至完全没有血供。主要原因是大量纤维组织完全替代了正常腺体组织。

由于 Riedel 甲状腺炎血供稀少甚至没有血供,且病变范围广泛、呈侵袭性生长并浸润周围组织,正常解剖结构完全破坏。因此频谱多普勒超声鲜有报道,无明显特异表现。

(三)鉴别诊断

1.甲状腺癌

甲状腺癌压迫症状出现较晚,并且和癌肿大小有关,常有颈部淋巴结肿大,但最后仍需病理检查后才能明确诊断。

2.亚急性甲状腺炎

病变常为双侧性,甲状腺明显触痛、压痛,腺外组织无粘连,且能自愈。

3.慢性淋巴细胞性甲状腺炎

只限于甲状腺肿大,不向周围组织侵犯,有甲状腺功能减退的趋势,TGAb、TMAb 常呈阳性。

(刘婷婷)

第二节 甲状腺功能亢进症

一、病理与临床表现

(一)病理

甲状腺功能亢进症简称甲亢,由于血清 T_3、T_4 的异常增高所致。在病理分类上涉及弥漫性毒性甲状腺肿(原发性甲亢,又称 Graves 病)、结节毒性甲状腺肿、甲状腺炎、甲状腺肿瘤。后三者病因明确,另行阐述;前者原因尚不明确,现归属自身免疫性疾病。本病女性多见,好发年龄在20～40 岁。

(二)临床表现

临床上有高代谢综合征、甲状腺增大、突眼等,少数(约 5%)患者有黏液性水肿,10%～50%的患者在一年内可发生甲状腺功能减低。

二、超声诊断

(1)腺体弥散性轻-中度增大,双侧对称,轮廓较规则,轻微者也可不增大,包膜一般无增厚。

(2)腺体内普遍呈偏低回声,可不均匀;可见多发索条状强回声结构及细管状结构(常为静脉);多发或弥散性低回声类小结节,大小以0.3～0.5 cm者为多见,边界较模糊。

(3)血流信号明显或弥散性增多,呈现"火海征"(图1-23);甲状腺动脉流速增快,一般测量上动脉,其最高流速>40 cm/s,常常达到90 cm/s左右。

(4)晚期腺体也可萎缩。

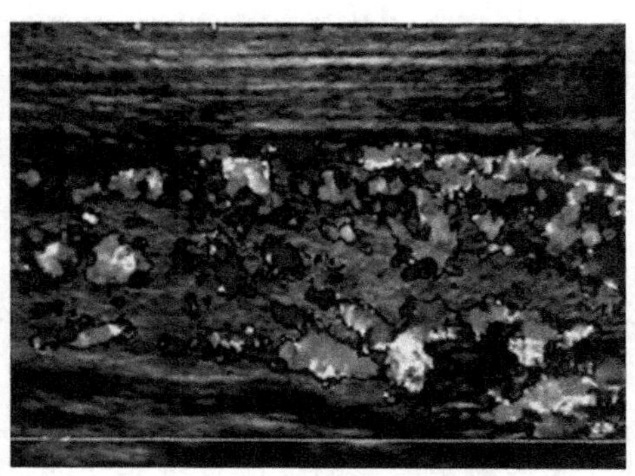

图1-23　甲亢彩色多普勒图

甲状腺纵切面:腺体血流明显增多,呈"火海征"

三、鉴别诊断

临床上还有一些炎性甲亢(或称破坏性甲亢),是由于甲状腺炎性反应导致甲状腺滤泡细胞膜通透性发生改变,滤泡细胞中大量甲状腺激素释放入血,引起血液中甲状腺激素明显升高和TSH下降,临床表现和生化检查酷似甲亢。炎性甲亢包括亚急性甲状腺炎甲亢期、无痛性甲状腺炎的甲亢期、产后甲状腺炎的甲亢期和碘致甲亢2型。鉴别Graves病和炎性甲亢十分重要,因为前者需要积极治疗,后者不需治疗。两者最大的区别是甲状腺摄^{131}I率检查,前者甲状腺摄^{131}I率是升高或正常的,后者是被抑制的。此外前者的TRAb是阳性,后者是阴性的;前者合并甲状腺相关性眼病,后者不合并甲状腺相关性眼病。

(马媛媛)

第三节　甲状腺功能减退症

一、病理与临床表现

甲状腺功能减退症(简称甲减)是由于多种原因引起的甲状腺素合成、分泌或生物效应不足所致的一组内分泌疾病。

按发病年龄甲状腺功能减退症可分为三型:①起病于胎儿或新生儿者,称呆小病、克汀病或先天性甲减，可分为地方性和散发性。②起病于儿童者，称幼年型甲减。③起病于成年者为成年型甲减。按临床表现和实验室检查分为临床型甲减和亚临床型甲减(简称亚甲减)。按发病原因有两种分类方法，分别为先天性甲减和后天性甲减及原发性甲减和继发性甲减。

(一)病理

1.原发性甲减

炎症引起者如慢性淋巴细胞性甲状腺炎、亚急性甲状腺炎、产后甲状腺炎等，早期腺体有大量淋巴细胞、浆细胞浸润，久之滤泡破坏代以纤维组织，残余滤泡上皮细胞矮小，滤泡内胶质减少，也可伴有结节。放射性^{131}I、手术引起者，因甲状腺素合成或分泌不足，垂体分泌 TSH 增多，在它的刺激下，早期腺体增生和肥大，血管增多，管腔扩张充血，后期 TH 分泌不足以代偿，因而甲状腺也明显萎缩。缺碘或药物所致者，因甲状腺素合成或分泌不足，垂体分泌 TSH 增多，甲状腺呈代偿性弥散性肿大，缺碘所致者还可伴大小不等结节；先天性原因引起者除由于激素合成障碍导致滤泡增生肥大外，一般均呈萎缩性改变，甚至发育不全或缺如。

2.继发性甲减

因 TSH 分泌不足，TH 分泌减少，腺体缩小，滤泡萎缩，上皮细胞扁平，但滤泡腔充满胶质。

(二)临床表现

一般取决于起病年龄。成年型甲减主要影响代谢及脏器功能，多数起病隐匿，发展缓慢，有时长达10 余年后始有典型表现，表现为一系列低代谢的表现。呆小病初生时体重较重，不活泼，不主动吸奶，逐渐发展为典型呆小病，起病越早病情越重。患儿体格、智力发育迟缓。幼年型甲状腺功能减退症介于成人型与呆小病之间，幼儿多表现为呆小病，较大儿童则与成年型相似。

二、超声诊断

(一)二维灰阶图

1.甲状腺大小和体积

甲状腺大小随不同的病因及方法有所不同。甲状腺发育不良者甲状腺体积明显缩小；缺碘或药物所致者，因甲状腺素合成或分泌不足，垂体分泌 TSH 增多，甲状腺呈代偿性弥散性肿大；炎症引起者如桥本甲状腺炎引起者，早期因淋巴细胞浸润，可有甲状腺肿大，后期滤泡破坏，代替以纤维组织，体积减小，表面凹凸不平。^{131}I 治疗或继发性甲减因腺体破坏，或 TH 分泌减少，腺体缩小，滤泡萎缩，上皮细胞扁平，体积也可减小。手术后因部分或全部切除可见残留腺体，左右叶体积不同。亚急性甲状腺炎急性期后 6 个月有 5%～9%发生甲减，急性期甲状腺体积增加，随访可减少 72%。

2.甲状腺位置或结构

一般来说甲状腺的位置正常。64%的呆小病患儿有异位甲状腺，超声仅能显示所有异位甲状腺的 21%，敏感性明显比核素扫描低。但也有学者报道灰阶超声探测异位甲状灰阶超声显示甲状腺体积明显缩小腺的敏感性可达 70%。超声发现的异位甲状腺可位于舌、舌下或舌骨与甲状软骨之间的喉前。异位甲状腺组织可能不止一处，也可为两处。15%的病例为无甲状腺。在甲状腺异位或甲状腺缺如的病例，在气管两侧有所谓的“甲状腺空缺区”。部分患儿甲状腺空缺区可见囊肿，大小为 2～8 mm，长条形或圆形，单发或多发，内部为无回声或低回声。囊肿在甲状腺空缺区靠近中线分布。这些囊肿可能是胚胎发育过程中后腮体的存留。

3.边界和包膜

表面包膜欠清晰，不光滑，规则，边界欠清，因腺体内有大量淋巴细胞、浆细胞等炎症细胞浸润，滤泡腔内充满胶质，血管增生所致。

4.内部回声

如果甲减是由桥本甲状腺炎引起，甲状腺实质内部回声有不同程度的减低，较甲亢减低更为明显，多数低于周围肌肉组织回声，部分可呈网络状改变，其产生的病理基础是晚期腺体内出现不同程度的纤维组织增生所致。后期因纤维组织增生也可伴有结节。碘缺乏者个别有单发或散发少数小结节，大者8～12 mm。多数结节边界清晰，形态规则。

(二)多普勒超声

1.彩色多普勒超声

甲减和亚甲减的多普勒超声表现有很多不同之处。

(1)甲减：Schulz SL等将甲状腺内血流丰富程度分为0～Ⅲ级。①0级：甲状腺实质内无血流信号，仅较大血管分支可见彩色血流显示。②Ⅰ级：甲状腺实质内散布点状、条状和小斑片状彩色信号，多无融合，彩色面积<1/3。③Ⅱ级：甲状腺实质内散布斑片状血流信号，部分融合成大片彩色镶嵌状，彩色面积为1/3～2/3。④Ⅲ级：甲状腺内布满彩色血流信号，成大片融合五彩镶嵌状，彩色面积>2/3，包括火海征。他们报道甲减有63%表现为0级血供。18%表现为Ⅰ级血供，12%表现为Ⅱ级血供，7%表现为Ⅲ级血供。

彩色血流信号的多少和患者TGAb和TPOAb水平呈密切相关，随着抗体水平的增加，血流密度也逐渐增加。彩色血流信号的多少还与TSH值和甲状腺体积正相关，与甲减的持续时间负相关，例如，Schulz SL等报道0级血供者TSH 3.1 mE/mL，体积9.2 mL，甲减持续时间43个月，而Ⅲ级血供者TSH 38.2 mE/mL，体积34.3 mL，甲减持续时间10个月。在新发病例、未经治疗的病例和刚经过短期治疗的病例彩色血流信号较多。可能是与此类患者TSH水平较高、甲减持续时间不长有关。

异位甲状腺的患儿，彩色血流显像可在病灶的内部或边缘或是舌的内部和边缘或周围探及血流信号(正常新生儿舌不能探及血流信号)，其机制尚不明了，可能是在TSH刺激下，异位甲状腺呈高功能状态(尽管全身仍呈甲状腺功能减退状态)而刺激局部血供增加。经替代治疗后，血流信号将减少。这种征象也见于甲状腺激素生成障碍和抗甲状腺治疗后甲状腺功能减退的患儿。

(2)亚甲减：甲状腺内部血流分布较丰富，血流束增粗，并呈搏动性闪烁，部分可片状融合，重者可融合成大片五彩镶嵌状，几乎布满整个腺体，部分病例亦可呈甲状腺“火海征”。

2.频谱多普

(1)实质内动脉：Schulz SL等报道甲状腺实质内动脉的峰值流速，0级血供者为22 cm/s，Ⅰ级血供者为39 cm/s，Ⅱ级血供者为58 cm/s，Ⅲ级血供者为68 cm/s。

(2)甲状腺上动脉频谱。①收缩期峰值流速Vmax、最低流速Vmin：甲状腺上动脉的Vmax与Vmin与正常组相比均增高，但没有甲亢明显。瑞金医院超声科对115例甲减患者进行研究，分别以Vmax<20 cm/s对甲减进行判断后发现，以PSV<40 cm/s判断的灵敏度、特异性、符合率和约登指数较高，分别为58.54%、82.99%、80.00%和0.41。Lagalla等报道亚甲减甲状腺上动脉峰值流速(Vmax)为65 cm/s，甲状腺上动脉流速加快可能是由于亚甲减时血液中TSH增加。②阻力指数RI：亚甲减阻力指数范围较大，RI介于0.61 ± 0.19，部分患者舒张期血流速度较快，

下降缓慢，阻力指数较低，但与正常甲状腺和甲亢之间没有明显差别。

三、鉴别诊断

（一）肾病综合征

肾病综合征可引起颜面及下肢水肿，实验室检查可有总胆固醇升高，但有大量蛋白尿、低蛋白血症等，肾功能检查可有异常，血 TSH 及 TT_4、FT_4 正常可鉴别。

（二）低 T_3 综合征

低 T_3 综合征也称甲状腺功能正常的病态综合征（ESS），是机体在严重的全身性疾病、创伤等情况下导致血甲状腺激素水平的改变，查血 FT_3、TT_3 偏低，血清反 T_3 增高，而 TSH、TT_4、FT_4 均正常可鉴别。

（三）继发性甲减

原发性甲减是由于甲状腺自身疾病引起，而继发性甲减是由其他疾病如垂体瘤、希恩综合征、下丘脑病变引起的，继发性甲减除 FT_4 降低外，还有 TSH 降低，垂体及下丘脑 CT 或 MRI 检查可发现病灶，由此可鉴别。

（刘婷婷）

第四节　单纯性甲状腺肿

单纯性甲状腺肿（SG）又称胶样甲状腺肿（CG），是由非炎症和非肿瘤因素阻碍甲状腺激素合成而导致的甲状腺代偿性肿大。一般不伴有明显的甲状腺功能改变。病变早期，甲状腺为单纯弥散性肿大，至后期呈多结节性肿大。

一、病理与临床表现

（一）病理

单纯性甲状腺肿的发生发展有呈多中心序贯发生和治疗复旧导致病理过程反复的特点，其过程大致分为以下 3 个阶段。

1.滤泡上皮增生期（弥散性增生性甲状腺肿）

甲状腺呈Ⅰ度以上弥散性肿大，两叶对称、质软略有饱满感，表面光滑。镜下见滤泡内胶质稀少。

2.滤泡内胶质储积期（弥散性胶样甲状腺肿）

甲状腺对称性弥散性肿大达Ⅱ度以上，触诊饱满有弹性。大体颜色较深，呈琥珀色或半透明胶冻样。镜下见滤泡普遍扩大，腔内富含胶质。

3.结节状增生期（结节性甲状腺肿）

单纯性甲状腺肿的晚期阶段，甲状腺肿大呈非对称性，表面凹凸不平，触诊质硬或局部软硬不一。镜下见大小不一的结节状结构，各结节滤泡密度及胶质含量不一。发病时间长的患者，结节可发生出血囊性变或形成钙化等退行性变。

(二)临床表现

单纯弥散性甲状腺肿一般是整个甲状腺无痛性弥散性增大，患者常因脖颈变粗或衣领发紧而就诊，触诊甲状腺质软，表面光滑，吞咽时可随喉上下活动，局部无血管杂音及震颤。

结节性甲状腺肿甲状腺两侧叶不对称的肿大，患者自感颈部增粗，因发现颈部肿块，或因结节压迫出现症状而就诊，较单纯弥散性甲状腺肿更易出现压迫症状。甲状腺肿一般无疼痛，结节内出血则可出现疼痛。触诊可及甲状腺表面凹凸不平，有结节感。结节一般质韧，活动度好，可随吞咽上下活动。

二、超声诊断

(一)单纯性弥散性甲状腺肿

单纯性弥散性甲状腺肿是单纯性甲状腺肿的早期阶段，甲状腺两叶呈对称性弥散性肿大，重量可达 40 g 以上。轻者只有触诊或超声检查才能发现，重者可见颈前突出甚至出现压迫症状。

正常甲状腺每叶长 3～6 cm、宽 1～2 cm、厚 1～2 cm。峡部通常厚 2.0 mm。单纯弥散性甲状腺肿早期仅表现为滤泡上皮的增生肥大，从而导致甲状腺弥散性均匀性增大，腺体内无结节样结构，超声最主要的征象是甲状腺不同程度的增大，呈对称性、均匀弥散性肿大，常较甲亢增大为明显，甚至 3～5 倍至 10 倍以上。一般临床工作中常用甲状腺前后径线来简易评估甲状腺的大小，因为这个径线和甲状腺的体积相关性最佳。

单纯弥散性甲状腺肿的早期内部回声可类似正常，无明显变化。随着甲状腺肿的增大，则回声较正常甲状腺回声高，其内部结构粗糙，

实质回声变得很不均匀。这是因为在甲状腺，声界主要由细胞和胶质反射形成。正常甲状腺含胶质量较多，含细胞成分相应较少，显示为均质的超声图像，回声较周围的肌肉组织为低。当细胞成分占优势，胶质较少时，超声波显示弥散的减低回声，提示声波反射少。

单纯弥散性甲状腺肿继续发展呈弥散性胶样甲状腺肿的改变，大多数声波遇上细胞-胶质分界面时成直角声波反射而无任何分散，显示回声较高。进一步可使滤泡内充满胶质而高度扩张，形成多个薄壁的液性暗区，正常甲状腺组织显示不清，甲状腺后方边界变得不清楚。缺碘和高碘引起甲状腺肿大两者有一定的差别：高碘甲状腺肿边缘清晰，有不均匀的回声，低碘甲状腺肿边缘模糊，有均匀的回声。

彩色多普勒超声示腺体内可见散在性点状和少许分支状血流信号(因仪器不同而已)，较正常甲状腺血流信号无明显增多。甲状腺上动脉内径正常或稍增宽，频谱多普勒示甲状腺上动脉血流可以表现为增加，但与甲状腺增生的程度无相关性。脉冲多普勒 PWD，频谱参数与正常组接近，频带稍增宽，收缩期峰值后为一平缓斜坡，与甲亢的表现有明显的不同。也有学者对碘缺乏地区甲状腺肿患儿的甲状腺血流进行了定量及半定量研究，发现患儿甲状腺血管峰值流速 SPV 增高，阻力指数 RI 降低。

(二)单纯性结节性甲状腺肿

结节性甲状腺肿(NG)是单纯性甲状腺肿发展至后期的表现。甲状腺在弥散性肿大的基础上，不同部位的滤泡上皮细胞反复增生和不均匀的复旧，形成增生性结节，亦称腺瘤样甲状腺肿，其结节并非真正腺瘤。结节一般多发，巨大的结节形成，可使甲状腺变形而更为肿大，可达数百克，甚至数千克以上，又称多发性结节性甲状腺肿。

1.灰阶超声

(1)结节外的甲状腺。①甲状腺形态及大小:以往认为结节性甲状腺肿的典型声像图表现是甲状腺两叶不规则增大伴多发性结节。甲状腺呈不同程度增大,多为非对称性肿大,表面凹凸不光整。但随着高分辨率彩色多普勒超声普遍用于甲状腺检查,不少病例的甲状腺大小在正常范围,仅发现甲状腺结节。根据上海交通大学附属瑞金医院由外科手术且病理证实为结节性甲状腺肿的186例患者(排除非首次手术患者36例)的150例患者的术前超声检查,其中甲状腺左右两侧叶呈对称性肿大的仅占7.3%(11例),而左、右叶单侧肿大呈不对称性的占31.3%(47例),还有61.3%(92例)甲状腺大小在正常范围内。而且,在平时的工作也发现,甲状腺大小在正常范围内的患者占很大比例,正因如此,这部分患者并不会出现压迫症状而甚少进行外科手术,大多采取超声随访,但这些其实都是结节性甲状腺肿。这都表明了以往认为结节性甲状腺肿的诊断标准由体积增大和结节形成的观点随着人群甲状腺普查率的增高也应有所改进,体积是否增大已不能作为判别结节性甲状腺肿的必要条件,即结节性甲状腺肿的体积不一定增大(图1-24)。这样,结节形成就成为诊断的标志。另外,150例结节性甲状腺肿患者中,峡部正常的有48例,占50.7%,峡部饱满的有74例,占49.3%,峡部增厚的有28例,占18.7%,增厚的峡部平均厚约6.47 mm,最厚的约18.8 mm。②甲状腺回声:甲状腺实质的腺体回声通常稍增粗,回声增高,分布尚均匀或均匀的,有时可不均匀,并可见散在点状或条状回声(图1-25),这种实质回声的表现是由于甲状腺组织在弥散性增生基础上的不均匀修复,反复的增生复旧致结节形成,而结节间组织的纤维化所致。根据瑞金医院对上述186例病理证实为结节性甲状腺肿患者的分析,大部分甲状腺实质呈中等回声,约占86.0%,回声减低的占14.0%;回声不均匀的占了88.2%,这可能与接受手术的患者一般病程较长,增生复旧明显有关,但在实际的临床工作中,甲状腺回声不均匀的比例并没有这么高。而结节布满甲状腺时,则无正常甲状腺组织。

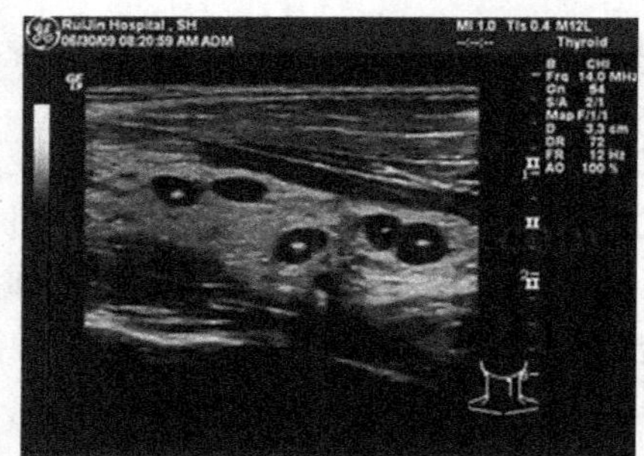

图1-24　弥散性结节性甲状腺肿(一)

灰阶超声显示甲状腺内多发结节,但甲状腺大小正常

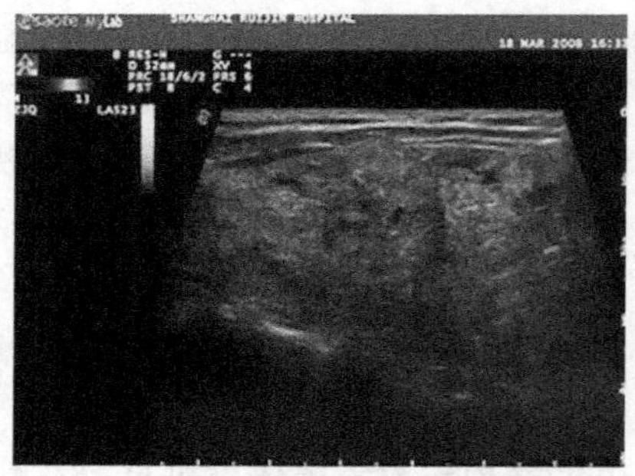

图1-25　弥散性结节性甲状腺肿(二)

灰阶超声显示结节外的甲状腺组织回声明显不均

(2)甲状腺结节。①结节大小及形态:结节形态一般规则,多呈圆形或椭圆形,也有的欠规则。大小不一,几毫米的微小结节至数十毫米的巨大结节均有报道,巨大的结节重达数千克。超声对1 cm以下的结节敏感性较CT和核素扫描高,但对胸骨后甲状腺肿的结节扫查受限。根据学者的经验表明,现今的超声诊断仪分辨率足以显示5 mm以下的微小结节,对1~2 mm的结节也很敏感。②结节边界:边界清晰或欠清晰,当结节布满整个甲状腺时,各结节间界限变得模糊不清。绝大多数无晕环回声,文献报道有11.76%的结节性甲状腺肿患者可出现晕环。时间长的结节或比较大的结节由于挤压周围组织而形成包膜,这并非结节自身真正的包膜,故一般不完

整，较粗糙。有学者的研究也表明，结节性甲状腺肿的结节边界一般欠清，占82.3%，结节边界不清的也占15.6%，有时需与甲状腺癌作鉴别。③结节数目：结节性甲状腺肿的增生结节占甲状腺所有结节的80%～85%。多发结节占大多数，其数目变化很大，可为一侧叶多个结节或两侧叶多个结节，甚至可以布满整个甲状腺。文献报道的单发结节绝不鲜见，可占22%～30%，需与腺瘤和癌作鉴别。根据结节数目可将结节性甲状腺肿分为3型，即孤立性结节型、多发性结节型及弥散性结节型。④结节内部回声：与病理改变的不同阶段有联系，多为无回声或混合性回声，低回声、等回声及高回声也均可见。病变早期，以"海绵"样的低回声多见，此期结节内滤泡增大，胶质聚集。此期患者多采取内科治疗，故手术送检病理较少，占3.8%～7%。病变发展程度不一时，则表现为由低回声、无回声及强回声共同形成的混合性回声。无回声和混合性回声结节是病变发展过程中结节继发出血，囊性变和钙化等变性的表现。实性结节或混合性结节中的实性部分多为中等偏高回声，占53.8%，回声大多欠均匀或不均匀，亦可比较均匀。

甲状腺肿结节的钙化表现为典型的弧线状、环状或斑块状，较粗糙，声像图上表现为大而致密的钙化区后伴声影。这与甲状腺乳头状癌的微钙化不同。根据超声表现的内部回声大致分为实性结节、实性为主结节、囊性为主结节三类。

2.多普勒超声

CDFI显示腺体内散在点状和分支状血流信号，与正常甲状腺血流信号相比，无明显增多。腺体血流信号也可增多，此时可见粗大迂曲的分支状血管，在大小不等的结节间穿行或绕行，在较大的腺瘤样结节周围，血流呈花环样包绕结节，并有细小分支伸入结节内。

结节内通常表现为常无血供或少血供(但是年轻患者生长迅速的增生结节除外)，结节内无明显的中央血流，原因可能是增生的结节压迫结节间血管、结节内小动脉壁增厚及管腔闭锁，结节供血不足所致。液化的结节也无血流可见。有学者认为直径大于10 cm的实性结节当多切面扫查，内部仍无血流信号时，结甲可能性大。然而，由于现代能量彩色多普勒技术的进展，对低速血流的敏感性提高，大量的甲状腺结节同样可见病灶内血流信号，因而将"单独的病灶周边血流信号"作为良性病变的特征已经不再合适。结节周边可有也可无环形血流。

三、鉴别诊断

(一)结节性甲状腺肿

本病呈两侧不均匀、不对称性肿大，多发结节但无胶状物存留。

(二)颈部肿瘤

常为局部有肿物、单发、单侧多见，可以见到正常甲状腺组织。

(刘婷婷)

第五节 甲状腺癌

一、病理与临床表现

甲状腺癌的病理分类主要有乳头状癌、滤泡癌、未分化癌、髓样癌4种。

(一)乳头状癌

乳头状癌最常见,约占60%。大多为单发,但也可多发或多中心发生。乳头状癌好发于30～40岁的女性和青壮年,恶性程度较低,预后较好。

(二)滤泡癌

滤泡癌好发于50岁左右的中年人,中度恶性,早期易发生血道转移。

(三)未分化癌

未分化癌多见于70岁左右的老年人,高度恶性,预后很差。

(四)髓样癌

髓样癌是由滤泡旁细胞(即C细胞)发生的恶性肿瘤,好发年龄为40～60岁,预后不如乳头状癌,但较未分化癌好。

二、甲状腺超声分级标准

为了规范甲状腺超声检查,美国学者仿照乳腺影像报告和数据系统(BI-RADS),制定了甲状腺影像报告和数据系统(Thyroid imaging reporting and data system,简称TI-RADS),用于指导甲状腺结节的诊断。

甲状腺TI-RADS分级诊断标准如下。

0级:临床疑似病例超声无异常所见,需要追加其他检查,无结节,正常甲状腺或弥漫性增生性甲状腺。

1级:高度提示良性,超声显示腺体大小、回声可正常,无结节、无囊肿或钙化。

2级:检查所见为良性结节,可能良性病变,边缘界限清楚,以实性为主,回声不均匀,等回声或高回声,可有蛋壳样钙化或粗钙化,恶性风险为0,需要临床随访。

3级:不确定病变,可能良性结节,实质性肿块回声均匀,多为低回声,边缘光整,可分为3A及3B,3A倾向于良性,3B倾向于恶性,恶性风险为<2%,可能需要穿刺活检。

4级:可能恶性病变,有1～2项提示恶性的超声表现,如极低回声、微钙化、边缘不光整、淋巴结异常等,恶性的可能比例为5%～50%,需要结合临床诊断。

4A:恶性的可能比例5～10%。

4B:恶性的可能比例10～80%。

5级:高度提示恶性,超过3项提示恶性的超声表现,如极低回声、微钙化、边缘不光整、边界不清、淋巴结异常等,提示癌的可能性>80%。

6级:细胞学检出癌症,确诊为癌。

在临床应用中,3级以下诊断为良性可能性较大,对于无临床症状的患者可定期观察,3～6个月后复查彩超;4级者有恶性可能,可行细针穿刺(FNA)确定结节性质;5级者恶性可能性极大,建议直接考虑进行手术治疗。

三、超声诊断

(1)癌结节大多在1.5～3.0 cm,甚至更大,小于1.0 cm者属微小癌。较小的形态尚规则、呈圆形或椭圆形;较大者则不规则、分叶状或伴成角;边界不清晰,呈锯齿状或浸润状。

(2)内部为实性,呈较低回声,囊性变较少;多伴点状、细小斑状或簇状强回声,这种微小钙化灶是甲状腺癌,尤其是乳头状癌的特征性表现;后方常见声衰减。

(3)较大病灶内部血流较多。

(4)可侵犯腺体外组织，如侵犯颈前带状肌、喉返神经，后者导致声音嘶哑。颈部深浅淋巴结增大(提示转移)较多见。

(5)乳头状癌、滤泡癌和髓样癌三者在声像图上表现类似，未分化癌则瘤灶较大，边界更不清楚，明显浸润状，往往扩展到腺体外。

四、鉴别诊断

主要涉及甲状腺良、恶性结节，即甲状腺癌、甲状腺腺瘤及结甲结节之间的鉴别诊断，见表 1-1。

表 1-1　甲状腺良、恶性结节的超声鉴别诊断

鉴别要点	甲状腺癌	甲状腺腺瘤	结甲结节
低回声	多见、较厚、不规则	多见、较窄、更整、规则	更清楚、小、不规整
内部回声	较低	较高	较高
内部强回声	多见、较细整	见、较粗大	伴彗星尾征著
更巨	较少、较小、可有壁结节	较多、较大	更清楚、较大
后方回声	减低或声影、不规则	无改变或增强	无改变或增强
形态	不规则、分叶状	圆形或椭圆形	圆形或椭圆形
边界	不清楚、锯齿状、浸润状	清楚、光滑	清楚或稍欠具体
血流	内部较多	周边较多	周边血流
外侵	可见	无	无
实性感	强	弱	弱

(刘晓华)

第二章

乳腺疾病超声诊断

第一节 乳腺增生性疾病

乳腺增生性疾病是女性最常见的乳房疾病，在临床上约有 50％妇女有乳腺增生的表现，多见于 20～50 岁的妇女。其基本病理表现为乳腺上皮和纤维组织增生，乳腺组织导管和乳腺小叶在结构上的退行性病变及进行性结缔组织生长的非炎症、非肿瘤性病变。其发病原因主要是内分泌激素失调。

由于乳腺增生病的组织形态复杂，所以其组织学分类方法也多种多样。如有学者根据乳腺结构在数量和形态上的异常将其分为乳腺组织增生、乳腺腺病（又分为小叶增生期、纤维腺病期及纤维化期）、乳腺囊肿病 3 大类；也有的学者依乳腺增生的基本组织改变将其分为小叶增生、纤维化、炎性、囊肿、上皮增生、腺病 6 种类型。也正是由于其组织形态学上的复杂性，所以才造成了本病命名上的混乱，目前最多见的病理分类为乳腺小叶增生、乳腺囊性增生病、乳腺腺病等。

乳腺增生病按导管上皮增生的形态可分为四级。Ⅰ级：不伴有导管上皮增生，此级发生率为 70％；Ⅱ级：伴有导管上皮增生，但上皮细胞不呈异型性，其发生率为 20％；Ⅲa 级：伴有导管上皮增生，上皮细胞呈轻度异型性，发生率为 5％；Ⅲb 级：伴有导管上皮增生，上皮细胞呈重度异型性，发生率为 5％，此级恶变率最高，恶变率为 75％～100％。

乳腺增生性疾病除上述乳腺增生病外，还包括乳腺纤维硬化病和放射状瘢痕等。

一、乳腺囊性增生病

（一）临床概述

乳腺囊性增生病是乳腺增生病中的一种，又名乳腺结构不良症、纤维囊性乳腺病等；多发生于30～50岁的妇女，占乳腺专科门诊患者的 50％～70％。发病原因与卵巢功能失调有关，主要是黄体素与雌激素比例失调，即黄体素分泌减少、雌激素相对增加，雌激素刺激了乳管上皮增生，促使导管形成囊肿。临床表现为乳腺内肿块，一侧或两侧乳腺，单发或多发，边界可清楚或不清楚，可有乳房疼痛，且与月经周期关系不密切，患者在忧虑、心情不畅时，肿块变大变硬，疼痛加重；月经来潮后或情绪好转后，肿块变软变小。乳腺可有黄绿色、棕色或淡血性乳头溢液。

该病是女性乳腺常见的一类非肿瘤、非炎症性疾病，包括了病因和临床经过均不相同的多种病变。病理改变除了有乳管上皮及腺泡上皮增生，乳腺中、小导管或末梢导管上皮不同程度的增生和乳腺导管管腔不同程度的扩张，还常伴发结缔组织改变的多种形态变化的综合病变。

囊性增生病与乳腺癌的关系尚不明确。流行病学研究提示囊性增生病患者以后发生乳腺癌的机会为正常人群的2～4倍。囊性增生病本身是否会恶变与其导管上皮增生程度有关。单纯性的囊性增生病很少有恶变，如果伴有上皮不典型增生，特别是重度者，则恶变的可能较大，属于癌前期病变。

(二)超声表现

囊性增生病的声像图特点具有多样性。

(1)腺体回声增强，结构紊乱，腺体内散在分布多个囊性肿块，可为圆形、椭圆形、长条形，内部回声可为无回声、中等回声、混合回声等，囊壁上可有乳头状突起(图2-1、图2-2)。囊壁上有乳头状突起的常被认为是癌前病变，应注意观察或取病理活检。

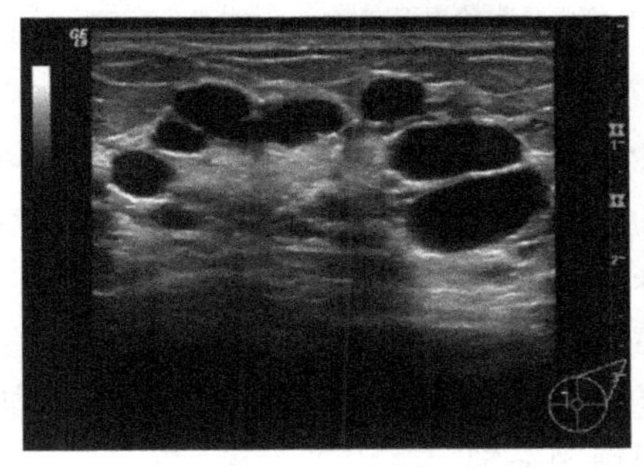

图2-1 乳腺囊性增生病(一)

腺体内多个囊肿，囊肿内呈无回声，后方回声增强

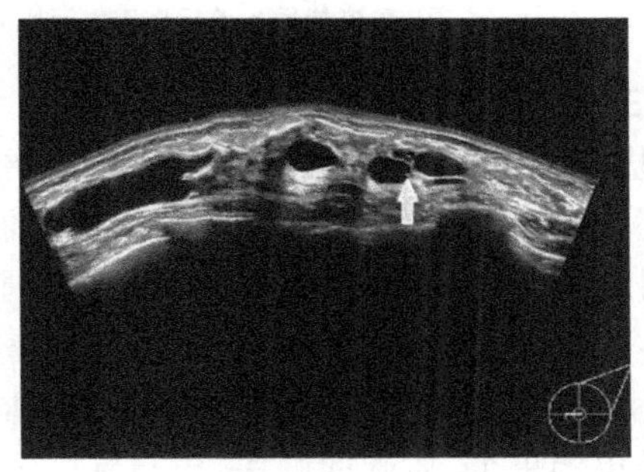

图2-2 乳腺囊性增生病(二)

腺体内囊肿内呈无回声，箭头指示部分囊壁可见点状突起

(2)多发性囊肿与实质性低回声小肿块并存，应与纤维腺病相鉴别。

(3)极少数囊性增生病表现为实质低回声肿块，边界不清，形态不规则(图2-3)，甚至可见钙化点。上述表现应注意与乳腺癌鉴别，超声检查需注意肿块内有无血流及高阻频谱改变，观察腋窝有无肿大的淋巴结等；声像图上不能鉴别时建议病理活检。

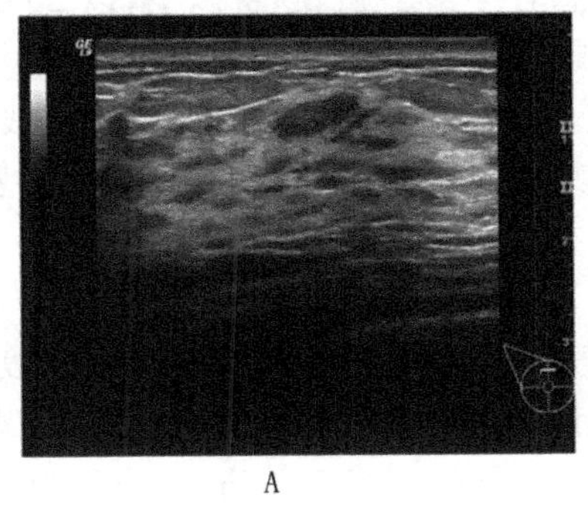

A

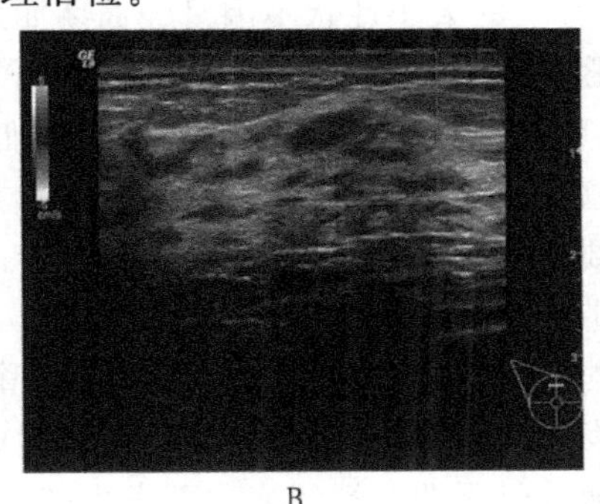

B

图2-3 乳腺囊性增生病(三)

乳腺实质低回声结节，边界不清，形态不规则(A)；CDFI示肿块内及其周边未见明显彩流信号(B)。病理提示乳腺囊性增生病

(4)表现为实质低回声肿块的囊性增生病，85%的肿块内部无明显血流信号，少数肿块内可

见少量血流信号，极少数肿块内可测得低速、高阻血流信号。

(5)本病常与其他乳腺疾病并发(图 2-4)。

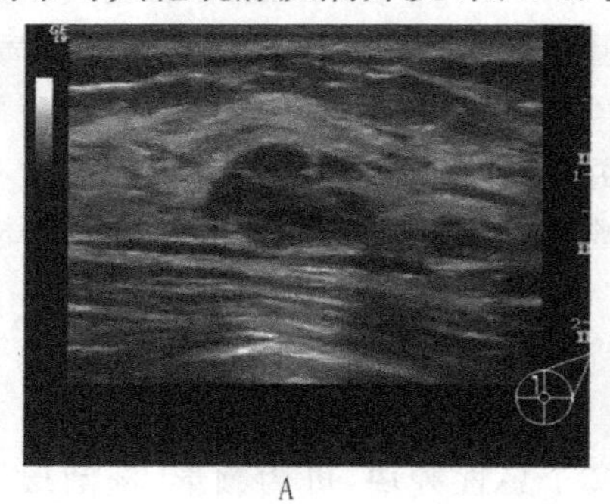

A

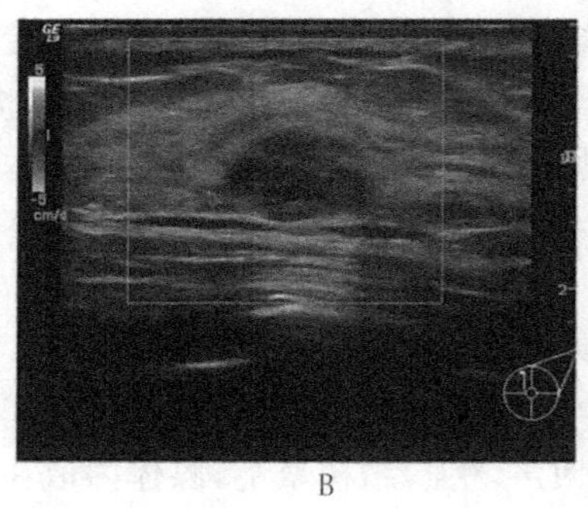

B

图 2-4　乳腺囊性增生病并导管内乳头状瘤形成

乳腺内实质低回声结节，边界不清，形态不规则，CDFI 示结节内未见明显彩流信号。术后病理提示为乳腺囊性增生病并导管内乳头状瘤形成

(三)鉴别诊断及比较影像分析

乳腺囊性增生病最需要鉴别的就是单纯性乳腺上皮增生病，临床上最易混淆。单纯性乳腺上皮增生病妇女年龄在 25 岁左右，突出的症状是乳腺的间歇性疼痛，疼痛具有明显的周期性，一般在月经前开始加重，乳腺腺体也随之肿胀，而在月经来潮过后即减轻或消失。

本病囊壁上有乳头状突起时应与导管内乳头状瘤鉴别。

乳腺囊性增生病患者若临床表现不典型或没有明显的经前乳房胀痛，仅表现为乳房肿块者，特别是单侧单个、质硬的肿块，应与乳腺纤维腺瘤及乳腺癌相鉴别。

1.与乳腺纤维腺瘤相鉴别

两者均可见到乳房肿块，单发或多发，质地韧实。乳腺囊性增生病的乳房肿块大多为双侧多发，肿块大小不一，呈结节状、片块状或颗粒状，质地一般较软，亦可呈硬韧，偶有单侧单发者，但多伴有经前乳房胀痛，触之亦感疼痛，且乳房肿块的大小性状可随月经而发生周期性的变化，发病年龄以中青年为多。乳腺纤维腺瘤的乳房肿块大多为单侧单发，肿块多为圆形或卵圆形，边界清楚，活动度大，质地一般韧实，亦有多发者，但一般无乳房胀痛，或仅有轻度经期乳房不适感，无触痛，乳房肿块的大小性状不因月经周期而发生变化，患者年龄多在 30 岁以下，以 20～25 岁最多见。乳腺囊性增生病与乳腺纤维腺瘤的彩色多普勒超声也有所不同，乳腺增生结节常无血流信号，而乳腺纤维腺瘤肿块内可有较丰富、低阻力血流信号。此外，在乳房的钼靶 X 线片上，乳腺纤维腺瘤常表现为圆形或卵圆形密度均匀的阴影及其特有的环形透明晕，亦可作为鉴别诊断的一个重要依据。

2.与乳腺癌相鉴别

两者均可见到乳房肿块。但乳腺囊性增生病的乳房肿块质地一般较软，或中等硬度，肿块多为双侧多发，大小不一，可为结节状、片块状或颗粒状，活动，与皮肤及周围组织无粘连，肿块的大小性状常随月经周期及情绪变化而发生变化，且肿块生长缓慢，好发于中青年女性；乳腺癌的乳房肿块质地一般较硬，有的坚硬如石，肿块大多为单侧单发，肿块可呈圆形、卵圆形或不规则形，可长到很大，活动度差，易与皮肤及周围组织发生粘连，肿块与月经周期及情绪变化无关，可在短时间内迅速增大，好发于中老年女性。乳腺增生结节彩色多普勒一般无血供，而乳腺癌常血供丰富，呈高阻力型血流频谱。此外，在乳房的钼靶 X 线片上，乳腺癌常表现为肿块影、细小钙化点、异常血管影及毛刺等，也可以帮助诊断。最终诊断需以组织病理检查结果为准。

二、乳腺腺病

（一）临床概述

乳腺腺病属于乳腺增生病，本病占全部乳腺疾病的2%。乳腺腺病是乳腺小叶内末梢导管或腺泡数目增多伴小叶内间质纤维组织增生而形成的一种良性增生性病变，可单独发生，亦可与囊性增生病伴发；与囊性增生病一样均在乳腺小叶增生的基础上发生。

乳腺腺病多见于30～40岁女性，发生病因不明确，一般认为与卵巢内分泌紊乱有关，即孕激素减少、雌激素水平过高，或二者比例失调，作用于乳腺组织使其增生而形成，可与乳腺其他上皮性肿瘤混合存在。临床表现常有乳腺局限性肿块或与月经周期相关的乳房疼痛等。

依其不同的发展阶段，病理可分为二期。①腺泡型腺病期：即腺病的早期阶段，乳腺小叶内末梢导管数目明显增多，乳腺小叶扩大、融合成片，边界模糊。末梢导管上皮细胞可正常或增生，但排列规则，无异型，肌上皮存在。乳腺小叶内间质纤维组织增生，失去原有疏松状态。增生的纤维组织围绕末梢导管分布。②纤维化期（硬化性腺病）：是腺病的晚期表现，一般是由上期发展而来；间质内纤维组织过度增生，管泡萎缩以致消失，小叶体积缩小，甚至轮廓消失，残留少量萎缩的导管，纤维组织可围绕萎缩的导管形成瘤样肿块。WHO乳腺肿瘤组织学分类中将乳腺腺病分为硬化腺病、大汗腺腺病、盲管腺病、微腺病及腺肌上皮腺病5型。

（二）超声表现

乳腺腺病的声像图（图2-5、图2-6）依其不同的病理阶段各异，超声表现：①发病早期通常表现为低回声，边界不规则、与周围正常高回声的乳腺组织界限分明，无包膜。随着纤维组织不断增生及硬化，回声逐渐增强，此时与周围乳腺组织的界限多欠清晰，如有纤维组织的围绕可致边界逐渐清晰，甚或形成有包膜样回声的椭圆形肿块，类似乳腺纤维腺瘤声像图，少数病例后期可形成钙化。②肿块体积通常较小，随着病理分期的进展并无明显增大，直径多小于2 cm。③肿块后方回声可有轻度增强。④单发或多发。⑤肿块纵横比多小于1。⑥肿块好发于乳腺的外上象限。⑦CDFI：结节内常无血流信号。

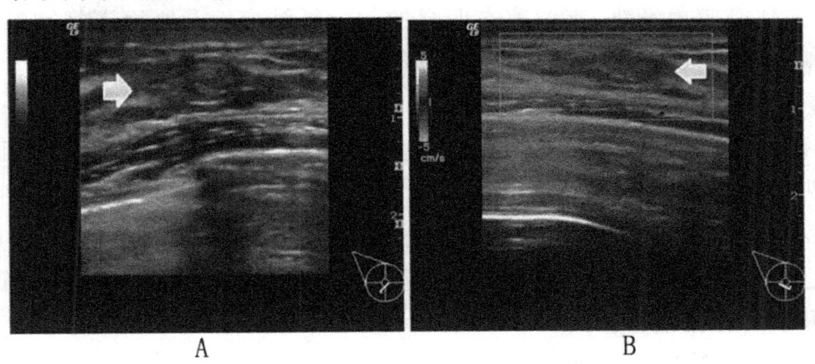

图2-5　乳腺腺病

乳腺内低回声结节（A指示部分），边界不规则、与周围组织界限分明，无包膜，肿块后方回声增强。CDFI示其内及其周边未见明显彩流信号

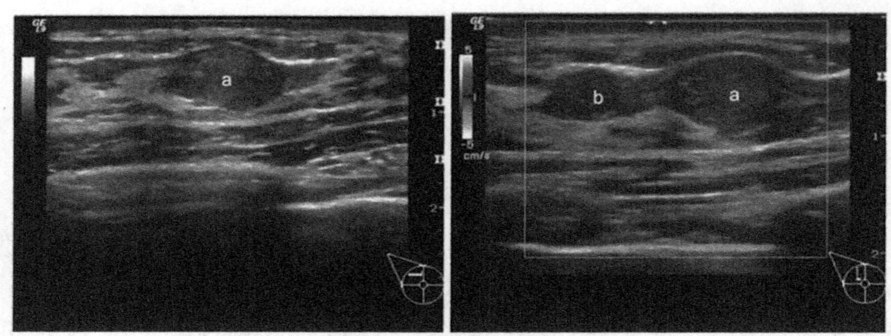

图 2-6　硬化性腺病

乳腺内相连的两个低回声肿块，为边界欠清的实性低回声肿块，与周围组织界限分明，CDFI 示肿块内及其周边未见明显彩流信号。术后病理：硬化性腺病（肿块 b），硬化性腺病并纤维腺瘤（肿块 a）

(三)鉴别诊断及比较影像分析

该部分病例由于病变较大，X 线及二维超声缺乏特异性表现，该病主要应与乳腺癌做鉴别，特别是在硬化性腺病型时，乳腺出现质硬、边缘不清的无痛性肿块时容易误诊为乳腺癌，彩色多普勒及超声弹性成像在鉴别诊断中具有一定的价值。但与纤维腺瘤、叶状瘤、特殊类型乳腺癌（如髓样癌、黏液腺癌）等鉴别诊断存在较大困难，特别是上述疾病肿块内无明显彩流信号显示且弹性系数与上述疾病相近时，诊断更加困难。对于难以鉴别的结节，组织病理学活检是必要的检查和鉴别手段。

三、放射状瘢痕

(一)临床概述

乳腺放射状瘢痕（radial scar，RS）是指女性乳腺组织中，由于放射状增生的导管系统围绕弹力纤维组织核心而形成的一种独特性病变；是一种少见的上皮增生性病变，因硬化性病变使小叶的结构扭曲，导致影像学上、病理诊断中极易与乳腺癌混淆；多以腺病为主，并伴其他良性病变。肉眼观察呈不规则硬块，可见由弹性纤维构成的黄色条索样间质。镜下观察病变呈星芒状，中心区可见透明变性的致密胶原纤维，有时存在明显的弹力纤维变性及小而不规则的导管，其细胞无异型，导管周围基底膜完整，间质中缺乏反应性成纤维细胞增生。

(二)超声表现

部分学者的研究发现超声可以发现 68.0％的乳腺放射状瘢痕，多表现为低回声的肿物或团块，约22.0％表现为结构不良。

病变部边界不清，形态不规则，边缘部不规则，呈毛刺状，类似乳腺浸润性癌超声改变；多数病变直径较小，超声短期随访病变体积变化不明显。彩色多普勒超声病变内常无明显血流信号显示，病变周边可检出彩流信号。

(三)鉴别诊断及比较影像分析

本病常难以与乳腺癌鉴别，均表现为边界不清、形态不规则的低回声肿块，钼靶 X 线及 MRI 对本病鉴别困难，常需病理学检查方可进行鉴别诊断。

本病需与乳腺术后瘢痕及纤维瘤病相鉴别。

（栾兆娜）

第二节　乳腺炎性疾病

一、急性乳腺炎及乳腺脓肿

(一)临床概述

急性乳腺炎是乳腺的急性化脓性病症，一般为金黄色葡萄球菌感染所致，多见于初产妇的哺乳期。细菌可自乳头破损或皲裂处侵入，亦可直接侵入乳管，进而扩散至乳腺实质。一般来讲，急性乳腺炎病程较短，预后良好，但若治疗不当，也会使病程迁延，甚至可并发全身性化脓性感染。

急性哺乳期乳腺炎的病程主要分为3个阶段。①初起阶段：患侧乳房胀满、疼痛，哺乳时尤甚，乳汁分泌不畅，乳房结块或有或无，全身症状可不明显，或伴有全身不适，食欲欠佳，胸闷烦躁等。②成脓阶段：局部乳房变硬，肿块逐渐增大，此时可伴明显的全身症状，如高热、寒战、全身无力、大便干结等。常可在4～5天形成脓肿，可出现乳房搏动性疼痛，局部皮肤红肿、透亮。成脓时肿块中央变软，按之有波动感。若为乳房深部脓肿，可出现全乳房肿胀、疼痛、高热，但局部皮肤红肿及波动不明显，需经穿刺方可明确诊断。有时脓肿可有数个，或先后不同时期形成，可穿破皮肤，或穿入乳管，使脓液从乳头溢出。③溃后阶段：当急性脓肿成熟时，可自行破溃出脓，或手术切开排脓。破溃出脓后，脓液引流通畅，可肿消痛减而愈。若治疗不善，失时失当，脓肿就有可能穿破胸大肌筋膜前疏松结缔组织，形成乳房后脓肿；或乳汁自创口处溢出而形成乳漏；严重者可发生脓毒败血症。急性乳腺炎常伴有患侧腋窝淋巴结肿大，有触痛；白细胞总数和中性粒细胞数增加。

哺乳期乳腺炎常见的主要有两种类型。①急性单纯乳腺炎：初期主要是乳房的胀痛，局部皮温高、压痛，出现边界不清的硬结，有触痛。②急性化脓性乳腺炎：局部皮肤红、肿、热、痛，出现较明显的硬结，触痛加重，同时患者可出现寒战、高热、头痛、无力、脉快等全身症状。此时腋下可出现肿大的淋巴结，有触痛，血白细胞升高，严重时可合并败血症。

少数病例出现乳汁大量淤积并脓肿形成时，短期内可出现单侧或局部乳房明显增大，局部乳房变硬，皮肤红肿、透亮。

非哺乳期乳腺炎发病高峰年龄在20～40岁，依据临床表现，可分为3种临床类型。①急性乳腺脓肿型：患者突然出现乳腺的红、热、痛及脓肿形成。体检常可扪及有波动感的痛性肿块，部分脓肿可自行穿破、溃出。虽局部表现剧烈，但全身炎症反应较轻，中度发热或不发热，白细胞增高不明显。②乳腺肿块型：逐渐出现乳腺肿块，微痛或无痛，皮肤无明显红肿，肿块边界可能比较清楚，无发热史，此型常被误诊为乳腺癌。③慢性瘘管型：常有乳腺反复炎症及疼痛史，部分患者可有乳腺脓肿手术引流史，且多为乳晕附近脓肿，瘘管多与乳头下大导管相通，经久不愈反复流脓。瘘管周围皮肤轻度发红，其下可扪及界限不清的肿块，严重者可形成多发性瘘管并致乳房变形。

(二)超声表现

(1)急性乳腺炎病程的不同阶段超声表现。①初起阶段：病变区乳腺组织增厚，边界不清，内部回声一般较正常为低，分布不均匀，探头挤压局部有压痛；少部分病例呈轮廓不规则的较高回声区，内点状回声分布不均；CDFI 示肿块周边及内部呈点状散在血流信号（图 2-7A）。②成脓及溃后阶段：脓肿期边界较清楚，壁厚不光滑，内部为液性暗区，其间有散在或密集点状回声，可见分隔条带状回声，液化不完全时，呈部分囊性、部分实性改变；彩色多普勒血流显像示肿块周边及内部呈点状散在血流信号，液化坏死区无彩色多普勒血流显示（图 2-7B）；患侧腋窝淋巴结具有良性肿大特征：淋巴结呈椭圆形，包膜完整，轮廓规则，淋巴门显示清晰（图 2-7C）。③乳腺炎超声弹性成像表现为病灶质地较软，组织弹性系数较低，受压可变形；定量弹性成像如病变内发生液化坏死时，因液体为非弹性体而无弹性信息显示（图 2-7D）。

（2）少数病例出现乳汁大量淤积并脓肿形成时，可见单侧或局部乳房明显增大，肿大乳房内检出局限大量的液性暗区，呈混浊回声，因局限液性暗区内张力较高而表现为暗区周边部较光滑（图 2-7E）；正常乳腺组织因张力增高，乳腺内血流信号显示减少。

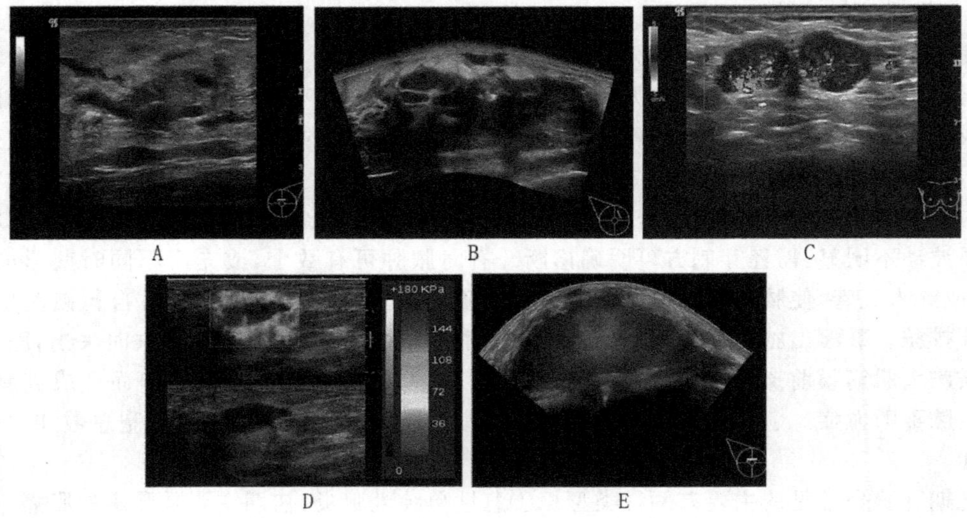

图 2-7　急性乳腺炎

A.产后哺乳 5 个月，乳腺导管明显扩张，局部可见片状低回声区，边界不清；B.右乳片状低无混合回声区，边界不清，形态不规则，穿刺引流可见大量脓汁；C.腋下淋巴结体积增大，内血流信号增多、丰富；D.病灶质地较软，组织弹性系数较低，受压可变形；病变内伴液化坏死，因液体为非弹性体，故无弹性信息显示；E.肿大乳房内检出大量的液性暗区，呈混浊回声

（3）非哺乳型乳腺炎超声表现与相应的急性乳腺炎超声表现类似。

（三）鉴别诊断及比较影像分析

在乳腺炎性病变的诊断过程中，超声是最常用的检查方法；在超声检查和诊断急性乳腺炎和乳腺脓肿的过程中，必须密切结合临床，包括结合病史及患者症状和体征、相关实验室指标；一般易于诊断，但必须注意与其他相类似临床表现疾病的鉴别诊断，如炎性乳腺癌和乳腺导管扩张症（浆细胞性乳腺炎型）的急性期。

（1）与炎性乳腺癌鉴别：①急性乳腺炎初起多发生在乳腺某一区段，而炎性乳腺癌细胞广泛浸润皮肤网状淋巴管，所以病变累及大部分乳房，皮肤呈橘皮样外观。②炎性乳腺癌乳房内可触及巨大肿块，皮肤红肿范围甚广，但局部压痛及全身中毒症状均较轻，穿刺细胞学检查可找到癌细胞确定诊断。③急性乳腺炎超声弹性成像表现为病灶质地较软，有助于对乳腺炎病灶与炎性乳腺癌的鉴别。

(2)与浆细胞性乳腺炎的鉴别:浆细胞性乳腺炎是一种比较复杂的乳腺炎症,是乳腺导管扩张综合征的一个发展阶段,因其炎症周围组织里有大量浆细胞浸润而得名。

(3)与哺乳期乳汁淤积相鉴别:哺乳期乳汁淤积是乳腺炎的主要诱因之一。在哺乳期,由于浓稠的乳汁堵住乳腺导管,而致乳汁在乳房某一部分停止流动时,形成体表触及的乳房内块状物,并有疼痛感,超声可检出局部淤积乳汁的异常回声。

哺乳期乳汁淤积如果部分乳房出现灼热、肿胀、疼痛,且伴有发热症状,很可能已经导致乳腺炎的发生。因此,哺乳期出现乳汁淤积一定要及时治疗,使乳腺管畅通,才能避免乳导管内细菌滋生,防止乳汁淤积导致乳腺炎的形成。

通常情况下,通过疏通乳腺管、尽可能多休息这些方式,哺乳期乳汁淤积所导致的乳腺炎在24小时之内就可以好转。如果发热超过24小时,建议及时到专业的乳腺病医院接受治疗,不要再自行处理,以免处理不当加重病情,在治疗的同时,还应继续使奶水流动,用手法或吸奶器将奶排出。对于大量乳汁淤积合并脓肿形成时,无法通过乳腺管排出的,可进行穿刺引流排出淤积的乳汁及积脓。

二、慢性乳腺炎

(一)临床概述

慢性乳腺炎的成因有两个:一是急性乳腺炎失治误治;二是发病开始即是慢性炎症过程。慢性乳腺炎的特点是起病慢,病程长,不易痊愈,经久难消;以乳房内肿块为主要表现,肿块质地较硬,边界不清,有压痛,可以与皮肤粘连,肿块不破溃,不易成脓也不易消散;乳房局部没有典型的红、肿、热、痛现象,发热、寒战、乏力等全身症状不明显。

临床上分为残余性乳腺炎、慢性纤维性乳腺炎、浆细胞性乳腺炎及肉芽肿性乳腺炎。其临床表现如下。

1.残余性乳腺炎

即断奶后数月或数年,乳腺仍有残留乳汁分泌而引起感染,临床经过较长,很少有脓肿形成,仅表现为局部疼痛及硬结,当机体抵抗力降低时出现,易反复,有的误认为炎性癌,病理诊断最有价值。

2.慢性纤维性乳腺炎

慢性纤维性乳腺炎是急性化脓性乳腺炎后,乳腺或乳管内残留一个或两三个硬韧的炎性结节,或由于炎性脓肿阻塞乳腺管,使乳管积液潴留而出现肿块。初期稍有压痛,后渐缩小,全身抵抗力降低时,此肿物可再度肿大、疼痛。易误诊为恶性肿瘤,需结合病史或病理诊断。

(二)超声表现

慢性乳腺炎病灶较局限,多发生于乳腺外上象限及乳晕区,超声表现:①局部腺体结构较紊乱,边界不清,病灶内部呈紊乱不均的实性低回声(图2-8)。②多呈扁平不规则形,纵/横比值小于1。③小脓肿形成时,肿块内可显示低回声中有不规则无或低回声(图2-9)。④部分病灶内显示散在点状强回声,这通常需与乳腺癌的点状钙化鉴别。⑤慢性乳腺炎病灶质地较软,受压可变形,其内点状强回声受压可移动,周围无中强回声晕带。⑥彩色多普勒显示无或低回声内部无血流信号,低回声区可检出少许彩色血流信号(图2-10)。

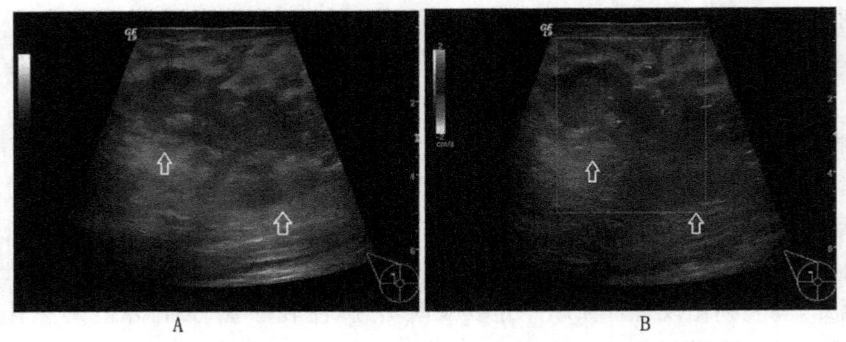

A　　　　B

图 2-8　慢性乳腺炎(一)

患者女，31 岁，产后 2 年，反复发作 4 个月余，临床诊断为慢性乳腺炎。超声示右乳内片状低回声区(指示部分)，边界不清，形态不规则，内部回声不均匀，CDFI 示其内及周边可见少许点状彩流信号

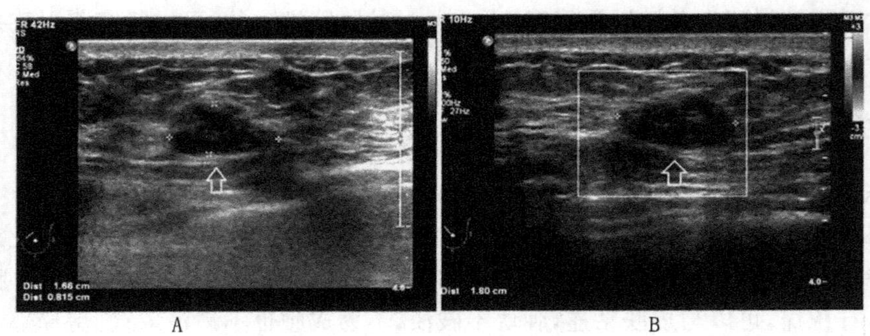

A　　　　B

图 2-9　慢性乳腺炎(二)

超声示左乳内片状低回声区(指示部分)，边界不清，形态不规则，内呈不规则的无回声及低回声，CDFI 示其内及其周边未见明显彩流信号

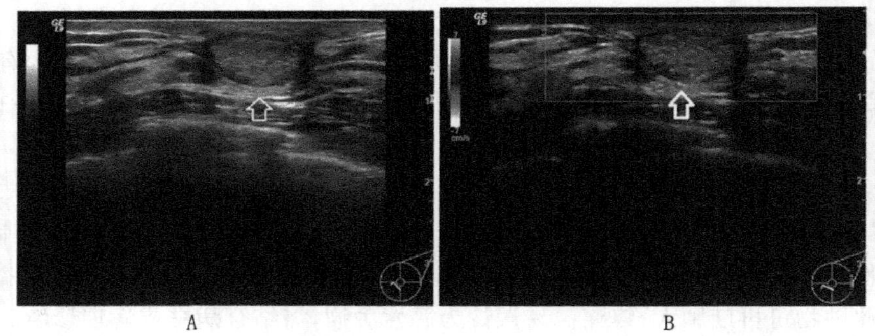

A　　　　B

图 2-10　慢性乳腺炎(三)

患者女，20 岁，反复发作 7 年余，临床诊断为慢性乳腺炎。超声示左乳头内下的片状实性低回声区(指示部分)，周边可见低回声带，CDFI 示其内仅见少许点状彩流信号

(三)鉴别诊断及比较影像分析

慢性乳腺炎肿块型须与良性肿块(如纤维瘤、囊肿)鉴别，纤维腺瘤与囊肿均表现为边界清楚的肿块，纤维腺瘤内呈均匀低回声，常伴侧壁声影，后方回声增强，CDFI 示肿块内常见少量彩流信号；囊肿内呈无回声，后方回声增强，CDFI 示囊肿内无明显血流信号。

片状低回声结节型须与乳腺癌相鉴别，乳腺癌肿块质地较硬，受压不变形，周围可见明显中强回声晕带，内部血流丰富，走行紊乱。超声在慢性乳腺炎与上述疾病鉴别诊断时，必须结合临床病史及相关影像学表现。

三、乳腺导管扩张症

（一）临床概述

乳腺导管扩张症是乳腺的一根或数根乳导管因某些原因引起扩张，其中以主导管扩张为主，并累及该主导管所属的支导管、小导管及其周围乳腺组织的一系列疾病。初期表现为病变乳头周围主导管引流停滞。浆细胞性乳腺炎是乳腺导管扩张症的后期表现，当病变发展到一定时期，管周出现以浆细胞浸润为主的炎症时才称其为浆细胞性乳腺炎，因此浆细胞性乳腺炎并不是一种独立的疾病。

由于病变的原因、部位、范围等不同，乳腺导管扩张症在临床上可出现乳头溢液、乳晕下肿块、乳晕旁脓肿或瘘管等类型的临床表现。

(1)乳腺导管扩张症的早期是没有症状的。乳头溢液是乳腺导管扩张症常见症状，溢液的颜色可以是黄色的或棕绿色的，最终可成为血性的。溢液性质可以是水样的，或浆液性的，或乳酪状的。溢液是自发的，常常间断出现，并可持续相当长时间。

(2)当病情发展时，扩张的乳导管壁伴随炎性反应和淋巴增殖，由于纤维化而增厚，使得乳导管变短而引起乳头回缩，最早的乳头改变是中心性凹陷，乳头呈水平的唇样变，逐渐可发展为不全性凹陷和完全性凹陷。也有因原有的先天性乳头凹陷引起导管排泄不畅，最后导致乳导管扩张者。如果乳晕部出现水肿，就可见到假性橘皮样变。当导管扩张进一步发展时，在导管内容物的分解产物的刺激下，或在外伤（包括手术、撞击）后，不断萎缩的乳导管上皮连续发生破裂，管内分泌物通过导管壁，引起导管周围组织的炎症，形成了乳晕下或乳晕周围的肿块。

(3)随着炎症向四周扩散，肿块也迅速扩大，这一进程很快，肿块常可于2～3天内占据大部分乳房。由于肿块的迅速增大、僵硬、边缘不清、与周围组织有粘连，局部皮肤有橘皮样变，乳头回缩，腋下淋巴结肿大，此时常被误诊为乳腺癌。细胞学检查或病理切片上可见到大量的淋巴细胞及浆细胞，有时还可见到肉芽肿组织及朗汉斯巨细胞。当脓肿形成时，乳房局部可出现不太明显的皮肤发红、发热、胀痛，全身症状可见低热、疲倦、头昏或头痛等，脓肿破溃后或形成瘘管，或暂时痊愈，以后反复发作，并常在一侧发病后，另一侧也出现同样的病变。有人把此期病变称作“乳晕导管瘘”。

此期临床分为两个类型。①乳晕旁脓肿或瘘管型：即慢性复发性乳晕旁脓肿或瘘管，又叫“导管炎”。多见于未婚少女或年轻妇女，90%伴有乳头发育畸形，如乳头分裂、乳头内翻或内陷或乳头过小或扁平。因为乳头发育不良，乳头内翻必然造成导管扭曲变形，内容物排出不畅。乳头内翻使自然脱落的表皮细胞积聚，局部潮湿而糜烂，引发输乳管出口的堵塞，大导管内脂肪类物质积聚、变性，刺激导管壁引发导管周围的炎性反应。因为类脂性物质是自体产生的，诱发的炎症属于变态反应或细胞免疫反应；而不是像哺乳期急性乳腺炎那样由细菌感染引发的化脓性炎症。故炎性反应缓慢，初起症状轻微，不发热，疼痛不剧烈。②肿块型：即慢性炎症包块，可有多处破溃。多见于中年妇女，多伴有乳头内翻或分裂，但也有乳头正常者。发病可能与导管扩张有关。肿块距乳头较远，与皮肤粘连，很像乳腺癌。肿块呈慢性炎性改变，质地韧，边界不清，轻微压痛，可以突然增大，或时大时小。破溃后，形成多处复杂的瘘管或窦道，溃口总与乳头后的病灶相连。

根据乳腺导管扩张症的病理改变和病程经过，可分为三期。①急性期：临床上出现乳晕范围内皮肤红、肿、发热、触痛。腋下可触及肿大的淋巴结并有压痛。全身可有寒战、高热等表现；常无血象增高，一般抗生素治疗无效。②亚急性期：此期急性炎症已消退，在原有炎症改变的基础上，发生反应性纤维组织增生。表现为炎性肿块，边缘不清，似乳腺脓肿，经久不愈，或愈合后又有新的小脓肿形成，使炎症持续发展。③慢性期：当病情反复发作后，可出现1个或多个边界不清的硬结，多位于乳晕范围内，扪之质地坚实，与周围组织粘连固着，与皮肤粘连则局部皮肤呈橘皮样改变，乳头回缩，重者乳腺变形，可见粉渣样分泌物或血性溢液。腋窝淋巴结可扪及。临床上有时很难与乳腺癌相鉴别。

以上临床表现不是所有患者都按其发展规律而出现，即其首发症状不一定是先出现乳头溢液或急性炎症表现，也可能是先出现乳晕下肿块，在慢性期中可能出现经久不愈的乳晕旁瘘管。

乳腺导管扩张症多发生于绝经期前后或妊娠后，多数患者有授乳困难病史，发病率占乳腺良性病变的4%～5%；其自然病程长短不一，有的只有几天或几周，有的则可长达数年、数十年。可以一侧单发，也有双侧同时发病，或一侧发病之后，经过若干时间后另一侧也发病，亦有一侧先后多处发病者。乳腺导管扩张症的治疗，国内外西医历来都主张以手术为主，但采用中西医结合治疗的方法尚有保留乳房的可能。

(二)超声表现

根据乳腺导管扩张症的声像图特征，可分为以下4种类型。

1.Ⅰ型

乳腺腺体层内单纯扩张的乳腺导管，导管壁光滑，无明显增厚，导管内可见点状弱回声，导管腔内未见实性回声充填(图2-11)。

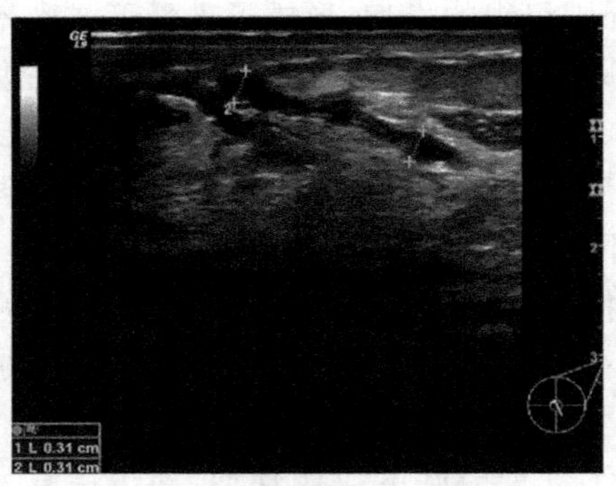

图2-11　乳腺导管扩张症Ⅰ型

乳腺导管不均匀扩张，管壁光滑，无明显增厚，导管内可见点状弱回声，导管腔内未见实性回声充填

2.Ⅱ型(浆块型)

腺体层内出现囊实性团块，实性成分位于导管内和(或)导管周围(图2-12A)。彩色多普勒超声显示团块内可检出动脉血流信号，多位于中心部位，血流信号丰富或不丰富(图2-12B)；血流速度一般较低，有学者报道峰值血流速度：(17.2±8.57)cm/s，RI：0.60±0.07。

3.Ⅲ型

乳晕区或者周围带腺体层内有实性团块，团块周边可见弱回声带，内部回声为均匀稍强或者不均匀实性回声，彩色多普勒超声显示病灶内及周围未见明显彩流信号或仅见少许点状彩流信号(图 2-13)。

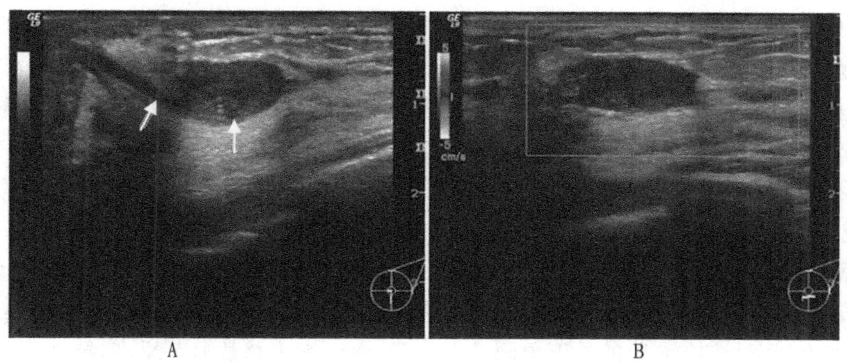

图 2-12 乳腺导管扩张症Ⅱ型

二维图像腺体层内出现囊实性团块，肿块位于导管旁(A 箭头示肿块及导管)，CDFI 示肿块内未见明显彩流信号(B)

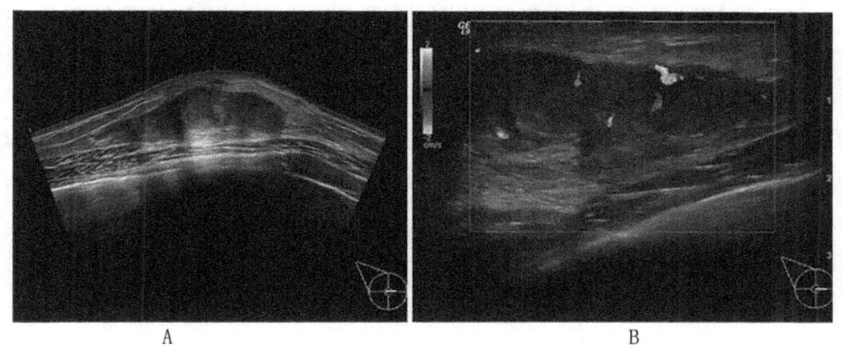

图 2-13 乳腺导管扩张症Ⅲ型

乳晕区腺体层内有实性团块，团块周边可见弱回声带，内部回声为不均匀实性低回声(A)，彩色多普勒超声显示病灶内及周围可见少许点状彩流信号(B)

4.Ⅳ型

腺体层部分或者完全液化的脓肿样回声，边界不清楚，液化区可见细小运动点状回声，边缘血供较丰富，液化区无血流显示(图 2-14)。

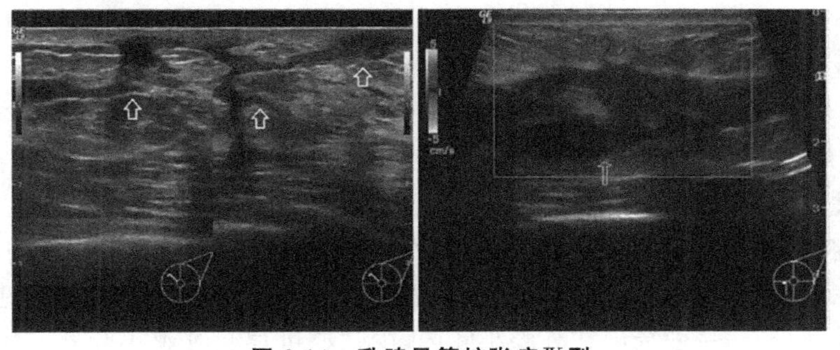

图 2-14 乳腺导管扩张症Ⅳ型

腺体层部分或者完全液化的脓肿样回声，边界不清楚，液化区可见细小运动点状回声，边缘可见少许血流，液化区无血流显示

以上表现既可单独存在，亦可同时出现。

(三)鉴别诊断及比较影像分析

在乳腺导管扩张症的诊断及鉴别诊断中，不同临床表现、不同进展阶段的乳腺导管扩张症表现均需与相应的疾病鉴别。如导管扩张型需与导管内乳头状瘤所引起的导管扩张相鉴别，脓肿型需与急性化脓性乳腺炎所形成的脓肿相鉴别，实性团块型需与乳腺结核及乳腺癌相鉴别。具体鉴别如下。

(1)导管扩张型与导管内乳头状瘤：二者均可表现为乳头溢液，但前者声像图为扩张乳管内点状弱回声，团块影少见；后者声像图表现为扩张乳管内边缘欠规则的实质性团块影，团块内部可见彩色血流信号。

(2)脓肿型与急性化脓性乳腺炎：二者从声像图上很难鉴别，需结合临床。前者发生于非哺乳期妇女，病程较长，病灶多位于乳晕区，其临床症状较一般乳腺炎轻，且抗感染治疗效果差；后者中 90% 发生于哺乳期妇女，病灶多在乳腺的外下象限或乳腺后，血白细胞总数显著增高，抗感染治疗有效。

(3)实质团块型与乳腺结核及乳腺癌鉴别。①与乳腺结核的鉴别：部分导管扩张症病灶内可见扩张导管，而乳腺结核病灶内常无扩张导管，所以单从声像图上二者鉴别困难，原发性乳腺结核很少见，临床上所见的乳腺结核多合并其他部位的活动性结核病灶，病理检查可发现病灶内干酪状坏死区。②与乳腺癌的鉴别：乳腺癌肿瘤，声像图表现为前、侧方有厚薄不均的强回声带包绕的弱回声肿块，其边缘不齐，可见蟹足状突起，形态不规则，肿块纵横比大于 1，且多见沙砾样钙化，病灶后方回声衰减，团块内血流丰富，血流分布紊乱，RI 常大于 0.7。

(4)实质团块型与肉芽肿性乳腺炎结节/肿块型：单从二维声像图上两者鉴别困难，部分导管扩张症病灶内可见扩张导管，彩色多普勒血流显示肉芽肿性乳腺炎结节/肿块型常表现为较丰富血流且多位于周边，而实质团块型血流相对较少且多位于中心部位。

(5)乳腺导管扩张症早期与单纯性乳腺导管扩张鉴别困难，随着疾病的进展，当乳腺导管扩张症表现为浆细胞性乳腺炎时，则容易鉴别。

四、肉芽肿性乳腺炎

(一)临床概述

肉芽肿性乳腺炎是一类以肉芽肿为主要病理特征的乳腺慢性炎症，包括多个临床病种，其中肉芽肿性乳腺炎较为多见，病因不明。肉芽肿性炎症以乳腺小叶为中心，故叫肉芽肿性小叶性乳腺炎，1972 年 Kessler 首先报道，病名得到多数学者的认可。以前有人叫特发性肉芽肿性乳腺炎、乳腺肉芽肿或肉芽肿性小叶炎，是指乳腺的非干酪样坏死局限于小叶的肉芽肿病变，查不到病原体，可能是自身免疫性疾病，像肉芽肿性甲状腺炎、肉芽肿性睾丸炎一样，易与结核性乳腺炎混淆，以前发病率不高，所以，临床和病理医师都对其观察研究不多。

其临床表现主要为乳腺肿块，疼痛，质地较硬，形态不规则，与正常组织界限不清，也可有同侧腋下淋巴结肿大。发病突然或肿块突然增大，几天后皮肤发红形成小脓肿，破溃后脓液不多，久不愈合，红肿破溃此起彼伏。

肉芽肿性乳腺炎病理表现为肿块无包膜，边界不清，质较硬韧，切面呈灰白间质淡棕黄色，弥漫分布着粟粒至黄豆大小不等的暗红色结节，部分结节中心可见小脓腔。镜下见病变以乳腺小叶为中心，呈多灶性分布；一般局限在乳腺小叶内，少数亦可累及乳腺小叶外。病变小叶的末梢导管或腺泡大部分消失，少数在边缘区尚有残存的乳腺小叶内导管。病变多呈结节状，大小不等，主要由淋巴细胞、上皮样细胞、多核巨细胞及少量中性粒细胞构成，偶见浆细胞。病变中常见中性粒细胞灶，无干酪样坏死及结核杆菌，无真菌，无脂质结晶及明显的泡沫细胞、扩张的导管。

肉芽肿性小叶性乳腺炎一旦确诊，手术治疗效果较好，而关键在于明确诊断。手术是治疗本病的主要手段，既要彻底切除病变，防止复发，又要最大限度地保留正常组织，台上整形，尽量保持乳房的完美。术后中药治疗至少半年，以改变机体超敏状态，肃清残余病灶，减少复发。

（二）超声表现

根据肉芽肿性乳腺炎声像图表现与病理对照分析，可将其分为结节/肿块型、片状低回声型和弥散型，上述各型是疾病发展或转归的不同时期的表现，各分型间相互转化。

1.二维超声及彩色多普勒表现

（1）结节/肿块型：常为本病初起改变，表现为边界模糊、不规则形态及不均匀的低回声或低无混合回声结节/肿块，结节/肿块内伴有或不伴有无回声区（图 2-15）。结节/肿块内呈中等血流信号，部分病变区内及病变边缘部常可见较丰富彩流信号，血管走行不规则，部分血流纤细，常无粗大、走行迂曲的血管。

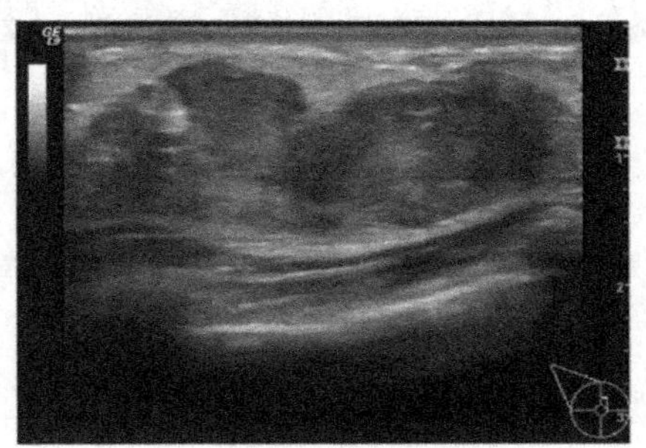

图 2-15　肉芽肿性乳腺炎肿块型

边界不清的低回声肿块，内回声不均匀

（2）片状低回声型：边界不清的片状低回声（图 2-16A）。皮肤表面伴有或不伴有局部破溃，片状低回声位于腺体内，也可向皮下延伸，可伴有局部皮肤破溃；伴局灶坏死液化时，片状低回声区内可伴有细密点状回声，加压前后细密点状回声有运动感；片状低回声区呈中等丰富血流信号，部分病变区内及病变边缘部常可见较丰富彩流信号，血管走行不规则，部分血流纤细（图 2-16B）；病变无血流显示区常为肉芽肿性结节或坏死区域。片状低回声内合并大量脓肿时，可见大量的细密运动点状回声；片状低回声边缘部及周边仍可见较丰富彩流信号。

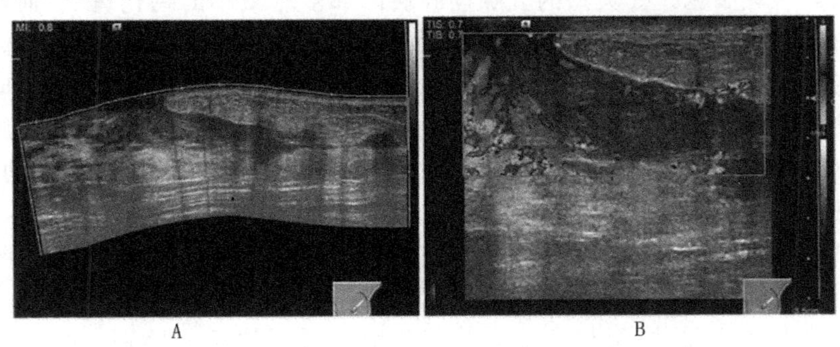

A　　B

图 2-16　肉芽肿性乳腺炎片状低回声型

A.乳头旁边界不清的片状低回声，内回声不均匀，延伸至皮下，片状低回声区中央部可见细密点状回声，有运动感。B.CDFI 示其内大部分可见明显丰富彩流信号，中央部无彩流显示

(3)弥散型:局部未见明显肿块回声,仅为腺体发硬,为小叶内散在分布的肉芽肿性炎和微脓肿,常跨越多个象限存在,病变区域回声无正常腺体显示且回声明显低于正常腺体组织,部分弥漫低回声区内可见散在中等回声。并发脓肿形成时可在低回声区内细密点状回声,加压见前后细密点状回声有运动感(图 2-17)。病变区内及病变边缘部常可见较丰富彩流信号,血管走行不规则,部分血流纤细。

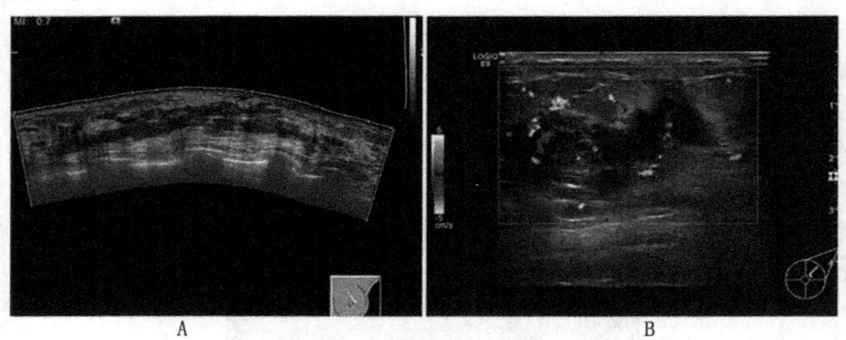

A　　B

图 2-17　肉芽肿性乳腺炎弥散型

局部未见明显肿块回声,可见局部腺体内大片状低回声区,无明显边界,内部回声减低、不均匀,弥漫低回声区内间有部分中等回声(A)。彩色多普勒显示片状低回声区内部分区域及周边血流信号明显增多、丰富,片状低回声区部分区域无彩流显示(B)

2.频谱多普勒表现

肉芽肿性乳腺炎病变区域频谱常呈低阻血流频谱。

3.超声弹性成像

病变区质地较软。

(三)鉴别诊断及比较影像分析

本病结节/肿块型酷似乳腺癌,易造成误诊误治。肉芽肿性乳腺炎二维超声图像及钼靶片均表现为形态不规则、回声不均匀等恶性征象,加上多数患者伴有同侧腋下淋巴结肿大,因此极易考虑为乳腺癌,是误诊的主要原因之一。但经仔细观察,仍可发现两者之间的不同:①虽然形态均不规则,但乳腺癌肿块边缘的角状突起常常细而尖,可能与恶性肿瘤的侵蚀性生长特性有关,而本病角状边缘多较粗钝。②肉芽肿性乳腺炎肿块内散在分布的小囊状、管状无回声,而乳腺癌肿块内出现无回声区较少见。③典型的乳腺癌肿块内部多有微小的钙化斑点,而本病仅在伴有脓肿的病灶内可见细小点状回声,为黏稠脓液内的反射,亮度不如乳腺癌肿块内部的钙化斑点;肉芽肿性乳腺炎尤其与超声下钙化点呈阴性表现的乳腺癌肿块鉴别难度较大,此时应进一步行CDFI 检查。④肉芽肿性乳腺炎与乳腺癌血流信号检出率均较高,但肉芽肿性乳腺炎内血管走行自然,乳腺癌肿块内血管排列不规则、迂曲且粗细不一。⑤肉芽肿性乳腺炎内动脉 RI 常小于 0.70,而乳腺癌肿块内动脉 RI 常大于 0.70。

本病伴有红肿、化脓时,可误诊为乳腺导管扩张症、乳腺结核或一般细菌性脓肿,而行错误的切开引流。

肉芽肿性乳腺炎结节/肿块型与乳腺导管扩张症实质团块型相鉴别。肉芽肿性乳腺炎结节/肿块型同时需与局限脂肪坏死相鉴别,但后者多见于 40 岁以上女性,特别是体型肥胖者;且为外伤引起的无菌性炎症。

片状低回声型易误诊为其他类型乳腺炎,本病声像图上类似乳腺脓肿,本病声像图上类似乳腺脓肿，但脓肿囊壁往往较厚。当病变中心出现囊状、管状或簇状更低回声区、病变内透声差并见密集的点状弱回声，高度提示脓肿形成。CDFI 病变边缘部血流明显较其他类型乳腺炎丰富。

弥漫型肉芽肿性乳腺炎需与乳腺结核的混合型及窦道型相鉴别，乳腺结核常继发于其他部位的结核，病程缓慢，初期无触痛；而肉芽肿性乳腺炎伴疼痛，且发病突然，抗感染及抗结核治疗无效。

（田路路）

第三节 乳腺恶性肿瘤

一、乳腺癌概述

（一）临床概述

乳腺癌是常见的乳腺疾病，2007 年在天津召开的临床肿瘤学术会议上，国家原卫生部正式宣布乳腺癌是中国女性肿瘤发病之首。目前正以每年 3%的速度增长，且近年来有年轻化趋势。本病高发于在 40～50 岁女性，临床工作中 30 岁以上发病率逐渐增多，20 岁以前女性发病稀少。

尽管绝大多数乳腺癌的病因尚未明确，但该病的许多危险因素已被确定，这些危险因素包括性别、年龄增大、家族中有年轻时患乳腺癌的情况、月经初潮早、绝经晚、生育第一胎的年龄过大、长期的激素替代治疗、既往接受过胸壁放疗、良性增生性乳腺疾病和诸如 BRCA1/2 等基因的突变。不过除了性别因素和年龄增大外，其余危险因素只与少数乳腺癌有关。对于有明确乳腺癌家族史的女性，应当根据《NCCN 遗传性/家族性高危评估指南》进行评估。对于乳腺癌患病风险增高的女性可考虑采用降低风险的措施。

乳腺的增生异常限于小叶和导管上皮。小叶或导管上皮的增生性病变包括多种形式，包括增生、非典型增生、原位癌和浸润癌；85%～90%的浸润性癌起源于导管。浸润性导管癌中包括几类不常见的乳腺癌类型，如黏液癌、腺样囊性癌和小管癌等，这些癌症具有较好的自然病程。

临床上多数就诊患者为自己无意中发现或者乳房体检时发现。乳房单发性无痛性结节是本病重要的临床表现。触诊肿物质地较硬，边界不清，多为单发，活动性差。癌灶逐渐长大时，可浸润浅筋膜或Cooper韧带，肿块处皮肤出现凹陷，继而皮肤有橘皮样改变及乳头凹陷。早期乳腺癌也可以侵犯同侧腋窝淋巴结及锁骨下淋巴结，通过血液循环转移，侵犯肝脏、肺及骨骼。

乳腺癌早期发现、早诊断、早期治疗是提高生存率和降低死亡率的关键。早期乳腺癌癌灶小，临床常触及不到肿块，因此早期乳腺癌诊断主要依靠仪器检查发现。国内超声仪器普及率远远超过钼靶及 MRI，且超声检查更适用于致密型乳腺，因此成为临床医师首选的乳腺检查方法。

（二）乳腺癌共有超声表现

（1）肿块大小可由数毫米到侵及全部乳房，与患者自己或体检发现乳房肿物而就医时间有关。

（2）形态多呈不规则形，表面凹凸不平，不同切面会呈现不同形态（图 2-18A）。极少数仅表现为临床触诊肿物处无明确边界团块，需通过彩色血流检查发现异常走行血管确诊。

(3)癌灶内部呈极低回声。当合并出血坏死时呈不规则无回声(图 2-18B)。

(4)边缘：癌灶生长一般呈浸润性生长，其周围无包膜。直径＜10 mm，癌灶边缘可见毛刺样改变(图 2-18C)。直径＞10 mm，癌灶边缘多出现“恶性晕”，表现为癌灶与周围组织无明显区别，出现高回声过渡带(图 2-18C)。肿块周围“恶性晕”是乳腺癌肿块的超声特征。当癌灶浸润脂肪层时会出现上述结构连续性中断声像(图 2-18C)。

(5)后方回声：多数无后方回声改变，少数出现弱声影。

(6)方位(纵横比)：纵横比在小乳腺癌中有较高诊断价值，其理论依据是恶性肿瘤生长脱离正常组织平面而导致前后径增大，并有病灶愈小，比值愈大趋势(图 2-18D)。

(7)钙化：癌灶内典型改变表现为微钙化，几乎 50%～55%的乳腺癌伴有微小钙化，微钙化直径多小于 1 mm，呈簇状分布，数目较多且相对集中。也可以表现为癌灶内稀疏、散在针尖样钙化或仅见钙化而无明显肿块(图 2-18E)。

(8)周围组织改变：①皮肤改变：侵及皮肤时可出现皮肤弥漫性、局限性增厚(正常皮肤厚度＜2 mm)。②压迫或浸润周围组织：癌灶可以超出腺体层，侵入脂肪层或者胸肌。③结构扭曲：癌灶周围解剖平面破坏、消失。④Cooper 韧带变直、增厚。⑤癌灶周围出现乳管扩张。

(9)淋巴结转移：因引流区域不同，淋巴结转移位置不同。可以出现同侧腋窝、锁骨上及胸廓内动脉旁。转移淋巴结多数增大，呈类圆形。淋巴结门偏心或者消失。彩色血流检查淋巴结内血流增多乃至丰富，动脉性为主，阻力指数可大于 0.7。

(10)血流走行方式：随着超声仪器对血流探测敏感性提高，血流丰富与否对乳腺癌诊断缺乏特异性。因癌灶内血流速度常常大于 20 cm/s，其内血流呈红蓝色镶嵌“马赛克”现象具有一定特征性。此外，癌灶内血管增粗、走行扭曲、杂乱分布及直接插入癌灶等特点有别于良性肿瘤。癌灶内血流走行方式可表现为以下方式。①中央型：血管走行癌灶中央。②边缘型：血管走行癌灶周边。③中央丰富杂乱型：血管位于癌灶中央，走行杂乱。④中央边缘混合型：血管在癌灶中央及边缘均存在，表现为由边缘进入中央。

(11)频谱多普勒：有学者认为 RI＞0.7 有助于乳腺癌诊断与鉴别诊断，少部分癌灶内 RI 有时可达1.0，见图 2-18F；动脉收缩期最大流速 PSV＞20 cm/s 是恶性肿瘤的特征。也有学者认为 RI 和 PSV 并非鉴别乳腺良恶性肿瘤的有效指标。

(12)生长速度：乳腺癌生长速度一般较快，而乳腺纤维瘤等良性肿瘤可存在多年无明显变化。

(13)癌块的硬度：既往癌块硬度主要通过触诊进行检查。近年来乳腺超声弹性成像逐渐被应用，癌灶大都表现为高硬度。

(14)肿块内微血管分布：近年来，超声造影的应用使超声观察乳腺癌肿块微血管分布成为可能。肿瘤血管生成是无序和不可控制的，部分学者研究显示乳腺癌的内部微血管多为不均匀分布，局部可见灌注缺损区，终末细小血管增多，分支紊乱，走行不规则，扭曲，并略增粗。病灶周围可见到毛刺样、放射状走行及多条扭曲、增粗的血管。有学者显示肿瘤血管存在着空间分布的不平衡，一般肿瘤周边的微血管密度大于中心，非坏死囊变区大于坏死、囊变区。

(三)乳腺癌诊断中需注意的问题

乳腺癌的诊断需要对病灶进行多角度、多切面扫查，综合以上各个方面考虑；同时，必须与其影像学表现相似的良性病变相鉴别。在诊断过程中，如果能抓住任何一点特征性改变，诊断思维定向就能确立。

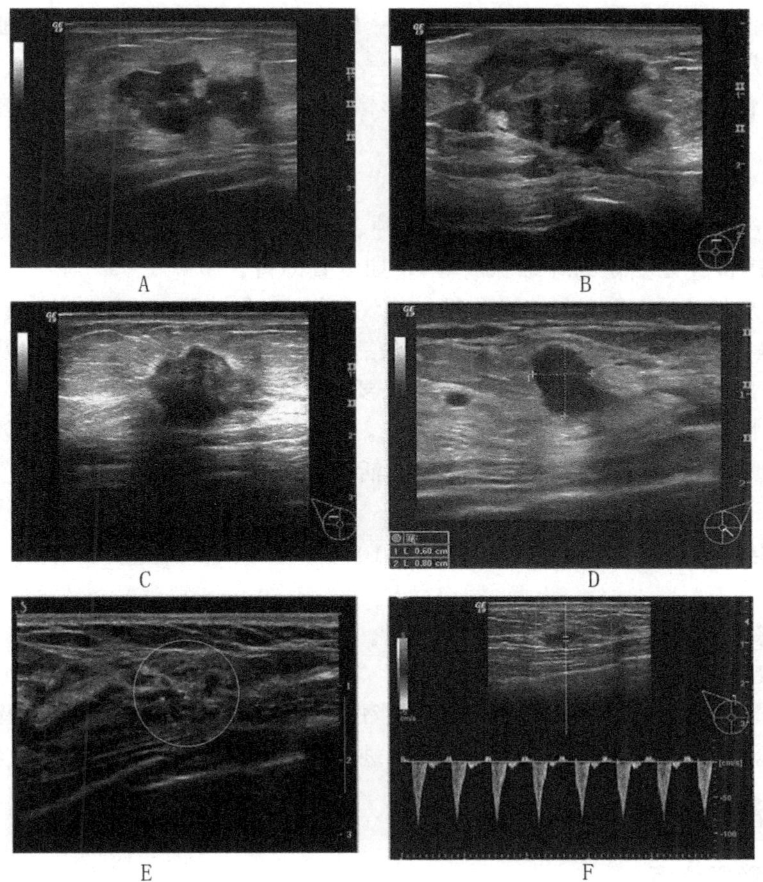

图 2-18　乳腺癌超声表现

A.乳腺内不规则形、表面凹凸不平肿块,肿块内部呈极低回声,病理:乳腺浸润性导管癌;B.肿块内出现坏死时可见不规则无回声(指示部分),病理示乳腺浸润性导管癌;C.肿块边缘部可见高回声晕,有毛刺感,后方回声衰减。箭头指示部分局部高回声晕连续性中断。病理示乳腺浸润性导管癌;D.肿块纵横比大于1,病理示乳腺浸润性导管癌;E.病变处仅见点状高回声,无明显肿块(标识处),病理示乳腺导管内癌;F.肿块内动脉阻力指数明显增高,RI＝1.0

在乳腺癌诊断过程中,不同的影像检查具有各自的特点,综合参考多种影像检查可弥补各自的缺点,凸显各自的优点,有利于得出正确的结论;因此,超声诊断医师也需了解各自影像特点,取长补短进行综合分析。

疾病的发生发展是一个渐进的过程;在发生进展过程中,病变的病理学特征逐渐体现,同时也可能存在不同阶段同时并存的可能;病变组成成分的不同而具有不同的病理学特征;因此在分析超声图像时应全面,检查时应注意对细节的观察。

二、乳腺超声分级标准

目前最常用的评估乳腺病灶良恶性程度与风险的主要方法是 BI-RADS 分级评估系统。BI-RADS分级标准被广泛应用于乳腺的各种影像学检查,如乳腺 X 线检查(MG)、超声检查和 MRI 等,用来评价乳腺病变良恶性程度与风险的一种评估分类法。

BI-RADS 分级法将乳腺病变分为 0～6 级，一般而言，级别越高，恶性的可能性越大。各个级别的具体含义分述如下。

0 级：是指评估不完全，需要补充其他相关影像检查，或需要结合以前的检查结果进行对比来进一步评估。

1 级：阴性结果，未发现异常病变。

2 级：良性病变，可基本排除恶性，如单侧囊肿、乳腺内淋巴结、乳腺植入物、稳定的外科手术后改变和连续超声检查无变化的纤维腺瘤等，定期复查即可。

3 级：可能是良性病变，恶性率一般＜2％，建议短期（一般建议 3～6 个月）随访，如边缘界限清楚、椭圆形且呈水平方位生长的实质性肿块，最有可能的是纤维腺瘤、不能扪及的复杂囊肿和簇状小囊肿等归于此类，建议密切随访，有临床需要时可活组织检查。

4 级：可疑恶性病变，恶性可能性 3％～94％，建议活组织检查，如空芯针穿刺活组织检查（CNB）、真空辅助微创活组织检查（VAB）或手术活组织检查。此级可进一步分为 4A、4B 及 4C 三大类。

4A：需要活组织检查，但恶性可能性较低（＜10％）。如活组织检查良性结果可以信赖，可以转为半年随访。

4B：倾向于恶性。恶性可能性为 10％～50％。

4C：进一步疑为恶性，可能性 50％～94％。

5 级：高度可能恶性，几乎可以肯定，恶性可能性≥95％，应采取积极的诊断及处理。

6 级：已经过活组织检查证实为恶性，但还未进行治疗的病变，应采取积极的治疗措施。

三、乳腺非浸润性癌及早期浸润性癌

（一）乳腺导管原位癌

1.临床概述

乳腺导管原位癌（ductal carcinoma in situ，DCIS）又称导管内癌，占乳腺癌的 3.66％，预后极好，10 年生存率达 83.7％。DCIS 是指病变累及乳腺导管，癌细胞局限于导管内，基底膜完整，无间质浸润。

DCIS 具有各种不同的临床表现，可表现为伴有或不伴有肿块的病理性乳头溢液，或在为治疗或诊断其他方面异常而进行的乳腺活检中偶尔发现。乳房 X 线检查异常是 DCIS 最常见的表现，通常 DCIS 表现为簇状的微小钙化。在 190 例 DCIS 女性的连续回顾性分析中，62％病例具有钙化，22％病例具有软组织改变，15％病例无乳房 X 线异常发现。

在大多数患者中，DCIS 累及乳腺为区域性分布，真正多中心病变并不常见。DCIS 肿瘤在乳腺内的分布、是否浸润和发生腋淋巴结转移都是 DCIS 患者选择恰当治疗时需要考虑的重要问题。

DCIS 可进一步发展为早期浸润癌，是浸润性癌的一个前驱病变，可较好地提示浸润性癌的发生，但不是必须出现的前驱病变。

2.超声表现

乳腺导管原位癌的超声声像图表现除微钙化征象外，76％的乳腺导管原位癌还表现为乳腺内低回声的肿块或导管增生性结节，一方面，该低回声病灶的形态、边界、包膜、后方回声等征象为我们进行良恶性判断提供了重要依据，另一方面，病灶的低回声背景也有助于显示其中的微小钙化。

根据其声像图表现可归纳为以下三型。①肿块型(伴或不伴微小钙化):声像图上有明显均匀或不均匀低回声肿块病灶(图 2-19)。②导管型(伴或不伴微小钙化):声像图上可见局部导管扩张,上皮增生形成的低回声结节,多呈扁平状(图 2-20)。③单纯微钙化型:声像图上仅见细小钙化点,局部腺体组织未见明显异常改变(图 2-21)。

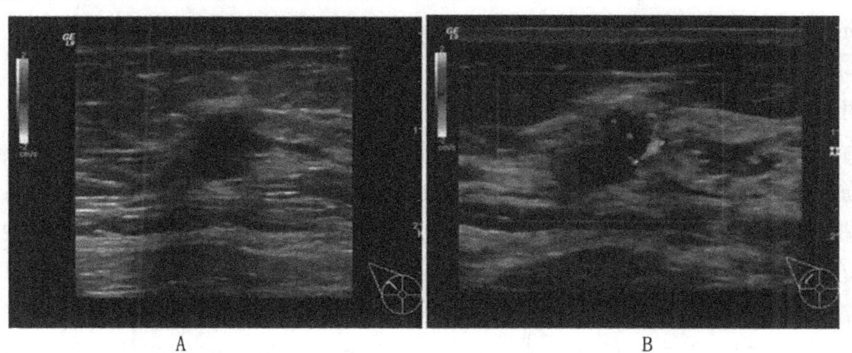

A　　B

图 2-19　乳腺导管原位癌肿块型

声像图上有明显均匀或不均匀低回声肿块病灶(A);肿块内及周边可见较丰富彩流信号(B)

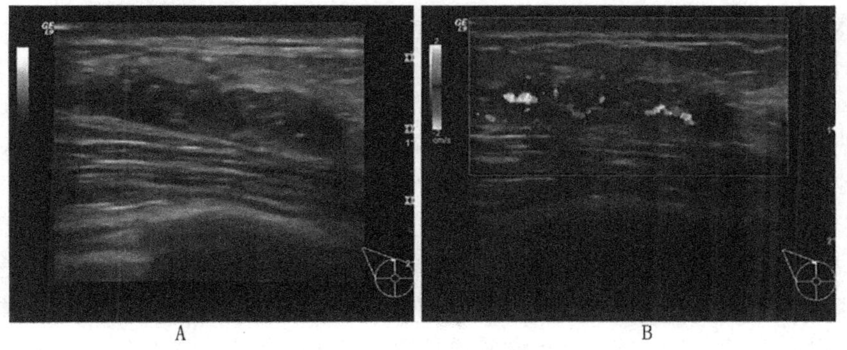

A　　B

图 2-20　乳腺导管原位癌导管型

声像图可见局部导管扩张,上皮增生形成的低回声结节,呈扁平状,内伴多个点状高回声(A);低回声结节内可见较丰富彩流信号(B)

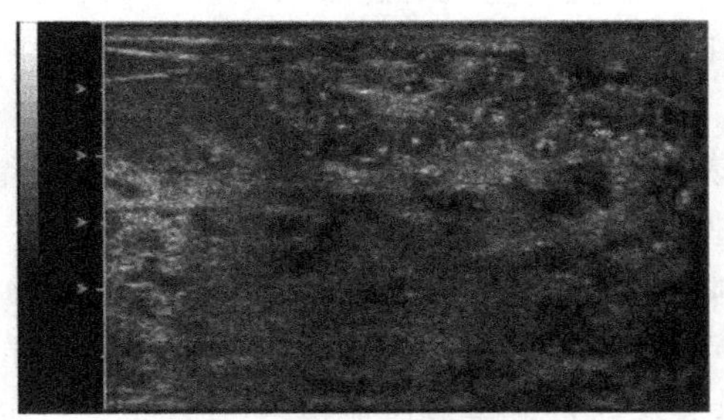

图 2-21　乳腺导管原位癌单纯微钙化型

声像图上仅见细小钙化点,局部腺体组织未见明显异常改变

范围较大的病灶,彩色多普勒血流显像显示该区域有中等程度或丰富的血流信号,可有乳腺

固有血管扩张，或有穿入血流；病灶区域可检出动脉血流频谱，血流速度常常大于 20 cm/s，阻力指数常大于 0.7。如果在超声扫查时未能正确认识该种征象，则往往容易漏诊。

结构紊乱型的 DCIS 往往是低分化的 DCIS(粉刺癌)，因此对可疑患者应进一步行 X 线检查以避免漏诊。

导管内癌病变内部的硬度分布有一定的特征，即 DCIS 病变内可见高硬度区域呈团状分布，其内间杂的质地较软的正常组织，该现象称为“沙滩鹅卵石征”。

3.鉴别诊断及比较影像分析

研究表明，70%左右的乳腺导管原位癌的检出归功于钼靶片上微钙化灶的发现；因此，钼靶检查被公认为乳腺导管原位癌的主要诊断方法，而超声检查由于对微小钙化灶的低敏感性，对乳腺导管原位癌的诊断意义颇有争议。超声检查的优势在于其对肿块或结节极高的敏感性。与超声相反，钼靶检查由于受乳腺致密或者病灶与周围组织密度相近等因素的影响，对肿块或结节不敏感，可能存在漏诊，尤其对 50 岁以下腺体相对较致密的女性。对于无微小钙化、以肿块为主的乳腺导管原位癌病例，超声检查具有重要的诊断价值，弥补了钼靶的不足。

虽然，微小钙化是乳腺导管原位癌的主要征象，但是并非所有的钼靶片上的微小钙化灶都是恶性的，文献报道其特异性低，仅 29.0%～45.6%。因此，高频超声检查所显示的肿块或结节的征象为其良恶性判断提供了重要的信息，有助于提高钼靶诊断特异性，从而避免一些不必要的手术。

(二)乳腺 Paget 病

1.临床概述

乳腺 Paget 病是乳腺癌的一种少见形式，占全部乳腺癌的 1.0%～4.3%，表现为乳头乳晕复合体表皮出现肿瘤细胞，其最常见的症状为乳晕湿疹、出血、溃疡和乳头瘙痒，由于疾病罕见且易与其他皮肤疾病混淆，故诊断经常延误。

WHO 对乳腺 Paget 病的定义为乳头鳞状上皮内出现恶性腺上皮细胞，并和乳腺深处导管内癌相关，通常累及 1 条以上的输乳管及若干节段导管，伴有或不伴有浸润性成分。80%～90%的患者伴有乳腺其他部位的肿瘤，伴发的肿瘤不一定发生在乳头乳晕复合体附近，可以是 DCIS 或浸润癌，伴有 DCIS 的 Paget 病属原位癌的范畴，伴浸润癌的 Paget 病已属于浸润性乳腺癌。

大体表现为乳头下导管和(或)乳腺深部导管均有癌灶存在，并可追踪观察到乳腺实质的癌沿乳腺导管及乳头下导管向乳头表皮内蔓延的连续改变。组织学表现为乳头表皮内有散在、成巢或呈腺管样结构的 Paget 细胞。

2.超声表现

乳腺 Paget 病主要超声表现：①乳头乳晕局部皮肤增厚，皮下层增厚、回声减低(图 2-22A)，可出现线状液性暗区。②增厚皮肤层后方一般无明显的肿块回声。③增厚皮肤层后方结构紊乱，回声减低，边界不清，解剖层次不清；血流信号增多，可出现高速高阻动脉血流频谱。④增厚皮肤层内可见较丰富血流显示(图 2-22B)。⑤乳头凹陷：部分可见伴有乳头后或深部乳腺内的实性低回声或混合回声肿块，肿块内可见丰富血流信号(图 2-22C)；少部分病例乳头部可出现钙化灶。⑥大多伴有腋下淋巴结肿大。

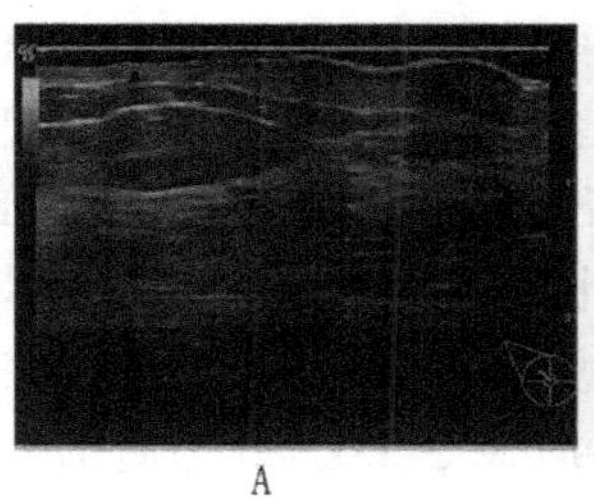
A

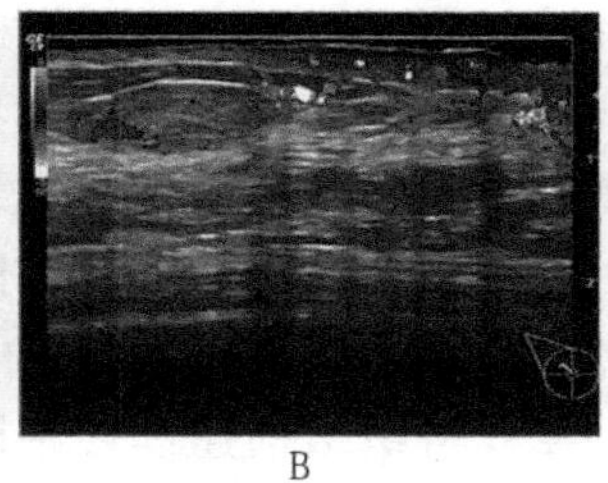
B

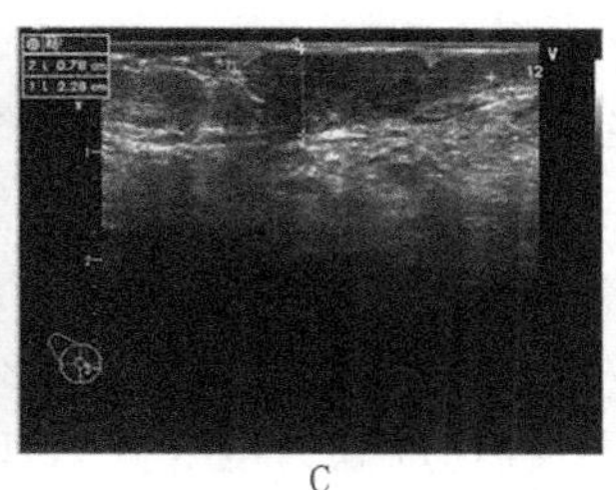
C

图 2-22　乳腺 Paget 病

A.乳头旁局部皮肤层明显增厚；B.彩色多普勒示增厚皮肤层内血流信号明显丰富；C.乳头后方可见明显实性低回声肿块

3.鉴别诊断及比较影像分析

乳腺 Paget 病需与如下疾病相鉴别。

(1)与乳头皮肤湿疹鉴别：该病多见于中青年女性，有奇痒，皮肤损害较轻，边缘不硬，渗出黄色液体，病变皮肤与正常皮肤界限不清。

(2)与鳞状细胞癌鉴别：两者临床均无明显特点，鉴别主要靠病理检查。

四、乳腺浸润性非特殊型癌

(一)乳腺浸润性导管癌(非特殊类型)

1.临床概述

浸润性导管癌(invasive ductal carcinoma，IDC)发病率随年龄增长而增加，多见于 40 岁以上女性，非特殊类型浸润性导管癌占浸润性乳腺癌的 40%～70%。直径大于 20 mm 的癌块容易被患者或临床医师查到。直径小于 10 mm(小乳腺癌)时，结合临床触诊及超声所见，诊断率明显提高。

浸润性导管癌代表着最大的一组浸润性乳腺癌，这类肿瘤常以单一的形式出现，少数混合其他组织类型。部分肿瘤主要由浸润性导管癌组成，伴有一种或多种其他组织类型为构成的次要成分。部分学者将其归为浸润性导管癌(非特殊型的浸润性癌)并简单注明其他类型的存在，其他学者则将其归为“混合癌”。

(1)大体病理：IDC 没有明显特征，肿瘤大小不等，可以小于 5 mm，也可以大于 100 mm；外形不规则，常常有星状或者结节状边缘；质地较硬，有沙粒感；切面一般呈灰白、灰黄色。常见癌组织呈树根状侵入邻近组织内，大者可深达筋膜。如癌组织侵及乳头又伴有大量纤维组织增生时，由于癌周增生的纤维组织收缩，而导致乳头下陷。如癌组织阻塞真皮内淋巴管，可致皮肤水肿，而毛囊汗腺处皮肤相对下陷，呈橘皮样外观。晚期乳腺癌形成巨大肿块，肿瘤向癌周蔓延，形成多个卫星结节。如癌组织穿破皮肤，可形成溃疡。

(2)组织病理：肿瘤细胞呈腺管状、巢状、条索状、大小不一的梁状或实性片状排列，部分病例伴有小管结构；核分裂象多少不一；间质增生不明显或略有，有些则显示出明显的间质纤维化。

2.超声表现

非特殊类型浸润性导管癌超声表现如下。

(1)浸润性导管癌典型表现：①腺体层内可清晰显示的肿块。②垂直性生长方式：肿块生长方向垂直乳腺平面，肿块越小越明显(图 2-23A)；当肿块体积超过 20 mm 时肿块一般形态趋于类圆形，而边缘成角改变(图 2-23B)。③极低内部回声：肿块内部几乎都表现为低回声，大多不均匀，有些肿瘤回声太低似无回声暗区，此时需要提高增益来鉴别(图 2-23B)。④不规则形态：肿块形态一般均不规则，呈分叶状、蟹足状、毛刺状等，为肿块浸润性生长侵蚀周边正常组织所致(图 2-23C)。⑤微钙化常见：低回声肿块内出现簇状针尖样钙化要高度警惕浸润性导管癌，有时微钙化是发现癌灶的唯一线索(图 2-23D)。⑥浸润性边缘：肿块边缘呈浸润性，无包膜；肿块可浸润脂肪层及后方胸肌，侵入其内部，导致组织结构连续性中断(图 2-23E)。⑦周围高回声晕：肿块周边常有高回声晕环绕；一般认为是癌细胞穿破导管向间质浸润引起结缔反应，炎性渗出或组织水肿及血管新生而形成边界模糊的浸润混合带(图 2-23F)。⑧后方回声减低：目前多认为肿块后方回声减低是因癌组织内间质含量高于实质，导致声能的吸收衰减(图 2-23G)。⑨特异性血流信号：肿块边缘、内部出现增粗、扭曲及"马赛克"血管走行(图 2-23G)；PW 显示肿块内动脉收缩期最大流速 PSV>20 cm/s 及 RI>0.7 对肿块恶性诊断具有一定价值(图 2-23H)。⑩腋窝淋巴结转移：无论肿块大小，均可出现腋窝淋巴结转移；大多数转移性淋巴结表现为体积增大，呈类圆形，内部呈低回声，淋巴结门偏心或者消失；多发肿大时，淋巴结之间可见融合；彩色血流检查淋巴结内血供丰富。

(2)浸润性导管癌不典型表现：①小乳腺癌一般指直径 6～10 mm 的乳腺癌，多为患者自己发现后就诊，临床触诊包块质地较硬，有如黄豆覆盖于皮革之后的触感。尽管病变有一定移动度但范围不大。其诊断要点：触诊质硬结节是诊断的重要线索；二维可能出现典型浸润性导管癌声像特点，肿块内部极低回声，垂直性生长，跨越两个解剖平面，内部微钙化灶，多普勒检查中央性穿心型血供，高阻力血流频谱，具备上述特征诊断乳腺浸润性导管癌比较容易；类圆形或者不规则形癌灶者，毛刺状边缘是诊断的关键。②无明确边界类型乳腺癌多为临床触诊发现质硬包块，乳房腺体层仅见片状极低回声，境界不清晰。彩色血流检查可见极低回声内粗大扭曲血管穿行，血流花彩样呈"马赛克"现象。频谱多普勒检查检出高速高阻力动脉性血流频谱，RI>0.7，甚至1.0。此型诊断主要依靠高敏感彩色血流及频谱多普勒检查。

非特殊类型浸润性导管癌的特殊检查：①超声弹性成像，非特殊类型浸润性导管癌肿块硬度常明显高于正常组织，肿块周边因肿瘤侵犯而硬度明显增高，肿块内部因肿瘤坏死等常表现为硬度分布不均匀，定量弹性成像可清晰显示弹性系数的这种不均匀分布(图 2-24)。②三维及全容积成像，肿瘤的三维成像可清晰显示肿瘤冠状面影像和空间状况，三维血流成像时可显示肿块内及其周边血管的空间分布。③超声造影，非特殊类型浸润性导管癌肿块内及周边常具有丰富血供，因肿瘤的生长，瘤内血管分布常不均匀。超声造影时，瘤内及周边常表现为明显不均匀强化(图 2-25)。

3.鉴别诊断及比较影像分析

需与浸润性小叶癌进行鉴别，同时也需与乳腺腺病或纤维腺瘤等相鉴别。

(二)乳腺浸润性小叶癌

1.临床概述

乳腺浸润性小叶癌(invasive lobular carcinoma，ILC)于 1941 年由 Foote 和 Stewart 首次提出，是一种具有特殊生长方式的浸润性乳腺癌。ILC 是乳腺癌的第二大常见类型。据文献报道 ILC 的发病率差别较大，占浸润性乳腺癌的 1%～20%。大多数研究显示，ILC 发病年龄高峰在 45～67 岁，75 岁以上患者多于 35 岁以下者。与其他浸润性乳腺癌相比，浸润性小叶癌以同侧多灶性为特征，且双侧乳腺发病较常见。淋巴结阳性的 ILC 比淋巴结阴性者更容易发展为对侧乳腺癌。

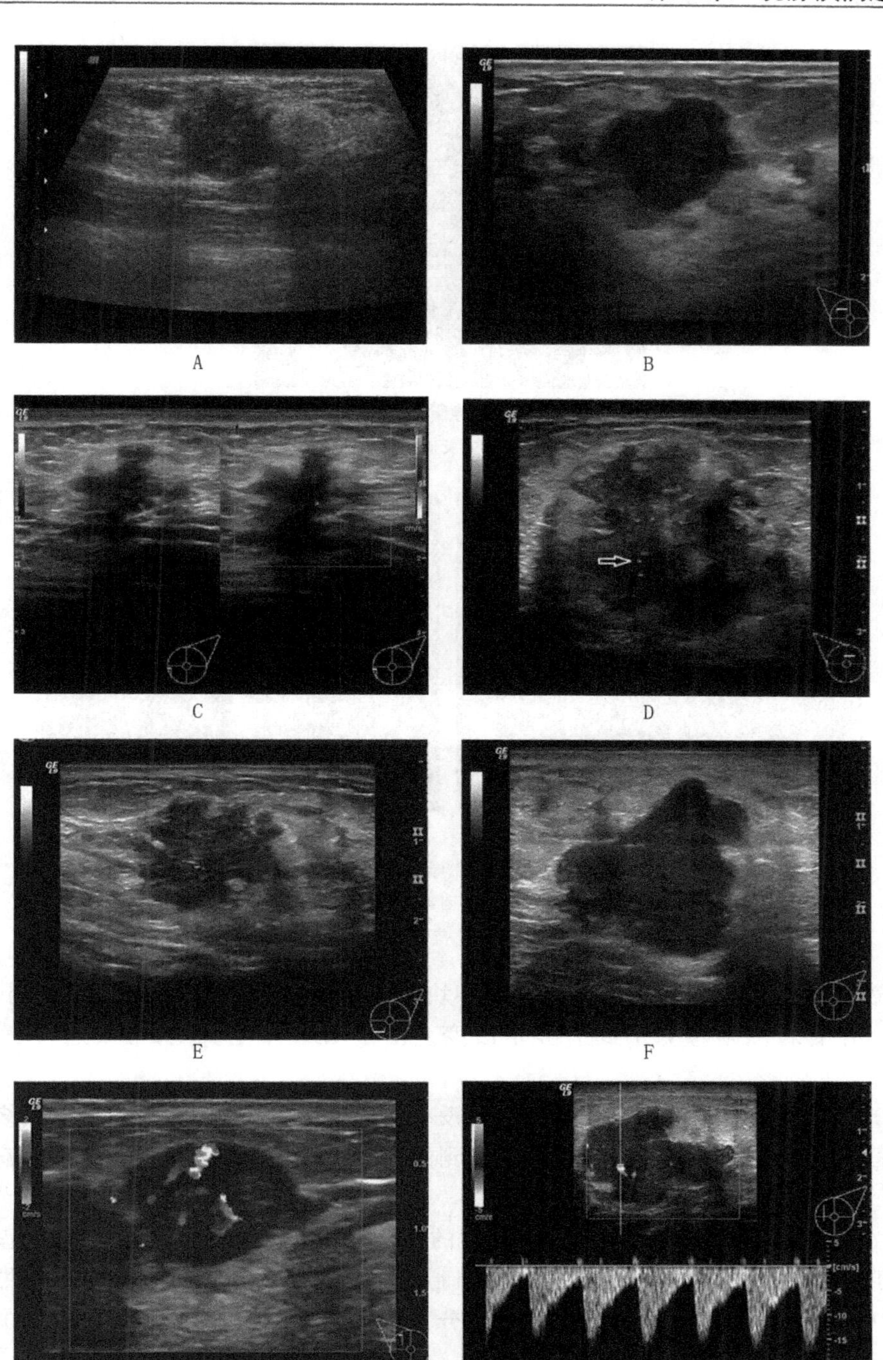

图 2-23　浸润性导管癌典型表现

A.肿块生长方向垂直乳腺平面及边缘呈蟹足样改变；B.二维表现：较大肿块形态趋于类圆形，边缘成角改变；C.肿块呈蟹足样生长，并肿块后方回声衰减；D.肿块内可见点状高回声（箭头指示部分）；E.肿块形态不规则，向周边浸润；F.肿块周边常有高回声晕环绕；G.浸润性导管癌彩色多普勒血流表现；H.浸润性导管癌频谱多普勒，RI>0.7

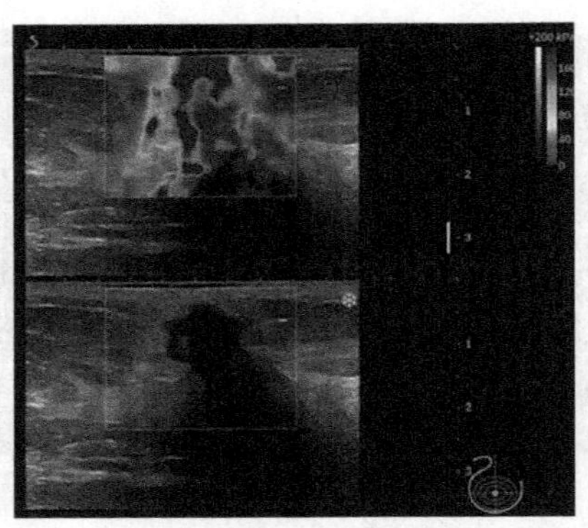

图 2-24　浸润性导管癌超声弹性成像

定量弹性成像可显示肿块内及周边弹性系数的不均匀分布

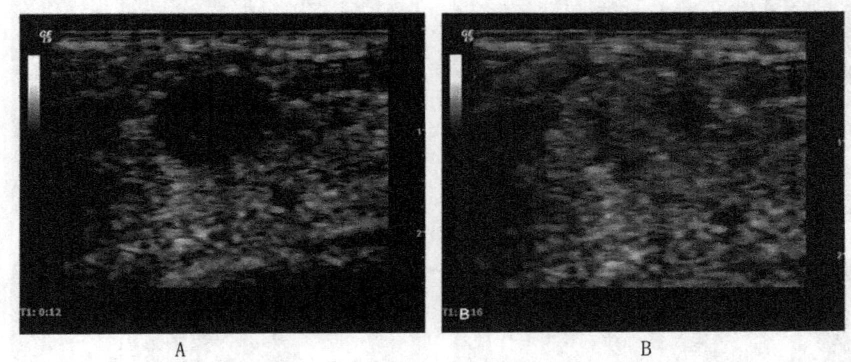

A　　　　　　　　　　　　B

图 2-25　浸润性导管癌超声造影

浸润性导管癌开始强化前(A)低回声肿块内无造影剂信号，强化后(B)肿块内明显不均匀强化，强化范围大于无增强时肿块范围

ILC 常表现为乳腺内可触及界限不清的肿块，一些病例仅能触到不确切的细小的或者弥漫的小结节，有的病例则感觉不到有异常改变。由于 ILC 钙化少见，常缺乏特征性影像学改变。

大体病理：典型病例可见不规则形肿块，常没有明显的界线，病变区质地硬，切面多呈灰色或白色，硬化区呈纤维性外观，通常无肉眼所能见到的囊性变、出血、坏死和钙化。部分病例没有明显肿物。

组织学上是由一致的、类似于小叶原位癌的细胞组成的浸润性癌，癌细胞常呈单行线状排列，浸润于乳腺小叶外的纤维间质中，围绕乳腺导管呈靶环状排列；亦可单个散在弥漫浸润于纤维间质中；有时可见残存的小叶原位癌成分。本型又称小细胞癌，预后极差，10 年生存率仅 34.7%。

2.超声所见

ILC 组织学的特殊性是影响超声影像改变的根本原因，由于 ILC 的癌细胞之间散布着大量正常乳腺组织，因此形成影像中绝大多数肿物边界模糊不清，后方回声衰减多见，且肿物内大多为不均质低回声。文献报道超声诊断 ILC 的敏感度为 78%～95%。①二维超声：肿块内部呈极低回声，形态不规则，边界较浸润性导管癌模糊不清，周围组织结构扭曲常见，后方衰减明显；肿块内部微钙化少见(图 2-26A)。②彩色多普勒：多数肿块内部呈少血供，少数表现为血供丰富，

RI>0.70，呈高阻力频谱(图 2-26B)。③少数病例呈现多中心病灶，表现为同一乳房见多个类似结节存在。

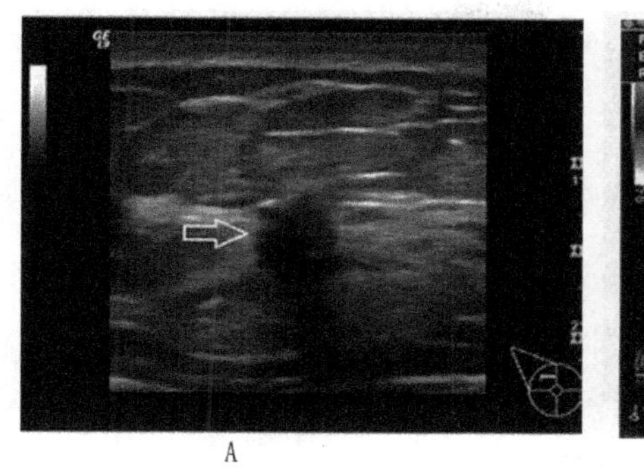
A

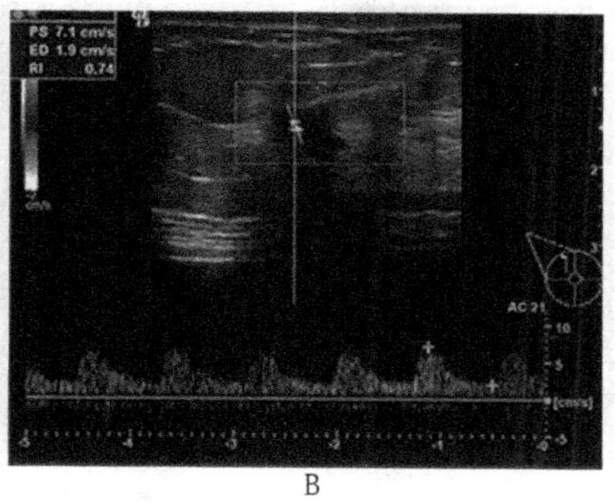

B

图 2-26　乳腺浸润性小叶癌

A.肿块内呈极低回声(箭头指示部分)，形态不规则，边界模糊不清，组织结构扭曲常见，后方衰减明显；B.肿块内 RI>0.70，呈高阻力频谱

3.鉴别诊断及比较影像分析

(1)浸润性导管癌与浸润性小叶癌鉴别：通过超声对两者进行鉴别很困难。当同一乳腺出现多个癌灶时，提示浸润性小叶癌可能性大。

(2)乳腺病或纤维腺瘤与浸润性小叶癌鉴别：对于声像不典型的病例常鉴别困难，但超声依然是判断乳腺肿块良恶性的较好的影像学检查方法。

(三)乳腺髓样癌

1.临床概述

髓样癌是一种合体细胞生长方式，缺乏腺管结构，伴有明显淋巴细胞及浆细胞浸润，界限清楚的癌；占全部浸润性乳腺癌的 5%～7%。

发病年龄 21～95 岁，与浸润导管癌比较，其患者相对年轻，至少有 10%的患者在 35 岁以下，有40%～60%的患者小于 50 岁。老年患者不常见，男性则更罕见。通常在一侧乳腺触到肿物，一般为单个，界清质实，临床和影像学容易误诊为纤维腺瘤。

大体病理：肿物平均 2～3 cm，呈结节状，界限清楚。切面灰白、灰黄到红褐色，鼓胀饱满，与浸润性导管癌相比，其质地较软，肿瘤组织缺乏皱缩纠集感；尤其是较大肿瘤者，其内常见出血坏死，亦可出现囊性变。

组织学上癌实质成分占 2/3 以上，间质成分少。癌细胞较大，形状大小不一，异型性明显，核分裂较多见；常排列成密集的不规则片状或粗条索状，相互吻合，由少量纤维间质分隔，可见腺体结构和导管内癌成分；癌巢中央部常见成片状坏死，间质缺乏淋巴细胞浸润。

乳腺髓样癌在乳腺癌中被认为相对预后较好，其 10 年生存率远高于浸润性导管癌。

2.超声表现

髓样癌的主要超声表现：①二维超声，肿物呈膨胀式生长，内部呈低或极低回声，边界清晰规则，无包膜；后方回声增强或无变化；内部一般微钙化极少见，可以出现同侧腋窝淋巴结肿大(图 2-27A)。②由于肿瘤内细胞数多，间质纤维少，故肿物大而质软，易发生坏死而发生破溃。③有时肿块内部可见散在不均的强回声点伴无回声区，后方回声一般不减弱，如后方衰减，则恶性程度大(图 2-27A)。④彩色多普勒检查，肿物内部血供丰富，血管走行杂乱扭曲，以中央性血流为主，血流因流速低一般无“马赛克”现象；频谱多普勒检出高阻力血流频谱，RI＞0.7（图 2-27B）。

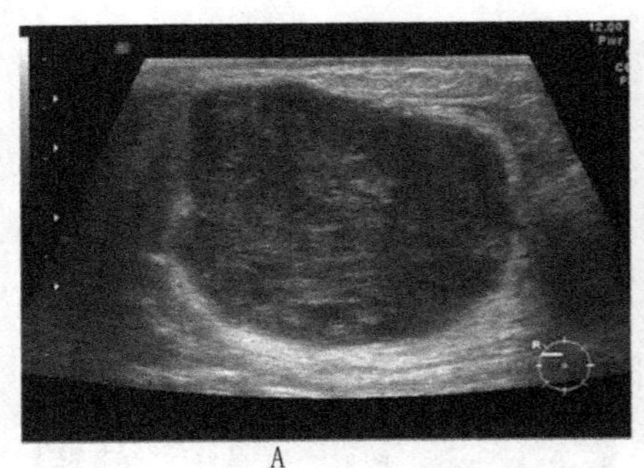

A

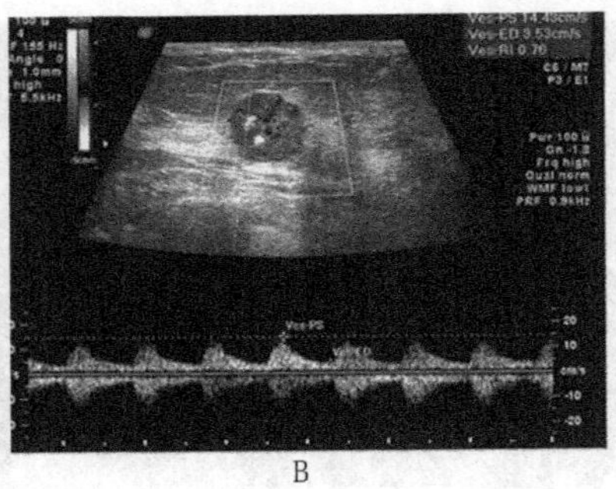

B

图 2-27　乳腺髓样癌

A.肿块较大时边界依然清晰，肿块内伴无回声区；B.肿块内呈高阻血流频谱

3.鉴别诊断及比较影像分析

髓样癌在诊断中需与如下疾病相鉴别。

(1)与乳腺纤维腺瘤鉴别：①乳腺髓样癌呈膨胀性生长，虽然边界清楚，但无包膜；纤维瘤常有包膜。②乳腺髓样癌回声多低于纤维瘤，可为极低回声，大者内部可出现坏死、囊性变，肿物内钙化极少见。③乳腺髓样癌血供丰富，为中央性血流，多为Ⅱ级和Ⅲ级血流；而纤维瘤血供为边缘性，相对不丰富，多为 0 级。

(2)与浸润性导管癌鉴别：①浸润性导管癌呈垂直性生长，边缘浸润性改变；髓样癌呈膨胀式生长，边缘清晰规则。②浸润性导管癌内部微钙化常见，髓样癌则极少见。③浸润性导管癌内部血供以中央性粗大血管为主，血流呈典型“马赛克”现象；髓样癌内部血流丰富，血流为纯蓝或纯红。

(3)与浸润性小叶癌相鉴别：浸润性小叶癌为第二常见的原发乳腺癌，由于其病理上的特殊生长方式，而致临床及影像早期诊断困难，如 X 线片有显示，则其最常见征象为星芒状边缘肿块和结构扭曲。

(4)与黏液腺癌相鉴别：黏液腺癌 X 线片上最类似髓样癌表现，但其常见于绝经后老年妇女；而髓样癌在年轻患者中有较高比例，年龄因素形成两者鉴别的基础。

(四)乳腺大汗腺癌

1.临床概述

大汗腺癌是一种 90%以上的肿瘤细胞显示大汗腺细胞形态学特点和免疫表型的乳腺浸润癌，是乳腺癌浸润性特殊型癌中的一种，较少见，占乳腺癌的 0.4%～4%，患者多为中老年人。常发生在乳腺外上象限，组织学结构特征为肿瘤由具有顶浆分泌特征的大汗腺样细胞组成，瘤细胞体积较大，胞质丰富；细胞核较小，呈圆形或椭圆形。肿瘤生长缓慢，预后较好，较晚发生淋巴结转移。

2.超声表现

超声图像上与其他类型乳腺癌不易区分，但有报道肿块内部见双线样管壁结构回声时，应高度怀疑大汗腺癌，可能是腺管阻塞所致(图 2-28)。

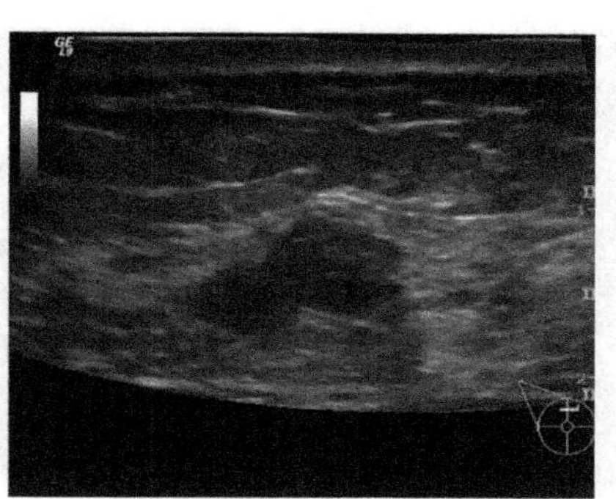

图 2-28　乳腺大汗腺癌二维超声表现

五、乳腺浸润性特殊型癌

(一)乳腺黏液癌

1.临床概述

乳腺黏液腺癌也称黏液样癌或胶样癌，是原发于乳腺的一种很少见的特殊类型的乳腺癌，占所有乳腺癌的1%～4%。通常肿瘤生长缓慢，转移较少见，预后比其他类型乳腺癌好。患者的发病年龄分布广泛(21～94岁)，中位年龄为70岁，其平均年龄或中位年龄比浸润性导管癌偏大，以绝经后妇女常见。75岁以上乳腺癌患者7%为黏液癌。

多数黏液癌患者的首发症状是发现可以推动的乳腺包块，触诊为软至中等硬度。由于黏稠液体被纤维分隔，触诊时可有捻发音。好发于外上象限，其次为外下象限。

大体病理：肿瘤直径最大可至200 mm。典型黏液癌具有凝胶样外观，似胶冻状，伴有突出的、清楚的边界，可推动；肿瘤缺乏真正的包膜；囊性变在体积较大的病例出现。

乳腺黏液癌是由细胞学相对温和的肿瘤细胞团巢漂浮于细胞外黏液湖中形成的癌。可以分为单纯型和混合型。黏液腺癌病理表现为大量细胞外黏液中漂浮有实性团状、条索状、腺管状、筛状等结构癌组织灶，癌细胞大小相似，异型性明显，核分裂象易见；混合型还伴有浸润性导管癌等成分。黏液湖被纤维组织分隔，肿瘤周边也有纤维组织间隔，这可能是阻止癌细胞扩散的一个因素。黏液是癌细胞变性崩解产物，为酸性或中性黏液。黏液腺癌被认为是来源于导管内癌或浸润性导管癌。乳腺肿瘤中出现黏液或黏液变性者较多，因此，黏液腺癌须与其他肿瘤进行鉴别：①印戒细胞癌具有印戒细胞，呈单个纵列或弥漫浸润于纤维组织中，癌细胞胞质内出现黏液空泡，将核挤向一侧呈“印戒状”等特征，其生长方式也呈弥漫性。②纤维腺瘤、乳头状瘤、导管增生等良性疾病均可伴有局灶性或广泛性黏液样变，但细胞缺乏异型性，纤维腺瘤有真正胞膜等可资鉴别。③转移性黏液腺癌应进行B超、X线、CT、纤维胃镜等检查，可排除消化道、生殖道等其他各部位肿瘤。

2.超声表现

乳腺黏液癌的超声特征与病理分型密切相关：①单纯型乳腺黏液癌表现为低回声肿块，有包膜，边界清楚，形态规则，内部回声均匀，后方回声增强(图2-29)，酷似纤维腺瘤。②混合型黏液腺癌表现为不均质回声的低回声肿块，肿块部分或全部边界不清，形态不规则(图2-30)；肿块内可伴等回声区、液性暗区或强回声钙化灶伴后方声影(图2-31)。③CDFI：肿块内可见少量血流信号，部分呈较丰富彩流信号，RI常大于0.7。

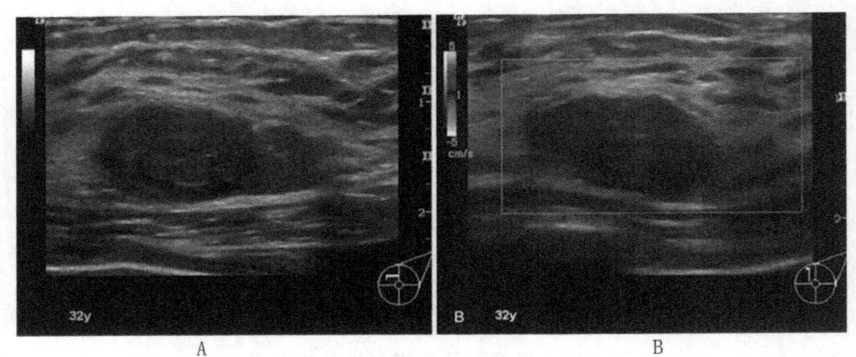

图 2-29　单纯型乳腺黏液癌

A.低回声肿块，有包膜，边界清楚，形态规则，内部回声均匀，后方回声增强；B.CDFI：肿块内未见明显血流显示

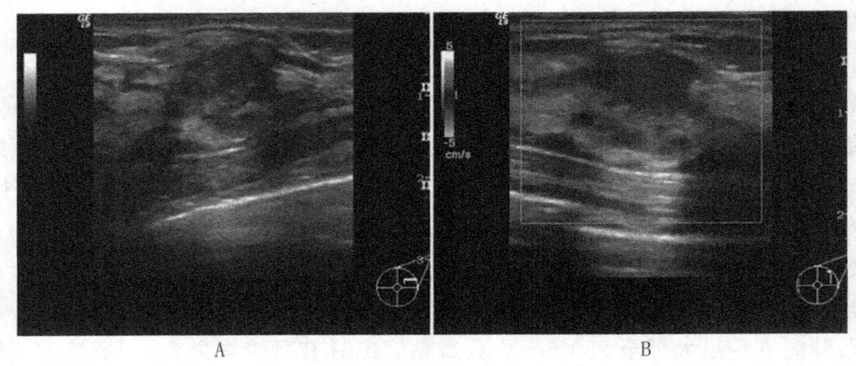

图 2-30　混合型乳腺黏液癌(一)

A.不均质低回声肿块，肿块边界不清，形态不规则；B.肿块内未见明显血流显示

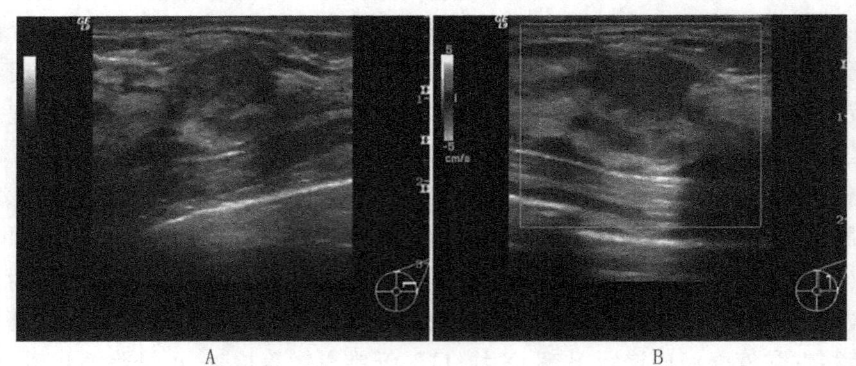

图 2-31　混合型乳腺黏液癌(二)

肿块内呈混合回声，可见等回声区和液性暗区

3.鉴别诊断及比较影像分析

(1)单纯型乳腺黏液癌超声表现为边缘光滑的较低回声肿块，因此常需与腺瘤等良性病变鉴别，但存在一定难度；可以从临床发病特征上考虑，腺瘤常有多发征象，且病史长，变化不显著。

(2)混合型乳腺黏液癌超声表现常为一些典型的恶性征象，又与浸润性导管癌或浸润性小叶癌不易鉴别，但浸润性导管癌钼靶 X 线常表现为毛刺性肿块，其次为钙化；浸润性小叶癌常表现为腺体扭曲和不对称密度。

(二)导管内乳头状癌

1.临床概述

乳腺导管内乳头状癌为一种特殊型乳腺癌，占全部乳腺癌的 2%～8%，多发生于乳腺中央区的大导管，常有乳头溢血，50 岁以上老人多见。肿块直径约 3 cm，预后较一般乳腺癌好，10 年存活率达 63.9%。

大体表现：肿瘤由管壁向腔内突出生长，形似乳头状，富于薄壁血管，极易出血。

病理检查：乳头状癌常见有纤维脉管束，乳头表面被覆异型癌细胞，细胞可单层或复层，排列极其紊乱，可见核分裂象，肌上皮消失，在乳头基底部与囊壁交界处可见癌组织浸润。

2.超声表现

超声表现为乳腺的中央导管扩张，内有实性中低回声团，形态不规则，呈“蟹足”样(图 2-32A)，内有微粒样钙化点，后壁常呈衰减暗区。CDFI 示癌瘤内血流信号增多(图 2-32B)。

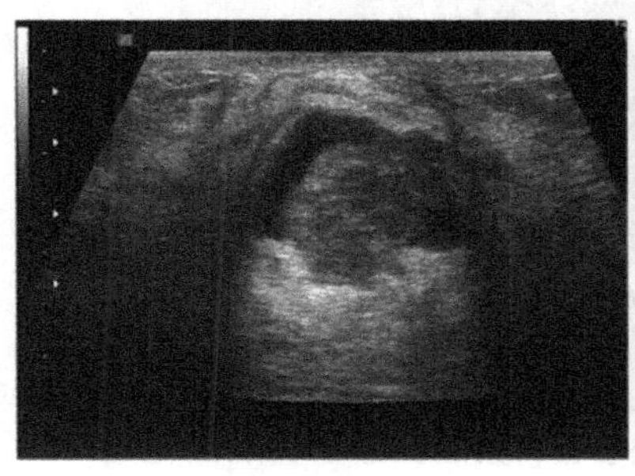

A

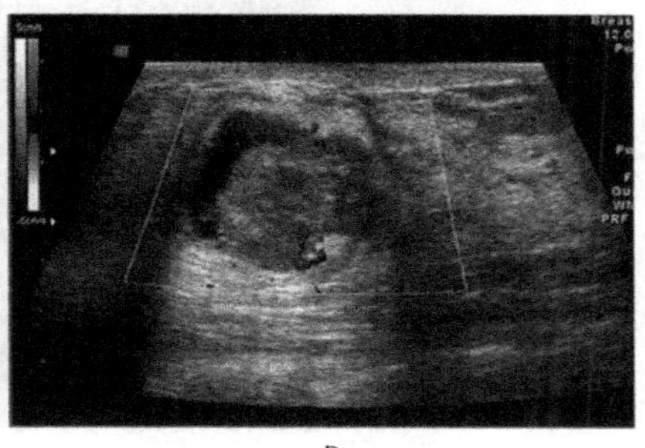

B

图 2-32　导管内乳头状癌

A.局部导管扩张，内见实性中低回声团块，形态不规则；B.肿块内血流信号增多

3.鉴别诊断及比较影像分析

乳腺导管内乳头状癌需与如下疾病相鉴别。

(1)与导管内乳头状瘤鉴别：①两者均可见到自发的、无痛性乳头血性溢液；均可扪及乳晕部肿块，且按压该肿块时可自乳管开口处溢出血性液体；由于两者的临床表现及形态学特征都非常相似，故两者的鉴别诊断十分困难。一般认为，乳腺导管内乳头状瘤的溢液可为血性，亦可为浆液血性或浆液性；而乳头状癌的溢液则以血性者为多见，且多为单侧单孔。②乳头状瘤的肿块多位于乳晕区，质地较软，肿块一般不大于 1 cm，同侧腋窝淋巴结无肿大；而乳头状癌的肿块多位于乳晕区以外，质地硬，表面不光滑，活动度差，易与皮肤粘连，肿块一般大于 1 cm，同侧腋窝可见肿大的淋巴结。③乳腺导管造影显示导管突然中断，断端呈光滑杯口状，近侧导管显示明显扩张，有时为圆形或卵圆形充盈缺损，导管柔软、光整者，多为导管内乳头状瘤；若断端不整齐，近侧导管轻度扩张，扭曲，排列紊乱，充盈缺损或完全性阻塞，导管失去自然柔软度而变得僵硬等，则多为导管内乳头状癌。④溢液涂片细胞学检查乳头状癌可找到癌细胞；最终确诊则以病理诊断为准，而且应做石蜡切片，避免因冷冻切片的局限性造成假阴性或假阳性结果。

(2)与乳腺导管扩张症鉴别：①乳腺导管扩张症溢液期均可以乳头溢液为主要症状，常伴有先天性乳头凹陷，溢液多为双侧多孔，性状可呈水样、乳汁样、浆液样、脓血性或血性。②导管扩张症的肿块期可见到乳晕下肿块，肿块形状可不规则，质地硬韧，并可与皮肤粘连，常发生红肿疼痛，后期可发生溃破而流脓；还可见患侧腋窝淋巴结肿大、压痛。③若较大导管呈明显扩张，导管粗细不均匀，失去正常规则的树枝状外形者，而无明显充盈缺损者，则多为导管扩张。④必要时可行肿块针吸细胞学检查或活组织病理检查。

六、乳腺其他罕见癌

(一)乳腺化生性癌

1.临床概述

乳腺癌常伴有各种类型的化生，如鳞状上皮化生、梭形细胞化生、软骨化生或骨化生，故称其为化生性癌。

2.超声表现

声像图表现与黏液癌相似，单纯应用超声很难对乳腺癌的病理类型做出诊断(图 2-33)。

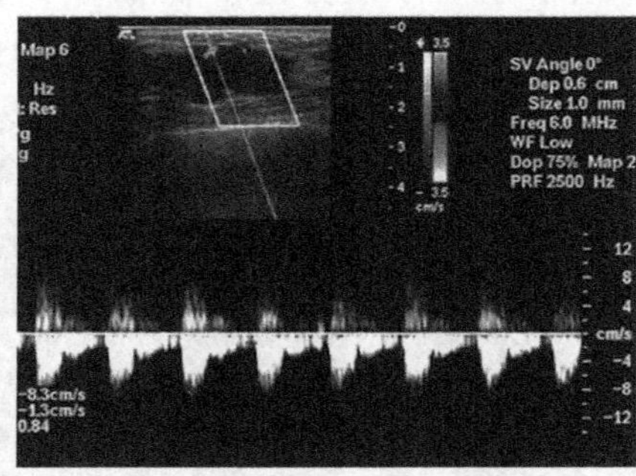

图 2-33　乳腺化生性癌多普勒频谱表现

3.相关影像学表现

钼靶 X 线表现无特殊性。多数边界较清楚，无钙化，有些患者中表现为良性征象，一些患者同时表现为部分边界清楚，部分呈毛刺状。

(二)乳腺神经内分泌癌

1.临床概述

乳腺神经内分泌癌较罕见，占乳腺癌的 2%～5%，其肿瘤细胞中往往含有亲银和(或)嗜银颗粒，神经内分泌指标呈阳性表达。1977 年，Cubilla 和 Woodruff 首先报道了发生于乳腺的神经内分泌癌。2003 年，世界卫生组织(WHO)乳腺及女性生殖器官肿瘤组织分类将乳腺神经内分泌癌正式命名，并将其分为实体型神经内分泌癌、小细胞/燕麦细胞癌及大细胞神经内分泌癌 3 个亚类。

本病多见于老年人，主要发生于 60～70 岁。但临床上多缺乏神经内分泌综合征的表现。

大体形态表现为浸润性或膨胀性生长的肿块，切面呈实性、灰粉或灰白，质硬，大部分边界清晰，部分与周围组织分界欠清。按细胞类型、分级、分化程度和产生黏液的情况可将其分为不同的亚型：实性神经内分泌癌、不典型类癌、小细胞/燕麦细胞癌和大细胞神经内分泌癌。神经内分泌癌癌组织由密集的细胞构成，形成孤立的、界限清楚的小叶状肿块，或呈实性巢状、片状、小梁状；亦可由密集富染色质、细胞质稀少的细胞或由密集的细胞质丰富的大细胞团块组成。

2.超声表现

乳腺神经内分泌癌的声像图表现多为不均质低回声实性肿块，形态不规则，边界清晰或部分边界不清(图 2-34A)。肿瘤内伴部分黏液癌成分时，瘤内可部分表现为低、无回声；伴浸润性导管癌时，超声表现与浸润性导管癌相似(图 2-34B)。

彩色多普勒血流显像显示大部分乳腺神经内分泌癌血流丰富(图 2-34C)，考虑与肿瘤细胞密集、实性癌巢中新生血管丰富有密切关系。少部分肿块内血流稀少。

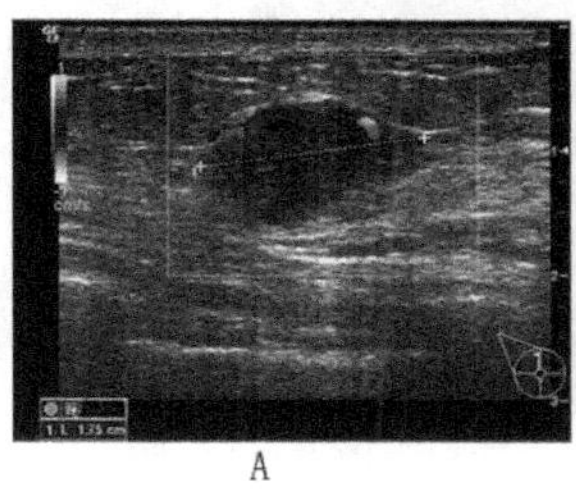
A

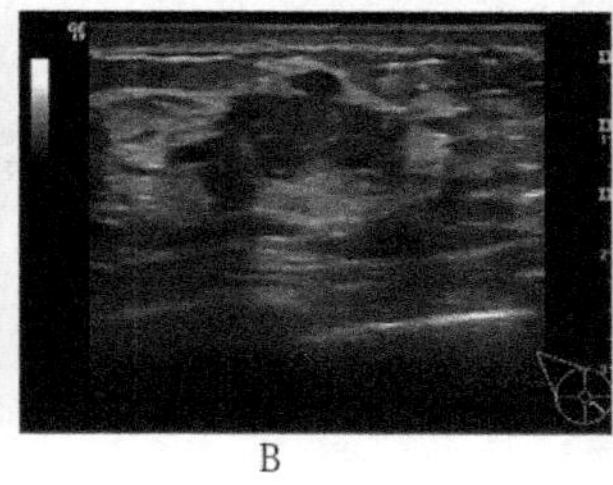
B

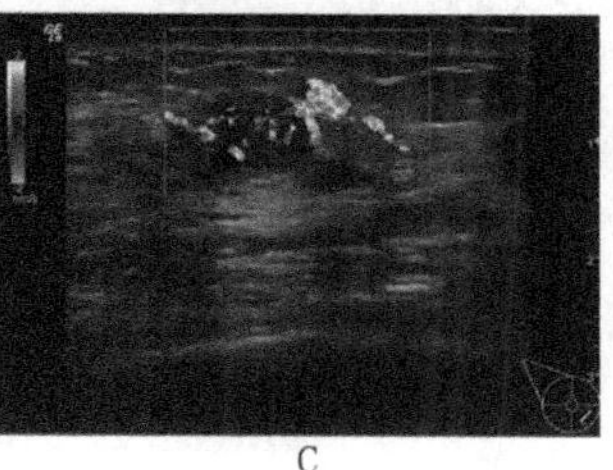
C

图 2-34　乳腺神经内分泌癌

A.不均质低回声实性肿块，形态不规则，部分边界不清。病理：乳腺实性神经内分泌癌；B.肿块边界不清，形态不规则，内部回声不均匀，局部呈低无回声。病理：乳腺实性神经内分泌癌，伴部分黏液癌成分及广泛性导管内癌成分(神经内分泌性导管内癌)；C.彩色多普勒示肿块内及边缘部可见明显丰富彩流信号

3.鉴别诊断及比较影像分析

(1)与常见的乳腺浸润性导管癌鉴别：乳腺神经内分泌癌的超声表现与其病理组织学特征有密切关系。乳腺神经内分泌癌的四个病理学亚型均由密集的细胞构成，可呈实性巢状、片状、小梁状，形成孤立的、界限清楚的肿块，使其在超声检查中可表现为边界清晰的实性肿块。乳腺浸润性导管癌实质向周围组织浸润明显，并伴有不同程度的间质反应，成纤维反应多，超声表现为毛刺及强回声晕。肿瘤间质的胶原纤维成分增多，排列紊乱形成后方回声衰减；而乳腺神经内分泌癌细胞成分丰富，间质成分少，以膨胀性生长为主，故多为实性肿块，边界清晰，无毛刺，后方回声无明显衰减，可据此加以鉴别。但乳腺神经内分泌癌呈浸润性生长时，则难以与乳腺浸润性导管癌相鉴别。

(2)与乳腺其他良性肿瘤相鉴别：乳腺神经内分泌癌呈膨胀性生长时，因其边界清楚而难以与其他乳腺良性肿瘤相鉴别，但肿块内血流丰富而提示恶性肿瘤可能。而肿块表现为部分边界不清，形态不规则并肿块内血流丰富，常提示乳腺恶性肿瘤。

(田路路)

第三章

心血管疾病超声诊断

第一节 心包疾病

一、心包积液

(一)检查前准备

无须特殊准备,患者常用体位为左侧卧位,图像清晰者取仰卧位亦可。

(二)超声扫查方法

1.体位的选择

患者常用体位为左侧卧位,图像清晰者取仰卧位亦可。

2.探头的部位

胸骨旁左缘第 2～5 肋间(多在第 3～4 肋间)、左心室短轴切面,心尖四腔心。

(三)常规经胸二维超声切面

1.左心室长轴切面

探头位置常置于胸骨旁左缘第 2～5 肋间(多在第 3～4 肋间),标准切面为主动脉与室间隔的结合点位于图像中线上,同时主动脉瓣右冠瓣与无冠瓣关闭线位于主动脉窦中间。

2.左心室短轴切面

是在左心室长轴切面的基础上,顺时针将探头旋转 90°,探测时应尽量使声束与左心室腔垂直以保证左心室腔切面尽可能呈圆形(图 3-1)。

3.心尖四腔心切面

在左心室长轴切面图像的基础上,沿左心室长轴向左下移动探头,到达心尖后顺时针旋转探头 90°,同时向右上倾斜探头,即可获得此切面图像,注意标准图像一定要“横平竖直”。

在上述切面可看到,少量心包积液可仅局限于左心室后壁的后方、房室沟处,不出现于心尖部、侧部和前方;中量心包积液可见液性暗区弥漫分布于左心室后壁后方、右心室前壁前方及心尖处,整个心包腔内可见呈均匀分布的液性暗区,液性暗区内径＜20 mm;大量心包积液可见整个心脏位于液性暗区之内,内径≥20 mm,可见心脏在液性暗区中的摆动征。

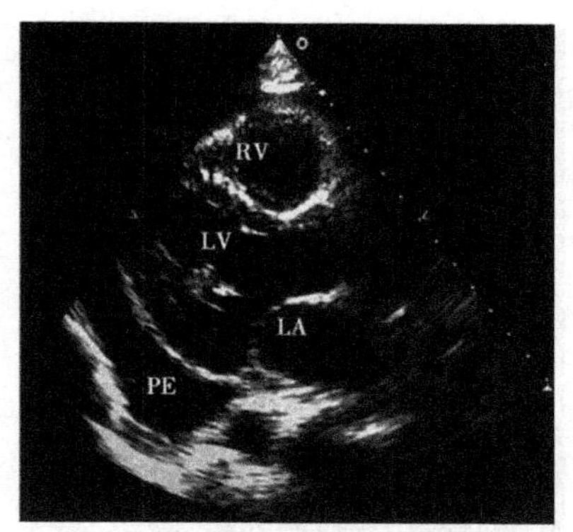

图 3-1　左心室短轴切面乳头肌水平

左心室后壁的后方及房室沟处均见液性暗区

(四)注意事项

诊断心包积液要注意与心包脂肪相鉴别,心包脂肪呈低回声,且回声颗粒大,心包积液为无回声液性暗区。

二、缩窄性心包炎

(一)检查前准备

无须特殊准备,患者常用体位为左侧卧位,图像清晰者取仰卧位亦可。

(二)超声扫查方法

1.体位的选择

患者常用体位为左侧卧位,图像清晰者取仰卧位亦可。

2.探头的部位

左心室短轴切面,心尖四腔心。

(三)常规经胸二维超声切面

1.左心室短轴切面

在左心室长轴切面的基础上,顺时针将探头旋转 90°,探测时应尽量使声束与左心室腔垂直以保证左心室腔切面尽可能呈圆形。

2.心尖四腔心切面

在左心室长轴切面图像的基础上,沿左心室长轴向左下移动探头,到达心尖后顺时针旋转探头 90°,同时向右上倾斜探头,即可获得此切面图像,注意标准图像一定要“横平竖直”。

在上述切面可看到,多个切面均可显示心包脏层和壁层增厚,且增厚程度不一(图 3-2),双房增大、室壁运动受限。增厚缩窄的心包可限制室壁的舒张运动,左心室壁在舒张期运动受限,呈平直状,或向后运动消失。心脏外形改变:增厚缩窄的心包可使心脏外形发生改变,形态异常。二尖瓣口血流频谱可显示峰值流速减低,充盈时间缩短,E 峰减速度增快。下腔静脉、肝静脉扩张,在深呼吸时增宽更明显。

(四)注意事项

缩窄性心包炎以心包增厚、回声增强为特征,收缩运动正常。

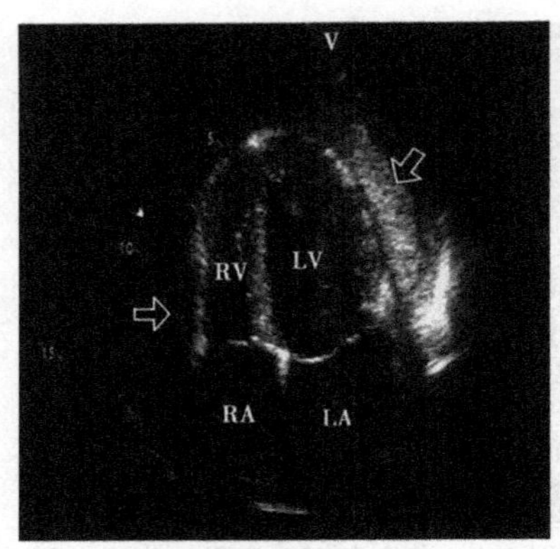

图 3-2　心尖四腔心切面

心尖部及右心室前壁脏层心包增厚，回声增强，右心室前壁舒张期运动受限，呈平直状，心脏外形发生改变

（李　婧）

第二节　心肌疾病

1995 年，世界卫生组织（WHO）国际心脏联合工作组（ISFC）将心肌病定义为伴有心功能障碍的心肌病变，分为扩张型、肥厚型、限制型和致心律失常性右心室心肌病四型。未分类型心肌病仍保留。但是，近年来心肌病的相关研究取得了显著进展，特别是心肌病分子遗传学领域取得了突破性进展，一些心肌病的病因已经明确，并发现了新的心肌病类型。2006 年美国心脏病协会（AHA）对心肌病进行了新的定义和分类："心肌病为一组临床表现为多种多样的心肌疾病，具有结构异常和（或）电异常，由各种原因通常是遗传原因造成，常表现为心室异常肥厚或扩张，但也可以正常"。此分类仍然沿用了原发性和继发性的分类。原发性心肌病分为三种类型（遗传性、获得性和混合性）。将心肌病分为家族性、遗传性和非家族性、非遗传性心肌病，因此，心肌病的概念中纳入了一大类遗传性心肌病，不仅包括了先前发现的有明显形态学异常的心脏病，还包括了新近发现的表现为原发性心律失常，而无结构改变的疾病。摒弃了未分类型心肌病。本节重点讲述扩张型、肥厚型、限制型心肌病。

一、肥厚型心肌病

肥厚型心肌病（hypertrophic cardiomyopathy，HCM）特点为左心室或右心室肥厚，通常是左心室壁非对称性肥厚，以室间隔肥厚最为多见。家族性者为常染色体显性遗传。常发生心律失常及猝死。

（一）病理解剖与血流动力学改变

通常左心室壁非对称性肥厚，以室间隔为主，致心腔狭小，左心室流出道狭窄。心脏体积增大，重量增加。偶尔可见肥厚型心肌病表现为左心室对称性肥厚。典型形态学改变为心肌细胞肥大和排列紊乱，周围疏松结缔组织增多。显微镜下见心肌肥厚和肌束排列明显紊乱，形成特征性的螺蜗样构型，细胞内肌原纤维结构排列紊乱。纤维化明显，形成肉眼即可观察到的瘢痕。

主要的血流动力学改变为心室肥厚、心肌收缩力增强、左心室流出道收缩期形成压力阶差、舒张期弛缓和顺应性异常、二尖瓣反流。其中最引人注目的特点是动力性压力阶差的存在。根据有无梗阻，按血流动力学改变将肥厚型心肌病分为肥厚型梗阻性心肌病和肥厚型非梗阻性心肌病。

（二）超声心动图表现

1.M 型超声心动图

（1）二尖瓣波群：二尖瓣 EF 下降速率减慢，E 峰常与室间隔相撞。梗阻者二尖瓣瓣体和腱索收缩期前向移动，称为 SAM 现象（systolic anterior motion，SAM），M 型显示为二尖瓣 C-D 段呈多层弓背样隆起。左心室流出道狭窄＜20 mm（正常左心室流出道内径为 20～40 mm）。

（2）心底波群：主动脉瓣出现收缩中期提前关闭现象，右冠瓣呈“M”形，无冠瓣呈“W”形，出现收缩期半关闭切迹。

（3）收缩功能：肥厚的室间隔收缩运动减低，左心室后壁收缩运动增强，总体心肌收缩力增强。晚期，收缩力下降，射血分数减低。

2.二维超声心动图

（1）左心室壁非对称性肥厚室间隔明显增厚，一般在 19～30 mm，甚至达到 40 mm，左心室后壁正常或轻度增厚（图 3-3）。室间隔厚度与左心室后壁厚度之比一般大于 1.5。

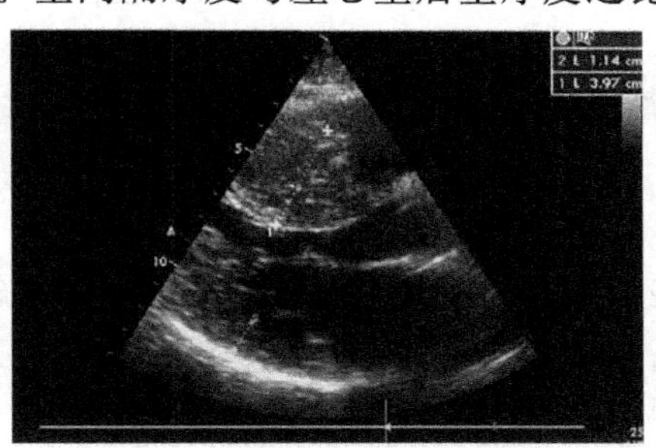

图 3-3 左心室长轴切面

左心房增大，室间隔明显增厚，左心室后壁轻度增厚

（2）肥厚的心肌回声增强、不均匀，呈斑点状，毛玻璃样改变，可能与心肌纤维排列紊乱及其荧光样物质沉积有关。

（3）左心室乳头肌水平短轴切面乳头肌肥厚，位置前移。

（4）特殊类型的肥厚型心肌病心尖肥厚型心肌病表现为心室心尖部心肌明显增厚，心腔明显狭小，呈“核桃样”改变（图 3-4），严重者心尖部心腔闭塞。均匀肥厚型心肌病各切面均可见各室壁明显均匀一致的增厚，回声增强，心腔变小，一般无左心室流出道狭窄。

3.三维超声心动图改变

HCM 患者三维超声心动图可更直观地显示左心室心腔变小及室壁增厚程度及位置，准确测量左心室舒张末期及收缩末期容积，真实反映左心室功能。特别是对于梗阻性 HCM 患者可更清晰的显示左心室流出道狭窄的程度，尤其是从左心室向心底方向观察时可以准确测定左心室流出道的面积，实时动态可观察瓣膜运动情况。

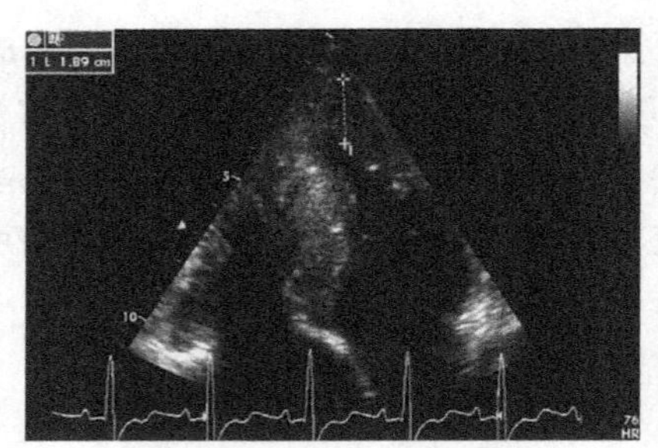

图 3-4 心尖四腔切面

心尖部心肌明显增厚，心腔明显狭小，呈“核桃”状

4.彩色多普勒

（1）梗阻者左心室流出道内收缩早期为五彩镶嵌的细窄血流束，并向主动脉瓣及瓣上延伸，狭窄越重，色彩混叠越严重。彩色血流最窄的部位即为左心室流出道梗阻部位。

（2）非梗阻者左心室流出道收缩期为蓝色血流充满，血流速度正常。

（3）多合并不同程度的二尖瓣反流。

5.频谱多普勒

（1）梗阻者左心室流出道血流速度明显加快，频谱为负向高速充填状射流，形态呈“匕首”样。左心室流出道内压力阶差＞4.0 kPa（30 mmHg）时提示有梗阻。左心室流出道越狭窄，流速越快，且左心室射血时间越长。

（2）二尖瓣频谱 A 峰＞E 峰。这是由于心肌肥厚、心室舒张延缓，心肌硬度增加，左心室顺应性下降所致。

6.组织多普勒

（1）组织速度成像（TVI）及定量组织速度成像（QTVI）：HCM 患者组织速度成像（tissue velocity imaging，TVI）示室间隔二尖瓣环水平组织多普勒频谱 Em 峰＜Am 峰，等容舒张期（IVR）延长。

定量组织速度成像（quantitative tissue velocity imaging，QTVI）测量肥厚的室间隔收缩期峰值速度（Vs）与正常人相比无明显差异，这是由于肥厚型心肌病中虽然肥大变形的单个心肌细胞收缩功能可能减弱，但心肌总体收缩功能不低甚至增强。而内、外膜峰值速度差（ΔV）和内、外膜峰值速度阶差（VG＝ΔV/L，L 为室壁厚度）明显低于正常，甚至为零或出现负值。肥厚的室间隔舒张早期峰值速度（V_E）明显降低，$V_E/V_A<1$，说明肥厚型心肌病以心肌舒张功能受损为主，其程度远较收缩功能受损严重。

梗阻性和非梗阻性肥厚型心肌病的上述各运动指标多无显著性差异，可以认为尽管梗阻性和非梗阻性肥厚型心肌病在血流动力学上明显不同，但其室间隔和左心室后壁舒缩活动并无差异。

（2）应变率成像（strain rate imaging，SRI）应变率成像检测局部心肌的形变能力，获得各心肌节段的收缩期峰值应变率（SRs）、快速充盈期应变率（SR_E）、房缩期应变率（SR_A）及各时相的应变值及峰值应变（ε）。

应变率曲线：HCM 患者肥厚的室间隔 SRs 明显减低，以中间段为著，部分节段近乎为零，甚至出现反向运动。非肥厚的左心室壁节段收缩期应变率值也不同程度的减低。各节段心肌的 SRE 值不同程度降低，SRA 无明显变化，SRE/SRA＜1。

应变曲线：肥厚各节段 ε 明显降低，部分节段 ε 曲线出现反向运动（正峰）或部分反向运动（正、负双峰）。而且有研究表明室间隔中段局部心肌 ε 分别与室间隔厚度以及 IVS/PW 比值之间存在明显的相关关系。SRI 技术可准确地检出 HCM 患者局部心肌收缩功能的异常，为准确、定量地评价局域心肌功能提供了重要的参数。

(三)诊断与鉴别诊断

1.诊断要点

肥厚型阻塞型心肌病的超声心动图的诊断要点：①室间隔非对称性的增厚，大于 1.5 cm，但运动幅度和收缩期增厚率均减低。②左心室后壁厚度正常或少许增厚，室间隔与左心室后壁厚度比值大于1.3。③左心室流出道变窄。多普勒检测时可于左心室流出道探及湍流信号。④左心室后壁运动幅度正常或稍增加。⑤二尖瓣前叶收缩期出现异常之向前运动，M 型超声心动图见 E 峰贴近室间隔，EF 斜率明显减低。⑥主动脉瓣出现收缩中期关闭。⑦舒张功能异常二尖瓣口舒张期血流频谱 E/A 降低，等容舒张期延长。

非阻塞型心肌病患者与上述情况有所不同，虽然室间隔明显增厚、活动幅度减低，但左心室流出道狭窄可不明显，收缩期二尖瓣无向前突起现象。另因左心室流出道无阻塞现象，左心室内压力未显著增高，故左心室后壁厚度可以在正常范围。此类患者需结合病史与其他检查进行综合判断。

2.鉴别诊断

主要应和以下疾病相鉴别。

(1)高血压性心脏病：首先有高血压病史。主要超声表现为室间隔与左心室后壁增厚，一般为向心性对称性，也偶有轻度非对称性，但室间隔厚度/左心室后壁厚度＜1.3。增厚的心肌内部回声均匀。早期左心室壁搏幅增高，晚期时呈离心性肥厚，振幅减低。左心房内径增大，左心室内径多正常，而肥厚型心肌病左心室内径可减小。M 型二尖瓣 EF 斜率可减慢，但无 SAM 现象及主动脉瓣收缩中期提前关闭现象。

(2)主动脉瓣及主动脉狭窄性病变：包括主动脉瓣先天性（包括主动脉瓣二瓣化）、老年性及风湿性狭窄，主动脉瓣下狭窄，主动脉瓣上狭窄，主动脉缩窄。主要超声表现为室间隔及左心室后壁向心性对称性增厚，内部回声均匀。主动脉瓣明显增厚、反光强、开放受限，严重者钙化，或于主动脉瓣上、瓣下可见膜性狭窄或局限性主动脉缩窄，而肥厚型心肌病患者无上述病变，这是最主要的鉴别点。

(3)甲状腺功能减退性心肌病和尿毒症性心肌病：这些引起左心室肥厚的心肌病变多有明确的相关疾病病史，而且均为左心室壁均匀一致性的对称性肥厚，常合并不同程度的心包积液。

二、扩张型心肌病

扩张型心肌病（dilated cardiomyopathy，DCM）是一种病因不清、发病机制尚待阐明、原发于心肌的疾病。其临床症状是逐渐发展的。主要症状源于左心室扩大，收缩功能下降而致的左心功能不全。最早出现的症状仅为疲倦无力，晚期出现不同程度的呼吸困难、端坐呼吸、夜间阵发性呼吸困难甚至肺水肿。超声心动图对本病诊断有重要的意义。

(一)病理解剖与血流动力学改变

扩张型心肌病心肌细胞减少，间质胶原增殖，残余心肌细胞肥大，蛋白合成增加，室壁先增厚继而变薄，心脏四个心腔均明显扩大，呈普大型，心腔内可有附壁血栓附着，以左心室心尖部最常见，其次可见于右心室、右心耳和左心耳。组织学检查显微镜下可呈现广泛的间质和血管周围纤维化，尤多累及左心室心内膜下。早期心肌舒张功能受损，继而收缩功能受损，心脏泵血功能衰竭，心脏排血功能减低，残余血量增多，舒张末期压增高，射血分数减少，肺循环、体循环淤血，最终导致严重的不可逆性心力衰竭。由于心腔扩大，房室瓣环被动牵拉，常可引起房室瓣关闭不全。

(二)超声心动图表现

1.M 型超声心动图

(1)二尖瓣波群：左心室腔明显增大，二尖瓣前后叶开放幅度变小，前后叶 E-E′间距＜10 mm，形成“大心腔，小开口”，但前后叶仍呈镜像运动，呈“钻石样”改变，E 峰至室间隔距离(E-point septal separation，EPSS)明显增大(图 3-5)，一般＞10 mm。

(2)心底波群：主动脉振幅减低，主动脉瓣开放小，关闭速度减慢。

(3)左心室收缩功能：室壁运动弥漫性减低。左心室后壁振幅≤7 mm，室间隔振幅≤3 mm。左心室射血分数(EF)及左心室短轴缩短率(ΔD)明显降低。左心室射血时间(ET)减慢，射血前期与射血期之比(PEP/ET)增大(图 3-6)。

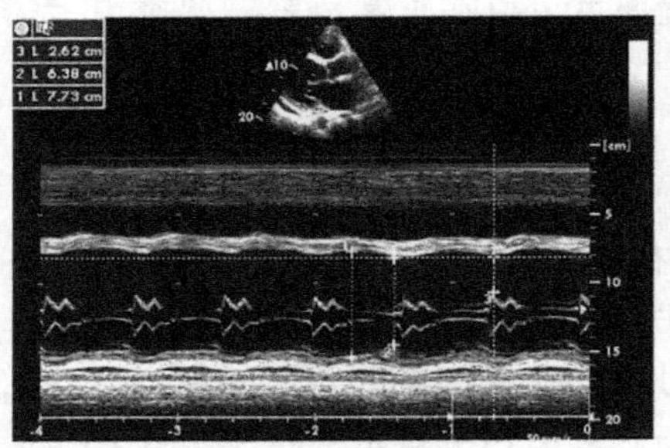

图 3-5　二尖瓣口水平 M 型超声

室壁运动幅度减低，心腔扩大，呈“大心腔，小瓣口”改变，EPSS 明显增大

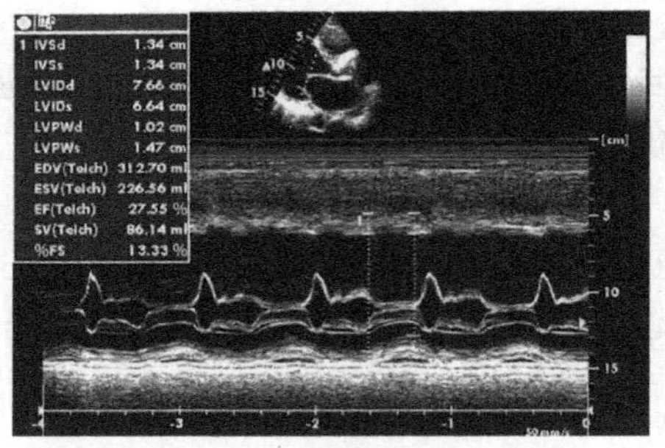

图 3-6　左心室 M 型超声

左心室壁运动幅度减低，EF、SV 值减低

2.二维超声心动图

(1)四腔心切面：四个房室腔均明显增大，以左心室、左心房为著(图 3-7)。左心室呈球形扩大，室间隔向右心室侧膨凸，左心室后壁向后凹。侵犯右心的心肌病表现右心扩大为主。

(2)左心室长轴切面：左心室扩大，左心室壁厚度相对变薄，室壁回声可增强。室间隔增厚率降低。

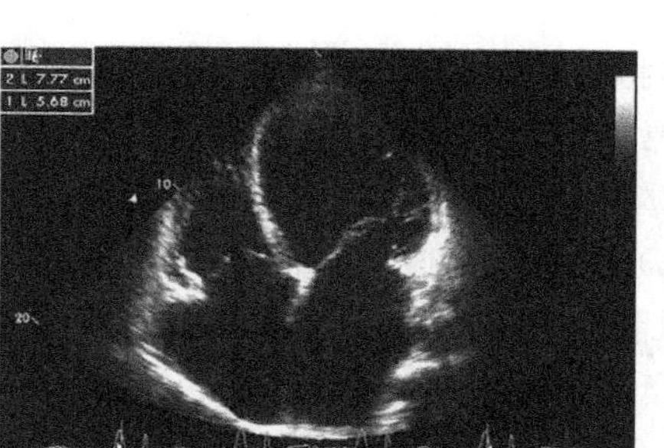

图 3-7　心尖四腔切面

见四个心腔均扩大，以左心室、左心房为著

(3)附壁血栓：多见于左心室心尖部，单发或多发的形态各异回声团。血栓回声水平可根据形成时间不同而不同，随时间推移回声水平逐渐增高，有时可有蒂与室壁相连，酷似黏液瘤(图 3-8)。

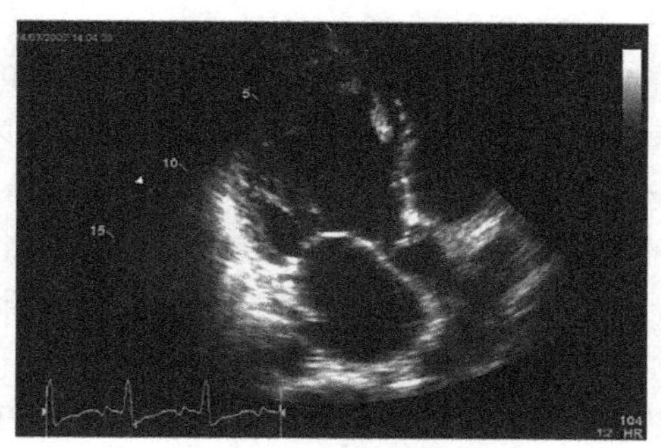

图 3-8　心尖长轴切面

于左心室腔近心尖部可见两个略高回声光团

3.三维超声心动图改变

目前用三维超声法测定左心室整体容积及射血分数较二维超声法准确已得到临床和超声界的公认。DCM 患者左心室形状发生改变，左心室横径及前后径的增大程度重于长径增大的程度，因此常规左心室射血分数及左心室短轴缩短率的测值偏低，经常与患者的临床症状不符。三维超声对 DCM 患者左心室收缩功能的评价采用多平面的 Simpson 法，不受左心室形态的影响，可更真实反映左心室功能及全身供血状况，为该病的诊断和治疗提供新的评价标准。同时，三维超声心动图能更加直观地观察瓣口运动、心腔内有无血栓、血栓部位、数量等情况。

4.彩色多普勒

(1)彩色多普勒可见各瓣口血流色彩暗淡，很少出现色彩混叠。

(2)合并多瓣膜反流，最常见于二、三尖瓣，合并二尖瓣反流占 100%，合并三尖瓣反流占 85%～90%，60%～70%合并肺动脉瓣反流，主动脉瓣反流发生率较低，20%～30%。反流为相对性的，因此反流束较局限，反流程度会随心室收缩功能、心室大小和瓣环扩张程度不同而发生变化。

5.频谱多普勒

(1)主动脉瓣口血流峰值流速(V_{max})、流速积分(VTI)均减低，射血时间(ET)缩短，射血前期(PEP)延长，PEP/ET 比值增大。一般认为主动脉收缩期最大血流速度和流速积分降低是评价左心室收缩功能较为敏感的指标。

(2)二尖瓣口血流频谱异常的形态随疾病时期和程度不同,表现形式各异:①在病变早期常表现为A峰增高、E峰减低,E/A<1。②伴有较严重的二尖瓣反流时,二尖瓣E峰正常或稍增高,A峰减低,E/A增大(>1.0)呈现所谓"假性正常化"的频谱形态,DTI可以帮助鉴别其真伪。③严重心力衰竭时,常出现"限制性"充盈形式,E/A>1.5,此时多为不可逆性舒张功能不全。E峰多呈高耸的尖峰波,A峰极低或消失。

6.组织多普勒

(1)组织速度成像(TVI)及定量组织速度成像(QTVI):DCM室间隔二尖瓣环水平组织多普勒Em峰<Am峰。QTVI显示DCM患者左心室壁各节段Vs、V_E、Ds明显降低,且峰值时间后移,$V_E/V_A<1$。在病变早、中期,以上各峰值变化均呈弥漫性改变,正常的峰值速度梯度没有改变,即仍表现为从心底到心尖逐渐减低的趋势。随着DCM患者的心功能损害进行性加重,Vs、V_E、Ds从心底到心尖方向逐渐减低的规律消失,提示心肌功能受损严重。等容舒张期速度出现明显的收缩后收缩现象。

(2)组织追踪成像:组织追踪图(tissue tracking,TT)是基于组织速度成像的一种新的超声心动图技术。它采用7种不同的颜色,按照红、黄、橙、绿、青、蓝以及紫色的顺序对不同大小的运动幅度进行编码。红色表示运动幅度最低,紫色表示运动幅度最大。正常人组织追踪图表现为从瓣环到心尖部呈两侧对称的紫—红色逐次变化,代表运动幅度逐渐减低。DCM患者TT表现为两侧对称的橘黄色或红色,正常部位的紫、蓝、绿色递减现象消失,说明DCM左心室壁运动弥漫性减弱。

(3)应变率成像技术:DCM应变率成像表现为各节段心肌纵向SRs及ε弥漫性降低,且峰值时间后移,峰值降低程度与心肌损伤程度一致,严重时可出现反向运动;SRE亦弥漫性降低,SRE/SRA<1;等容舒张期应变率(SRIVR)以负向峰为主,而且峰值高尖,出现明显的收缩后收缩现象,这是舒张功能减低的敏感指标,SRI可以敏感的检测出DCM患者的收缩和舒张功能减低情况及其特点,不受检测者体位、呼吸、心脏整体扭动及心肌局部牵拉运动的影响,准确可靠,但存在重复性较差的缺点。

(三)诊断与鉴别诊断

超声心动图上表现为左心室扩大,室壁活动幅度弥漫性低下伴左心室收缩功能减低,并排除其他原因所致者即可诊断为扩张型心肌病。主要与以下疾病相鉴别。

1.缺血性心肌病

详见表3-1。

表3-1 扩张型心肌病与缺血性心肌病的鉴别诊断

	缺血性心肌病	扩张型心肌病
病史	有明确的心绞痛和(或)心肌梗死病史	无明确病史
心腔形态	心腔局限性或弥散性扩大,有时可形成局限性外膨	全心扩大,以左心为著,左心室球形扩张
室壁厚度	心肌厚薄不均,病变部分变薄	相对均匀变薄(实际正常或稍厚)
室壁运动	不协调,节段性运动减低	向心运动协调且弥漫性减低,有左束支传导阻滞时可不协调
室壁回声	回声不均匀,可增强或减低	回声均匀正常或偏低

续表

	缺血性心肌病	扩张型心肌病
瓣口反流	多见于二尖瓣，反流程度相对较轻，多瓣口反流较少见	各瓣口均可有反流，发生率高，程度较重
组织多普勒成像	局部心肌色彩暗淡、消失甚至出现相反的色彩，运动速度减低	心肌色彩弥漫性暗淡，运动速度均减慢
心肌声学造影	局部心肌灌注缺损	心肌灌注尚正常
冠状动脉造影	单支或多支冠状动脉狭窄或闭塞	冠状动脉正常

2.围生期心肌病及酒精性心肌病

围生期心肌病（PPCM）、酒精性心肌病（AHCM）在超声心动图上基本上与扩张型心肌病（DCM）无法鉴别，主要依靠病史。

（1）病史：PPCM 发病时间局限在妊娠最后 3 个月或产后 6 个月内；既往无心血管系统疾病史，除外其他心血管疾病。AHCM 均具有长期大量饮酒病史，一般每天摄取白酒 150 mL 以上，持续 5 年以上，可形成 AHCM。而 DCM 则无任何明确病史。

（2）超声心动图：这三种疾病都表现为全心扩大，室壁运动弥漫性减弱，合并二尖瓣、三尖瓣反流，心室内可有附壁血栓。但 PPCM 和 AHCM 一般情况下以左心室增大为著，而且增大程度不如扩张型心肌病明显，且其他房室腔变化较轻。AHCM 室壁呈斑点状回声增强，心内膜也可增厚，回声增强。

（3）PPCM 和 DCM 通过心内膜心肌活检在鉴别上可提供重要依据，但在 DCM 和 AHMD 之间心内膜心肌活检也无法鉴别。

（4）根据治疗后效果进行鉴别 PPCM 在治疗后心功能会有明显改善，心腔变小，有人甚至可以再次妊娠都未见复发。AHMD 禁酒配合内科治疗，大多数患者心功能明显好转，一年即可出现明显改善，心脏也可逐渐恢复正常大小。而 DCM 则治疗后效果不显著，左心室也难以恢复至正常。

三、限制型心肌病

限制型心肌病是一种特殊类型的心肌病，比较少见。其特点为一侧或两侧心室舒张期充盈受限，而收缩功能正常。

（一）病理解剖与血流动力学改变

其病理改变为心室内膜和内膜下纤维组织增生，心内膜明显增厚，可大于正常人的 10 倍。心室壁硬化，心室腔缩小或闭塞，心室舒张充盈严重受损，舒张末压增高。心室肌收缩功能正常或轻度减低。

（二）超声心动图

1.M 型超声心动图

M 型超声心室波群可显示室壁及心内膜增厚，室壁运动幅度减低，心室腔变小。

2.二维超声心动图

（1）心内膜增厚正常心内膜厚度小于 1.0 mm，限制型心肌病的心内膜厚度可达数毫米，致左心室腔收缩期及舒张期变化不明显。室壁可有一定增厚，心肌回声增强，可表现为室壁心肌内呈浓密的点状回声。以心尖部显著，心尖部由僵硬的异常回声占据，导致心尖部闭塞。

（2）双房明显增大，可有附壁血栓。心室通常不大或减小，心室腔变形，长径缩短。舒张后

2/3 心室径无变化，体现了心室的充盈受限。

(3)二、三尖瓣可增厚、变形，固定于开放位置，失去关闭功能。

3.彩色多普勒

(1)二尖瓣、三尖瓣反流出现收缩期轻至中度的二尖瓣及三尖瓣反流。当心室舒张压明显增高时可见舒张期二尖瓣、三尖瓣的反流，与收缩期反流不同，舒张期的反流速度低，且仅存在于舒张中、晚期。

(2)舒张期二尖瓣、三尖瓣瓣口血流信号充盈持续时间较短。在心房收缩期，肺静脉和上腔静脉内也可显示蓝色的反流信号。

4.频谱多普勒

(1)二尖瓣、三尖瓣血流频谱改变：E 峰高尖，E 峰减速时间缩短 DT≤150 毫秒。A 峰减低，E/A 增高＞2.0。二尖瓣、三尖瓣血流频谱不随呼吸变化或变化不明显。

(2)肺静脉及上腔静脉血流频谱改变：早期肺静脉舒张波(D)和收缩波(S)峰值速度增高，晚期 S 波降低甚至缺失，逆流波(AR)增高(＞35 cm/s)，时限延长，连续出现于整个心房收缩期。上腔静脉逆流波(AR)亦增加。

5.组织多普勒

(1)组织速度成像：限制型心肌病患者各时相心肌运动速度减低，尤以舒张早期运动速度减低显著，舒张早期峰速度与收缩期峰速度比值 VE/VS＜1.3，正常人 VE/VS＝1.5～2.0。舒张早期峰速度与舒张晚期峰速度比值 VE/VA＜1。

(2)应变率成像技术：限制型心肌病患者的左心室收缩期应变率(SRS)和快速充盈期应变率(SRE)均降低，以 SRE 的降低为著，其与房缩期应变率(SRA)的比值降低。

(三)诊断与鉴别诊断

超声表现为心内膜增厚、心室腔变小、双侧心房扩大可考虑限制性心肌病的诊断，但必须与缩窄性心包炎鉴别。两者在二维超声心动图上均可表现为双房明显增大，心室相对小，可伴有心包积液、腔静脉增宽等改变。多普勒均呈限制型充盈障碍。鉴别要点：缩窄性心包炎心包增厚，心包积液明显多于限制型心肌病，但心肌收缩功能正常，组织多普勒超声上表现为心肌收缩期运动速度和应变正常；而限制型心肌病主要表现为心内膜增厚，心肌收缩功能受损，组织多普勒超声上表现为心肌收缩期运动速度和应变减低。

(李　婧)

第三节　二尖瓣疾病

超声心动图检查已经成为诊断心脏瓣膜病最常用、最重要的无创性检查方法。其中二尖瓣是心脏四个瓣膜中最先得到超声心动图观测评估的瓣膜。这是因为在超声心动图技术出现早期风湿性心脏病发病率较高，二尖瓣瓣叶的运动幅度相对较大并且有特征性运动轨迹，最容易被早期使用的 M 型超声技术检测到。现在广泛使用的二维和多普勒超声心动图技术以及正在发展完善之中的三维超声心动图极大提高了对瓣膜病变的诊断能力，可以对不同类型的二尖瓣病变做出诊断和定量评估。

一、二尖瓣狭窄

(一)病理解剖与血流动力学改变

在我国二尖瓣狭窄患者中,风湿热作为病因者高达90%。风湿热所导致的二尖瓣狭窄病理改变可分为三型。

1.隔膜型

二尖瓣前叶和后叶的边缘呈纤维性增厚、交界区粘连,偶有钙化点,使瓣孔狭窄。瓣膜的病变较轻,瓣体的活动一般不受限制。

2.隔膜漏斗型

除瓣孔狭窄外,前叶本身尤其后叶都有较严重病变,交界区粘连明显,同时腱索也发生粘连、缩短,使瓣膜边缘和部分组织受到牵拉,形成漏斗状。前叶的大部分仍可活动,但受到一定限制。

3.漏斗型

前叶和后叶的病变都发展为极严重的纤维化和(或)钙化,腱索和乳头肌异常缩短使整片瓣膜僵硬而呈漏斗状狭窄。由于前叶失去弹性活动,无论在收缩期或舒张期,二尖瓣均为一漏斗状的通道,故此型除狭窄外均伴有明显关闭不全。

二尖瓣狭窄形成之后,舒张期左心房血流排出受阻,左心房血液凝滞,可形成血栓。左心房压力增高,左心房扩大。左心房压力增高后,导致肺循环阻力增加,右心室负荷加重,后期有右心室扩大。如不合并二尖瓣关闭不全,左心室一般不扩大。

(二)超声心动图表现

1.二尖瓣狭窄的定性诊断

(1)M型超声:二尖瓣运动曲线呈"城墙"样改变。其中包括二尖瓣前叶EF斜率减低、运动幅度(D-E或E-E′间距)减小,曲线增粗回声增强。后叶与前叶同向运动,同时伴左心房继发性增大(图3-9)。

(2)二维超声:左心室长轴可见二尖瓣瓣叶增厚,回声增强,瓣口开放活动减低,在风湿性心脏病患者呈"圆顶"征;左心室短轴可见前后叶交界区粘连,瓣口开放面积减小呈"鱼口"征(图3-10),瓣叶散在或弥漫性强点片或团块样强回声。同时伴有左心房增大,肺动脉增宽,右心腔增大等继发性改变。单纯性二尖瓣狭窄时,左心室较正常相对偏小。

(3)多普勒超声:频谱多普勒显示过二尖瓣流速增快,E峰减速时间延长,湍流导致的"空窗"充填。彩色多普勒显示瓣口左心房侧有血流汇聚,左心室侧有五色镶嵌的表现(图3-11)。

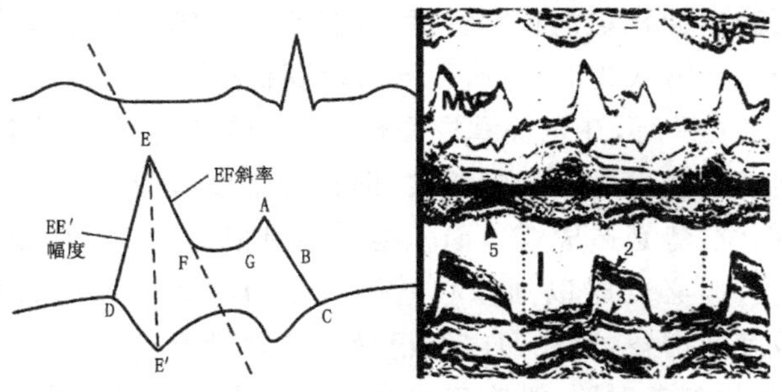

图3-9　风湿性心脏病二尖瓣狭窄M型超声表现

A.二尖瓣M型运动曲线模式图;B.正常二尖瓣的运动曲线;C.风湿性心脏病二尖瓣狭窄的运动曲线

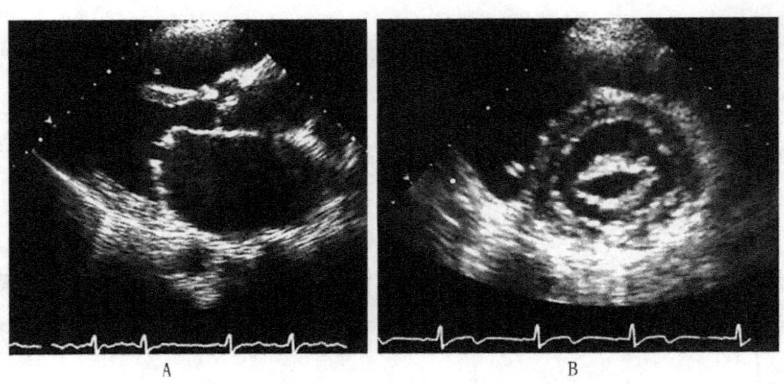

图 3-10　风湿性心脏病二尖瓣狭窄二维超声表现

A.胸骨旁长轴二尖瓣开放呈“圆顶”征；B.胸骨旁短轴二尖瓣开放呈“鱼口”征

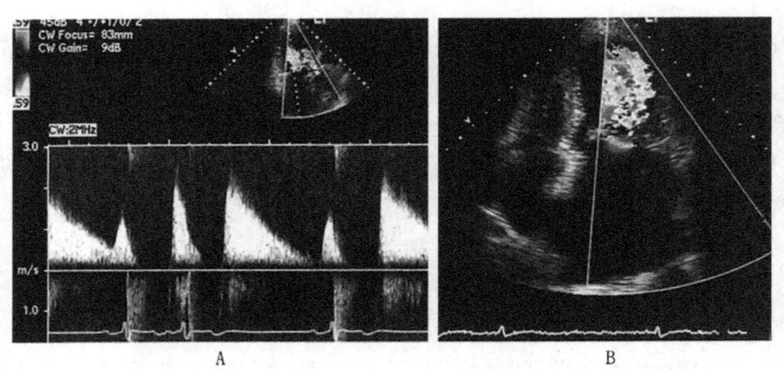

图 3-11　风湿性心脏病二尖瓣狭窄多普勒超声表现

A.频谱多普勒显示二尖瓣口流速加快，“空窗”充填；B.彩色多普勒显示二尖瓣口左心房侧血流汇聚及左心室侧湍流

2.二尖瓣狭窄的半定量和定量诊断

(1)M 型超声：①根据二尖瓣 EF 斜率半定量狭窄程度，EF 斜率越慢，狭窄程度越重，正常人 70～160 mm/s。轻度狭窄 35～55 mm/s；中度狭窄 10～35 mm/s；重度狭窄＜10 mm/s。②根据 D-E 间距半定量狭窄程度，正常人 D-E 间距约 28 mm。轻度狭窄 13～20 mm；中度狭窄 9～12 mm；重度狭窄＜8 mm。

(2)二维超声。根据瓣口面积定量狭窄程度：在左心室短轴二尖瓣口平面用仪器轨迹球沿瓣口回声内缘勾画瓣口面积，正常人为 3.5～6.0 cm^2，轻度狭窄＞1.5 cm^2；中度狭窄 1.0～1.5 cm^2；重度＜1.0 cm^2。此方法简便易行，在正确掌握操作要领的前提下准确性较高。本方法在操作时须注意几点：①声束方向须垂直通过前后叶瓣尖，即扫查到瓣口最狭小的平面。如果声束偏高通过的不是瓣尖而是瓣体部位，势必造成瓣口面积检测结果偏大。②采用电影回放功能，在舒张早期瓣口开放最大时进行检测，必要时以同步心电信号作为时间坐标。③当钙化明显，声影较重时，应适当减低仪器灵敏度和增益，避免回声增粗导致的测量误差。④以左心室长轴瓣尖开放间距作为短轴瓣口开放间距的参考对照，沿瓣口内缘勾画面积。取多次检测平均值，特别是当心房颤动或操作欠熟练时多次检测取平均值更为重要。

根据二尖瓣前后叶瓣尖开放间距半定量狭窄程度：正常人开放间距 25～30 mm。极轻度狭窄17～20 mm；轻度狭窄 12～16 mm；中度狭窄 8～11 mm；重度狭窄＜8 mm。须注意二尖瓣开放间距的检测与瓣口面积检测相同，应该在舒张早期瓣口开放最大时进行，否则结果出入较大。

根据二尖瓣的运动性、瓣叶厚度、瓣下组织增厚程度以及瓣叶钙化程度四个方面对二尖瓣狭窄进行综合评分。每个方面分为 1～4 级(表 3-2)。1 级记 1 分，随级别增加记分分数递增，4 级记4 分。每个患者从四个方面打分，最低 4 分，最高 8 分。当得分≤8 分时可考虑采用介入性球囊扩张术治疗二尖瓣狭窄。

表 3-2　二尖瓣狭窄综合评分

记分	瓣膜活动度	瓣下装置	瓣叶厚度	瓣叶钙化
1 分	仅瓣尖活动受限，其余部分活动尚好	仅二尖瓣叶下的腱索局限性轻度增粗	瓣叶厚度接近正常(4～5 mm)	回声光点增强局限于瓣尖的一个区域内
2 分	瓣叶下部活动受限，中部和基底部尚正常	腱索上 1/3 区域受累增粗	瓣叶中部正常，瓣尖明显增厚(5～8 mm)	回声光点增强弥散到整个瓣尖区域
3 分	瓣叶中下部活动受限，基底部尚好	腱索增粗扩展到远端 1/3 处	整个瓣叶均有增厚(5～8 mm)	回声增强扩展到瓣叶中部
4 分	舒张期瓣叶无或仅有微小前向运动	所有腱索广泛增租缩短并累及到乳头肌	整个瓣叶明显增厚(＞8 mm)	大部分瓣叶组织都有回声增强

(3)多普勒超声。①根据二尖瓣血流频谱的压力减半时间(PHT)半定量狭窄程度：正常人PHT＜60 毫秒，轻度 90～150 毫秒，中度 150～220 毫秒，重度＞220 毫秒。须注意本方法属于经验公式，适用于瓣口面积小于 1.8 cm^2 的单纯性二尖瓣狭窄，当存在二尖瓣反流或主动脉瓣病变时可能导致对瓣口面积的过低或过高评估，准确性欠佳。②二尖瓣口瞬时最大压力阶差(PPG)和平均压力阶差(MPG)定量狭窄程度：正常人 PPG＜0.5 kPa(4 mmHg)；MPG≤0.1 kPa(1 mmHg)。轻度狭窄 PPG 1.1～1.6 kPa(8～12 mmHg)，MPG 0.4～0.8 kPa(3～6 mmHg)；中度狭窄 PPG 1.6～3.3 kPa(12～25 mmHg)，MPG 0.8～1.6 kPa(6～12 mmHg)；重度 PPG＞3.3 kPa(25 mmHg)，MPG＞1.6 kPa(12 mmHg)。须注意当合并二尖瓣反流时可能高估瓣口面积，当合并左心室功能减低时可能低估瓣口面积。

(4)连续方程法测定二尖瓣口面积：根据流体力学的连续方程原理，在一个连续的管道内，不同截面处的流量相等，即 $A_1 \times V_1 = A_2 \times V_2 = A_3 \times V_3$。公式中 A＝截面的面积，V＝截面处的血流速度。因为心血管系统内的血流为搏动性，所以公式中的流速(V)实际上要采用各截面的平均流速乘以射血时间，即血流速度时间积分。假设公式中的 A_2 为二尖瓣平面，只要知道了其上游或下游任一平面的流量，同时得到过二尖瓣的血流流速时间积分，就能求出二尖瓣口面积。即 $A_2 = (A_1 \times V_1)/V_2$ 或 $(A_3 \times V_3)/V_2$。换言之，只要把二维和多普勒超声在主动脉瓣平面或肺动脉瓣平面检测到的相关参数代入上述公式即可求出二尖瓣口面积。主动脉瓣或肺动脉瓣的面积可将相应瓣环的直径代入圆的面积公式($\pi D^2/4$)而求出。此方法涉及的测量参数较多，必须保证每一个参数检测的准确性，否则造成误差的机会和程度增大。另外，连续方程法不适用存在二尖瓣反流或其他瓣膜有功能异常的患者。

(5)血流会聚法测定二尖瓣口面积：应用血流会聚法评价二尖瓣狭窄严重程度，不受二维超声直接瓣口面积测量法和多普勒压力减半时间法许多影响因素的限制(如瓣口形状、增厚度、钙化度、合并反流、操作手法、仪器条件等)，经胸超声检查时可在心尖左心长轴切面、两腔切面或四腔切面上进行，经食管超声心动图检查时，由于左心房内血流会聚区显示范围大而清晰，尤其适宜应用该法进行定量研究（图 3-12）。

计算方法为：

$$MVA = Q/V$$

$$Q = 2 \times \pi \times R^2 \times AV \times \alpha/180$$

式中 MVA 为二尖瓣口面积（cm^2），Q 为经过二尖瓣口的最大瞬时流量（mL/s），V 为经过二尖瓣口的最大流速（cm/s），R 为心动周期中最大血流会聚区红蓝交错界面至二尖瓣口（两瓣尖连线）的距离，AV 为Nyquist 速度（cm/s），α 为二尖瓣前后叶瓣尖的夹角。

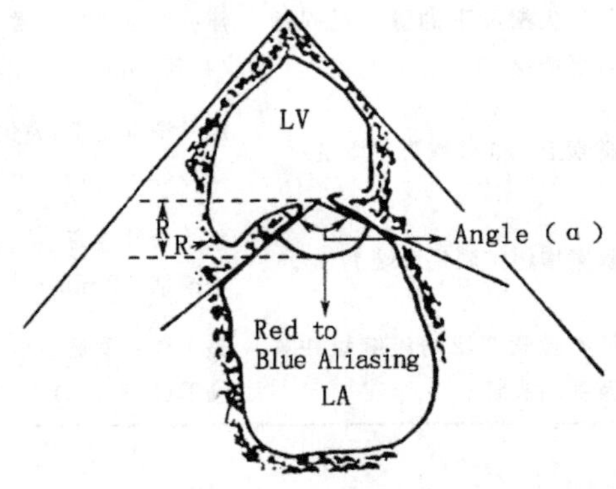

图 3-12　血流汇聚法检测二尖瓣口面积

R 为会聚区的半径，Angle(α)为血流会聚区二尖瓣前后叶间夹角，Red to Blue Aliasing 为血流红色转为蓝色的 Nyquist 速度倒错线

(6)三维超声观测二尖瓣口面积：二尖瓣口的三维成像更直观形象，可以实现外科医师的手术切面观（图 3-13）。

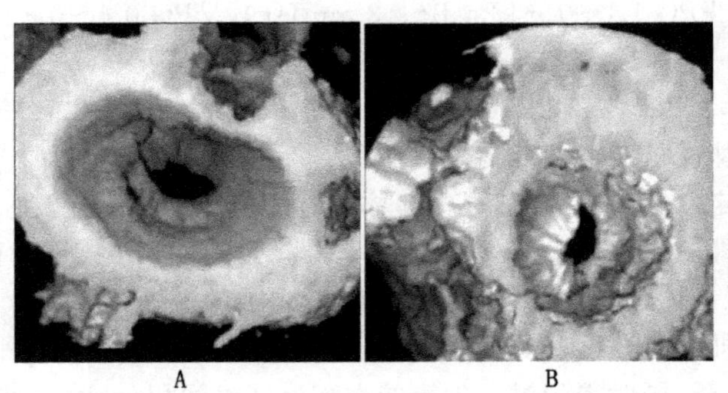

图 3-13　二尖瓣狭窄三维超声图像

A.从左心房往左心室方向观察；B.从左心室往左心房方向观察，均可见瓣口缩小

理论上在三维立体图像上配合相应软件检测瓣口面积更精确，特别是对于瓣口形态不规则，二维超声难以寻找与瓣尖平面真正平行的切面时用三维超声检测瓣口面积更具优势。但目前三维超声成像技术和相应的定量检测软件尚在研究发展成熟中，临床尚未普及应用。

3.二尖瓣狭窄并发症的超声所见

(1)心房颤动：M 型二尖瓣运动曲线 E-E 间距或室壁运动曲线的收缩顶点间距绝对不等。二尖瓣血流频谱 A 峰消失，呈高低、宽窄、间距不等的单峰波。

(2)左心房血栓:二维超声表现为轮廓清晰的回声团,形状不规则,边界不规整,基底部较宽与左心房侧后壁或左心耳壁紧密相连,一般无活动性。少数随心房运动存在一定活动性,血栓内回声强度可不均匀甚至存在钙化(图 3-14)。左心耳的血栓经胸超声有时难以显示,需经食管超声检查明确诊断。

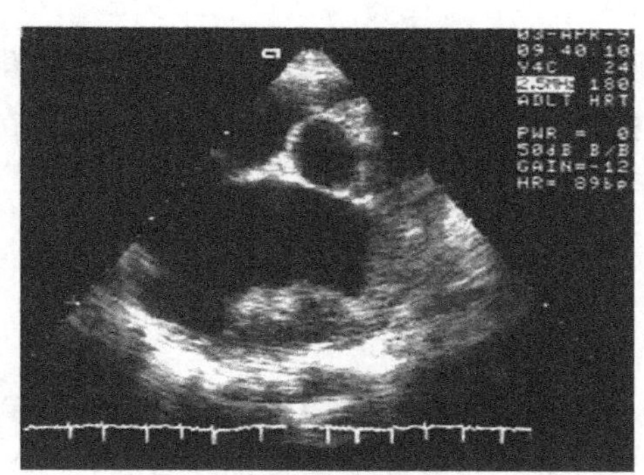

图 3-14 二尖瓣狭窄心底短轴切面

左心耳血栓延伸到左心房侧后壁(箭头指向左心耳内血栓)

(3)肺动脉高压:二维超声可见主肺动脉增宽,右心腔扩大。多普勒超声可见不同程度的肺动脉瓣和(或)三尖瓣反流。肺动脉瓣反流速度增加≥2 m/s。三尖瓣反流速度增加≥3 m/s。肺动脉高压明显时还可伴有下腔静脉扩张,塌陷指数减低。肝扩大、淤血等表现。

(三)鉴别诊断

1.左心房黏液瘤

左心房黏液瘤为最常见的心脏原发性肿瘤。临床症状和体征与二尖瓣狭窄相似,但存在间歇性,随体位而变更,心房颤动少见而易有反复的周围动脉栓塞现象等特征。超声心动图表现为二尖瓣后面收缩期和舒张期均可见一团云雾状团块样回声,多数有一窄蒂附着于房间隔上,活动度大,往往随心脏舒张运动甩到二尖瓣瓣口甚至进入左心室流入道,导致舒张期过二尖瓣血流受阻,流速加快。同时超声动态观察二尖瓣瓣叶本身的活动度、厚度以及回声无明显异常。能造成类似血流动力学改变的左心房内占位还有左心房内活动性血栓。

2.主动脉瓣关闭不全

当存在中度以上特别是向二尖瓣前叶一侧偏心性的主动脉瓣反流时,二尖瓣在心室舒张期受主动脉反流血液的冲击,同时还有主动脉瓣反流致左心室血容量增多,左心室舒张压增高等因素,二尖瓣前叶开放受限表现为相对性二尖瓣狭窄,听诊在心尖区可闻及舒张期隆隆样杂音(Austin-Flint 杂音)。二维和 M 型超声心动图可见舒张期二尖瓣前叶开放受限,同时存在震颤现象,而二尖瓣后叶的结构形态及开放活动正常。同时明显主动脉瓣反流时往往存在左心室扩大,升主动脉增宽等超声表现。彩色多普勒在左心室长轴(包含主动脉瓣的五腔切面)可见舒张期来自主动脉瓣的反流束冲击二尖瓣前叶,但同时通过二尖瓣的血流也加速明亮,此时要特别注意如果仅在左心室长轴四腔切面观察彩色多普勒可能把主动脉瓣的偏心性反流误认为过二尖瓣的高速血流。只要多角度进行全面的超声观察,抓住上述与典型二尖瓣狭窄的不同之处,两者的鉴别并不困难。

3.扩张型心肌病

当左心收缩功能明显减低，左心室舒张压力明显增高时，二尖瓣开放活动幅度减小，特别是个别患者由于存在较长时间的二尖瓣关闭不全，瓣叶长时间受高速反流的冲击还存在轻度增厚回声增强。某些缺乏经验的超声工作者可能将其误诊为二尖瓣狭窄。鉴别的关键点在于扩张型心肌病舒张期过二尖瓣的血流速度在正常范围内。同时注意M型超声虽存在D-E或E-E′间距减低，EF斜率减低等表现，但前后叶运动始终呈镜像。而且超声存在着与“二尖瓣狭窄”明显不相称的左心室扩大，收缩功能明显减低。

二、二尖瓣关闭不全

(一)二尖瓣关闭不全的病理分类

为了阐明二尖瓣关闭不全的机制，以便指导二尖瓣关闭不全的外科治疗，二尖瓣修复术的开创者，Dr.Alain Carpentier根据二尖瓣瓣叶开放和关闭运动特征，将二尖瓣关闭不全分为三类，又称Carpentier分类。以后经过补充修改分为四类及相应亚型，后者又称为改良的Carpentier分类。

1.Ⅰ类

二尖瓣叶运动正常并二尖瓣关闭不全，进一步分为Ⅰa和Ⅰb两个亚型，Ⅰa是由于瓣环扩大导致二尖瓣关闭不全，Ⅰb是由于瓣叶穿孔导致二尖瓣关闭不全。

2.Ⅱ类

二尖瓣叶运动过度并二尖瓣关闭不全，即二尖瓣脱垂或连枷运动导致收缩期二尖瓣叶越过二尖瓣环平面，到了左心房一侧。进一步分为Ⅱa、Ⅱb、Ⅱc和Ⅱd四个亚型，Ⅱa是由于瓣叶和(或)腱索冗长所致；Ⅱb是由于腱索断裂所致；Ⅱc是由于乳头肌梗死或瘢痕所致；Ⅱd是由于乳头肌断裂所致。

3.Ⅲ类

二尖瓣叶运动受限并二尖瓣关闭不全，进一步分为Ⅲa和Ⅲb两个亚型，Ⅲa是由于风湿性瓣膜病变导致瓣叶(腱索)收缩期运动受限引起的关闭不全；Ⅲb是由于心脏扩大、乳头肌移位导致瓣叶运动受限不能有效关闭。

4.Ⅳ类

二尖瓣叶运动状态不定并二尖瓣关闭不全，即由于动态乳头肌功能异常导致二尖瓣关闭活动呈动态变化并关闭不全。

(二)二尖瓣关闭不全的血流动力学变化

二尖瓣关闭不全的病理生理和临床表现取决于反流血量、左心室功能状态和左心房顺应性。多数慢性轻中度二尖瓣关闭不全患者可保持长期无症状。因为根据LaPlace定律，室壁张力与心室内压力和左心室半径的乘积相关。而二尖瓣关闭不全患者在收缩早期就有血液反流入左心房，从而左心室壁张力显著降低，心肌纤维缩短较多，表现为总的每搏输出量增加，EF通常增高，但需注意有效每搏输出量并未增大，因此，二尖瓣关闭不全患者EF在正常低值范围，意味着心肌收缩功能已有减退。而患者的EF轻度降低(40%～50%)，意味着患者已有明显心肌损害和心功能减低。一般单纯慢性二尖瓣反流患者的左心室压力低，左心室腔无明显变化，左心室和左心房往往有一个较长时间功能代偿期，在相当长时间内无明显左心房增大和肺淤血。然而，慢性中度以上反流，较多的血液在收缩期返回左心房，舒张期又进入左心室。这部分无效循环的反流血液导致左心房和左心室的容量负荷增加，长期的容量负荷加大可导致左心房压力逐渐升高，并进一步出现肺淤血和肺动脉高压，甚至右心负担加重，右心室肥大。同时导致左心室逐渐扩大和左心室功能失代偿，一旦出现左心室功能失代偿，不仅心搏出量降低，而且加重反流，病情往往短期内急转直下表现为全心衰竭。急性严重二尖瓣反流，早期阶段左心房、左心室扩大不明显，由于起病急骤，左心房未能适应突然增多的反流充盈量，左心房来不及增大，顺应性差，左心房压力迅速升高，于是肺血管床压力升高，出现肺水肿、肺高压，有时肺动脉压力可接近体循环压力，但及时矫治二尖瓣关闭不全后仍可恢复正常。如未及时治疗，不长时间后左心室扩张，相对慢性二尖瓣关闭不全，左心室来不及产生代偿性肥厚，左心室心肌质量与舒张末期容积比值减小，左心室心肌质量与左心室舒张末压不相称，同时加上左心房顺应性差，左心室迅速衰竭。

(三)超声心动图表现

1.M 型超声心动图

由于超声心动图的飞速发展，彩色多普勒与二维超声已成为二尖瓣反流检测及反流病因诊断的主要手段，但 M 型超声在某些情况下，特别是对个别具有特征改变的疾病协助诊断方面仍有一定作用。

(1)二尖瓣波群：收缩期二尖瓣 CD 段明显下凹呈“吊床样”改变，提示二尖瓣脱垂，可能伴有反流(图 3-15)。腱索断裂时收缩期左心房内可见高速扑动的二尖瓣叶。

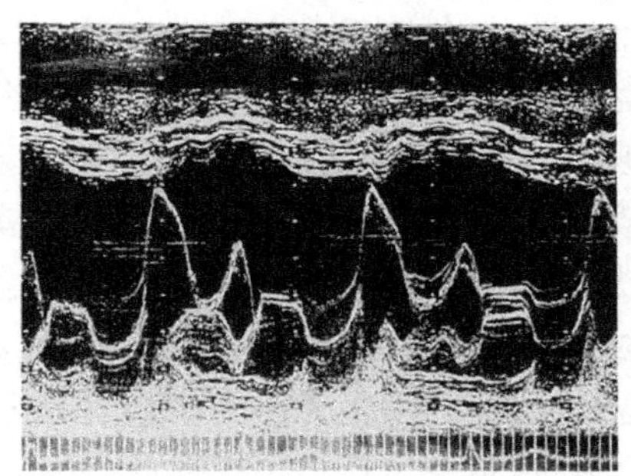

图 3-15　二尖瓣脱垂 M 型图像

箭头标识处显示收缩中晚期二尖瓣后叶呈“吊床”样改变

(2)心室波群：表现为左心室内径和室壁运动幅度增大。

2.二维超声心动图

二维超声可以观察心脏形态，腔室大小，在提供反流原因与机制方面有其独特的价值，对评判瓣膜形态学与功能学方面有其重要的临床意义。不同病变的二尖瓣形态结构往往有某些特征性改变，这些改变常常是病因诊断的重要依据。

(1)二尖瓣反流的病因诊断。①风湿性二尖瓣关闭不全：可单独存在或与狭窄合并存在。超声往往有前后叶瓣尖增厚，回声增强。重度关闭不全者，大部分或整个瓣叶、腱索及乳头肌明显增厚、增粗，边缘不规则，回声反射增强，腱索间互相粘连缩短，腱索与瓣叶间结合点常已无法分辨，局部呈杂乱征象。部分重度关闭不全者可见前后叶对合不良或其间有裂隙。②二尖瓣脱垂：胸骨旁左心长轴切面为诊断二尖瓣脱垂的标准切面。二尖瓣瓣环前缘与瓣环后缘两点相连为瓣环线。正常二尖瓣收缩期前后叶关闭时，瓣叶不超过瓣环的连线，前后叶与左心房后壁的夹角均大于 90°。二尖瓣前叶或后叶脱垂收缩期瓣叶呈弧形弯曲进入左心房，弯曲的最大处至少超过瓣环线上2 mm。二尖瓣前叶脱垂时，瓣叶活动幅度大，收缩期前叶与后叶的结合点后移，偏向左心房侧，两叶对合点错位。前叶体部与主动脉后壁之间夹角变小成锐角。二尖瓣后叶脱垂时，瓣体部活动幅度大，瓣环向左心房侧弯曲，前后瓣的结合点移向左心房侧，可有错位，二尖瓣后叶与左心房后壁间夹角亦变小(图 3-16)。此外收缩期左心房内出现脱垂瓣膜，舒张期消失。③二尖瓣腱索或乳头肌断裂：其典型超声特征是受损瓣叶以瓣环附着处为支点呈 180°或更大幅度的挥鞭样运动，又称连枷样运动，此时的病变瓣膜称为连枷瓣。舒张期瓣尖进入左心室腔，体部凹面朝向左心室，收缩期则全部瓣叶脱入瓣环水平以上，瓣尖进入左心房，体部凹面亦向着左心房(这种特征与瓣膜脱垂刚好相反；后者体部凹面始终朝向左心室)，前后叶收缩期对合点消失(图 3-17)。由于连枷瓣常由腱索、乳头肌断裂引起，故瓣叶尖端或边缘常有断裂的腱索或乳头肌回声附着。④二尖瓣环钙化：是一种老年性退行性病变，随年龄增大发病率增高，糖尿病患者更易罹患，女性发病较男性多见，尤其在超过 90 岁的女性患者可高达 40%。二尖瓣环钙化可与钙化性主动脉瓣狭窄、肥厚型心肌病、高血压、二尖瓣脱垂等同时存在，但病理机制尚不明确。钙化通常局限于二尖瓣环，以后叶基底部钙化多见，病变可延伸到前叶，沿着纤维层或瓣叶的下面进行，但较少累及瓣叶体部。由于瓣叶基底部钙化使瓣叶正常活动受限，易出现二尖瓣反流。此外，钙化的瓣环在收缩期不能缩小，可能是引起瓣膜关闭不全的另一机制。直接征象为二尖瓣环后叶或前叶基底部(即二尖瓣后叶与左心室后壁、前叶与室间隔之间)出现浓密的反射增强的新月形回声。⑤乳头肌功能不全：乳头肌功能不全指房室瓣腱索所附着的乳头肌由于缺血、坏死、纤维化或其他原因，发生收缩功能障碍或位置异常，导致对二尖瓣牵拉的力量改变而产生的二尖瓣反流。急性心肌梗死后的二尖瓣关闭不全发生率平均约为 39%，其中下后壁心肌梗死发生二尖瓣反流的比例高于前壁心肌梗死。对此类患者，在超声检查时除了注意二尖瓣对合运动和反流之外，还需注意观察室壁运动异常等相关改变。⑥先天性二尖瓣异常：可引发二尖瓣关闭不全的瓣膜畸形包括瓣叶裂、双孔型二尖瓣、二尖瓣下移畸形与瓣膜缺损；乳头肌发育不良包括拱形二尖瓣、乳头肌缺失、吊床形二尖瓣；腱索发育障碍包括腱索缩短、腱索缺失等。其中最常见引起二尖瓣关闭不全的先天性畸形是二尖瓣叶裂，多为心内膜垫发育异常的一部分，是二尖瓣某一部分发育不全形成完全或不完全的裂隙，多发生在二尖瓣前叶，常伴原发孔房间隔缺损或完全性房室通道。⑦感染性心内膜炎：以二尖瓣赘生物为主要表现，同时可能存在二尖瓣穿孔、膨出瘤、腱索断裂等瓣膜装置被破坏的表现，前叶受累多于后叶。往往同时存在主动脉瓣的赘生物。不少二尖瓣感染性心内膜炎原发部位为主动脉瓣，当发生主动脉瓣反流后，由于反流冲击二尖瓣前叶使之产生继发感染。超声可见病变二尖瓣瓣叶局部有絮状或团块状回声随瓣膜运动在二尖瓣口来回甩动，穿孔部位可见开放和关闭时形态异常甚至裂隙，形成膨出瘤时可见局部菲薄呈“球形”膨出，腱索断裂时可见瓣膜脱垂或连枷样运动。

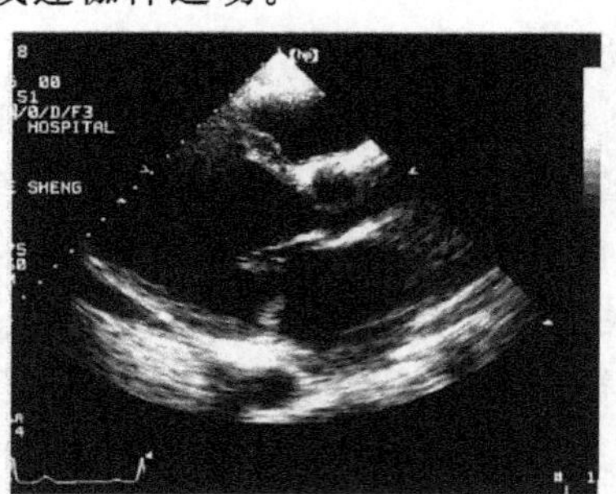

图 3-16　二尖瓣脱垂收缩期胸骨旁左心长轴切面

图中箭头所指处为脱垂的二尖瓣后叶

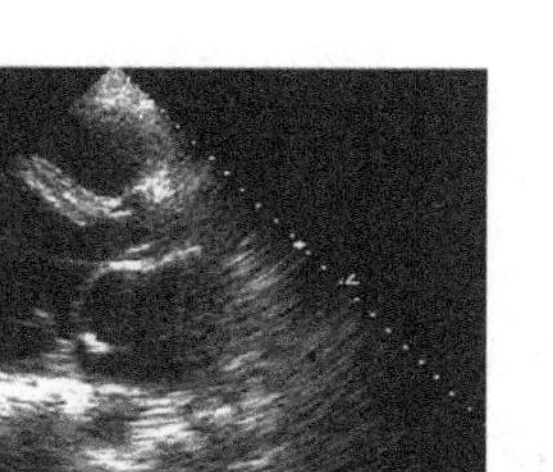

图 3-17　二尖瓣乳头肌断裂胸骨旁左心室长轴

收缩期二尖瓣前叶呈连枷样运动甩入左心房，顶端附着断裂的乳头肌残端，前后叶不能对合，前叶凹面朝向左心房

(2)二尖瓣反流的继发改变。①左心房：较短时间的轻度二尖瓣反流，一般无继发改变。中度以上反流，或时间较长的轻度反流，往往有相应的左心房容积及前后径扩大表现。②左心室：中度以上反流，左心室腔多扩大，左心室短轴切面可见圆形扩大的左心室腔，室间隔略凸向右心室侧。室壁运动幅度相对增强，呈左心室容量负荷过重现象。③肺动、静脉和右心腔：肺静脉因为淤血和压力增加常常增宽。晚期患者肺动脉增宽，肺动脉压力增高，右心房右心室也可扩大，右心室流出道亦较正常增宽。④心功能：在心功能代偿期，各种心功能参数的检测可正常，重症晚期心功能失代偿时，左心室运动幅度减低，但射血分数减低程度与其他病变导致的收缩功能减低有所不同，由于大量反流的原因，射血分数减低幅度相对较小，有时与临床心力衰竭表现程度不成比例。

(3)二尖瓣瓣叶病变的定位诊断：二尖瓣关闭不全的治疗最主要和有效的手段是二尖瓣修复或二尖瓣置换。对于二尖瓣修复手术，术前明确二尖瓣叶的病理损害性质和位置十分重要。因为术中心脏停搏状态下的注水试验结果与正常心跳状态下的实际情况不完全相同，甚至有较大出入。而超声心动图是目前无创观测正常心跳状态下瓣膜状况首选方法。经过大量实践和总结，现已归纳出二尖瓣前后瓣分区与二维超声检查不同切面之间的关系。如果将二尖瓣前后瓣的解剖结构按照 Carpenter 命名方法分区，即从左到右将前叶和后叶分别分为 A1、A2、A3，以及 P1、P2、P3 共六个区域(图 3-18)；则标准的左心室长轴切面主要显示 A2 和 P2 区；标准的左心室两腔心切面主要显示 A3 和 P3 区，A3 位于前壁一侧，P3 位于后壁一侧；标准的左心室四腔心切面主要显示 A1 和 P1，A1 位于室间隔一侧，P1 位于左心室游离壁一侧。在左心室两腔与四腔心切面之间，还可观测到前后叶交界区，此切面主要显示 P1、A2 和 P3 区，P1 和 P3 位于两侧，A2 位于中间。需注意，每个患者病变累及的部位可能不止一个区域，检查时不但应对所有切面认真观察，还需要与短轴切面，以及多角度的非标准切面结合才能更全面和准确地定位。

3.三维超声心动图

三维超声心动图可以从心房向心室角度，或从心室向心房的角度直观地显示整个二尖瓣口及瓣叶的形态、大小、整个对合缘的对合和开放状态，而这些是二维超声所无法显示的。在上述三维直观显示的基础上可以直接定量检测二尖瓣口甚至反流口的开放直径和面积。当存在瓣膜结构和功能异常时，可以从多角度取图观察测量瓣叶的对合状态、当病变明显时可直接观测到增厚的瓣膜、瓣膜交界处的粘连、增粗的腱索、对合缘存在的细小裂隙、前后叶错位、某个瓣叶或瓣叶的一部分呈“瓢匙状”脱垂(图 3-19)、附着在瓣膜上的团块样赘生物、随连枷瓣运动而甩动的断裂的腱索或乳头肌。

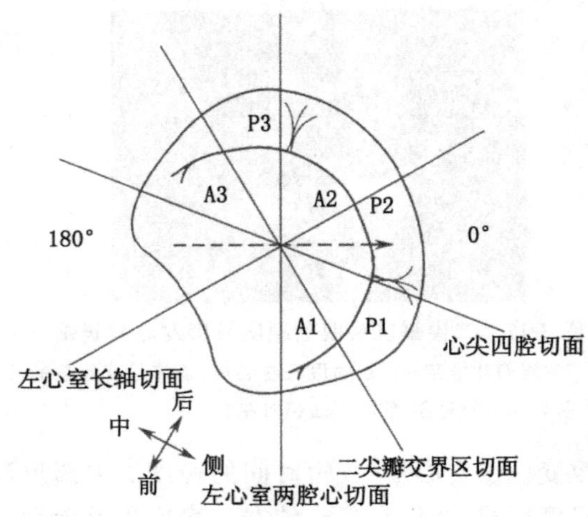

图 3-18 常规检查切面与二尖瓣瓣叶分区关系

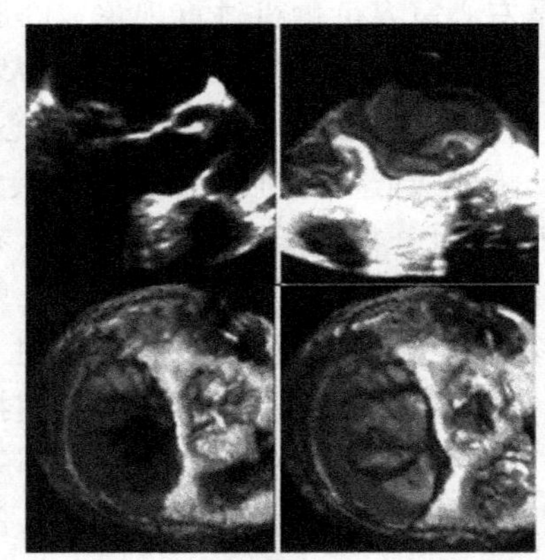

图 3-19 二尖瓣脱垂三维超声图像

图中箭头所指处示脱垂呈“瓢匙状”

4.经食管超声心动图

经食管超声心动图相对于经胸超声心动图在二尖瓣关闭不全中的作用有如下特点。

(1)扫查二尖瓣反流束更敏感：有研究比较 118 例患者使经食管超声与经胸壁超声两种方法扫查的结果，发现有 25％的二尖瓣反流仅能由经食管多普勒探及，其中 14％反流程度达到 2～3 级。

(2)判断病变的形态与性质准确率更高：经食管超声对细微病变(小于 5 mm 赘生物)的高分辨力以及更近距离和更多角度的观察，明显提高了对瓣膜赘生物、穿孔、腱索断裂、脓肿、瘘管等病变的诊断能力。

(3)经食管超声在二尖瓣手术中有重要作用：由于经食管扫查不妨碍手术视野，故在二尖瓣关闭不全成形的外科治疗中可进行实时监测。在手术前可再次评估瓣膜结构与反流量的改变是否属整形术适应证、整形后可即刻观察反流改善情况、决定是否还需进一步整形或改做换瓣手术。在二尖瓣置换手术中经食管超声也可及时观察术后机械瓣的活动情况、判断有无瓣周漏等并发症。

5.彩色多普勒超声心动图

(1)二尖瓣反流的定性诊断:二尖瓣口左心房侧出现收缩期反流束是二尖瓣关闭不全的特征性表现,是诊断二尖瓣反流最直接根据。比较严重的二尖瓣反流,在二尖瓣反流口的左心室侧可见近端血流会聚区。由左心扩大、二尖瓣环扩张导致的继发性二尖瓣关闭不全多为中心型反流。由瓣叶、腱索、乳头肌等器质性损害造成的反流多为偏心型。如果反流的原因为瓣膜运动过度所致,如瓣膜脱垂、腱索或乳头肌断裂、瓣叶裂缺等病变,偏心反流走行偏向正常或病变相对病变较轻的瓣膜一侧,例如,后瓣脱垂时,偏心反流朝向前瓣一侧走行,在心尖四腔切面表现为向房间隔一侧走行。

(2)二尖瓣反流的半定量诊断:现临床应用最广泛、最简便易行的方法是通过彩色多普勒观测左心房内反流束长度、宽度、面积以及反流束宽度等参数做出半定量评估。必须注意,反流束大小除与反流量有关外,还受血流动力学状态(如动脉血压)和仪器参数设置(如 Nyquist 速度、彩色增益、壁滤波)、评估切面与时相的选择等有关。

(3)彩色多普勒血流会聚法测定反流量:二尖瓣关闭不全时,大量左心室血通过狭小的反流口反流入左心房中,在反流口的左心室侧形成血流会聚区,根据此血流会聚区的大小可定量计算二尖瓣反流量,其计算公式为:

$$Q=2\times\pi\times R^2\times AV\times VTI/V$$

式中 Q 为反流量(mL),R 为血流会聚区半径(cm),AV 为 Nyquist 速度(cm/s),VTI 为二尖瓣反流频谱的速度时间积分(cm),V 为二尖瓣反流峰值流速(cm/s)。

最新的实时三维超声心动图除能对二尖瓣关闭不全的相关结构进行立体观测外,还可对二尖瓣反流束进行三维成像。这有利于客观评价反流束的起源、走行途径、方向及其截面,尤其对附壁的偏心性反流的评价更有价值。理论上讲,在三维成像基础上对反流束进行容量计算可使定量评估二尖瓣反流程度更具有可信度及客观性。但目前这一技术还未完全成熟普及,相信随着电子技术的进步,这一技术将在不远的将来真正应用于临床。

6.频谱多普勒超声心动图

(1)二尖瓣舒张期血流频谱变化:由于舒张期左心房除排出由肺静脉回流血液外,尚需将收缩期二尖瓣反流的血液一并排出,故舒张期二尖瓣口血流速度较正常人增快。E 波峰值升高 >1.3 m/s时,提示反流严重。

(2)肺静脉血流频谱变化:肺静脉血流频谱在二尖瓣反流尤其是中重度反流时出现明显改变,收缩期正向 S 波低钝或消失并出现负向波形。

(3)主动脉瓣血流频谱变化:二尖瓣反流较重时,收缩期主动脉血流量减少,主动脉瓣血流频谱峰值降低、前移,减速支下降速度增快,射流持续时间缩短。在重度二尖瓣反流时,有可能仅记录到收缩早中期的主动脉瓣血流信号。当收缩期主动脉流速低于舒张期二尖瓣流速时,提示为重度反流。

(4)流量差值法测定反流量与反流分数:利用脉冲多普勒检测二尖瓣和主动脉瓣前向血流速度积分($VTImv$ 和 $VTIav$)并结合二维检测二尖瓣和主动脉瓣口面积(MVA 和 AVA),可以计算二尖瓣反流分数作为二尖瓣关闭不全的一种定量诊断参数。根据连续方程的原理,在无二尖瓣反流的患者中,通过主动脉血流量($AVF=AVA\times VTIav$)等于通过二尖瓣血流量($MVF=MVA\times VTImv$),而在单纯二尖瓣反流的患者中,主动脉血流量加上二尖瓣反流量才是全部左心室每搏输出量,亦即收缩期二尖瓣反流量应为舒张期二尖瓣前向血流量(代表总的每搏排血量)与收缩期主动脉瓣前向射血量(代表有效的每搏排血量)的差值,各瓣口血流量计算方法是各瓣口的多普勒速度时间积分乘以该瓣口的面积。由于反流量随每搏输出量变化而变化，瞬间测值代表性差，计算反流分数可克服此缺点。用公式表示为：

$$RF=\frac{(MVF-AVF)}{MVF}=1-\frac{AVF}{MVF}$$

RF为反流分数。反流分数可具体计算出反流血流占每搏排血量的百分比，有较大的定量意义。这一评估反流程度的方法已得到临床与实验室的广泛验证，有较高的准确性。一般认为轻度反流者反流分数为20%～30%，中度反流者反流分数为30%～50%，重度反流者反流分数为>50%，其结果与左心室造影存在良好相关性，相关系数为0.82。但此方法也有其局限性：①必须排除主动脉瓣反流。②当二尖瓣口变形严重时需进行瓣口面积的校正，或应改用二尖瓣环水平计算流量。③计算步骤烦琐，需要参数值较多，测算差错的概率增加。④对于轻度二尖瓣反流不敏感。

(5)流量差值法测算有效反流口面积：有效反流口面积(effective regurgitant orifice area；EROA)不受腔内压力变化的影响，故而逐渐受到临床重视。由上述流量差值法可进一步计算有效反流口面积，具体计算公式为：

$$EROA=\frac{(MVF-AVF)}{VTI}$$

公式中EROA为二尖瓣反流口有效面积，VTI为二尖瓣反流流速积分。有效反流口面积大小与反流程度的关系见彩色多普勒一节中血流会聚法测定EROA的相关论述。

(6)连续多普勒频谱特征：连续多普勒取样线通过二尖瓣口可记录到收缩期负向、单峰、充填、灰度较深、轮廓清晰完整的反流频谱，在左心室和左心房压力正常者，在整个收缩期均存在着较高的压力阶差，因此频谱的加速支和减速支均较陡直，顶峰圆钝，频谱轮廓近于对称。左心室收缩功能减退者，左心室压力上升迟缓，故频谱的加速支上升缓慢，流速相对于心功能正常者减低。左心室收缩功能正常情况下，二尖瓣关闭不全的反流频谱峰值速度一般均超过4 m/s。反流量大、左心房收缩期压力迅速升高者，左心室-左心房间压差于收缩中期迅速减低，故频谱曲线减速提前，顶峰变尖、前移，加速时间短于减速时间，曲线变为不对称的三角形。

(四)诊断要点及鉴别诊断

二尖瓣反流的定性诊断并不困难。诊断要点是彩色多普勒超声和频谱多普勒超声在收缩期发现起自二尖瓣口左心室侧进入左心房的异常血流。罕见碰到需要与之鉴别的病变。极少数情况下，需要与位于二尖瓣口附近的主动脉窦瘤破入左心房以及冠状动脉左心房瘘相鉴别。前者的鉴别点在于异常血流呈双期连续性，后者的鉴别点在于异常血流以舒张期为主。加上相应的主动脉窦和冠状动脉结构形态异常不难做出鉴别。

(栾兆娜)

第四节　三尖瓣疾病

大量临床实践表明，三尖瓣狭窄与关闭不全时缺乏特异性症状与体征，多普勒超声心动图是诊断三尖瓣疾病的首选方法，具有极高的敏感性与特异性，可正确判断病因和病变程度，为治疗提供重要诊断依据。

一、三尖瓣狭窄

三尖瓣狭窄较少见，主要由慢性风湿性心脏病所致，常合并有二尖瓣和(或)主动脉瓣病变。其他少见病因包括先天性三尖瓣畸形、后天性系统性红斑狼疮、类癌综合征、右心房黏液瘤、心内膜弹力纤维增生症和心内膜纤维化等。病理解剖发现器质性三尖瓣病变占慢性风湿性心脏病的10%～15%，但临床仅靠症状和体征的诊断率为1.7%～5%。随着多普勒超声心动图的广泛应用和手术方式的进步，临床诊断率已大幅提高。

(一)病理解剖与血流动力学改变

风湿性三尖瓣狭窄时病理改变为三尖瓣叶增厚、纤维化及交界处粘连，使瓣口面积减小，舒张期由右心房流入右心室的血流受阻，造成右心室充盈减少，右心排血量减低。同时瓣口狭窄致右心房血流瘀滞，右心房压力逐渐升高，超过0.67 kPa(5 mmHg)时可引起体循环回流受阻，出现颈静脉曲张、肝大、腹水和水肿。由于正常三尖瓣口面积达6～8 cm^2，轻度缩小不致引起血流梗阻，通常认为当减小至2 cm^2 时方引起明显的血流动力学改变。

(二)超声心动图表现

1.M型超声心动图

三尖瓣狭窄造成右心室充盈障碍，舒张期压力上升缓慢，推动三尖瓣前叶向后漂移的力量减弱，致使三尖瓣EF段下降减慢，常小于40 mm/s(正常为60～125 mm/s)，典型者曲线回声增强、增粗，呈"城墙样"改变。但轻度狭窄者常难以见到典型曲线改变。

2.二维超声心动图

三尖瓣回声增强、增厚，尤以瓣尖明显。前叶活动受限，瓣体于舒张期呈圆顶状膨出，后叶和隔叶活动度减小。瓣膜开口减小，前叶与隔叶间的开放距离减小。腱索和乳头肌回声可增粗缩短。右心房呈球形扩大，房间隔向左侧弯曲。下腔静脉可见增宽。

3.三维超声心动图改变

二维超声心动图不能同时显示三尖瓣的三个瓣膜，因此无法同时显示三个瓣膜的几何形态及其病变特征。实时三维超声心动图可以从右心室面清晰地观察三尖瓣的表面及交界。

4.彩色超声多普勒

(1)M型彩色多普勒：可显示舒张期右心室腔内红色为主、间杂有蓝白色斑点的血流信号，起始于三尖瓣E峰处，终止于A峰，持续整个舒张期。

(2)二维彩色多普勒血流成像：在狭窄的三尖瓣口处，舒张期见一窄细血流束射入右心室，射流距较短，一般显示为红色，中央部间有蓝、白色斑点。吸气时射流束彩色亮度明显增加，呼气时彩色亮度减弱。

5.频谱多普勒

(1)脉冲型频谱多普勒：可记录到狭窄所致的舒张期正向射流频谱。频谱形态与二尖瓣狭窄相似，但流速较低，一般不超过1.5 m/s(正常三尖瓣流速为0.30～0.70 m/s)，吸气时出现E波升高，呼气时流速下降。

(2)连续型频谱多普勒：频谱形态与脉冲多普勒相似。许多学者应用与研究二尖瓣狭窄相似的方法估测三尖瓣狭窄的程度。

(三)鉴别诊断

(1)右心功能不良时，三尖瓣活动幅度可减小，EF斜率延缓，但无瓣叶的增厚粘连，三尖瓣口不会探及高速射流信号。

(2)房间隔缺损与三尖瓣反流时，因三尖瓣口流量增大，舒张期血流速度可增快，但通过瓣口的彩色血流束是增宽而非狭窄的射流束，脉冲多普勒显示流速的增加并不局限于三尖瓣口，而是贯穿整个右心室流出道。E 波的下降斜率正常或仅轻度延长。

二、三尖瓣关闭不全

三尖瓣关闭不全亦称为三尖瓣反流，三尖瓣的器质性病变或功能性改变均可导致三尖瓣关闭不全。由右心室扩大、三尖瓣环扩张引起的功能性关闭不全最为常见。凡有右心室收缩压增高的心脏病皆可继发功能性三尖瓣关闭不全，如重度二尖瓣狭窄、先天性肺动脉瓣狭窄、右心室心肌梗死、艾森曼格综合征、肺源性心脏病等。器质性三尖瓣关闭不全的病因可为先天畸形或后天性疾病。在后天性器质性三尖瓣关闭不全中，风湿性心脏病是主要病因，其次为感染性心内膜炎、外伤、瓣膜脱垂综合征等所引起。近年来，由于静脉吸毒、埋藏起搏器、机械肺通气、室间隔缺损封堵术引起的三尖瓣关闭不全有上升趋势。

大量临床研究发现，应用多普勒超声在许多正常人中(35%以上)发现轻度三尖瓣反流，谓之生理性反流。据报道儿童和老年人的检出率高于青壮年人。经食管超声心动图的检出率高于经胸检查。

(一)病理解剖与血流动力学改变

风湿性心脏病、感染性心内膜炎等疾病累及三尖瓣时所产生的病理解剖学改变与二尖瓣相似。而在功能性三尖瓣关闭不全时，瓣叶并无明显病变，瓣环因右心室收缩压升高、右心室扩大而产生继发性扩张，乳头肌向心尖和外侧移位，致使瓣叶不能很好闭合。在收缩期，右心室血液沿着关闭不全的瓣口反流入右心房，使右心房压力增高并扩大，周围静脉回流受阻可引起腔静脉和肝静脉扩张，肝淤血肿大、腹水和水肿。在舒张期，右心室同时接受腔静脉回流的血液和反流入右心房的血液，容量负荷过重而扩张，严重者将导致右心衰竭。反流造成收缩期进入肺动脉的血流减少，可使肺动脉高压在一定程度上得到缓解。

(二)超声心动图表现

1.M 型超声心动图

除出现原发病变的 M 型曲线改变外，常见三尖瓣 E 峰幅度增大，开放与关闭速度增快。由腱索或乳头肌断裂造成者，可见瓣叶收缩期高速颤动现象。右房室内径均增大，严重的右心室容量负荷过重可造成室间隔与左心室后壁呈同向运动。由肺动脉高压引起者可见肺动脉瓣 a 波消失，收缩期呈“W”形曲线。下腔静脉可因血液反流而增宽，可达 24 mm±4 mm(正常18 mm±4 mm)，严重时可见收缩期扩张现象。

2.二维超声心动图

三尖瓣活动幅度增大，收缩期瓣叶不能完全合拢，有时可见对合错位或裂隙(需注意除外声束入射方向造成的伪像)。由风湿性心脏病所致者瓣叶可见轻度增厚，回声增强。有赘生物附着时呈现蓬草样杂乱疏松的强回声。瓣膜脱垂时可见关闭点超越三尖瓣环的连线水平，或呈挥鞭样活动。右心房、右心室及三尖瓣环均见扩张。下腔静脉及肝静脉可见增宽。

3.三维超声心动图

应用实时三维超声心动图可对三尖瓣环、瓣叶及瓣下结构的立体形态进行观察。有学者应用实时三维超声心动图研究正常人三尖瓣环的形态，沿瓣环选择 8 个点，分别测量这些点随心动周期的运动，发现三尖瓣环为一个复杂的非平面结构，不同于二尖瓣环的“马鞍形”结构，从心房角度看最高点位于瓣环前间隔位置，最低点位于瓣环后间隔位置。另有学者发现在右心衰竭或慢性右心室扩张时三尖瓣环呈倾斜角度向侧方扩张，几何形态与正常三尖瓣有显著性差异。分析三尖瓣环运动和右心室收缩功能之间的关系，发现二者有很好的相关性。这些研究在一定程度上加深了对三尖瓣反流机制的认识。对反流束的三维容积测定有望成为定量诊断的新途径。

4.经食管超声心动图

经胸超声心动图基本可满足三尖瓣关闭不全的诊断需求，经食管超声心动图仅用于经胸超声图像质量不佳，或需要观察心房内有无血栓以及三尖瓣位人工瓣的评价。经食管超声心动图可从不同的视角观察三尖瓣的形态与活动，所显示三尖瓣关闭不全的征象与经胸超声检查相似，但更为清晰。

5.彩色多普勒

(1)M型彩色多普勒：在三尖瓣波群上，可见CD段下出现蓝色反流信号。多数病例反流起始于三尖瓣关闭点(C点)，终止于三尖瓣开放点(D点)。三尖瓣脱垂时，反流可起于收缩中、晚期。在房室传导阻滞患者中，偶见三尖瓣反流出现于舒张中、晚期。这是由于房室传导延缓，导致舒张期延长，心室过度充盈，舒张压力升高；而心房收缩过后，心房压迅速降低，故心室压力相对升高，造成房室压差逆转，推动右心室血流沿着半关闭的三尖瓣返回右心房。

在下腔静脉波群上，正常人与轻度三尖瓣关闭不全者，肝静脉内均显示为蓝色血流信号，代表正常肝静脉的向心回流。在较严重的三尖瓣关闭不全时，收缩中、晚期(心电图ST中后段及T波处)因右心室血液反流，右心房与下腔静脉压力上升，故肝静脉内出现红色血流信号，但舒张期仍为蓝色血流信号。

(2)二维彩色多普勒：三尖瓣关闭不全时，收缩期可见反流束自三尖瓣关闭点处起始，射向右心房中部或沿房间隔走行。在肺动脉压正常或右心衰竭患者，反流束主要显示为蓝色，中央部色彩鲜亮，周缘渐暗淡。继发于肺动脉高压且右心室收缩功能良好者，反流速度较快，方向不一，呈现五彩镶嵌的收缩期湍流。在较严重的三尖瓣反流病例，肝静脉内可见收缩期反流，呈对向探头的红色血流信号；舒张期肝静脉血仍向心回流，呈背离探头的蓝色血流信号，因随心脏舒缩，肝静脉内红蓝两色血流信号交替出现。在胸骨上窝扫查上腔静脉时，亦可见类似现象。

6.频谱多普勒

(1)脉冲型频谱多普勒：在三尖瓣反流时，脉冲多普勒频谱主要出现以下三种异常。①右心房内出现收缩期反流信号：在三尖瓣关闭不全时，右心房内可记录到收缩期负向、频率失真的湍流频谱，为离散度较大的单峰实填波形，可持续整个收缩期，或仅见于收缩中、晚期。②腔静脉、肝静脉内出现收缩期反流信号：正常的肝静脉血流频谱呈三峰窄带波形，第一峰(S峰)发生于收缩期，第二峰(D峰)发生于舒张期，均呈负向，S峰高于D峰。在D峰与下一S峰间，可见一正向小峰(A峰)，由心房收缩所致。在轻度三尖瓣反流时，频谱与正常人相似，但在中重度反流时，由于右心房内反流血液的影响，收缩期负向S峰变为正向，D峰仍为负向，但峰值增大。上腔静脉血流频谱与肝静脉血流变化相似；下腔静脉血流方向与上述相反，反流较重时出现负向S峰，D峰为正向，但由于下腔静脉血流与声束间角度过大，常难以获得满意的频谱图。③三尖瓣舒张期血流速度增快：在三尖瓣关闭不全较重时，通过瓣口的血流量增加，流速亦增快，故频谱中E峰值增高。

(2)连续型频谱多普勒：三尖瓣关闭不全时，连续多普勒在三尖瓣口可记录到清晰的反流频谱，其特征如下。①反流时相：绝大多数三尖瓣反流频谱起自收缩早期，少数病例起于收缩中、晚期，反流多持续全收缩期乃至等容舒张期，直至三尖瓣开放时方才停止。②反流方向：自右心室向右心房，故频谱为负向。③反流速度：最大反流速度通常为 2～4 m/s。④频谱形态：反流频谱为负向单峰曲线，峰顶圆钝，频谱上升与下降支轮廓近于对称。在右心室功能减低者，由于收缩期右心室压力上升缓慢，频谱上升支加速度减低，呈现不对称轮廓。⑤离散幅度：反流频谱离散度较大，呈实填的抛物线形曲线，轮廓甚光滑。

7.心脏声学造影

经周围静脉注射声学造影剂后，四腔心切面显示云雾影首先出现于右心房，而后心室舒张，三尖瓣开放，造影剂随血流到达右心室。当三尖瓣关闭不全时，收缩期右心室内部分造影剂随血流经过瓣叶间的缝隙退回右心房而形成反流。这种舒张期流向右心室，收缩期又退回右心房的特殊往返运动，称为造影剂穿梭现象，此为三尖瓣关闭不全声学造影的一个重要特征。M 型曲线显示造影剂强回声从右心室侧穿过三尖瓣 CD 段向右心房侧快速运行，当加快 M 型扫描速度时，其活动轨迹更易于观察（图 3-20）。为观察下腔静脉有无反流血液，应由上肢静脉注射造影剂。显示下腔静脉长轴切面时，可见收缩期造影剂强回声从右心房流入下腔静脉。

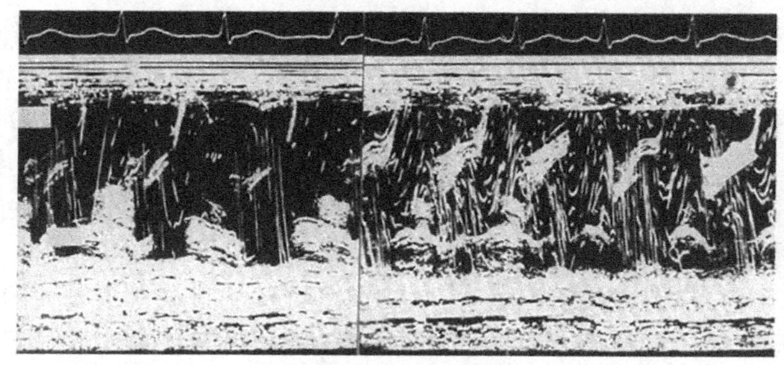

图 3-20　三尖瓣关闭不全声学造影三尖瓣曲线

注射过氧化氢溶液后，右心房、室内可见造影剂反射，收缩期见造影剂由右心室穿过三尖瓣反流至右心房，形成与 CD 段交叉的流线

（三）鉴别诊断

1.生理性与病理性三尖瓣反流的鉴别

最重要的鉴别点是二维超声心动图显示生理性反流无心脏形态及瓣膜活动的异常。其次，生理性三尖瓣反流多发生于收缩早期，持续时间较短，反流束范围局限，最大长度＜1 cm，最大流速＜2 m/s。

2.器质性与功能性三尖瓣反流的鉴别

鉴别的关键点是二维超声心动图显示三尖瓣本身有无形态学的改变，如增厚、脱垂、附着点下移等。功能性三尖瓣反流时瓣叶形态可保持正常，但瓣环扩张。连续多普勒测定反流的最大流速亦可作为鉴别参考：器质性三尖瓣反流的流速极少＞2.7 m/s，而功能性反流速度常＞3.5 m/s。

（崔桂青）

第五节　主动脉瓣疾病

主动脉瓣疾病主要包括主动脉瓣狭窄和关闭不全及主动脉瓣脱垂，可以是先天性，也可是后天性的。超声检查时均有特征表现，对临床诊断上具有重要价值，兹分别论述如下。

一、主动脉瓣狭窄

主动脉瓣狭窄有先天性和后天性两大类。后天性主动脉瓣狭窄可由多种病因所致，虽然风湿性心脏病在我国仍是后天性主动脉瓣狭窄的常见病因，但近年来，主动脉瓣退行性改变所致的狭窄有明显上升趋势。在欧美国家，二叶式主动脉瓣并钙化是主动脉瓣狭窄的最常见原因，此类患者约占主动脉瓣狭窄置换术病例的 50%。

(一)病理解剖与血流动力学改变

后天性者多为风湿性心脏病所致。由炎性细胞浸润，纤维增生，钙质沉积，主动脉瓣的正常解剖结构被破坏，瓣叶增厚，钙化和畸形，钙化在瓣叶边缘最为明显，瓣叶结合部融合，形成主动脉瓣狭窄。瓣叶的钙化与畸形使收缩期瓣叶对合部存在明显缝隙，形成程度不等的关闭不全。多在青年和成年即出现症状与体征。后天性的另一原因为主动脉瓣纤维化、钙化等退行性病变，形成的主动脉瓣轻至中度狭窄。钙化主要发生在瓣叶根部及瓣环处，钙化的程度是患者预后的一个预测指标。

先天性者主要为二瓣式主动脉瓣，约 80% 的病例是右、左冠瓣融合，主动脉瓣呈现为一个大的前瓣与一个较小的后瓣，且左、右冠状动脉均起自前窦。约 20% 为右冠瓣与无冠瓣融合，形成一个较大的右冠瓣与一个较小的左冠瓣，左、右冠状动脉起自左、右冠窦。左冠瓣与无冠瓣融合罕见。出生时二瓣式主动脉瓣常无明显狭窄；儿童至青年时期二叶式瓣叶形成瓣口狭窄，但瓣叶一般无明显钙化；中老年期狭窄的二叶主动脉瓣则有明显钙化。由于瓣叶畸形，出生后开闭活动可致瓣叶受损，纤维化及钙化，最终形成狭窄。二叶瓣钙化是成人与老年人单发主动脉瓣狭窄的常见病因。青少年时期钙化发展较慢，中老年期进展迅速，并多伴有主动脉瓣关闭不全。

正常主动脉瓣口面积约 3 cm^2，因病理过程致瓣口面积轻度减小时，过瓣血流量仍可维持正常，瓣口两端压差升高不明显。此时只有解剖结构上的狭窄，而无血流动力学上的梗阻。当瓣口面积减少 1/2 时，瓣口两端压差明显上升，左心室收缩压代偿性升高。当减少至正常面积的 1/4 时，瓣口两端压差与左心室收缩压进一步上升，心肌代偿性肥厚。主动脉瓣狭窄初期，虽已有左心室压力负荷增加，但患者仍可无临床症状；一旦症状出现，往往提示主动脉瓣口面积已缩小到正常的四分之一以下。主要症状有呼吸困难、心绞痛、晕厥甚至休克。

(二)超声心动图表现

1.M 型超声心动图

风湿性主动脉瓣狭窄患者，心底波群显示主动脉瓣活动曲线失去正常的“六边形盒状”结构，主动脉瓣反射增强，开放幅度明显减小，常小于 1.5 mm。狭窄程度重时，主动脉瓣几乎没有运动，瓣膜图像呈分布不均的片状反射。对二瓣化主动脉瓣狭窄患者，由于瓣膜开口呈偏心改变，心底波群上呈主动脉瓣关闭线偏于主动脉腔一侧。此外 M 型超声心动图上主动脉壁活动曲线柔顺性减低，曲线僵硬。V 峰低平，V′峰不清，有时几乎平直。同时，左心室因压力负荷加重，室间隔和左心室后壁增厚，多在 13 mm 以上。

2.二维超声心动图

(1)左心长轴切面：如为先天性单叶主动脉瓣，由于单叶瓣开口常偏向一侧，长轴切面显示为一连续的膜状回声，变换声束方向，见其开口贴近主动脉前壁或后壁；如为二叶瓣，可见一大一小的两条线状回声的瓣叶，开口偏心，收缩期瓣叶回声呈帐篷状(图 3-21)。老年性钙化者，见瓣环及瓣叶根部回声增强，活动僵硬，严重者可累及瓣体与瓣尖部。风湿性病变者，见瓣叶有不同程度的增厚，回声增强，主动脉瓣变形、僵硬，开口幅度明显减小(图 3-22)。在左心长轴切面上，除显示瓣叶本身的病变外，还可见主动脉内径呈狭窄后扩张。早期左心室不大，室间隔与左心室后壁呈向心性增厚，其厚度大于 13 mm，在病变晚期，左心室亦可增大。

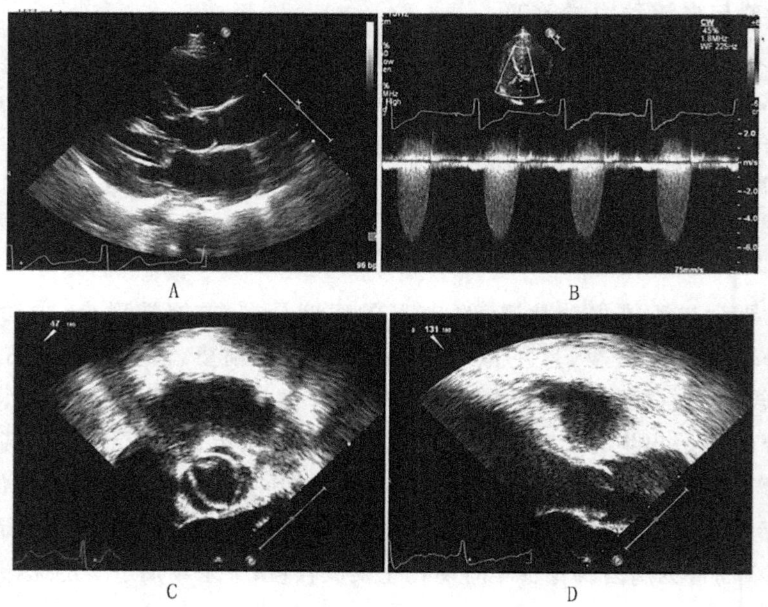

图 3-21 主动脉瓣二瓣化畸形并狭窄

A.左心长轴切面显示收缩期主动脉瓣叶开放时不能贴壁，开口间距减小(箭头)；B.主动脉瓣口的高速血流频谱信号；C.经食管超声心动图于主动脉根部短轴显示主动脉瓣为二瓣化畸形(箭头)；D.长轴方向显示主动脉瓣开口

(2)心底短轴切面：单叶瓣呈片状的膜状回声，无多叶瓣的结合部回声，偏向主动脉壁侧有一狭窄开口，开口边缘回声增强。二瓣叶时，多数情况下表现为一叶瓣发育不良，而另外两叶瓣在结合部融合，形成一个大瓣。该切面上见收缩期开放时瓣口呈椭圆形，与瓣环间只有两个瓣叶结合部。较大瓣叶常保留瓣叶融合形成的界嵴，易被认为瓣叶间的结合部而漏诊二瓣化主动脉瓣。老年性钙化者，则见瓣叶根部或整个瓣叶回声增强，活动僵硬，但一般狭窄程度较轻。风湿性病变者，可见三个不同程度增厚的主动脉瓣叶，舒张期关闭时失去正常的“Y”字形态，开口面积变

小，变形，呈不对称性的梅花状，主动脉的横断面积可变形，边缘可不规则。

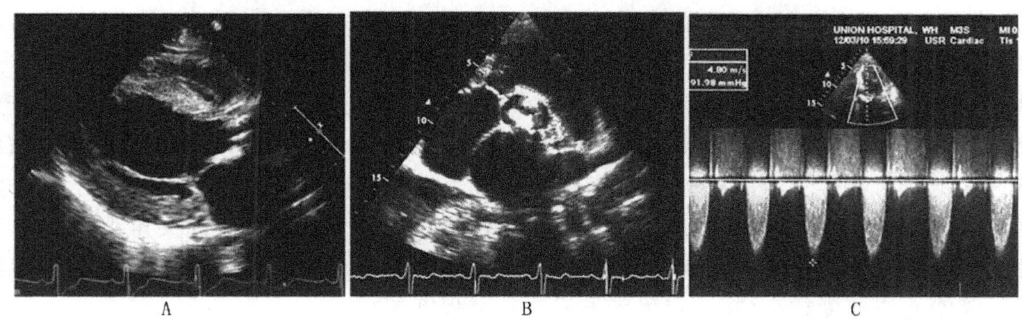

图 3-22　风湿性主动脉瓣狭窄

A.左心长轴切面见主动脉瓣增厚，回声增强，收缩期开口间距减小；B.心底短轴切面见主动脉瓣收缩期开口面积（箭头）减小；C.心尖五腔心切面显示收缩期主动脉瓣口的高速血流频谱多普勒信号

（3）四心腔切面：除见室间隔、左心室壁增厚之外，右心房、右心室无增大。

3.三维超声心动图

三维超声成像在获取二维数据的过程中，应将扫查切面的中心轴对准主动脉瓣结构，获取锥体数据库。在主动脉瓣上或瓣下位置，取与主动脉瓣平行的方位进行成像，可充分显示主动脉瓣三瓣叶的整体形态。主动脉瓣狭窄患者，可见主动脉瓣增厚，瓣叶边缘粗糙，狭窄主动脉瓣口的全貌显示十分清楚。三维超声心动图不但可直观简便地对主动脉瓣狭窄做出定性诊断，而且还可对狭窄的瓣口进行更为准确的定量评估。

4.经食管超声心动图

将多平面经食管超声探头前端置于食管中段，运用相控阵声束控制装置，调整声束至 30°～60°，可清楚显示主动脉瓣口短轴切面，进一步旋转至 110°～130°，则可显示主动脉瓣口和左心室流出道的长轴切面。上述方位的长轴与短轴切面，是食管超声心动图评价主动脉瓣病变最重要的切面。操作中，先运用二维成像观察瓣叶的数量、大小、厚度、活动度以及升主动脉和左心室流出道的解剖结构，再用彩色多普勒显示主动脉瓣口的收缩期射流束。不同病变的主动脉瓣狭窄，其瓣叶超声图像特征类似于经胸检查，但经食管扫查图像更为清晰，对病变的判断更为准确。

5.彩色多普勒

（1）M 型彩色多普勒：M 型彩色多普勒成像时，可见变窄的盒形结构内充满五彩镶嵌的血流信号。由于 M 型超声心动图成像扫描线频率极高，对射流束的色彩变化显示更为敏感，对射流束的时相分析极有价值。

（2）二维彩色多普勒血流成像：主动脉瓣狭窄时，左心室流出道血流在主动脉瓣口近端加速形成五彩镶嵌的射流束。射流束的宽度与狭窄程度成反比，即狭窄程度越重，射流束越细。射流束进入升主动脉后逐渐增宽，呈喷泉状。

6.频谱多普勒

（1）脉冲型频谱多普勒：主动脉瓣狭窄时，血流在狭窄的主动脉瓣口加速，其速度超过脉冲多普勒的测量范围，将取样容积置于主动脉瓣口或主动脉根部，可记录到双向充填的方形血流频谱。

（2）连续型频谱多普勒：连续多普勒于狭窄的主动脉瓣口可记录到收缩期高速射流频谱，依此可对主动脉瓣狭窄进行定量评估。

7.主动脉瓣狭窄定量评估

(1)跨瓣血流速度:运用CW测量跨狭窄瓣口的前向血流速度,必须在多个声窗扫查,以求测得最大流速。最大血流速度常可于心尖、高位肋间、右侧胸骨旁等声窗扫查到,偶尔也在剑突下与胸骨上窝等部位扫查。由于跨瓣高速血流束的三维空间走向复杂、多变,为了保证扫查声束与血流方向的平行,仔细、认真检查与熟练的操作手法对获取最大流速十分重要。主动脉瓣的跨瓣血流速度定义为在多个声窗扫查中所获取的最大速度。其他所有的低值不能用于报告分析中,超声报告应注明最大血流所测取的声窗部位与切面。如果声束与血流的夹角小于5%,则测值低估真实高速血流的程度可控制在5%以内。要小心使用角度校正键,如使用不当,则导致更大误差。跨瓣血流速度越高,在一定程度上反映狭窄程度越重。

(2)跨瓣压差:跨瓣压差是指收缩期左心室腔与主动脉腔的压力差。测量指标包括最大瞬时压差与平均压差。尽管平均压差与最大瞬时压差的总体相关性好,但二者间的相互关系主要依赖于频谱的形态,而频谱形态则随狭窄程度与流率不同而改变。平均压差较最大瞬时压差能更好地评估主动脉瓣的狭窄程度。

最大瞬时压差:最大瞬时压差是指收缩期主动脉瓣口两侧压力阶差的最大值。最大瞬时压差点相当于主动脉瓣口射流的峰值速度点,将速度峰值代入简化Bernoulli方程,即可求出最大瞬时压差。此法测量简便、实用,局限性是只能反映收缩期峰值点的压差,不能反映整个心动周期内主动脉瓣口两端压差的动态变化。最大瞬时压差受多种因素影响,与狭窄的瓣口面积之间并无直线相关关系,故不能准确反映狭窄程度。

平均压差:是指主动脉瓣口两侧所有瞬时压差的平均值,为准确反映瓣口两端压力变化的敏感指标。现代超声仪器上设置有平均压差计算软件,测量时只需用电子游标勾画出主动脉瓣口血流频谱的轮廓,仪器显示屏上即自动报出最大瞬时速度、平均速度、最大瞬时压差、平均压差等指标。值得指出的是,平均速度是通过对各瞬时速度进行积分计算得出,而不是通过平均速度计算而得。

(3)主动脉瓣口面积:瓣口面积是判断主动脉瓣病变程度的重要依据。多普勒所测瓣口速度与压差取决于瓣口血流。对一定的瓣口面积,瓣口的血流速度与压差随血流流率增加而增加。基于连续方程原理,在无分流及反流的情况下,流经左心室流出道与狭窄主动脉瓣口的每搏量(SV)相等。设AVA为主动脉瓣口面积,CSALVOT为主动脉瓣下左心室流出道横截面积,VTIAV为收缩期通过主动脉瓣口血流速度积分,VTILVOT为通过主动脉瓣下左心室流出道的血流速度积分,依据连续方程的原理可推导出如下计算公式:

$$AVA \times VTI_{AV} = CSA_{LVOT} \times VTI_{LVOT}$$

由此可以推导:

$$AVA = CSA_{LVOT} \times VTI_{LVOT} / VTI_{AV}$$

运用连续方程计算狭窄主动脉瓣口面积,需进行三种测量:①CW测量狭窄瓣口的血流速度。②$2D$超声测量主动脉瓣下左心室流出道直径(D),计算其横截面积[$CSALVOT = \pi(D/2)^2$]。③PW测量左心室流出道血流速度积分。

在自然主动脉瓣狭窄的情况下,左心室流出道与主动脉血流速度曲线形态相似,上述连续方程可简化为$AVA = CSA_{LVOT} \times V_{LVOT} / V_{AV}$,$V_{LVOT}$与$V_{AV}$分别为左心室流出道与主动脉瓣口的血流速度。

速度比率:为了减少上述连续方程中左心室流出道内径测量的误差,可将上述简化连续方程

中 CSA_{LVOT} 移除，仅计算左心室流出道与主动脉瓣口的血流速度比值，其反映的是狭窄主动脉瓣口面积占左心室流出道横截面积的比率。

瓣口面积切面测量：在多普勒信号获取不理想的情况下，可通过经胸或经食管的二维或三维图像，直接测量瓣口的解剖面积。但当瓣口存在钙化时，直接切面测量的结果往往误差较大。

根据左心室-主动脉间收缩期跨瓣压差、收缩期主动脉瓣口血流速度及主动脉瓣面积等，可将主动脉瓣狭窄分为轻、中、重三度。

(三)鉴别诊断

主要应和瓣上、瓣下的先天性狭窄相鉴别。二维超声可显示瓣上或瓣下的异常结构如纤维隔膜、纤维肌性增生性狭窄等。频谱多普勒和彩色多普勒检测狭窄性射流的最大流速的位置，也有助于鉴别诊断。

二、主动脉瓣关闭不全

(一)病理解剖与血流动力学改变

主动脉瓣关闭不全的病因可大致分为两类：一类为瓣膜本身的病变；另一类为主动脉根部病变。瓣膜病变中，风湿性心脏瓣膜病是最常见病因。其次为感染性心内膜炎、先天性主动脉瓣畸形、主动脉瓣黏液性变、主动脉瓣退行性变以及结缔组织疾病。在主动脉根部病变中，主动脉窦瘤破裂、主动脉夹层和马方综合征是较常见的病因，其次为类风湿关节炎、长期高血压病、主动脉创伤等。临床表现上有急性、亚急性、慢性主动脉瓣关闭不全。

主动脉瓣关闭不全的主要血流动力学改变是左心室容量负荷增多。舒张期左心室将同时接受来自二尖瓣口的正常充盈血液和来自主动脉瓣口的异常反流血液，形成血流动力学意义上的左心室双入口。随着病情发展，左心室舒张期容量过重，左心室舒张末压明显升高，出现心排血量减少等心功能不全改变。左心房及肺静脉压力明显升高，可发生肺水肿。晚期少数患者可出现左心房压的逆向传导产生右心衰竭。

(二)超声心动图表现

1.M 型超声心动图

(1)主动脉瓣改变：单纯主动脉瓣关闭不全患者，主动脉瓣开放速度增快，开放幅度可能增大。如合并有狭窄，开放幅度减小。另外，有时可见主动脉瓣关闭线呈双线和扑动现象。

(2)二尖瓣前叶改变：主动脉瓣病变特别是以主动脉瓣右冠瓣病变为主时，常产生方向对向二尖瓣前叶的偏心性反流。反流血液的冲击使二尖瓣前叶产生快速扑动波(30～40 次/秒)。扑动的发生率约为 84%。

在严重主动脉瓣反流时，左心室舒张压迅速升高，使左心室压力提前高于左心房压，故在二尖瓣曲线出现二尖瓣提前关闭。

2.二维超声心动图

主动脉瓣关闭不全时，二维超声心动图对观察瓣叶的解剖结构病变、主动脉扩张与程度以及左心室结构改变能提供重要的信息。一般来说，主动脉瓣轻度反流时，主动脉瓣病变与主动脉腔扩张较轻，左心室腔没有明显的重构。慢性严重的主动脉瓣反流时，其主动脉瓣结构严重损害，主动脉根部明显扩张，左心室前负荷增加，腔室明显增大。明显主动脉反流时，左心室腔的大小与功能可提示发生病变的时间长短，并为制定治疗方案、选择手术时机提供重要信息。

(1)左心长轴切面:单纯性主动脉瓣关闭不全患者,心搏出量增多,主动脉增宽,搏动明显。舒张期主动脉瓣关闭时瓣膜闭合处可见裂隙。风湿性主动脉瓣关闭不全合并狭窄者,瓣膜增厚,回声增强,瓣口开放幅度减小,右冠瓣与无冠瓣对合不良(图 3-23)。二叶式畸形者,瓣叶开口偏心,瓣膜对合错位。感染性心内膜炎瓣叶穿孔者,部分可见瓣膜回声中断及赘生物回声(图 3-24)。主动脉根部夹层者,主动脉腔内见剥离内膜的飘带样回声。左心室腔明显增大,室壁活动增强,晚期失代偿时室壁活动减弱。

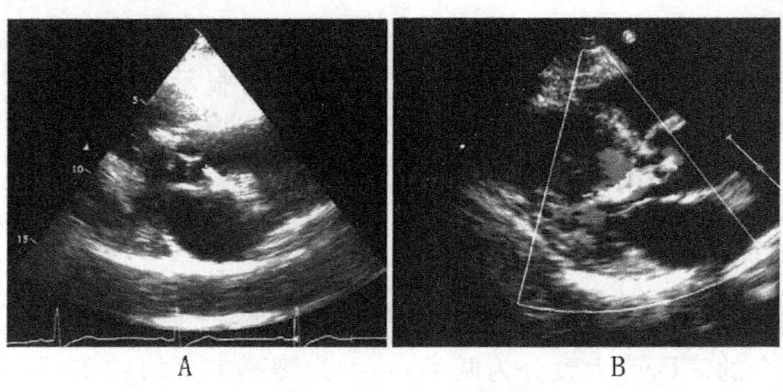

图 3-23 主动脉瓣中度关闭不全

A.主动脉瓣叶舒张期对合不良;B.彩色多普勒显示中度主动脉瓣反流信号,反流束对向二尖瓣前叶。由于主动脉瓣反流血流冲击,二尖瓣短轴切面上见二尖瓣前叶舒张期不能充分开放

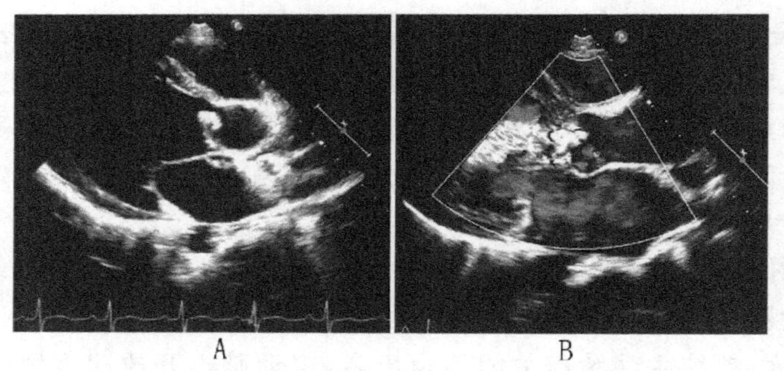

图 3-24 主动脉瓣赘生物形成并重度关闭不全

A.箭头示主动脉瓣赘生物;B.主动脉瓣重度反流信号

(2)心底短轴切面:可显示三瓣叶活动。风湿性主动脉瓣关闭不全者,瓣叶边缘增厚变形,闭合线失去正常的“Y”字形态。严重关闭不全时可见闭合处存在明显的缝隙(图 3-25)。病变往往累及三个瓣叶,亦可以一个和(或)两个瓣叶的病变为主。二叶式主动脉瓣则呈两瓣叶活动。

(3)二尖瓣水平短轴切面:主动脉瓣反流束朝向二尖瓣前叶时,舒张期因反流血液冲击二尖瓣前叶,限制了二尖瓣前叶的开放。二尖瓣短轴切面上,二尖瓣前叶内陷,内陷多位于二尖瓣前叶的中间部分,使二尖瓣短轴观舒张期呈“半月形”改变。

(4)四心腔切面:左心室扩大,室间隔活动增强并向右心室偏移。早期右心房、室无明显改变。

3.三维超声心动图

主动脉瓣关闭不全时,三维超声心动图不但可显示瓣叶边缘增厚变形的立体形态外,还可显示病变累及瓣体的范围与程度。可从多个角度纵向或者横向剖切主动脉瓣的三维图像数据，显示病变主动脉瓣叶及其与主动脉窦、主动脉壁及左心室流出道的立体位置关系。

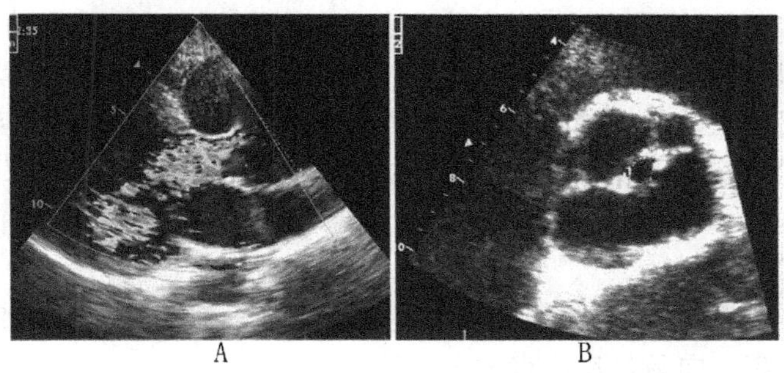

图 3-25 主动脉扩张并主动脉瓣重度关闭不全

A.主动脉明显扩张，左心室流出道见主动脉瓣重度反流信号；B.主动脉根部短轴切面显示主动脉瓣三瓣叶舒张期对合处见明显缝隙

4.经食管超声心动图

由于主动脉瓣位置靠近胸壁，经胸超声心动图即可清楚显示主动脉瓣的病变，很少另需经食管超声心动图检查。

对肥胖、肋间隙狭窄及肺气过多等患者，经胸超声检查常不能清晰显示主动脉瓣结构及判断有无反流，经食管可获取高质量的图像，清楚地显示瓣叶的结构病变。检查方法和观察切面与主动脉瓣狭窄时经食管超声检查类似，首先运用二维图像显示左心室流出道、主动脉瓣环和瓣叶、主动脉窦和升主动脉的解剖结构，再采用彩色多普勒成像显示主动脉瓣反流束的起源、大小、方向和分布。角度恰当时，可清楚显示反流束的血流会聚区。经食管超声心动图检查中声束很难与反流束方向相平行，多普勒超声难以准确测量真正的反流速度。

5.彩色多普勒

彩色多普勒可直接显示出舒张期过主动脉瓣的彩色反流束。彩色反流束由三部分组成：主动脉腔内的血流会聚区；彩色血流束经瓣口处的最窄内径；左心室腔内反流束的方向与大小。常规选用左心长轴切面、心尖左心长轴切面及五腔心切面进行观察，可见左心室流出道内出现舒张期反流信号。反流束起自主动脉瓣环，向左心室流出道内延伸。视反流程度不同，反流束的大小与形态有明显不同。多数病变情况下，主动脉瓣的三瓣叶同时受损，反流束朝向左心室流出道的中央；如病变主要累及右冠瓣，则反流束朝向二尖瓣前叶；如以左冠瓣或无冠瓣受损为主，反流束则朝向室间隔。在心底短轴切面上，二维彩色多普勒可更清楚显示反流束于瓣叶闭合线上的起源位置，有的反流束起自三瓣对合处的中心，有的则起自相邻两瓣叶的对合处。如为瓣叶穿孔，则反流束起自瓣膜回声中断处。

通过测量反流束的长度、起始部宽度、反流束面积及反流束大小与左心室流出道大小的比例，可半定量估计主动脉瓣反流程度。但必须注意，反流束大小受血流动力学因素（如压力阶差、运动等）和仪器设置（如增益，脉冲重复频率高低）等因素的影响。反流束长度并不是评价反流程度的理想指标。临床上较常用的是反流束近端直径与瓣下 1.0 cm 内左心室流出道直径之比，＞65％则为重度反流，以及左心室流出道横截面上反流束横截面积与流出道横切面积之比，＞60％为重度。值得注意的是，单一切面上的彩色多普勒反流束面积大小，并不能准确显示反流束的真正大小，特别是对偏心性的主动脉反流更是如此，需在多个切面上进行显示。测量彩色反流束过瓣部位最窄处径线，是临床上评价反流程度的一个常用、可靠指标。

6.频谱多普勒

(1)脉冲型频谱多普勒：在胸骨上窝，将脉冲多普勒取样容积置于升主动脉内，正常人可记录到舒张期负向波。主动脉瓣关闭不全时，随着程度加重，负向波的速度与持续时间将增加。如负向波为全舒张期，则提示主动脉瓣关闭不全程度至少是中度以上。将取样容积置于主动脉瓣下左心室流出道内，可记录到舒张期双向充填的方块形频谱。高重复频率的脉冲多普勒检查时，频谱常呈单向。频谱方向视取样容积与探头的位置关系而定。在左心长轴切面上常为负向频谱，而在心尖五腔图上则为正向。

(2)连续型频谱多普勒：常在心尖五腔切面上用连续多普勒检测主动脉瓣关闭不全的反流速度。因在此切面上，声束方向易与反流束方向平行。

反流速度下降斜率的测量：类似于二尖瓣狭窄患者，主动脉瓣反流时，压差减半时间与瓣口面积成反比，压差减半时间的长短可反映反流的严重程度。主动脉瓣反流患者舒张期升主动脉与左心室间压差变化的过程类似于二尖瓣狭窄时舒张期左心房与左心室之间压差变化的过程。轻度主动脉瓣反流患者，由于反流口面积较小，升主动脉和左心室在整个舒张期保持较高的压差，因此在反流频谱中反流速度的下降斜率较小，频谱形态呈梯形；反之，重度主动脉瓣反流的患者，由于反流口面积较大，舒张期升主动脉的压力迅速下降而左心室压力迅速上升，两者的压差迅速减小，反流频谱中下降斜率较大，频谱形态呈三角形。但应用该方法时，必须考虑周围血管阻力和左心室舒张压的影响。

反流分数测量：其原理是收缩期通过主动脉瓣口的血流量代表了左心室的全部每搏输出量，而收缩期通过肺动脉瓣口或舒张期通过二尖瓣口的血流量代表了左心室的有效每搏输出量，全部每搏输出量与有效每搏输出量之差即为反流量，反流量与全部每搏输出量之比即为反流分数。反流分数为一定量指标，其测量在临床上对病情随访和疗效评价具有重要价值。

一般认为，当主动脉瓣反流分数小于20％时为轻度反流，20％～40％时为中度反流，40％～60％时为中重度反流，大于60％时为重度反流。

左心室舒张末压测量：在主动脉瓣反流的患者，应用连续波多普勒技术可估测左心室舒张末压。假设升主动脉舒张压为AADP，左心室舒张末压为LVDP，则升主动脉与左心室之间的舒张末期压差ΔP为：

$$\Delta P = AADP - LVDP$$

由上式可得：

$$LVDP = AADP - \Delta P$$

由上式可见，若已知升主动脉舒张末压和舒张末期升主动脉和左心室之间的压差，即可以计算出左心室舒张末压。由于肱动脉舒张压与升主动脉舒张压较为接近，可近似地将肱动脉舒张压($BADP$)看作是升主动脉舒张压，代入上式得：

$$LVDP = BADP - \Delta P$$

肱动脉舒张压可由袖带法测出，一般取Korotkov第五音即肱动脉听诊音完全消失时的血压值作为肱动脉舒张压。在重度主动脉瓣反流的患者，出现第五音时的血压值可较低，此时可取第四音即肱动脉听诊音突然减弱时的血压值作为肱动脉舒张压。舒张末期升主动脉与左心室间的压差可由连续波多普勒测得。在反流频谱中测量相当于心电图QRS波起始点的舒张末期最大流速，并按照简化的Bernoulli方程将此点的最大流速转化为瞬时压差，这一压差即为舒张末期升主动脉与左心室之间的压差。

(三)鉴别诊断

1.生理性主动脉瓣反流

在部分正常人，脉冲波和彩色多普勒检查均可发现主动脉瓣反流束的存在。但目前大多数学者认为，一部分正常人的确存在着所谓生理性主动脉瓣反流，其特点如下。

(1)范围局限：反流束通常局限于主动脉瓣瓣下。

(2)流速较低：反流束通常显示为单纯的色彩而非五彩镶嵌。

(3)占时短暂：反流束通常只占据舒张早期。

(4)切面超声图像上主动脉瓣的形态结构正常。据上述特点，可与病理性主动脉瓣反流相区别。

2.二尖瓣狭窄

二尖瓣狭窄时，在左心室内可探及舒张期高速湍流信号，湍流方向与主动脉瓣反流的方向相似，尤其当主动脉瓣反流束朝向二尖瓣同时二尖瓣狭窄的湍流束朝向室间隔时，两者易于混淆。鉴别要点如下。

(1)多个切面扫查反流束的起源，可见主动脉瓣反流束起源于主动脉瓣口，而二尖瓣狭窄的湍流束起源于二尖瓣口。

(2)二尖瓣狭窄的血流束起始于二尖瓣开放，而主动脉瓣反流束起始于主动脉瓣关闭，两者相隔一等容舒张期；二尖瓣狭窄的湍流终止于二尖瓣关闭，主动脉瓣反流终止于主动脉瓣开放，两者相隔一等容收缩期。

(3)二尖瓣狭窄的最大流速一般不超过3 m/s，而主动脉瓣反流的最大流速一般大于 4 m/s。

(4)二尖瓣狭窄时，二尖瓣增厚，回声增强，开口面积减小；主动脉瓣关闭不全时，瓣叶边缘增厚，瓣叶对合处存在缝隙。

三、主动脉瓣脱垂

主动脉瓣脱垂是主动脉瓣关闭不全的一种特殊类型，是不同原因导致主动脉瓣改变，使主动脉瓣于舒张期脱入左心室流出道，超过了主动脉瓣附着点的连线，从而造成主动脉瓣关闭不全。

(一)病理解剖与血流动力学改变

与房室瓣不同，主动脉瓣无腱索支撑，其正常对合有赖于瓣叶本身结构的正常及其支撑结构的完整，瓣叶与支撑结构的病变均可导致主动脉瓣脱垂。Cater 等按病理变化将其分成四类：Ⅰ类为主动脉瓣形态结构完整，但由于瓣叶内膜脆弱、损伤或先天性二叶主动脉瓣等病变，易于在舒张期脱垂；Ⅱ类为瓣膜破裂，可由自发性瓣膜破裂或感染性心内膜炎引起，撕裂的瓣叶于舒张期脱垂向左心室流出道；Ⅲ类为主动脉瓣根部与主动脉壁结合处支持组织丧失，如马方综合征，夹层动脉瘤和高位室间隔缺损等；Ⅳ类表现为主动脉瓣粗大、冗长、松软、有皱褶。组织学检查可见左心室及主动脉瓣边缘有许多弹力纤维浸润，瓣膜结构疏松和纤维化，黏多糖增多和黏液样变性。

20%主动脉瓣脱垂患者仅有瓣叶脱垂，瓣叶对合线移向左心室流出道，但瓣叶对合严密，无主动脉血液反流，患者无明显的临床症状与体征。而 80%的主动脉瓣脱垂患者伴有主动脉瓣反流，程度可为轻度、中度、重度。伴有主动脉瓣反流时，主动脉瓣脱垂患者的血流动力学改变与临床表现类同于主动脉瓣关闭不全。

(二)超声心动图表现

1.M 型超声心动图

心底波群上主动脉明显增宽,主波增高,主动脉瓣活动幅度增大。感染性心内膜炎者,主动脉瓣上多有赘生物出现或主动脉瓣有破坏征象。主动脉瓣关闭线呈偏心位置,如脱垂的主动脉瓣呈连枷样运动,则在左心室流出道内 E 峰之前,可见脱垂的主动脉瓣反射。

二尖瓣波群上左心室扩大,室间隔活动增强。伴有主动脉瓣关闭不全时,反流血液冲击二尖瓣叶,二尖瓣前叶可出现舒张期扑动波。

2.二维超声心动图

(1)左心长轴切面:舒张期主动脉瓣呈吊床样凸入左心室流出道,超过了主动脉瓣根部附着点的连线以下,同时关闭线往往偏心,位于一侧。右冠瓣脱垂时,主动脉瓣闭线下移,接近主动脉后壁;而无冠瓣脱垂时,关闭线往往上移,接近主动脉前壁(图 3-26)。主动脉瓣受损严重时,脱垂瓣叶可呈连枷样运动,活动幅度大,舒张期脱入左心室流出道,收缩时又返入主动脉腔,左心长轴切面上主动脉瓣两个瓣不能对合。

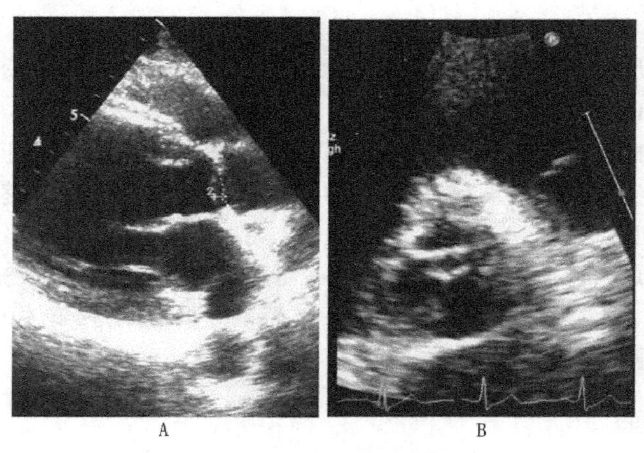

图 3-26　主动脉瓣脱垂

A.左心长轴切面箭头示主动脉瓣叶脱入左心室流出道;B.主动脉根部短轴切面示主动脉瓣叶对合处有缝隙

主动脉瓣脱垂如伴关闭不全,主动脉可以增宽,活动幅度增大。马方综合征患者主动脉增宽程度更明显。由于主动脉血流在舒张期反流,使左心室容量负荷过重,左心室扩大,左心室流出道增宽,室间隔活动增强。

(2)心底短轴切面:在此切面上见主动脉根部断面增宽,主动脉瓣活动幅度增大,关闭线变形。正常人呈"Y"形,主动脉瓣脱垂时,其关闭线失去正常的"Y"形,瓣膜不能完整闭合。

3.经食管超声心动图

大多数主动脉瓣脱垂患者,经胸壁超声心动图可清楚显示脱垂的主动脉瓣叶及其程度。但对肥胖、肋间隙过窄、肺气过多及胸廓畸形的患者,经胸检查不能清晰显示主动脉瓣的形态及其活动,需行经食管超声检查。检查时,将多平面经食管探头插入食管中段,启动声束方向调节按钮,于 45°左右方位获取主动脉瓣口短轴切面,于 120°方位获取主动脉根部的长轴切面。在上述切面中,先采用二维切面观察主动脉瓣叶的形态结构及与主动脉瓣环的相对位置关系,再采用彩色多普勒成像观察有无主动脉瓣反流及反流束的起源、大小、方向与分布。于胃底左心室长轴切面采用连续多普勒测量主动脉瓣反流束频谱。

经食管超声二维切面显示时，舒张期可见一个或多个瓣叶的瓣体超过主动脉瓣的水平，脱向左心室流出道。病变为瓣膜的黏液样变性，则主动脉瓣显示为松软过长或出现皱褶，易被误认为赘生物，此时变换扫描角度则可清晰显示。马方综合征患者，主动脉呈梭形增宽形成升主动脉瘤，如有主动脉根部夹层形成，剥离的内膜连同主动脉瓣可一同脱向左心室流出道。感染性心内膜炎主动脉瓣损害严重者，脱垂的主动脉瓣叶可呈连枷样运动。高位较大室间隔缺损，多伴有右冠瓣脱垂，脱垂的瓣叶可部分阻塞缺损口。如有主动脉瓣反流，经食管超声彩色多普勒与频谱多普勒的检查方法与图像特征类同于主动脉瓣关闭不全。

4.超声多普勒

如主动脉瓣脱垂伴有主动脉瓣反流，彩色多普勒显示与频谱多普勒扫查类同于主动脉瓣关闭不全(见主动脉瓣关闭不全)。

(三)诊断与鉴别诊断

诊断主动脉瓣脱垂应注意以下两点：①切面超声心动图上主动脉瓣舒张期向左心室流出道脱垂，超过了主动脉瓣附着点连线以下，且收缩期又返回主动脉腔内。②M型超声心动图上，用扫描法检查，在心脏舒张期，左心室流出道内二尖瓣前叶之前出现异常反射，此异常反射和主动脉瓣相连。

此外，有以下表现者在诊断上有一定参考价值：①主动脉增宽并二尖瓣舒张期扑动。②左心室增大，室间隔活动增强，有左心室容量负荷过重。

(崔桂青)

第六节　主动脉疾病

一、主动脉瘤

(一)检查前准备

无须特殊准备。

(二)超声扫查方法

1.体位的选择

患者常用体位为左侧卧位，图像清晰者取仰卧位亦可。

2.探头的部位

胸骨旁左缘第2～5肋间(多在第3～4肋间)，胸骨上窝和剑突下。

(三)常规经胸二维超声切面

1.左心室长轴切面

探头位置常置于胸骨旁左缘第2～5肋间(多在第3～4肋间)，标准切面为主动脉与室间隔的结合点位于图像中线上，同时主动脉瓣右冠瓣与无冠瓣关闭线位于主动脉窦中间。该切面在主动脉管腔内径呈不同程度扩张，前后径>4.5 cm，扩张的主动脉可以表现为囊状、圆柱状等，动脉管壁变薄，搏动幅度减低，若部分动脉瘤内可见血栓回声，表现为附着在管壁的低回声或者较强回声，周围毗邻解剖结构有右心室前壁、右心室和右心室流出道、室间隔、左心室(增大)、左心室流出道、左心室后壁、主动脉及二尖瓣、左心房(增大)及降主动脉(图 3-27)。

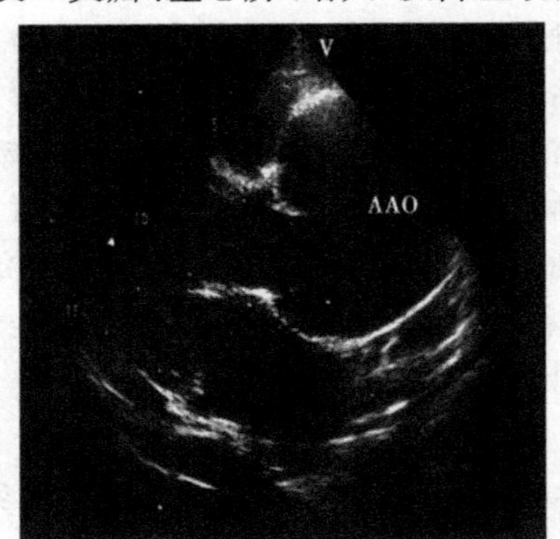

图 3-27 左心室长轴切面

主动脉根部呈瘤样扩张，主动脉右冠状窦和无冠状窦向外膨出

2.M 型超声心动图

探头位置常置于胸骨旁左缘第 2～5 肋间(多在第 3～4 肋间)，标准切面为主动脉与室间隔的结合点位于图像中线上，同时主动脉瓣右冠瓣与无冠瓣关闭线位于主动脉窦中间，使 M 型超声心动图取样线通过主动脉根部，可依次显示出胸壁、右心室流出道、主动脉前壁、主动脉瓣、主动脉后壁、左心房、左心房后壁的 M 型曲线。该切面可显示病变部位的主动脉内径明显增宽，前、后壁的运动幅度减低，一般呈同向运动。右心室流出道内径变窄，靠近主动脉根部的瘤体，主动脉瓣开放时可见右冠瓣和无冠瓣关闭不合拢，瓣膜关闭时，关闭线呈双线。

(四)彩色多普勒血流显像

动脉瘤内血流呈漩涡状，血流速度减慢。

(五)注意事项

真性动脉瘤和假性动脉瘤的鉴别，前者主动脉有明显扩张，内径多＞4.5 cm，但管壁无连续性中段，仍为 3 层结构，而后者动脉管腔多无扩张，管壁的连续性中断，可见破裂口。

二、主动脉夹层

(一)检查前准备

无须特殊准备。

(二)超声扫查方法

1.体位的选择

患者常用体位为左侧卧位，图像清晰者取仰卧位亦可。

2.探头的部位

胸骨旁左缘第 2～5 肋间(多在第 3～4 肋间)，胸骨上窝和剑突下。

(三)常规经胸二维超声切面

1.左心室长轴切面

探头位置常置于胸骨旁左缘第 2～5 肋间(多在第 3～4 肋间)，标准切面为主动脉与室间隔的结合点位于图像中线上，同时主动脉瓣右冠瓣与无冠瓣关闭线位于主动脉窦中间(图 3-28)。

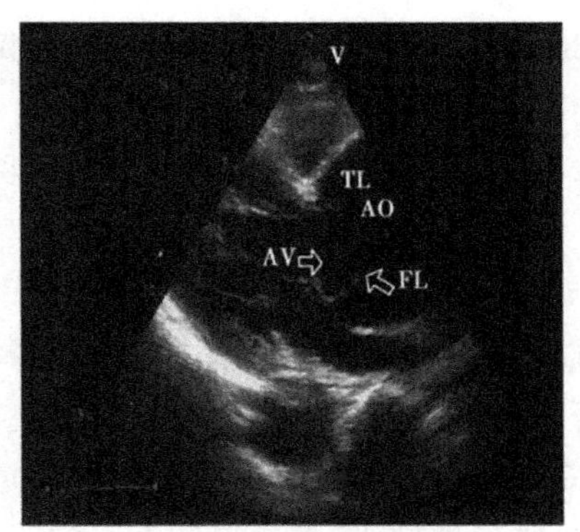

图 3-28　左心室长轴切面

主动脉腔内可见撕裂的内膜(箭头)将管腔分为真腔和假腔

2.主动脉根部短轴切面

在左心室长轴切面的基础上,向右上倾斜探头或者向右上移动探头,患者取左侧卧位有助于清晰显示。

3.胸骨上窝主动脉弓长轴切面

探头置于胸骨上窝,指向后下方心脏方向。该切面主要显示的结构包括无名动脉、左颈总动脉、左锁骨下动脉、升主动脉、降主动脉的起始部、右肺动脉(位于主动脉弓后方)。

在上述切面上可显示主动脉腔内可见纤细的低回声带,将主动脉分为真假两腔,真正的主动脉腔称为真腔,血肿腔为假腔,收缩期真腔扩大,假腔缩小,舒张期则正好相反。清晰显示主动脉内膜连续中断,内膜残端随血流摆动,可发现内膜破裂口。彩色多普勒血流图显示真腔内血流速度快,故腔内色彩鲜艳全部充填,假腔内血流缓慢,故色彩暗淡,充盈不全。

(四)注意事项

(1)除经胸检查外,应常规检查上腹部腹主动脉直至髂动脉切面。

(2)由于食管紧邻胸降主动脉,经食管超声检查除了在主动脉弓部有一小的"盲区外",能清晰显示胸主动脉全程,但在病情危重、烦躁不安的患者中应注意适应证的选择。

三、主动脉窦瘤破裂

(一)检查前准备

无须特殊准备,患者常用体位为左侧卧位,图像清晰者取仰卧位亦可。

(二)超声扫查方法

1.体位的选择

患者常用体位为左侧卧位,图像清晰者取仰卧位亦可。

2.探头的部位

胸骨旁左缘第 2～5 肋间(多在第 3～4 肋间)。

(三)常规经胸二维超声切面

1.左心室长轴切面

探头位置常置于胸骨旁左缘第 2～5 肋间(多在第 3～4 肋间),标准切面为主动脉与室间隔的结合点位于图像中线上，同时主动脉瓣右冠瓣与无冠瓣关闭线位于主动脉窦中间。

2.主动脉根部短轴切面

在左心室长轴切面的基础上，向右上倾斜探头或者向右上移动探头，患者取左侧卧位有助于清晰显示。

在上述切面可观察到，当右冠窦破入右心室流出道时，右冠窦明显扩大，向右心室流出道膨出，呈囊袋状，囊袋通常较大，可以观察到窦瘤的破口，主动脉内径增宽，主动脉前壁回声中断，全心腔扩大，以左心房、左心室为著，室间隔与左心室后壁运动增强。

当无冠窦破入右心房时（图3-29），无冠状窦明显扩大，向右心房侧膨出，呈乳头状或指状，囊体常位于三尖瓣隔瓣的下方，囊袋通常较小，右心房和右心室明显扩大。

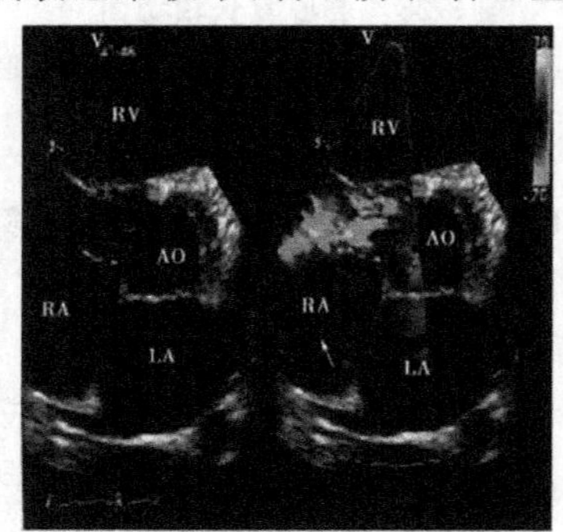

图3-29 大血管短轴切面

无冠状窦破入右心房，无冠状窦明显扩大，向右心房侧膨出，呈囊状，囊体位于三尖瓣隔瓣的下方，右心房、室腔扩大，窦瘤破口处探及以舒张期为主的五彩镶嵌的血流

（四）彩色多普勒超声心动图

彩色多普勒血流成像检出窦瘤破口处五彩镶嵌色的连续性血流束。

（五）频谱多普勒超声心动图

连续多普勒可探及位于零线以上的双期连续性高速血流频谱，常以舒张期为主（图3-30）。

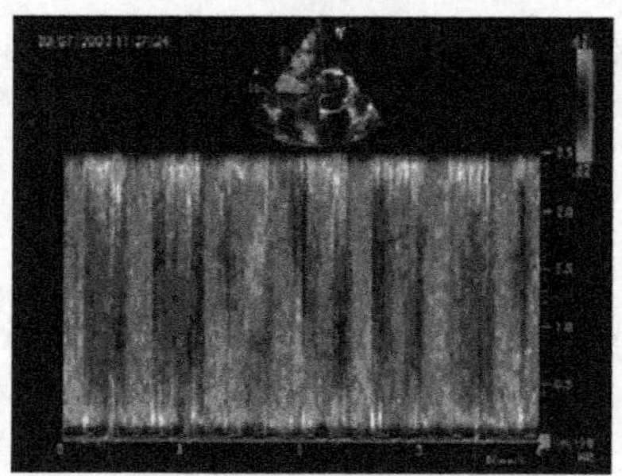

图3-30 连续性双期左向右分流频谱

连续多普勒探及窦瘤破口处的连续性双期左向右分流频谱

（六）注意事项

彩色多普勒血流成像可检出窦瘤破口处双期连续性高速血流频谱，但如合并室间隔缺损，血流频谱虽为连续性，但以收缩期为主。

四、主动脉缩窄

(一)检查前准备

无须特殊准备,患者常用体位为左侧卧位,图像清晰者取仰卧位亦可。

(二)超声扫查方法

1.体位的选择

患者常用体位为左侧卧位,图像清晰者取仰卧位亦可。

2.探头的部位

胸骨旁左缘第 2～5 肋间(多在第 3～4 肋间)、胸骨上窝。

(三)常规经胸二维超声切面

1.左心室长轴切面

探头位置常置于胸骨旁左缘第 2～5 肋间(多在第 3～4 肋间),标准切面为主动脉与室间隔的结合点位于图像中线上,同时主动脉瓣右冠瓣与无冠瓣关闭线位于主动脉窦中间。

2.胸骨上窝主动脉弓长轴切面

探头置于胸骨上窝,指向后下方心脏方向,该切面主要显示的结构有主动脉弓及其 3 个分支,从右向左依次为无名动脉、左颈总动脉和左锁骨下动脉,升主动脉,降主动脉的起始部,右肺动脉(位于主动脉弓的后方)。

在上述切面上可显示主动脉弓局限性狭窄,内径局限性变窄,检查主动脉弓的分支动脉的起始部位,特别是左、右锁骨下动脉。注意检查左锁骨下动脉是否受到缩窄的影响及与缩窄部位的距离,若左颈总动脉与左锁骨下动脉的间距超过无名动脉与左颈总动脉的间距 1.5 倍,常提示主动脉缩窄。同时还可显示是否存在动脉导管未闭及与缩窄部位的关系(图 3-31)。

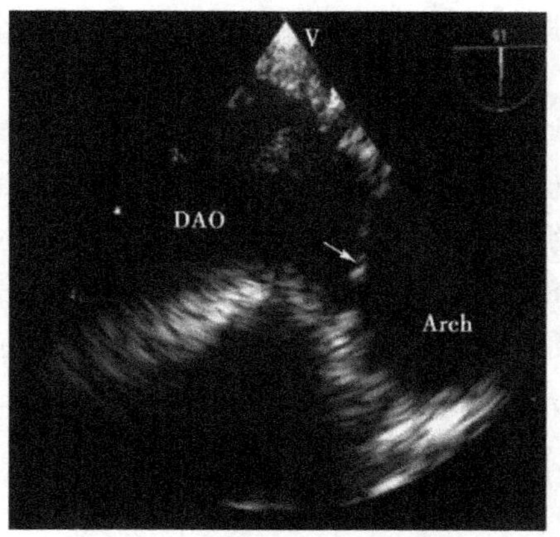

图 3-31　降主动脉管腔内的隔膜样回声

(四)彩色多普勒超声心动图

彩色多普勒超声心动图可显示狭窄处血流束变细及远侧多彩湍流(图 3-32)。

(五)频谱多普勒超声心动图

连续多普勒于狭窄口可检出收缩期的高速湍流频谱。

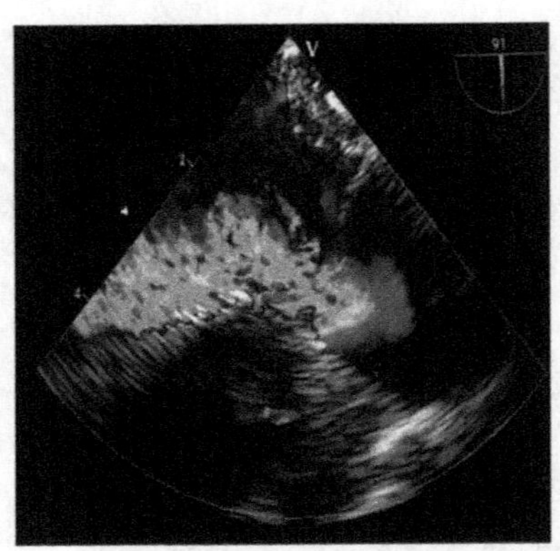

图 3-32　狭窄处高速血流并可测量狭窄部位的内径

(六)注意事项

胸骨上窝切面是探查本病的重要切面，对二维超声观察到左心室心肌明显肥厚而无高血压、主动脉瓣狭窄等病变，应高度怀疑主动脉缩窄。

(赵国玲)

第七节　肺动脉疾病

肺动脉疾病以肺动脉狭窄(pulmonary stenosis，PS)最为常见，多为先天性，可独立存在，也可伴有其他心脏畸形。肺动脉狭窄是指右心室至肺动脉血管之间的血流出现动态的或者固有的解剖梗阻，包括右心室漏斗部、肺动脉瓣膜、瓣环、肺动脉主干及其分支狭窄，其中以瓣膜本身狭窄最常见，占 90%以上，占所有先天性心脏病的 10%。后天获得性肺动脉瓣狭窄非常少见，即使风湿病变累及肺动脉瓣，但导致风湿性肺动脉瓣狭窄非常罕见，肿瘤是导致肺动脉瓣病变的最常见的后天性原因，往往同时引起肺动脉瓣狭窄与关闭不全，但以关闭不全为主。肺动脉瓣狭窄多伴有狭窄部位远端的肺动脉扩张。右心室与肺动脉之间的压差超过 6.7 kPa(50 mmHg)以上代表有意义的肺动脉狭窄。严重时，右心室的压力可高于体循环收缩压。肺动脉瓣狭窄可以是复杂先天性心脏病的一部分，包括法洛四联症、房室间隔缺损，右心室双出口及单心室等。肺动脉狭窄常合并有遗传和获得性疾病，包括风疹和 Williams 综合征等。

一、病理解剖和血流动力学改变

肺动脉狭窄的原因包括部分瓣叶融合、瓣叶增厚、瓣上或者瓣下区域狭窄等。根据病变部位肺动脉狭窄通常主要分为以下几型。

(一)肺动脉瓣狭窄

正常肺动脉瓣为三叶结构，先天性肺动脉瓣狭窄瓣膜可为三叶、二叶、单叶或瓣膜发育不良。典型的表现包括：瓣膜部分融合构成圆锥形或圆顶形状的结构，突向主肺动脉，中央有 2～3 mm 圆形或者不规则的小孔。由于肺动脉主干组织结构薄弱，可出现不同程度的狭窄后肺动脉扩张，可能会出现由于“射流效应”引起的血流动力学改变。

10%～15%的肺动脉瓣狭窄患者存在肺动脉瓣发育不良。发育不良的肺动脉瓣的形状不规则，增厚、变形、缩小、僵硬、活动不良或几乎没有瓣膜(瓣膜缺失)，瓣叶的交界处仅轻度融合或无融合。

90%的法洛四联症患者伴有肺动脉瓣二瓣化畸形，而单纯瓣膜性肺动脉狭窄时二瓣化畸形则罕见。

重症肺动脉瓣狭窄时，瓣下右心室肥厚可引起漏斗部缩小并导致右心室流出道梗阻。肺动脉瓣狭窄解除后继发的右心室流出道梗阻往往逐渐减轻或消失。

(二)肺动脉瓣下(漏斗部)狭窄

肺动脉瓣区下方肌束肥厚或者隔膜致使右心室流出道狭窄，肺动脉瓣往往无明显异常。多见于法洛四联症或室间隔缺损患者。

1.隔膜型

室上嵴和肺动脉瓣之间出现一隔膜，隔膜中心有一小孔。孔径大于1.5 cm以上者多无临床症状；小于0.5 cm时症状明显。

2.肌束肥厚型

右心室室上嵴、隔束、壁束异常肥厚，流出道变窄伴右心室壁肥厚。肺动脉主干多无狭窄后扩张。狭窄区可能为狭窄管道状，亦可局限于漏斗部。

双腔右心室是一种伴随右心室流出道纤维肌性狭窄的罕见特例，存在瓣下水平的右心室流出道梗阻。

3.外周肺动脉狭窄(肺动脉主干及分支狭窄)

狭窄发生在主肺动脉水平、肺动脉分叉或者更远端的分支。左、右肺动脉狭窄可同时存在。可能合并其他先天性心脏畸形，如瓣膜性肺动脉狭窄，房间隔缺损，室间隔缺损或动脉导管未闭，20%的法洛四联症患者伴有外周肺动脉狭窄。

功能性或生理性的外周肺动脉狭窄是婴儿收缩期杂音的常见原因。它发生在早产儿和足月儿，随着时间的推移，肺动脉的发育完善，杂音通常在几个月内消失。

肺动脉狭窄时血流动力学改变与狭窄的部位、程度、范围及类型密切相关。轻度单纯性肺动脉狭窄时，多无明显血流动力学变化。而重度狭窄或者多发性狭窄时右心压力负荷过重，此时肺动脉狭窄致使右心排血受阻，右心室长期负荷过重而导致右心室壁向心性肥厚，顺应性减低，右心房压随之升高，同时由于肺动脉狭窄，经肺静脉回流入左心房的血液减少而使左心房压力减低。右心房压力增高而左心房压力减低，卵圆孔开放，形成心房水平右向左分流，产生中心性发绀。

2006年ACC/AHA心脏瓣膜疾病管理指南及2009年EAE/ASE超声心动图评估瓣膜狭窄临床应用指南规定，依据峰值流速和肺动脉压力阶差，肺动脉狭窄分轻、中、重三级(表3-3)。

表3-3　肺动脉狭窄程度分级

狭窄程度	轻度	中度	重度
峰值速度(m/s)	<3	3～4	>4
峰值压差(mmHg)	<36	36～64	>64

二、超声心动图表现

(一)二维及 M 型超声心动图

1.肺动脉瓣狭窄

心底短轴切面收缩期肺动脉瓣呈穹隆状(圆顶状或圆锥形)突向肺动脉主干,瓣口较小,瓣叶活动幅度较大。部分患者瓣叶增厚、回声增强,开口较小,瓣叶活动幅度也较小。瓣环狭窄时可见瓣环内径变小。M 型超声肺动脉瓣活动曲线 a 波加深,肺动脉瓣开放时间延长。正常肺动脉瓣活动曲线 a 波深度为2～4 mm,肺动脉瓣狭窄 a 波深度大于 4 mm(图 3-33)。

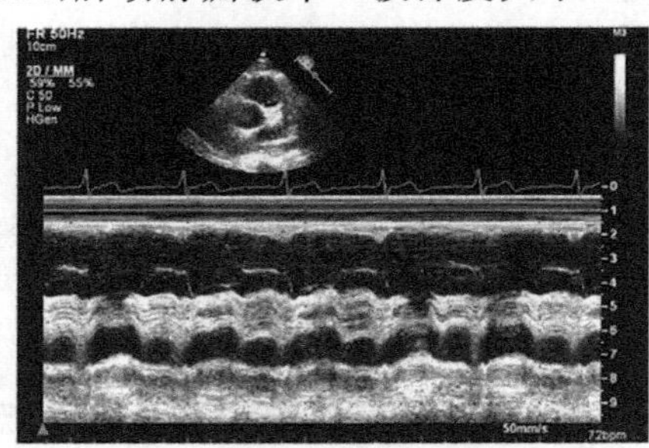

图 3-33　肺动脉狭窄 M 型曲线

显示肺动脉瓣增厚,回声增强,a 波加深

2.右心室流出道狭窄

隔膜型狭窄者在心底短轴及右心室流出道切面上于右心室流出道内可见异常细线状回声,一端连于前壁,另一端连于室上嵴侧,中央见一小孔。此孔的大小决定狭窄的程度。肌束肥厚型在室上嵴部位心肌环形肥厚,壁束、室束均明显肥厚,致使流出道明显狭窄(图 3-34),M 型曲线显示肺动脉瓣收缩期高速震颤。

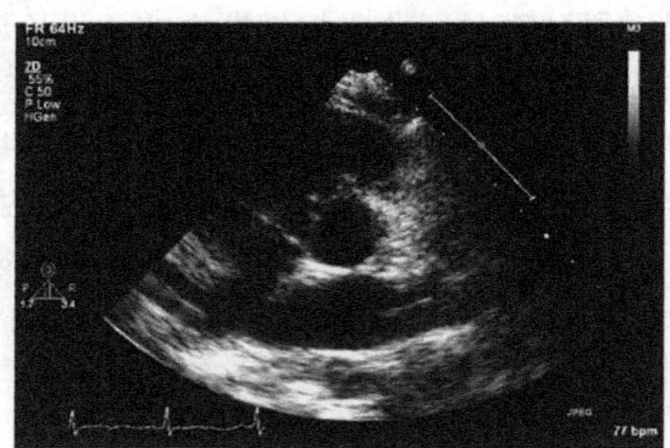

图 3-34　心底短轴切面

显示右心室流出道肌性狭窄

3.肺动脉主干及分支狭窄

主肺动脉长轴切面可显示主肺动脉局部狭窄管壁增厚或向腔内突入,管腔变狭小;或者整个主肺动脉明显变细使管腔变狭小。左、右肺动脉分支近端狭窄时可显示相应管腔局限性狭窄,超声心动图不能显示远端肺动脉及其分支狭窄。

4.其他表现

肺动脉狭窄时右心室壁多有不同程度的肥厚,右心室前壁舒张末期厚度＞5 mm(图 3-35)。右心室腔多扩大,但是肌束肥厚型右心室腔可变小。另外,可见卵圆孔未闭或房间隔缺损。

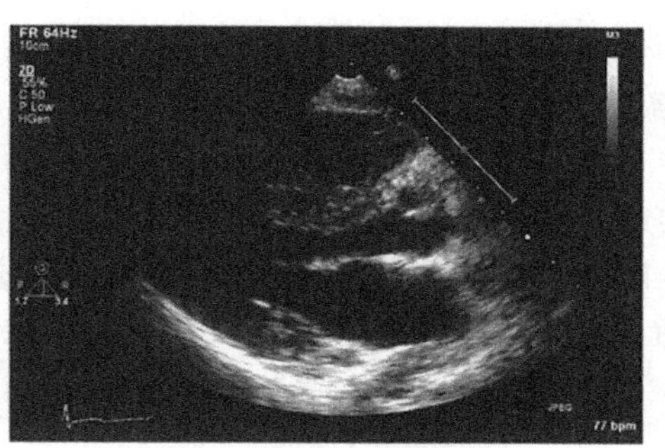

图 3-35　左心长轴切面

显示右心室壁肥厚

(二)频谱多普勒

1.脉冲多普勒

将取样容积由右心室流出道向肺动脉瓣环、肺动脉瓣口、肺动脉移动时,血流速度明显变化,于狭窄处可见明显加快的射流频谱,而于狭窄后肺动脉内则呈湍流频谱。

2.连续多普勒

利用连续多普勒技术可记录肺动脉狭窄处收缩期高速射流频谱,测得峰值流速,依次可进行一系列的计算,以判断肺动脉狭窄的程度。通过肺动脉狭窄的血流频谱可测量其峰值血流速度和平均血流速度,按简化 Bernoulli 方程可计算出肺动脉狭窄处的最大瞬时压差和平均压差,狭窄程度越重,上述压差就越大。

(三)经食管超声心动图

经食管超声心动图检查肺动脉狭窄的临床意义。

1.确定肺动脉狭窄的部位及程度

在右心室流出道切面上可以清晰地显示整个右心室流出道、肺动脉瓣、肺动脉主干、肺动脉分叉处及左、右肺动脉近端的情况,可以进一步确定肺动脉狭窄的部位及程度(图 3-36)。

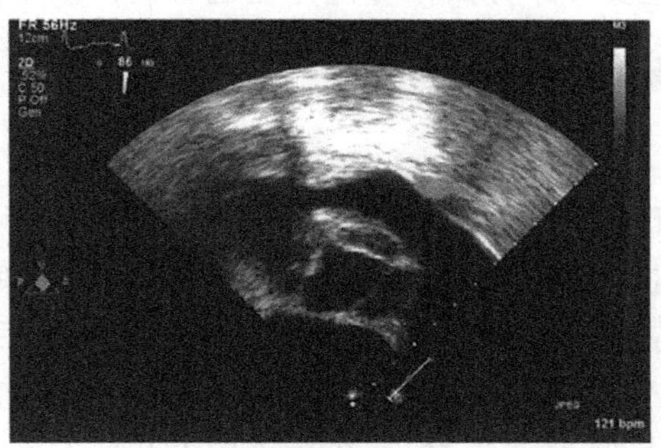

图 3-36　经食管超声心动图心底短轴切面

2.确定有无伴发卵圆孔未闭或房间隔缺损

经食管超声心动图检查可以清晰显示房间隔结构,因此非常有助于两者的鉴别诊断。

3.监测肺动脉瓣球囊扩张成形术及评价疗效

在肺动脉瓣狭窄的介入治疗术中进一步观察肺动脉形态,评估部位及狭窄程度,实时进行监测,即刻判断疗效。

(四)三维超声心动图

三维超声心动图特别是实时三维经食管超声心动图能够较为清晰地显示肺动脉和房间隔的三维立体结构。

对于肺动脉瓣狭窄,三维超声心动图可直观地显示瓣膜的形态、厚度、活动情况,并可能显示瓣膜开口的大小,更加直观准确地判断其狭窄程度。右心室流出道狭窄的患者,三维超声心动图在确定其狭窄部位及程度方面具有更为重要的价值。

三、鉴别诊断

重度肺动脉狭窄合并卵圆孔未闭者从病理解剖及血流动力学上分析应归入法洛三联症。肺动脉狭窄的患者常常合并房间隔缺损。二者均有肺动脉狭窄和心房水平的分流,应注意鉴别。法洛三联症为心房水平右向左分流,患者有发绀;轻度肺动脉瓣狭窄合并房间隔缺损为心房水平左向右分流,患者无发绀。肺动脉狭窄最常见的原因为先天性,风湿性和肿瘤所致的肺动脉狭窄均有相应特征改变,前者几乎同时伴有其他瓣膜的形态和血流动力学改变,后者为肿瘤转移累及心脏的表现,因此鉴别诊断并不困难。

(周东风)

第八节　冠状动脉粥样硬化性心脏病

随着我国人们生活水平的日益提高,冠状动脉粥样硬化性心脏病(简称冠心病)的发病率逐年提高。近年来,超声仪器的不断改进及相应软件的研发为超声医学的发展提供了必要的技术支持,不断涌现的超声新技术为冠心病及各种心脏病变的评价提供了有效的工具,同时超声诊断因其简便性、无创性、可重复性及可床旁操作等优势在冠心病诊断中发挥着不可替代的作用。

一、冠状动脉的解剖及血流动力学

(一)冠状动脉解剖

正常冠状动脉分别起源于左、右冠状动脉窦,左冠状动脉起源于左冠窦,左冠状动脉主干在肺动脉左侧和左心耳之间向左走行大约 1 cm 后分为左前降支和回旋支,部分患者在左前降支和回旋支之间还发出斜角支。左前降支沿前室间沟走向心尖,多数达后间隔再向上、向后止于心脏的膈面;前降支在前纵沟沿途发出许多分支供应心室前壁中下部及室间隔前 2/3。回旋支沿房室沟走向左后部,绕过左心室钝缘到达膈面,它在行进中发出许多分支分布于左心室前壁上部、侧壁、后壁及其乳头肌。右冠状动脉起源于右冠窦,然后沿后室间沟走向心尖;右冠状动脉除分布于右心室壁外,尚分布于左心室后壁及室间隔后 1/3。上述血管及其分支如发生动脉粥样硬化或痉挛,可造成管腔狭窄而产生心肌缺血。

(二)冠状动脉血流动力学

心脏每分钟排血约 5 L。心脏连续不停地做功,耗氧量巨大。静息状态下氧的清除率为 70%~80%,心肌组织内氧储备极少,因此心肌对供血不足最敏感。当心脏耗氧量增加时,冠状动脉的血流量将通过多种机制进行调节以满足心肌的需要,包括血流动力学因素(舒张期血压、舒张期长短、冠状动脉内径)；冠状动脉平滑肌的紧张度；神经调节因素(冠状动脉外膜上的肾上腺素能神经纤维调节及通过调节心脏收缩活动、收缩频率、电生理及心肌代谢等方面调节)；代谢因素(多种代谢产物可引起血管扩张)等。

冠心病的病变基础是动脉粥样硬化的不断进展，造成冠状动脉管腔的狭窄，特别是易损斑块的破裂导致的血小板聚积和血栓形成，是冠心病急性事件的主要原因。

二、冠状动脉的超声心动图检查

超声心动图尤其是经食管超声心动图可以观察冠状动脉的起源、走行、形态及其内血流。近年来发展的彩色多普勒冠状动脉血流成像技术更可以较为直观地显示冠状动脉主干及其分支的血流，同时可探测心肌内冠状动脉血流，并对冠状动脉远端血流进行检测。以经胸超声观察冠状动脉为例介绍。

(一)二维超声心动图

二维超声心动图可清晰显示左、右冠状动脉的起始部，在心底短轴切面于主动脉根部 4～5 点钟处可见左冠状动脉的开口，在 10 点钟处可见右冠状动脉的起源(图 3-37)。

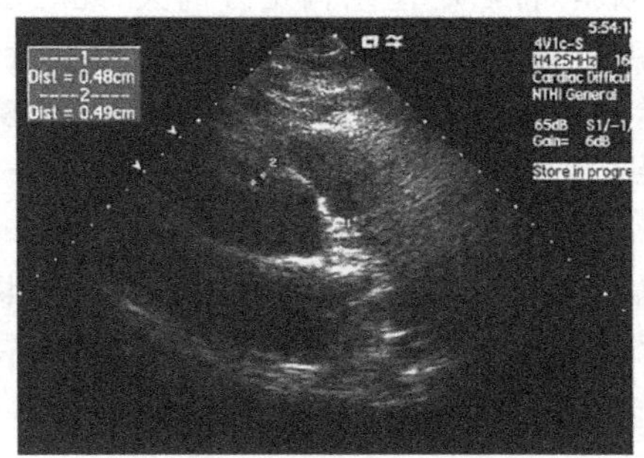

图 3-37 左、右冠状动脉经胸二维超声心动图成像

在心底短轴切面于主动脉根部可见左、右冠状动脉的起源

在胸骨旁主动脉根部短轴切面调整探头方位，可显示左冠状动脉的主干向左走行，随即顺时针旋转探头 30°时，可见其长轴图像，发现分叉处时指向肺动脉瓣者为左前降支，其下方者为左回旋支。左主干向肺动脉倾斜 15°～30°，而后平直走行，左前降支顺室间隔下行，而左旋支向左后走行。将探头稍向上翘，于主动脉根部的右上缘 10 点至 11 点的部位可见右冠状动脉长轴图像。在左心室长轴切面清楚显示主动脉前壁时，向内旋转探头，再略向上扬，也可见右冠状动脉。右冠状动脉自右冠窦起源后迅速右行或进一步从出口处下行。右冠状动脉近端长轴在心尖四腔切面和剑突下五腔切面可显示，右冠状动脉中段短轴在剑突下心尖四腔切面可显示。冠状动脉及其分支不在同一水平，难以显示冠状动脉的全貌，通常在一个切面上只能显示一段冠状动脉，因此在超声扫查时须不时变换探头的方向方能观察到冠状动脉的连续情况。

在二维超声心动图上冠状动脉呈梭状、圆形或管状。左主干开口呈漏斗状，正常左主干长度<2 cm(约 95%)，直径为 4～10 mm(平均 7 mm)，右冠状动脉直径为 3～6 mm，左前降支近端为 3～5 mm。

(二)彩色多普勒冠状动脉血流成像技术

近年来发展的彩色多普勒冠状动脉血流成像技术弥补了二维超声心动图观察冠状动脉的不足，在显示冠状动脉主干及其分支的同时，可探测心肌内冠状动脉血流，其有效性经冠状动脉造影对照证实对左前降支远端的总检出率达 90%。与冠状动脉造影相比,此项技术具有无创、可重复观察的优越性,是冠状动脉造影的重要补充(图 3-38)。扫查方法如下。

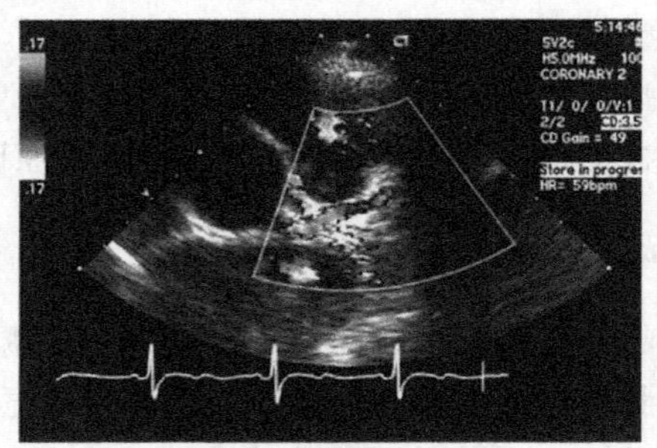

图 3-38　左冠状动脉彩色多普勒血流成像

清晰显示左冠状动脉主干,左前降支近端(LAD)和回旋支(CX)近端的血流

1.左前降支

患者取平卧或左侧卧位,在左心二腔切面基础上探头略向右侧倾斜,使室间隔前方出现部分右心室结构再将探头逐渐向左倾斜,待右心室结构正好消失,此时室间隔前方显示沿前室间沟下行的前降支的中下段。二维超声可显示其远端的短轴切面,稍微旋转探头可显示左前降支的长轴管型结构,用彩色多普勒显示其血流,脉冲多普勒可显示其血流频谱。在心尖三腔切面可显示左前降支末段彩色多普勒血流图。

2.右冠状动脉后降支

患者取左侧卧位,于胸骨左缘第四或五肋间显示左心室短轴切面,彩色多普勒可显示其血流。在左心二腔切面基础上探头略向下移动,显示左心室心尖部,待右心室结构正好消失,此时左心室下壁与膈肌之间可出现沿后室间沟下行的后降支的中下段。

3.左旋支

在心尖四腔切面略改变探头倾斜角度,于左心室的左外侧可显示左旋支的分支——钝缘支的血流。

在左心室短轴切面上,于室间隔的前、后方可分别显示前降支和后降支的横断面,左心室左侧可见钝缘支的横断面,室间隔前段及左心室前壁心肌内可见心肌内的冠状动脉血流。彩色多普勒显示冠状动脉为舒张期持续的线状红色血流信号,脉冲多普勒显示的以舒张期为主的双期血流频谱。在彩色多普勒冠状动脉血流成像引导下采用频谱多普勒可定量分析冠状动脉血流灌注情况,认识冠状动脉血流的生理,了解各种生理和病理因素对冠状动脉血流灌注的影响,评估药物治疗的效果,为诊断和治疗提供可靠的依据。

常用参数:收缩期最大和平均血流速度(PSV,MSV);舒张期最大和平均血流速度(PDV,MDV);收缩期和舒张期血流速度时间积分(VTIS,VTID);总血流速度时间积分(VTIS+D);总平均速度(MV);舒张期和收缩期血流速度时间积分比值(VTID/VTIS);收缩期和舒张期血流速度时间积分与总血流速度时间积分比值(VTIS/VTIS+D,VTID/VTIS+D)等。

彩色多普勒冠状动脉血流成像对于室间隔前段、左心室前壁及侧壁前段心肌内血流可较为清晰的显示,而室间隔后段及左心室后壁心肌内的冠状动脉血流显示欠佳。右心室游离壁心肌内冠状动脉血流成像亦不理想。

(三)经胸超声观察内乳动脉桥

冠状动脉搭桥术是冠状动脉血流重建的一种有效方法,尤其对治疗多支病变或主干近端高危病变患者，与介入治疗和常规药物治疗相比有明显的优势。内乳动脉作为移植血管，其远期通畅率高于自体大隐静脉，冠状动脉前降支病变多采用该血管与前降支吻合的方法进行治疗。

内乳动脉又称胸廓内动脉，其解剖结构左右两侧基本相似，是锁骨下动脉的第一支分支，发自锁骨下动脉第一段的下壁，与椎动脉的起始部相对，沿胸骨侧缘外侧 1～2 cm 处下行，至第 6 肋间隙处分为腹壁上动脉和肌膈动脉两终支。内乳动脉血管长度约 20 cm，平均直径 3 mm。

左内乳动脉（LIMA）检查方法：将探头置于左锁骨上窝做横切，探及锁骨下动脉长轴，将探头旋转 90°，以彩色多普勒显示血流信号，于锁骨下动脉下壁即椎动脉起始部的对侧可见内乳动脉起始部。尽可能调整声束与血流的角度，在距起始部 1.0～1.5 cm 范围内取样，获得脉冲多普勒频谱。彩色多普勒超声能够提供有关内乳动脉的形态学信息，且通过多普勒检测了解其血管功能，为术前准备及术后随访评估提供相关信息，锁骨上窝较胸骨旁 LIMA 显示率高。检测指标：血管内径（D）、收缩期峰值流速（V_S）、舒张期峰值流速（V_D）、收缩期速度时间积分（VTI_S）、舒张期速度时间积分（VTI_D）、收缩期与舒张期峰值流速的比值（V_S/V_D）、收缩期与舒张期流速度时间积分的比值（VTI_S/VTI_D）。

冠状动脉搭桥术后，LIMA 脉冲多普勒频谱曲线特征由术前的收缩期优势型转变为术后的舒张期优势型，与冠状动脉的频谱曲线相似。在左心室长轴切面基础上，探头向患者心尖方向滑动，并使探头旋转到右心室结构正好消失时，应用冠状动脉血流成像技术，可显示沿前室间沟下行的 LAD 的中远段。在该切面，部分患者可显示桥血管与自体 LAD 吻合的特征性倒“Y”形冠状动脉血流成像图，即由桥血管远段、远段自体 LAD 及近段自体 LAD 组成，交汇点即吻合口的位置。在心尖二腔切面也可显示桥血管与自体 LAD 的吻合口。

冠状动脉血流成像技术检查 LIMA 桥以其无创性、可重复性、便于随访的优势，成为评价冠状动脉搭桥术前后内乳动脉功能及血管通畅性首选而可靠的检测技术。

三、心肌缺血的超声心动图检查

心肌一旦发生缺血，立即出现室壁运动异常，故缺血节段的室壁运动异常是诊断缺血心肌的主要方法之一。

（一）左心室室壁节段的划分

1.20 节段划分法

美国超声心动图学会推荐的 20 节段法，将胸骨旁左心室长轴四面分为三段，即基底段、中间段、心尖段；沿左心室短轴环，在基底段和中间段的室壁，再每隔 45°划分一段，各分为 8 个节段在心尖水平分为4 个段，共计 20 段。这种方法可以构成一球面的左心室节段系统，这个系统像一个靶图，将异常节段标在靶图中，又称牛眼图，可以很容易显示异常节段室壁占整个心室壁的比例，估测病变程度。在心室再同步化治疗中亦可发挥定位作用。

2.16 节段划分法

根据冠状动脉与各室壁节段间的对应关系，使用 16 节段划分法。该法在长轴切面把左心室壁分为基部、中部、心尖部，在短轴切面把左心室壁分为前壁、前间隔、后间隔、下壁、后壁、侧壁，而心尖部短轴切面仅分为四段即前壁、后间隔、下壁、侧壁，共计十六段。这种划分法与冠状动脉血供分布密切结合，又使各段容易在超声心动图两个以上的常规切面中显示出来。从图 3-39 中可看出，心尖侧壁和心尖下壁为冠状动脉供血重叠区，心尖侧壁可由左前降支或左回旋支供血，心尖下壁可由左前降支或右冠状动脉供血。在判断心尖侧壁的供血冠状动脉时，如果心尖侧壁室壁运动异常的同时伴有室间隔或左心室前壁的室壁运动异常,则心尖侧壁划为左前降支供血节段;如果伴有左心室后壁或后侧壁的室壁运动异常,则心尖侧壁划为左回旋支供血节段。同样,在分析判断心尖下壁的供血冠状动脉时,如果心尖下壁室壁运动异常的同时伴有下壁运动异常,则心尖下壁划为右冠状动脉供血节段;如果伴有室间隔或左心室前壁的室壁运动异常,则心尖下壁划为左前降支的供血节段。

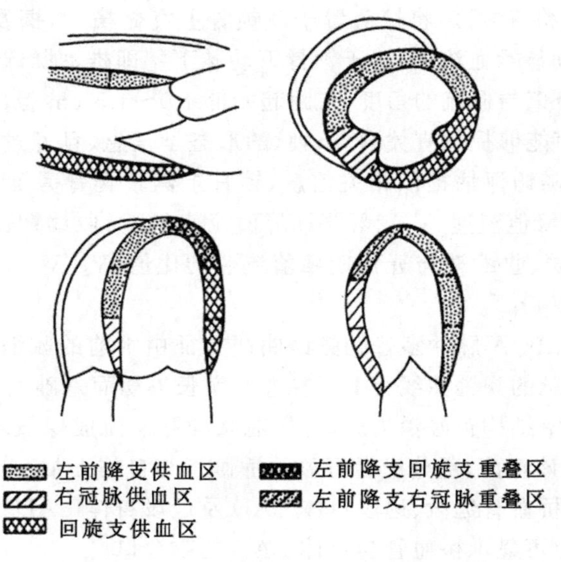

图 3-39 冠状动脉供血区域分布

3.17 节段划分法

20 节段和 16 节段划分法均不包括心尖顶部,即没有心腔的真正心肌心尖段。近年来超声方法评价心肌灌注的各项技术逐步应用发展,心尖顶部心肌段日益受到关注。因此美国心脏病学会建议几种心脏影像学检查方法统一采用 17 段心肌分段方法,其命名及定位参考左心室长轴和短轴 360°圆周,以基底段、中部-心腔段及心尖段作为分段命名,沿左心室长轴从心尖到基底定位。17 节段划分法实际上是在 16 节段划分法的基础上把心尖单独作为一个节段。

(二)节段性室壁运动异常的分析

缺血性节段性室壁运动异常是冠心病在二维超声心动图上的特征性表现,节段性室壁运动异常的表现:①室壁运动幅度减低、消失、反常(矛盾)运动。②室壁运动时间延迟。③心肌收缩时的变形及变形率减低。④心肌收缩运动梯度低下。⑤室壁收缩期增厚率减低、消失、负值。心内膜运动<2 mm 者为运动消失,2～4 mm 者为运动减弱,≥5 mm 者为运动正常。

1.节段性室壁运动异常的目测分析

应用目测法对室壁运动进行定性分析。①运动正常:收缩期心内膜向内运动幅度和室壁增厚率正常者。②运动减弱:较正常运动幅度减弱,室壁增厚率<50%者。③不运动:室壁运动消失。④矛盾运动:收缩期室壁朝外运动。⑤运动增强:室壁运动幅度较正常大。同时采用室壁运动记分(wall motion score,WMS)法进行半定量分析:运动增强=0 分;运动正常=1 分;运动减弱=2 分;不运动=3 分;矛盾运动=4 分;室壁瘤=5 分。将所有节段的记分相加的总和除以所观察的室壁总数即得“室壁运动指数”(wall motion index,WMI)。凡室壁运动指数为 1 者属正

常，室壁运动指数大于 1 者为异常，室壁运动指数≥2 者为显著异常。研究表明室壁运动指数与左心室射血分数显著相关，室壁运动指数越高，射血分数越低。

2.组织多普勒成像

组织多普勒成像通过直接提取心肌运动多普勒信号，获得心肌长轴运动的方向运动速度、位移、时相等多项信息，对节段室壁运动进行定性、定量研究。

3.彩色室壁动态技术

彩色室壁动态技术由声学定量技术（AQ）发展而来。AQ 技术是根据心肌和血液的背向散射信号不同，计算机自动将二者鉴别开来，在心肌和血液的分界（即心内膜）处给予曲线勾画出来，CK 技术正是在此基础上建立起来的。它通过心动周期中不同的时间段心内膜所在位置的不同给予不同的颜色，室壁运动即可通过观察某段室壁的收缩期心内膜运动幅度大小、心内膜颜色变化的方向来判断有无节段性室壁运动异常。

彩色室壁动态技术以不同色彩显示在同一幅图像上直观显示整个心动周期心内膜向内或向外运动幅度和时相，从收缩期开始由内向外依次将心内膜图像编码为红→橘红→黄→绿→蓝，从舒张期开始由内向外依次为红→蓝→绿→黄，将无运动或矛盾运动者始终显示为红色，可用于分析室壁运动。

4.实时三维成像技术

RT-3DE 克服了二维超声心动图切面有限的不足，可显示整个左心室室壁运动。RT-3DE 对正常左心室局部收缩功能的研究表明左心室各节段的收缩功能并非均一，前壁、前间壁和侧壁收缩功能明显强于下壁和后壁，局部每搏输出量从心底部到心尖部有逐步下降的趋势，这说明单纯应用局部射血分数来评价左心室局部功能具有一定的局限性。RT-3DE 测量包括左心室节段的局部每搏输出量、局部射血分数、局部-整体射血分数等系列局部心功能，可进一步提高冠心病患者左心室局部收缩功能定量评价的准确性。

四、超声心动图负荷试验

负荷超声心动图是一种无创性检测冠心病的诊断方法。其通过最大限度激发心肌需氧增加而诱发心肌缺血，通过实时记录室壁运动情况，评估心肌缺血所致节段性室壁运动异常。由于心肌缺血时室壁运动异常往往遭遇心电图改变和心绞痛发生，从而提高了超声诊断冠心病的敏感性，也增加了其安全性。负荷超声心动图常用负荷的方法：①运动负荷试验：运动平板试验、卧位或立位踏车试验等。②药物负荷试验：正性肌力药（多巴酚丁胺）和血管扩张剂（双嘧达莫、腺苷）。③静态负荷试验：冷加压试验、握力试验、心房调搏等。

（一）运动负荷试验

常用的运动负荷试验为运动平板试验和踏车试验。运动试验的禁忌证与心电图运动试验相同，运动采用的方案及运动终点也与心电图运动试验一样。负荷超声心动图以出现室壁运动异常或原有异常室壁运动加重为确诊冠心病的标准。超声心动图运动试验在运动前记录各常规切面图像，运动中由于直立的体位，晃动的躯体及呼吸频率加快均影响了运动中超声心动图检查，运动后需立即让患者平卧检查。由于运动停止后心肌缺血尚能维持一段时间，其心肌缺血持续的时间与运动负荷量和心肌损害程度有关，故应尽快检查才能发现室壁运动异常。采用卧位踏车试验可避免患者起立运动，躺下检查的不便和停止运动时间过长记录不到异常的室壁运动的缺点。

虽然运动负荷超声心动图是最为生理的负荷试验，没有药物所致的血流动力学方面的不良反应。但由于受患者年龄、体能、下肢血管疾病或下肢肌肉骨骼疾病的限制，以及运动所致的呼吸增快、胸壁过度运动等因素影响超声图像质量，因而其临床应用受到一定限制。

(二)药物负荷试验

由于药物负荷试验不受体力及下肢疾病的限制，目前临床应用较为普遍。常用药物有多巴酚丁胺、腺苷和双嘧达莫。

1.多巴酚丁胺负荷超声心动图

多巴酚丁胺是异丙肾上腺素衍生物，是人工合成的儿茶酚胺类药物，具有较强的 β_1 受体兴奋作用，即正性肌力作用。经研究证实，静脉滴入 1～2 分钟后开始生效，8～10 分钟达高峰，血浆半衰期约 2 分钟，停药后 5～10 分钟作用消失。静脉注射 2.5～10 μg/(kg·min)时，可使心肌收缩力增强，心排血量增加，左心室充盈压、肺毛细血管楔压和中心静脉压下降，以此可检出存活心肌。当应用 20 μg/(kg·min)以上时，可使心率增快，血压增高，心肌需氧量增加，流向狭窄冠状动脉的血流量减少，使该血管供血的心肌缺血，从而检测出缺血心肌。

多巴酚丁胺剂量及用法：起始浓度为 5 μg/(kg·min)，每 3 分钟递增至 10 μg/(kg·min)、20 μg/(kg·min)、30 μg/(kg·min)，最大剂量为 30～50 μg/(kg·min)。经超声心动图各切面观察每一剂量及终止后 5 分钟的室壁运动，并记录血压、心率及 12 导联心电图。终止试验标准：多巴酚丁胺达峰值剂量；达到目标心率；出现新的室壁运动异常或室壁运动异常加重；出现心绞痛；心电图 ST 段下降≥2 mV；频繁室性期前收缩或室速；收缩压≥29.3 kPa(220 mmHg)，或舒张压≥17.3 kPa(130 mmHg)，或收缩压比用药前降低≥2.7 kPa(20 mmHg)；出现不能耐受的心悸、头疼、恶心、呕吐等不良反应。若出现室壁运动异常可诊断为冠心病。

以往对多巴酚丁胺负荷试验结果的判定多采用对节段心肌功能视觉评价上，以计算室壁运动记分指数(wall motion score index，WMSI)为评判标准，带有明显的主观性和经验依赖性，当图像质量较差时，不同观察者之间得出的结论差异明显，诊断精确性低。随着超声新技术的开展，在多巴酚丁胺负荷超声心动图基础上结合多种新方法以提高诊断率，主要有以下几种。①与声学造影结合：通过注入声学造影剂使左心室造影，增强对心内膜边界的辨认，提高视觉评价的准确率，并且通过心肌灌注成像判断心肌活性，二者的结合能同时实现收缩储备和心肌灌注的评价，使对心肌活性的判断更客观准确。②与应变率成像结合：可测量所有心肌节段的心肌运动的量化指标在静息状态与负荷状态下的变化情况，特别是采集二维原始图像的 VVI 技术及二维应变技术的应用，避免了多普勒技术角度、帧频及噪声的影响，提高了试验的准确性。③与彩色室壁运动(CK)结合：在 CK 技术基础上评价室壁运动，提高了对室壁运动判断的准确性，减少了人为主观因素的影响，试验的敏感度、特异度和诊断准确率增加。

2.双嘧达莫药物负荷试验

双嘧达莫(潘生丁)为冠状动脉扩张剂，其发挥作用的机制主要是通过抑制心肌细胞、内皮细胞和血管平滑肌细胞对腺苷的摄取及增加冠状动脉对腺苷的敏感性。双嘧达莫使正常的冠状动脉扩张，使其血流量增加达正常的 5 倍，而心肌耗氧量不增或略低。但对已有粥样硬化和狭窄的冠状动脉，其扩张作用显著减弱，甚至完全不能扩张。在冠心病患者，正常的冠状动脉充分的扩张的同时，病变血管的血液灌注明显减少，出现“盗血现象”诱发心肌缺血。双嘧达莫药物负荷试验是评价冠状动脉固定狭窄病变和冠状动脉小血管病变的有效手段，在存活心肌的评价中应用较少。

双嘧达莫剂量及用法：0.56 μg/kg 以生理盐水稀释后 4 分钟内缓慢静脉注射，观察 4 分钟，若无反应再于 2 分钟内给 0.28 μg/kg 静脉注射，总剂量 0.84 μg/kg，10 分钟内注射完。

3.腺苷负荷超声心动图

腺苷是目前认为作用最确切和最强的冠状动脉扩张物质。部分正常细胞在代谢过程中可产生少量腺苷，但在心肌缺血时则可产生大量腺苷。腺苷可直接作用于内皮细胞和血管平滑肌细胞的腺苷 A_2 受体而使动脉扩张，低剂量应用腺苷可通过增加冠状动脉血流速度检测冠状动脉血流储备，高剂量应用可通过对冠状动脉的“盗血作用”诱发心肌缺血。1990 年腺苷首次推出后即成为新一代的负荷试验药物。腺苷以其半衰期短、作用直接、不良反应轻的优势，在缺血性心脏病的诊断及对治疗效果的评估上具有广泛的应用价值。

腺苷注射液经静脉持续静脉泵注入，剂量为 140 μg/(kg·min)，用药时间 6 分钟。在给予腺苷注射液前、用药 3 分钟、终止给药时和停药后 5 分钟分别记录二维超声心动图与 12 导联心电图，观察 ST 段变化，同时监测血压和心率，出现明显阳性结果或不良反应及时停药。腺苷不良反应的发生率达 80%，主要有头痛、面红、心悸、胸部不适、呼吸加深或困难、低血压、房室传导阻滞等。但腺苷的半衰期极短，停药后不良反应很快消失。

五、存活心肌的超声心动图检测

随着冠心病内科介入治疗及外科冠状动脉搭桥术的广泛开展，如何评价受损心肌的血流灌注，功能改善状况也越来越受到关注。因为再血管化治疗仅能提高具有存活心肌患者的生存率，无活性的心肌经再血管化治疗后功能不能恢复。为此，提出了存活心肌的概念，即指冠状动脉缺血或再灌注后具有收缩力储备的心肌，包括以下两种。①顿抑心肌：指在严重短暂的心肌缺血缓解后（一般少于 20 分钟）受损心肌功能延迟恢复的状态，即血流已经恢复正常或接近正常时心肌收缩功能仍低下，延迟恢复。②冬眠心肌：指长期低血流灌注使受损心肌收缩功能适应性下降，心肌降低做功、减少氧耗，以维持细胞活性。二者的共同的特点是心肌代谢存在、心肌细胞膜完整、具有收缩储备，对正性肌力药物有收缩增强的反应。

研究表明，冠状动脉微血管的完整性是确保心肌收缩力储备和局部功能恢复的先决条件，是心肌存活的必备条件。但微血管的完整性（心肌组织灌注）与收缩储备并不匹配，心肌收缩储备与微血管完整性是存活性的两个不同方面，它们不能互相替代。因此，如何运用超声方法评价存活心肌成为超声技术发展的新热点。

（一）药物负荷超声心动图

1.小剂量多巴酚丁胺负荷超声心动图

目前临床检测存活心肌多应用小剂量多巴酚丁胺，起始浓度为 2.5 μg/(kg·min)，每次递增2.5 μg/(kg·min)至 10 μg/(kg·min)或 15 μg/(kg·min)，每个剂量维持 5 分钟。也有应用多巴酚丁胺 3 μg/(kg·min)、5 μg/(kg·min)、10 μg/(kg·min)，每个剂量维持 5 分钟的方法。

小剂量多巴酚丁胺负荷试验的注意事项：①心肌梗死患者对小剂量多巴酚丁胺耐受性好，多数患者不出现不良反应。②必须注意观察室壁运动的改变，尤其是心肌梗死节段，但对正常节段也应注意观察，因部分患者有多支血管病变，在负荷后也可能出现新的室壁运动异常。③在试验过程中，应注意有无室性心律失常和心肌缺血表现。禁忌证为心肌梗死后，病情不稳定，仍有心肌缺血表现者；有频发严重心律失常者；左心室腔内血栓者；高血压控制不佳者；不能耐受多巴胺类药物者。

心肌缺血反应的标志是在静脉滴注多巴酚丁胺时，收缩减弱节段收缩运动进一步恶化，无收缩活动节段在小剂量时出现一过性改善，但在较大剂量时，收缩运动再度恶化（双相反应）。缺血心肌收缩期后异常收缩常提示该处心肌存活，出现以下改变有利于诊断存活心肌：①收缩活动减弱的节段负荷后较前增强。②无收缩活动的节段负荷后出现收缩变厚，位移增加。③收缩减弱的节段在小剂量时较前改善，但随着剂量增加，出现收缩活动再次减弱。以第 3 条为特异性最高。有文献报道：如果心肌部分受损，有 50％心肌存活时心肌的收缩后收缩最显著，超声心动图可应用收缩后收缩指数、收缩后增厚及心肌背向散射积分周期变异（CVIB）等参数进行评价。

多巴酚丁胺负荷超声心动图预测存活心肌的准确率和正电子断层成像（PET）和单光子断层成像（^{201}TI-SPECT）相似，总阳性预测率为 83％，总阴性预测率为 81％。对缺血心肌尤其是对运动消失节段的检测，多巴酚丁胺负荷超声心动图有更高的阳性预测率。

2.腺苷负荷超声心动图

腺苷剂量及用法同前。

目前认为心肌缺血后微循环的损伤是一个动态变化过程，再灌注早期心肌灌注异常可同时见于坏死心肌和存活心肌区域，因此早期的心肌灌注缺损并不代表心肌坏死。另外，再灌注后早期由于“微循环顿抑”而导致的微循环灌注的异常是随时间可逆的，心肌灌注逐渐恢复的心肌节段其功能也逐渐恢复。由此提示对存活心肌的检测也要动态观察。

缺血后微循环损伤伴有显著的冠状动脉血流储备的异常，而在局部微循环灌注仍异常的早期阶段存活心肌的冠状动脉血流储备已恢复，因此再灌注后冠状动脉血流储备的测定能更早地检测心肌的存活性。腺苷负荷超声心动图结合心肌声学造影，能够对局部心肌微循环扩张储备功能进行定量评价，从而在再灌注早期检测存活心肌。

（二）心肌声学造影

从心肌微循环灌注的角度检测存活心肌的超声技术是近年发展起来的心肌声学造影（myocardial contrast echocardiography，MCE）技术。声学造影剂由周围静脉注入后可产生大量微泡，新一代声学造影剂的微泡直径 4～6 μm、流变学特性与红细胞相似，结合 MCE 成像技术，可清晰地显示心肌的灌注状态，评价心肌血流灌注强度、范围，检测缺血心肌，评估冠状动脉狭窄程度及冠状动脉血流储备，心肌梗死溶栓或冠状动脉介入治疗后心肌再灌注效果，在冠状动脉搭桥术中为血运重建术适应证提供决策、评价搭桥效果等。

心肌微循环的完整性是 MCE 检测存活心肌的基础。微循环的完整性包括解剖结构的完整以及功能状态的完整，后者即微循环扩张储备功能的完整性。在冠状动脉缺血及再灌注过程中，心肌微循环的有效灌注是确保心肌存活的先决条件。MCE 即通过评估心肌的灌注和微血管的完整性来识别存活心肌。

1.MCE 的评价方法

（1）MCE 心肌灌注的评价方法。MCE 对心肌灌注的评价方法主要有两种：①进行定性分析预测局部心肌的存活性，通过观察无运动心肌节段注射声学造影剂后有无灌注。与坏死心肌不同，存活心肌虽有局部运动异常，但由于微血管结构相对完整，保证了有效的心肌灌注，MCE 常表现为正常均匀显影或部分显影。而坏死心肌由于局部微血管的破坏，再灌注后出现无复流现象，MCE 表现为灌注缺损。②对局部心肌灌注进行定量分析。有学者选择 31 例陈旧前壁心肌梗死伴梗死相关冠状动脉通畅的患者，应用 MCE 对比相关心肌区域的运动状态。观察经左冠状动脉注入声学造影剂后，左心室前壁心肌与后壁心肌灰阶峰值强度（PI）比值与左心室前壁运动的关系，证明梗死区 PI 比值与局部收缩功能相关($r=0.88$)。因此，PI 是估计梗死区心肌存活性简单而可靠的指标。

在慢性冠状动脉缺血的条件下，心肌对慢性低灌注的反应是收缩功能下降但保持其存活性(即冬眠心肌)。有学者研究显示 MCE 的再充盈曲线参数可以反映冬眠心肌的微血管特性，从而能够很好地预测局部心肌的存活性。

(2)MCE 对微血管的完整性的评价：MCE 结合冠状动脉扩张剂的使用，通过对局部心肌微循环扩张储备功能的定量分析来评价冠状动脉微血管的完整性。缺血后微循环损伤伴有显著的冠状动脉血流储备的异常，在再灌注后局部微循环灌注仍异常的早期，具备收缩力储备的存活心肌的冠状动脉血流储备已恢复。研究提示再灌注后 24 小时冠状动脉血流储备>1.6，局部心肌收缩功能恢复的可能性大。因此，再灌注后冠状动脉血流储备的测定能更早的检测存活心肌。

(3)MCE 结合多巴酚丁胺负荷试验：MCE 的特征是能显示心肌毛细血管是否健全，虽然心肌无收缩活动，但如果超声微泡能进入心肌梗死区则可证明有毛细血管，认为有存活心肌。在小剂量多巴酚丁胺作用下，可能出现心肌内微血管血流再分布，二者的结合进一步提高了诊断的准确性。

2.MCE 的分析方法

(1)目测法：属定性和半定量分析方法。通过声学造影获得心肌灌注图像，使心肌组织回声增强，根据显影增强的效果分为 0～3 级。局部组织血供丰富区域显影明显增强，而病变部位组织血流灌注较差，局部造影显影增强较弱或无增强，显示为灌注缺损。

(2)定量分析：心肌显影的二维灰阶及能量谐波成像的彩色视频密度由暗至亮分为0～255 级。微泡造影剂进入冠状动脉循环后迅速产生心肌成像并达到峰值强度(peak intensity, PI)，随后逐渐消退。对 MCE 观察区域进行定量分析并绘制时间-强度曲线，并得到定量指标：峰值强度(PI)；注射造影剂到出现心肌造影增强的时间；造影开始增强到峰值的时间(AT)；造影峰值强度减半时间(PHT)；造影持续的时间和曲线上升下降速率及曲线下面积等。曲线下面积及 PI 反映进入冠状动脉血管床的微泡数总量，可用于评估心肌血流量。时间-强度曲线可计算出区域性心肌血流分布和心肌灌注情况。

当声学造影强度处于一个稳态后，微泡进入或离开某一部分心肌循环的量是相同的，脉冲间隔时间与视频强度之间呈指数关系，符合公式：$y=A(1-e^{-\beta t})$。y 是脉冲间期 t 时间的视频强度(VI)；A 是局部组织能蓄积的最大微泡数量，反映的是局部微血管密度，代表了毛细血管容积；β 是曲线上升平均斜率，即造影剂微泡的充填速度，反映的是局部血流速度；两者的乘积($A\times\beta$)即反映了局部心肌血流量(MBF)。坏死心肌的($A\times\beta$)值明显低于存活心肌，当标化后的($A\times\beta$)值<0.23 时，提示局部心肌坏死。MCE 显示顿抑心肌的峰值强度(PI)较正常心肌无明显差别，再灌注早期由于反应性充血，PI 值轻度增加，而此时心肌收缩功能减低，由此提示存活心肌。

由于实时 MCE 能对心肌内感兴趣区的再灌注强度曲线进行分析，并对峰值强度、曲线斜率等参数进行测量，因此能定量局部心肌的血流量，提高 MCE 对存活心肌判断的准确性。许多研究将 MCE 与 PET、SPECT 等临床采用的其他检测存活心肌的方法进行比较，证实 MCE 在判断存活心肌方面有着极高的准确性。

六、急性心肌梗死及并发症的超声心动图检测

急性心肌梗死(acute myocardial infarction, AMI)是冠状动脉内斑块破裂的动态变化过程发展到血栓使冠状动脉完全闭塞，致使冠状动脉供血的相关心室壁因持久缺血而完全或几乎完

全坏死。心室壁收缩功能因而丧失,收缩运动异常。

(一)心肌梗死的超声诊断

超声心动图在AMI诊断中可评价心脏室壁节段的运动、室壁厚度、心腔形态、左心室收缩及舒张功能,评价存活心肌等。同时可进行排除性诊断,如二维超声可明确急性心包炎心包积液的诊断,二维结合经食管超声可明确主动脉夹层的诊断等。当心肌坏死后,室壁运动改变常表现为无运动或矛盾运动,室壁收缩期无增厚。室壁增厚率改变比室壁运动更能反映心肌梗死的存在、程度和范围。心肌梗死后瘢痕形成时,局部节段室壁变薄,超声回声增强。根据节段性室壁运动的部位,结合心电图心肌梗死部位能准确判断梗死相关血管。心肌声学造影可通过造影剂灌注缺失确定心肌梗死范围。

超声心动图对心肌梗死的诊断也存在局限性,在透壁性心肌梗死时几乎都能检出室壁运动异常。但在非透壁性心肌梗死时,由于存在足够数量的有功能的心肌故不一定出现室壁运动的异常。另外,超声心动图在判断梗死面积大小时也存在局限性,因为梗死周围非坏死及非缺血心肌受附近坏死心肌的影响可出现室壁运动异常;心肌梗死后由于再灌注有些心肌处于顿抑状态或处于冬眠状态,这些心肌的运动异常导致超声对梗死范围的高估。

美国心脏病学会(AHA)推荐心肌梗死超声检查的指征:①伴有休克或重症泵功能衰竭,心肌功能衰竭;或有可能进行外科手术治疗的并发症如室间隔穿孔,心脏游离壁破裂,重度二尖瓣反流,左心室真性或假性室壁瘤。②大面积心肌梗死(心电图上多部位,或CKMB>150 U/L,总CK大于1 000 U/L)。对此类患者需要了解有关其预后及是否需要抗凝治疗以防止左心室血栓等信息。③心肌梗死并发心动过速,血流动力学不稳定,肺淤血,难治性心绞痛,或心脏压塞。④AMI合并有心脏瓣膜病变或先天性心脏病。⑤AMI并发心包积液。⑥AMI患者应用钙通道阻滞剂或β受体阻滞剂等可引起左心功能抑制,或引起左心室功能进一步损害时以及时发现并立即处理。

(二)右心室梗死

右心室梗死在临床诊断中常漏诊。右心室功能损害多发生于下壁心肌梗死,为右冠状动脉近端闭塞,阻断右心室支或后降支的血流,导致右心室梗死。超声心动图上的主要表现为右心室游离壁异常运动和右心室扩张。短轴图可见下壁和正后壁运动异常,在心尖四腔面见右心室扩大,也可出现右心室室壁瘤及右心室血栓形成。常并发三尖瓣反流,是由于室间隔运动异常所致。

(三)急性心肌梗死并发症的超声检测

急性心肌梗死患者由于有典型的症状、心电图及心肌酶学标志物检测,临床医师通常可以迅速做出诊断,因此超声心动图用于AMI发病时的检查并非常规,但在AMI并发症的诊断中,超声心动图因其可床旁操作的优势,其作用不容忽视。

1.心肌梗死的扩展和延展

急性心肌梗死后,特别是大面积透壁性梗死,导致左心室腔变形,出现几何形态学改变,即左心室重构。左心室重构表现为早期左心室扩大,起于急性期,持续到恢复期,超声心动图证实梗死区扩展和心室扩张。扩展是指梗死部位变薄向外扩张,收缩功能进一步减低,室壁运动积分指数变差,但功能正常心肌的百分比没有改变。AMI时扩展常发生在心肌破裂之前,并提示较差的预后。而心肌梗死的延展是指梗死周围的缺血心肌发生梗死,功能正常心肌的百分比下降,室壁运动积分上升(心室功能变差),又出现新的梗死区进一步扩展。

超声心动图检查可以从多方面检测梗死扩展。

（1）二维图像：在心肌梗死早期观察梗死扩展的范围、部位和程度；在心肌梗死发展过程中梗死扩展可发展为室壁瘤，也是左心室“心室重构”的一部分，心室局部和整体的扩张是左心室重构的主要因素，损害左心室功能并影响预后。超声心动图可床旁动态观察心室进行性扩大的范围、程度及对心功能的影响，是否出现严重瓣膜反流，是否发生室壁瘤及附壁血栓，是否发生机械并发症（室壁破裂及室间隔穿孔）等。

（2）测量参数。①左心室容量：以观察是否发生梗死扩展。②测量左心室前壁和后壁的长度：发生梗死扩展，梗死节段长度延长。③测定梗死区的半径：以判定有无扩展。当梗死部位扩张，膨出，其半径缩短。如前壁半径短轴与左心室短轴比，可反映前壁或下壁局部膨出及其程度。④扩展指数：梗死区室壁运动失调节段心内膜长度与非梗死区心内膜长度的比值。⑤室壁心肌厚度减薄率（ventricular wall thinning ratio，VWTR）：梗死区运动失调节段室壁厚度与正常室壁厚度的比值，正常大于0.8。

2.室壁瘤

室壁瘤是AMI的最常见并发症，是由于梗死区心肌扩张变薄，心肌坏死、纤维化，少数钙化，心腔内压力使其逐渐向外膨出所致，常累及心肌各层，绝大多数累及心尖。室壁瘤通常发生在AMI后1年内，其发生率占心肌梗死患者的3.5%～38%。发生部位以左心室前壁、心尖部及室间隔为多，也可发生在下壁基底部。AMI后形态学改变在2周内已形成，室壁瘤形成的患者占心肌梗死患者的百分比在急性期与陈旧期大致相同。超声心动图对室壁瘤诊断的敏感性达93%～100%。

左心室室壁瘤可分为真性室壁瘤、假性室壁瘤及功能性室壁瘤。超声心动图是检测心肌梗死后室壁瘤形成的常规方法之一，可准确测量室壁瘤的大小、位置，判断瘤腔内有无血栓及室壁运动功能测定，鉴别真、假性室壁瘤，敏感性达93%～98%。室壁瘤的超声心动图检出率与血管造影相关较好。在某些情况下，超声对室壁瘤的观察优于血管造影和核素心脏检查。

（1）真性室壁瘤的超声特征：心肌组织消失，瘢痕形成，病变局部扩张，在心室舒张期和收缩期均向外膨出变形，在收缩期扭曲形态的室壁瘤瘤壁无向心性收缩或呈相反方向的离心运动（亦称矛盾运动），与正常心肌交界部位可见宽大的“瘤口”，呈瓶颈形态。室壁瘤实质上是梗死扩展的结果。室壁瘤的另一个特征是血流异常，在大片无收缩区（AK）和反向搏动区（DK）多普勒超声常显示有涡流血流频谱，亦可见到因血流缓慢形成的超声自显影现象。心尖部大块无收缩区常可见到这种自显影现象。异常血流和自显影常是血栓形成的预兆。

多数前壁心尖部室壁瘤在心尖四腔面或二腔面见到，心尖部收缩功能受损，心底部收缩功能尚保持正常。大的室壁瘤也能使整个心室功能受损，可见心室壁变薄，心腔扩大。超声心动图除能确定有无室壁瘤及其大小外，还能对非梗死心肌的功能进行评估。M型超声心动图测定室壁瘤患者心底部活动预测这类患者室壁瘤切除术后的生存率。二维超声心动图做同样的研究证明：在心尖部室壁瘤的患者，心底部径对手术预后预测比血管造影及左心室射血分数更有价值。

（2）假性室壁瘤：假性室壁瘤是因为左心室游离壁破裂，局部心包和血栓等物质包裹血液形成的一个与左心室腔相通的囊腔，这种并发症通常是致命性的。二维超声与彩色多普勒合用是诊断假性室壁瘤的有效方法。二维超声心动图可以显示在心包腔内血肿，其外壁为心包和血凝块而不是心肌，其所在部位心室壁回声断裂，形成一瘤口与瘤体相通，瘤口直径小于瘤体最大直径，瘤壁由纤维样心包组织和(或)血凝块构成，没有心肌成分，瘤腔内壁可有强弱不均的块状或片状回声，彩色血流频谱可显示血流信号从左心室腔通过心肌破裂口流入假瘤腔内。应用超声声学造影，可见到造影剂进入瘤体内。经胸实时三维超声可更好地显示，发现经胸二维超声漏诊的假性室壁瘤。

假性与真性室壁瘤的本质区别是心脏已破裂，假性室壁瘤处的心肌、心内膜中断，不连续。超声心动图鉴别假性与真性室壁瘤的要点是室壁瘤的颈部宽度，假性室壁瘤的颈部比较窄，一般情况下，其颈部比瘤体窄，而真性室壁瘤的颈较宽。假性室壁瘤在心室收缩心室变小时瘤体反而变大。彩色血流频谱亦有助于血流观测。超声诊断假性室壁瘤极为重要，这类室壁瘤可能突然破裂，导致患者立即死亡。因此，一旦诊断，应尽快手术。

(3)功能性室壁瘤：在形态上与真性室壁瘤不同，其是由纤维组织或瘢痕构成，局部可有心肌纤维，同样影响心肌的整体收缩运动，引起射血分数降低。功能性室壁瘤仅见于心室收缩期，膨出的室壁区域与邻近正常心肌区域不形成“瘤口”样形态，是心肌梗死扩展的结果。

3.室间隔穿孔

室间隔穿孔是AMI时发生于室间隔的心肌破裂，形成室间隔缺损，是AMI的严重机械并发症之一，出现严重的血流动力学障碍，可迅速发展至心力衰竭，乃至心源性休克，预后极差，病死率很高。室间隔穿孔多发生在AMI后1周内。国内报道：75%的穿孔发生在AMI后1周内，24小时内发生穿孔者为31.3%。另文不同报道：91.4%出现在AMI后7天内，其中24小时内发生者占25.7%。

超声心动图是检测室间隔穿孔的理想方法。二维超声可以直接观察到破裂的室间隔。彩色多普勒可显示室间隔缺损所致的异常左向右分流，由于左心室收缩期压力明显高于右心室，左心室内血液急速向右心室分流，彩色多普勒血流成像可见以蓝色为主的五彩镶嵌血流，如破损口较大，彩色血流束较宽，心尖四腔切面可见红色血流束。当左心室下壁心肌梗死后室间隔穿孔时，在左心室短轴位于下壁与后间隔之间可见彩色血流穿过缺损口沿右心室膈面进入右心室。

室间隔破裂可发生于任何部位，前壁、下壁心肌梗死均可发生，常发生于室间隔近心尖部，多数为开放性穿孔，较少为不规则性穿孔。室间隔穿孔的大小不等，直径一般小于4 mm，穿孔直径越大者，左向右分流量越大，对血流动力学的影响和心室功能损害的程度越大，直接关系到患者的生存率。穿孔也可能是多发的。经食管超声有助于诊断。

AMI合并室间隔穿孔多见于老年人，有时合并多种疾病，图像显示不清晰，且穿孔部位多在前室间隔与心尖部，彩色多普勒在此处衰减明显，脉冲、连续多普勒取样困难。因此，如AMI后突发胸骨左缘3～4肋间粗糙的收缩期杂音，临床怀疑并发室间隔穿孔时，需仔细扫查能够显示室间隔的各个切面，注意心肌变薄、有节段运动障碍的部位是否有断续的回声失落及心肌结构紊乱，在此基础上用彩色多普勒显示有无收缩期五彩血流束经此处自左心室流向右心室。同时用连续多普勒取样显示有高流速湍流频谱即可明确诊断。

4.左心室附壁血栓

左心室附壁血栓是AMI常见的并发症之一。通常多附着于有反向搏动的室壁瘤样扩张部位。二维超声是检出左心室附壁血栓的常规方法，其对诊断左心室附壁血栓价值甚至高于X线下左心室造影及核素左心室造影。在许多前瞻性研究中，超声心动图已成为检测附壁血栓的“金标准”。

大多数附壁血栓发生前壁心肌梗死，多发生于心尖部。在心室各个部位均可以见到血栓，可形成球形突向腔内，并随血流活动。右心室心尖部也可能有血栓。

附壁血栓的二维超声心动图检查可见左心室腔内不规则团块状回声附着于左心室心内膜表面，可凸向左心室腔，也可呈薄片状在心尖部附着，位置固定，回声强度及密度不均匀，表示血栓有不同程度的机化、纤维化，回声较弱的血栓提示该血栓较为新鲜。附壁血栓通常位于心尖部，其密度不随心肌收缩活动改变，以此与心内膜结构相鉴别。团块状回声附着区的心肌室壁运动失调，减弱或消失。附壁血栓凸向心腔内，有时可见其随血流活动，这种血栓易脱落造成体循环栓塞，危险性较大，二维超声可动态追踪观察其大小及活动度，以此评价临床抗凝治疗效果。

诊断左心室心尖部血栓应注意以下几点。①与心尖部肌柱回声鉴别：心尖部肌柱随收缩活动发生形态改变，血栓则无变化。②与超声近场伪差鉴别：人工伪差不随心脏搏动活动，而随探头移动而移动。③绝大多数左心室血栓都发生于室壁运动异常的部位。④血栓必须在两个以上观察面上见到。

如患者超声图像质量差，或者血栓较为新鲜回声较弱，常规经胸超声不易判断，以及左心室肌小梁及假腱索或者近场伪像均影响对附壁血栓的判断。可采用左心室声学造影，造影后可显示造影剂充盈缺损，此时左心室附壁血栓边界一目了然，从而使左心室附壁血栓易于识别。

5.心肌梗死后二尖瓣反流

心肌梗死后二尖瓣反流(MR)病因及病理生理：①心肌梗死后左心室扩大，二尖瓣环扩张，造成二尖瓣相对关闭不全。②左心室扩大，乳头肌位置下移，使腱索相对变短，导致二尖瓣关闭不全。③乳头肌及相关心脏游离壁的急性缺血导致的乳头肌断裂或功能不全，造成 MR。乳头肌断裂的发生率为 1%，低于室间隔穿孔，后乳头肌累及的机会比前侧乳头肌多 6～12 倍，断裂常发生在乳头肌的远端，可能累及一个或数个小的乳头肌头部，发生在乳头肌近端的完全断裂非常罕见。

AMI 患者出现 MR 时只有 46.9%可闻及心尖部收缩期杂音，反流严重者较反流轻者的收缩期杂音闻及率反而降低，提示并发 MR 的 AMI 患者仅靠心脏听诊极易漏诊。超声心动图因其诊断 MR 的敏感性、无创、可床旁操作等特点而广泛应用。彩色多普勒可显示左心房内蓝色的反流束，二维超声可显示因乳头肌断裂所致的二尖瓣连枷状运动，乳头肌功能不全时显示二尖瓣瓣叶在收缩期最大关闭时未达到瓣环水平，形成瓣叶错位的外观。

超声心动图显示的 MR 对 AMI 的预后具有预测价值，AMI 后早期(1 周内)MR 多为轻度，中、重度 MR 较少见。有 MR 患者 30 天及 1 年的死亡率显著高于无 MR 者，提示有 MR 患者的预后较差。AMI 早期出现不同程度的 MR 与梗死的部位明显相关，下壁、后壁心肌梗死 MR 的发生率高。AMI 后 MR 与左心室形态和下壁异常运动相关，在前壁梗死患者也是如此，而下壁梗死患者 MR 只与下壁异常运动相关。

七、血管内超声成像

冠心病急性心脏事件(急性冠状动脉综合征)发生的病理基础是动脉粥样硬化斑块破裂或内皮溃疡基础上诱发血栓形成。随着对斑块稳定性的认识，识别不稳定斑块越来越受到关注。冠状动脉造影(coronary angiography，CAG)曾被认为是诊断冠心病的“金标准”，然而它是根据造影剂充盈缺损影像来诊断，只能反映造影剂充填的管腔轮廓，提供有关血管管壁和病变形态结构的信息有限。现在临床上不仅关心冠状动脉的狭窄程度，而且越来越重视冠状动脉内斑块的形态和组成，血管内超声(intravascular ultrasound，IVUS)因此应运而生。血管内超声首次为临床提供了直接观察血管壁的动脉粥样硬化斑块和其他病理情况的工具。与冠状动脉造影相比，IVUS提供了更多潜在的信息，IVUS可以在冠状动脉内直接观察血管内膜下结构，即动脉全层（包括斑块厚度），提供管腔、管壁横截面图像，分辨出斑块的大小、组成成分、分布以及观察斑块处血管的重构情况，在斑块稳定性的诊断上具有CAG无法比拟的优势。

目前使用的IVUS系统主要包括相控阵技术和机械扫描技术。相控阵系统通过同步产生一束360°的超声束而生成图像，操作过程中需要将整个导管在血管内推送或回撤以获得图像，相对于机械扫描探头，具有更小的外径，其主要缺点是位于转换器周围的伪像。机械扫描是将装载有单晶体的转换器设计在外鞘内，利用一个灵活的传动轴带动转换器发生机械旋转，获取图像，操作时需要用生理盐水冲洗以保证转换器与外鞘间没有空气，转速可达每分钟1 800转，获取的图像清晰度高。机械旋转型导管的近场分辨力较好，可提供清晰的支架小梁影像，且不需滤掉伪影。但机械导管因不能使影像束动态聚焦，其远场分辨力较差。另外，不均匀旋转伪像也是影响机械旋转型导管影像质量的因素。

IVUS在每个图像切面上有三个空间方向上的分辨力，通常轴向分辨力为80～120 μm，侧向分辨力为200～250 μm，环形切面上的分辨力主要与图像伪像有关，目前还不能量化。研究表明IVUS所显示的斑块组成和组织学检查有良好的相关性，通过与组织学对比研究，IVUS在判断粥样斑块成分方面的可信性已经得到证实，有“活体组织学”之称。

虚拟组织学成像（VH）是利用频率-范围分析的一种新兴技术，IVUS-VH是在传统灰阶IVUS采集不同组织回声信号振幅的基础上，同时收集回声信号的频率，通过射频信号的频率范围分析，可以识别5种颜色编码的4种组织学斑块类型：即钙化、坏死、纤维以及纤维脂质性斑块，可以区分动脉粥样斑块的组成，判断易损斑块，这些不同的斑块成分被赋予彩色编码。钙化、纤维化、纤维脂质混合和坏死脂质核心分别被标以白色、绿色、黄色和红色。IVUS弹力成像技术已经被用于研究血管壁的机械性质，以间接反映斑块的组织病理学成分，它是将心动周期中的心腔内压力与IVUS、图像相结合，提供血管壁的张力并反映组织学构成。

（秦　良）

第九节　心脏肿瘤

心脏肿瘤可分为原发性和继发性，原发性心脏肿瘤是指起源于心包、心肌和心内膜的肿瘤，继发性心脏肿瘤是指身体其他部位的原发性恶性肿瘤转移到心脏和心包。原发性心脏肿瘤少见，尸检检出率为0.15%。继发性心脏肿瘤的发病率为原发性肿瘤的6～40倍。原发性心脏肿瘤中良性肿瘤占80%，其中黏液瘤占50%以上，其他如脂肪瘤、纤维瘤、血管瘤、横纹肌瘤、平滑肌瘤、错构瘤、畸胎瘤及间皮瘤等较为罕见；恶性肿瘤占20%，其中肉瘤和间皮细胞瘤较多见，还包括恶性淋巴瘤、恶性纤维组织细胞瘤和恶性畸胎瘤等。

超声心动图对心脏肿瘤的诊断有重要价值，可直观显示肿瘤的部位、大小、形态、活动度及与周围组织的关系等，为心脏肿瘤的诊断和评估肿瘤的血流动力学改变提供了可靠的手段，是诊断心脏肿瘤的首选方法。

一、原发性心脏良性肿瘤

（一）心脏黏液瘤

心脏黏液瘤为心脏原发性肿瘤中最多见者，占心脏原发性良性肿瘤的 50%～75%，其中又以左房黏液瘤发病率最高，约占 75%。黏液瘤大多数见于 30～60 岁的成年人，多为单发，亦可多发，表现为一个心腔内多个肿瘤或肿瘤侵犯两个以上心腔。黏液瘤有蒂，瘤蒂长短不一，短粗者可直接与心壁相贴，长者可达 3～5 cm，细者可为 0.2 cm。70%～80%黏液瘤瘤蒂起源于房间隔卵圆窝周围，少数起源于心房游离壁、房室瓣及瓣环、腔静脉入口及心耳周围。黏液瘤临床表现复杂各异，缺乏特异性，血流动力学改变取决于瘤体的大小和瘤蒂的长短，小的黏液瘤可无症状，较大而有蒂的黏液瘤可于舒张期下降至二尖瓣口，使左房排血受阻，临床和血流动力学表现酷似二尖瓣狭窄。瘤体表层易于脱落形成碎片或小块，引起动脉栓塞。黏液瘤的出血、变性、坏死可引起全身性反应，如不规则发热、心慌、关节痛等。

多发黏液瘤即为一个心腔内有两个以上黏液瘤或两个以上心腔内均探及黏液瘤。同一心腔内多发黏液瘤若附着部位较近，瘤体间空隙较小，常难准确判断黏液瘤数目，应多切面仔细查找，避免漏诊。任意两个以上心腔内可同时探及黏液瘤，发现一处黏液瘤时应多切面、多角度、多个心腔内查找，经食管超声心动图在多发黏液瘤的检出及瘤蒂附着部位的检出方面有一定优势。

1.常见超声表现

（1）左房黏液瘤的超声心动图表现如下。

1）M 型超声心动图：舒张中晚期可见二尖瓣前叶后方出现云雾状回声，EF 斜率减慢，呈城墙样改变，前后叶呈异向运动。收缩期左房内出现云雾状回声，舒张期消失。

2）二维超声心动图：①心脏黏液瘤在二维超声上表现为圆形、椭圆形或不规则的团块状影，瘤体大小不等，可为 0.4～10 cm。内部回声均匀，呈点状回声，回声强度中等。②通常借瘤蒂附着于卵圆窝水平的房间隔上，较少附着于游离壁和房室瓣上。瘤蒂粗细不等，长短不一，二维超声可观察蒂的存在并测量其长短。③黏液瘤活动度较大，随心动周期有规律性的运动。有包膜者瘤体边界清楚，轮廓清晰，无包膜者可呈分体状，轮廓不规则。要注意观察瘤体与瓣膜有无粘连。④瘤体形态可发生各种变化，收缩期呈圆形，舒张期经房室瓣口下移变为椭圆形或哑铃形。

3）多普勒超声心动图：①在左室长轴切面和心尖四腔心切面，舒张期当瘤体阻塞二尖瓣口时，可显示窄束射流从肿瘤边缘进入左室，呈五彩镶嵌色。黏液瘤的射流束与房室瓣狭窄的射流束有下列不同：前者起源于房室瓣环，为心室流入道的边缘型射流；后者起源于房室瓣口，为心室流入道的中央型射流。连续波多普勒可记录到房室瓣口的舒张期射流频谱，采用与二尖瓣狭窄时同样的定量方法，可以计算出最大瞬时压差、平均压差和瓣口有效面积，可定量房室瓣梗阻程度。②心房黏液瘤不仅阻碍通过房室瓣口的舒张期血流，而且造成收缩期房室瓣的关闭不全。彩色多普勒可记录到瘤体与左房壁间的蓝色反流信号。③当左房黏液瘤合并肺动脉高压时，可记录到三尖瓣和肺动脉瓣反流频谱，确定肺动脉高压的程度。

4）经食管超声心动图：因探头位于食管内，加上高频探头的应用，使图像的分辨力显著提高，多平面探头使声束在 360°的方位内全面扫查心脏结构，可进一步检出黏液瘤的附着点，是否多发性黏液瘤，确定房室瓣的受累程度，评估肿瘤的血流动力学改变，并且在术中评价即刻手术效果。

（2）右房黏液瘤的超声心动图表现。①M 型超声心动图：舒张中晚期可见三尖瓣前叶后方出现云雾状回声，收缩期右房内出现云雾状回声，舒张期消失。②二维超声心动图：二维超声特征与左房黏液瘤类似，于右房内可探及圆形或椭圆形团块状回声，其蒂附着于房间隔卵圆窝的右房侧，在收缩期位于右房内，舒张期可脱入到三尖瓣口或右室内。③多普勒超声心动图：彩色多普勒可显示舒张期右房内窄束的射流经三尖瓣口沿肿瘤边缘进入右室，呈五彩镶嵌色。

(3)左室黏液瘤的超声心动图表现。①M型超声心动图：显示云雾状回声出现在左室内，收缩期位于左室流出道，舒张期团块回声回移至左室腱索水平。②二维超声心动图：流出道附近多见，其蒂多附着于室间隔上，也有附着于左室侧壁和心尖部。活动性较心房黏液瘤为小，在左室长轴切面和心尖五腔心切面可见左室内的异常团块状回声，收缩期随血流进入左室流出道，舒张期返回左室腔。③多普勒超声心动图：彩色多普勒显示肿瘤可阻塞左室流出道，呈五彩镶嵌的湍流，连续波多普勒可评价左室流出道的梗阻程度。

(4)右室黏液瘤的超声心动图表现。①M型超声心动图：显示云雾状回声出现在右室流出道内，舒张期异常回声消失。②二维超声心动图：在右室流出道切面可见右室内的异常团块状回声，收缩期随血流进入右室流出道，舒张期返回右室腔内。③多普勒超声心动图：彩色多普勒显示右室流出道内的五彩镶嵌的湍流，连续波多普勒可评价右室流出道的梗阻程度。

2.鉴别诊断

黏液瘤主要应与血栓鉴别。鉴别要点如下。

(1)部位及形态：黏液瘤多位于左房卵圆窝附近，瘤体通常较大，呈圆形或椭圆形；血栓体积较小，形态不规则，多数位于左心耳、左房侧后壁、心尖或室壁瘤内。

(2)蒂及活动度：黏液瘤有蒂，附着面小，有高度活动性；血栓无蒂，广泛附着于心内结构上，无活动。

(3)黏液瘤内部回声比较均匀，回声强度中等；血栓内部回声不太均匀，可有强、弱回声混杂。

(4)同患疾病：黏液瘤于舒张期移至二尖瓣口形成血流梗阻，但瓣膜结构正常；血栓常见于风湿性心脏病、冠心病或心肌病，有相应瓣膜病变和室壁运动异常。

(二)脂肪瘤

心脏脂肪瘤最早于1887年被描述，发生率约占心内肿瘤的8.4%。脂肪瘤可发生在心脏的任何部位，其中1/2发生在心内膜下并突向心腔，心外膜与心包膜处也有报道。

大多数脂肪瘤单发、无蒂、无活动。由成熟的脂肪细胞、纤维基质、肌纤维及血管组成，有薄层纤维细胞包膜。临床上通常无症状，偶尔脂肪瘤较大时，引起心脏扩大、杂音及传导异常，也有发生晕厥的报道。

1.常见超声表现

脂肪瘤的二维超声显示心室腔内、心外膜或心包膜处有一个较均匀而且固定团块状回声，边界清楚，光点均匀致密，瘤体内部有强回声光点。脂肪瘤无蒂、多单发、不活动，有包膜反射，边缘光滑，多呈椭圆形。

2.鉴别诊断

脂肪瘤应与心脏恶性肿瘤和左心室血栓鉴别。

(三)乳头状弹性纤维瘤

乳头状弹性纤维瘤是罕见的良性心脏肿瘤，占心脏原发肿瘤的10%以下，但却是瓣膜上最常见的原发肿瘤，约占瓣膜肿瘤的90%。

乳头状弹性纤维瘤通常起源于房室瓣及半月瓣，极少数起源于心内膜。肿瘤的直径均在

0.1～4 cm,大部分肿瘤直径在1 cm以下。病理学示肿物呈半透明状,可单发或多发,表面可见多处细小乳头。显微镜检下见肿瘤由无数细的乳头状物质组成,状如水草,其表面被覆内皮细胞,轴心含胶原、成纤维细胞及少量毛细血管,弹性纤维染色示乳头内富含弹性纤维。瘤体借较短的蒂附着于瓣膜,一般是附着于半月瓣的心室面及房室瓣的心房面。无蒂的乳头状纤维瘤有较宽的基底部附着于瓣膜。临床表现可有瓣膜受累的血流动力学改变及冠状动脉、体循环和脑血管栓塞的症状及体征。

(1)乳头状弹性纤维瘤需与心脏黏液瘤相鉴别:前者瘤体较小,后者瘤体较大;前者附着于瓣膜,后者多数附着于房间隔卵圆窝周围。

(2)乳头状弹性纤维瘤还应注意与感染性心内膜炎时瓣膜上的赘生物鉴别。①大多数感染性心内膜炎赘生物的形成有基础心脏病变,如先天性心脏病或风湿性心脏病,心脏正常者少见。乳头状弹性纤维瘤的发生无需心脏基础疾病的存在。②赘生物形成时多伴有持续发热病史,赘生物可见于瓣膜、腱索,回声不均匀,大小不等,可引起瓣膜脓肿、穿孔等改变,乳头状弹性纤维瘤多附着于半月瓣的心室面及房室瓣的心房面,一般无发热病史,对瓣膜功能的影响相对较小。

(四)横纹肌瘤

横纹肌瘤是儿童最常见的心脏良性肿瘤,80%发生在1岁以内,约占儿童原发肿瘤的69%,常合并结节性硬化。横纹肌瘤可单发或多发,多发的患者较常见,约占90%。横纹肌瘤多数呈结节状,起源于室间隔、心壁内,压迫周围心肌或突入心腔内。瘤体无真包膜,但与正常心肌分界清楚。临床表现差异很大,部分患者因瘤体较大而出现流出道梗阻症状及体征。

1.常见超声表现

(1)二维超声心动图显示室间隔或心室壁局部增厚,回声增强,均匀致密,瘤体大小不一,可为单个或多个,无包膜,边界规整,界线清晰。肿瘤无蒂与心肌相连,无活动度,肿瘤附着部位心壁增厚。较大的瘤体可突向流出道。

(2)多普勒超声心动图:瘤体较大引起左室流出道梗阻时,左室流出道内出现收缩期五彩镶嵌的射流信号,利用连续波多普勒在流出道内可记录到匕首状频谱形态。瘤体引起右室流出道梗阻时,于右室流出道内可记录到收缩期的最大射流速度,从而对狭窄程度做出定量诊断。

2.鉴别诊断

横纹肌瘤应与心脏恶性肿瘤和左室血栓鉴别。

(五)纤维瘤

纤维瘤多见于婴儿和儿童,主要发生在10岁以内,属先天性良性肿瘤。肉眼观,肿瘤多位于左室前壁或室间隔内,少数位于左室后壁及右室,极少累及心房。多为单发,大小不一,直径有时可达10 cm。镜检示纤维瘤由成纤维细胞组成,混有胶原和弹力纤维。此瘤生长缓慢,如侵犯心脏传导系统或阻断血流,则可产生相应的症状,可引起左、右心室流出道阻塞症状及充血性心力衰竭。

1.常见超声表现

在二维超声心动图中,纤维瘤多发生在左室壁,呈现边界清楚、质地均匀的强回声团,几乎均为单发。瘤体大小不一,小的仅几毫米,大的可达10 cm。瘤体表面有包膜,无蒂,无活动。瘤体较大时压迫受累部位心肌。

2.鉴别诊断

纤维瘤应与心脏恶性肿瘤和左室血栓鉴别。

(六)心脏畸胎瘤

心脏畸胎瘤主要见于儿童和婴儿,多数由心外累及心脏,心包畸胎瘤常附于肺动脉或主动脉的根部,心内型少见。心脏畸胎瘤较囊肿或脂肪瘤更少见,此种肿瘤通常发生于婴儿,常无症状,而在常规胸部X线片中发现。

常见超声表现:超声心动图显示瘤体内不均质回声区,形态比较规则,包膜完整,边界清楚,壁较厚,回声增强且不均匀,并可见形态不规则钙化团块或骨样回声。有时可伴有心包积液。

(七)其他心脏良性肿瘤的超声心动图表现

1.淋巴管瘤

心包腔内显示不规则的含液性包块,壁较厚,可伴有少量心包积液。

2.平滑肌瘤

超声显示实质均匀的强回声光团,有完整的包膜(图3-40)。

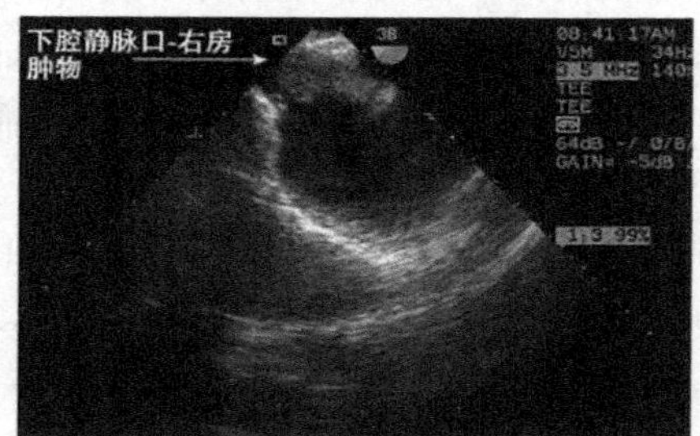

图3-40　**下腔静脉入右房口处平滑肌瘤**

3.血管瘤

超声显示心包腔内或左心耳等部位有一圆形包块回声,肿物内可显示等号状扩张的血管,边界清楚,伴有心包积液,彩色多普勒见肿块内有血流显示。

二、原发性心脏恶性肿瘤

最常见的心脏原发性恶性肿瘤是肉瘤。

(一)概述

(1)血管肉瘤是肉瘤中最常见的类型,男性的发病率大于女性。血管肉瘤大多发生于右侧房室,可广泛浸润而累及心外膜和心包。瘤体突向右房室腔内,可阻塞三尖瓣或肺动脉瓣口(图3-41)。镜检可见异常的血管腔,管腔排列不齐,部分管腔内充满内皮细胞。临床表现包括右心衰竭、心包积液和上下腔静脉梗阻的症状和体征。

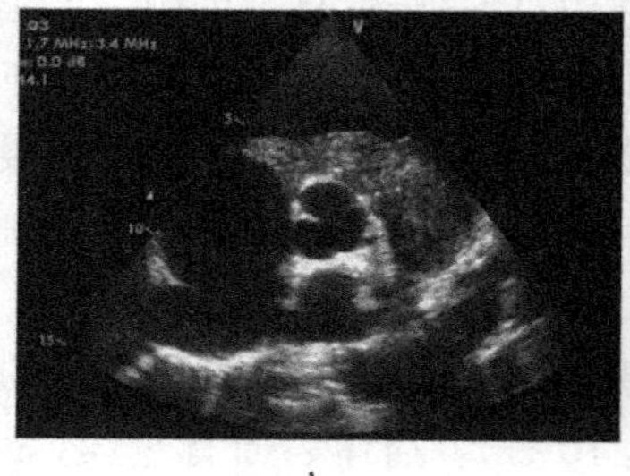

A

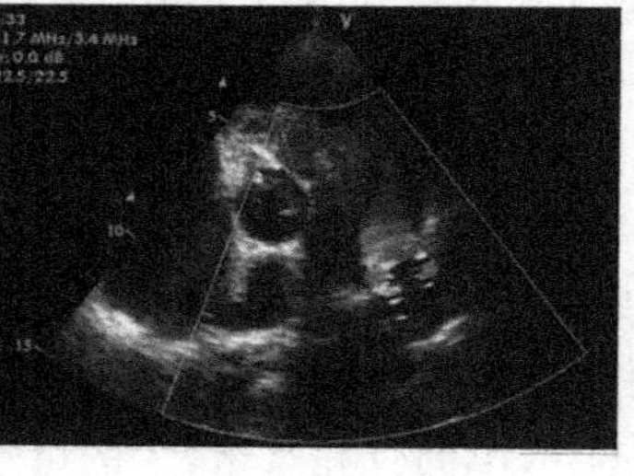

B

图3-41　**右室流出道黏液肉瘤向肺动脉内生长**

A.二维超声心动图;B.彩色多普勒超声图像

（2）横纹肌肉瘤也是肉瘤的常见类型，各年龄均可发生，多见于儿童。60％为多发性。镜检的特征是可见横纹肌细胞。瘤体可位于室间隔，也可突出到左室腔或右室腔内，使心腔或流出道受压。瘤体通常较大，呈分叶状，表面不光滑，活动性差，可广泛浸润周边组织。多数患者有瓣膜受累、上下腔静脉梗阻、心包积液等临床表现。

（3）纤维肉瘤较少见，心肌、心包及双侧心腔均可受累，多数患者为多发性，瘤体突向心腔。镜检显示由梭形细胞构成。50％患者有瓣膜受累的临床表现。

（4）骨肉瘤多发生在邻近肺静脉入口的左房后壁，也可发生于心室壁，瘤体可突向心腔内，瘤体较大时甚至阻塞房室瓣瓣口。镜检示有恶性成骨细胞。可有传导阻滞、心律失常和左室流入道梗阻的临床症状及体征。

（5）平滑肌肉瘤多位于心脏左侧心包腔内，肿瘤内为豆渣样物质，常合并有心包积液和胸腔积液。

（二）常见超声表现

（1）瘤体大小不一，呈单发或多发，形态不规则，结节状或息肉状突出，回声增强且不均匀，边界不清。

（2）肿瘤多无蒂，活动度差，与正常组织界面不清，瘤体浸润导致附着处心内膜或心外膜中断，心肌运动僵硬。

（3）常浸润上下腔静脉和肺静脉，破坏心内结构和心包。

（4）多普勒超声常可显示肿瘤所引起的血流受阻和（或）反流的存在与程度。

（5）常合并心包积液。

（三）注意事项及误诊漏诊原因分析

心脏肉瘤浸润广泛，常为多发性，应注意观察瘤体的位置、大小、数目、形态、活动度及附着点，还应注意观察肿瘤与周围组织的关系，查看上下腔静脉和肺静脉入口处是否有肿瘤的延伸、瓣膜的受损程度以及心包积液的多少。

三、继发性心脏肿瘤

（一）概述

继发性心脏肿瘤是指身体其他部位的原发性恶性肿瘤转移到心脏和心包，其发病率大于原发性肿瘤。继发性心脏肿瘤发病年龄一般介于20～89岁，并且男性多于女性。最易累及心脏的恶性肿瘤有肺癌、食管癌、纵隔恶性肿瘤、乳腺癌等，其中肺癌最多见。心脏转移的症状和体征主要与肿瘤的部位和大小有关。最常见的是心脏呼吸窘迫症状，急性心包炎、心脏压塞的体征，肿瘤表面碎片或血栓脱落引起体循环和肺循环栓塞的临床表现，另外还有广泛的非心脏性全身表现，如发热、恶病质等。

（二）常见超声表现

（1）大量心包积液，心包积液进行性增多，心脏显著受压。

（2）心包壁层回声明显增强，活动减低，厚薄不均。心包腔内见有结节状肿块，边界模糊，形状不规则，内部回声增粗增强，分布不均（图3-42）。出现强烈摆动性心脏与僵硬无运动的心包并存的现象。

（3）心肌回声增粗增强，部分呈结节状突起，受累心肌壁僵硬，运动减低。

（4）心腔内孤立性或多发性肿块其形态不规则，边缘毛糙，瘤体形态随心动周期无明显变化。如经静脉直接蔓延而来，可见静脉内径扩张，腔内有肿瘤回声。

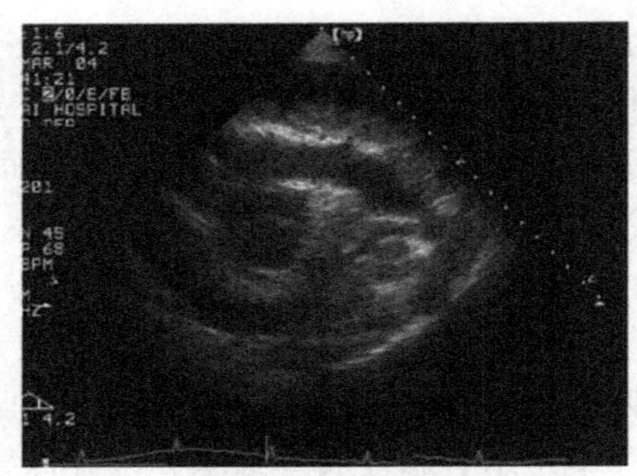

图 3-42　转移性心脏肿瘤(来自肺癌)

(5)临近组织受累表现肿瘤阻塞流出道,致流出道梗阻流速增快;肿瘤浸润临近的瓣膜,导致瓣膜开放受限或者关闭不良。

(三)鉴别诊断

继发性心脏肿瘤需与心脏良性肿瘤鉴别。鉴别要点如下。

(1)良性肿瘤通常边界清楚,有蒂,活动度较大。继发性心脏肿瘤则边界不清,附着面大,无蒂,活动度差。

(2)良性肿瘤虽可突出并阻塞流入道或流出道,但不直接浸润周围组织。继发性心脏肿瘤可直接破坏、浸润周边心脏组织和瓣膜。

(3)直接浸润到上下腔静脉、肺静脉是继发性心脏肿瘤的特征。

(4)继发性心脏肿瘤常常伴有大量心包积液。

(四)注意事项及误诊漏诊原因分析

继发性肿瘤广泛浸润心脏,应仔细观察肿瘤的部位、大小、形态及浸润心脏及邻近组织的受累程度。经食管超声心动图能显示经胸超声不易显示的结构如四支肺静脉入口及上、下腔静脉等,有助于判断转移瘤的来源及评价心脏受累程度。

四、心包肿瘤

心包肿瘤少见,分为原发性肿瘤和继发性肿瘤两类。原发性肿瘤又分为良性肿瘤和恶性肿瘤两种。原发性肿瘤以心包囊肿、间皮细胞瘤为常见,继发性肿瘤较原发性肿瘤多见,是肺、纵隔、淋巴源性等恶性肿瘤直接蔓延或转移而来。良性者主要发生在婴儿或儿童,而恶性者往往发生在20～30岁。良性肿瘤包括畸胎瘤、纤维瘤、脂肪瘤、血管瘤、平滑肌瘤等。常见的恶性肿瘤为间皮细胞瘤和肉瘤。临床表现包括不同程度心慌、气短、咳嗽等。二维超声心动图可发现心包内实质性占位性病变及心包积液,提示心包肿瘤。超声心动图难以对肿瘤做出定性诊断,但可引导心包肿瘤穿刺活检定性。

(一)心包间皮瘤

原发性心包间皮瘤是一种罕见肿瘤,是间皮组织的恶性肿瘤的一个类型。间皮组织的恶性肿瘤可分为胸膜间、心包膜间和腹膜间肿瘤。心包间皮瘤多发生于成年人,男性较女性发病率高。

心包间皮瘤往往覆盖着心包脏层和壁层的大部分,只侵袭心肌外层。镜检可查见恶性肿瘤细胞,排列成腺样及片块状,瘤细胞大小不一,形态不规则,核大,核仁明显,见核分裂象。此病由于病情发展隐匿,临床表现无特异性,可表现为心包炎、心包积液,晚期可有呼吸困难等心衰的症状及体征。

1.常见超声表现

(1)心包脏层、壁层呈不规则状增厚,回声增强,向心包腔内突出,造成心脏压塞或缩窄。

(2)心包腔内实质性肿物,边缘粗糙,无移动性,浸润心肌外层,使心肌呈不规则增厚,受累部位心肌运动僵硬,幅度减低,肿瘤较大时心腔可受压变小呈缝隙状。

(3)心包脏层和壁层分离,常伴有中到大量心包积液。心包腔液性暗区内有不规则回声增强区,瘤体突向心包腔内,表面凹凸不平,无完整包膜,基底部较宽,固定在心包壁上。

2.鉴别诊断

心包间皮瘤应与渗出-缩窄性心包炎鉴别,鉴别要点如下。

(1)心包间皮瘤病史短,渗出-缩窄性心包炎病史长。

(2)心包间皮瘤心包积液生长快,渗出-缩窄性心包炎心包积液生长缓慢。

(3)慢性心包炎心包呈均匀性增厚;心包间皮瘤心包增厚呈不规则状,表面呈结节状。

(4)慢性心包炎在心包腔的低回声区内,可见各种致密、稀疏或颗粒状回声;心包间皮瘤在心包腔内常见外形不规则的肿块突向心包腔内,边缘粗糙,活动度差。

(5)慢性心包炎无心肌浸润,心肌回声正常,收缩幅度无明显减低,缩窄性心包炎时可有心室舒张受限的超声表现;心包间皮瘤可有心外膜心肌的广泛浸润,使心肌增厚及运动减低。

(二)心包囊肿

心包囊肿为心包先天性发育异常的一种表现。心包囊肿可以发生在任何部位,但以右心膈角最多见,其次位于左心膈角和心底部。囊肿多为单发性,极少数为多发。心包囊肿患者通常无症状,少数可出现胸痛、咳嗽、呼吸困难等临床表现。

1.常见超声表现

紧贴心包显示囊状回声,囊壁薄,光滑,多呈圆形或椭圆形,囊腔大小不等。囊肿与心腔间无交通口,表面光滑,后方有增强效应。囊肿可随心包做被动运动,但在不同心动周期形态变化不大,囊肿以外的心包内无液性暗区。

2.鉴别诊断

(1)心包囊肿与心包淋巴管囊肿。①部位:心包囊肿以右心膈角多见,心包淋巴管囊肿以心尖部多见。②内部回声:心包囊肿多为单房无回声暗区,心包淋巴管囊肿内部回声呈蜂窝状。③壁:心包囊肿壁薄、光滑,心包淋巴管囊肿壁厚、不光滑。

(2)心包囊肿与包裹性心包积液。①包裹性心包积液的超声特征是心包腔内局限性的低回声区,可有各种致密、稀疏或颗粒状回声,有时可见纤维条索样回声随心脏摆动。心包囊肿内是清澈透明的液体,超声特征为囊性无回声区。②包裹性心包积液时心包可增厚,回声增强,而心包囊肿的壁薄而光滑。③包裹性心包积液多位于左室后壁或右心室前壁,心包囊肿多位于右心膈角、左心膈角和心底部。④包裹性心包积液常见的原因有结核性、放射性、心肌病、尿毒症等,常伴有相应的症状和体征,而心包囊肿多无明显临床表现。

总之,心脏肿瘤无论良性或恶性,均可引起血流动力学的改变,故早期诊断及治疗至关重要。超声心动图在诊断心脏肿瘤中可提供直观、动态的图像特征,显示肿瘤的部位、大小、形态、活动度及与周围组织的关系,是评价心脏肿瘤的主要手段,在心脏肿瘤的诊断和鉴别诊断中占有重要的位置。

(秦 良)

第四章

胃肠疾病超声诊断

第一节　胃非肿瘤性疾病

一、贲门失弛缓症

(一)病理和临床表现

贲门失弛缓症是食管神经肌肉功能障碍所致的一种疾病,又名贲门痉挛。主要表现是食物不能顺利通过贲门入胃,导致食物潴留,食管壁可出现继发性肥厚、炎症、憩室、溃疡或癌变。

本病多见于青壮年,男女发病无差异。主要症状是吞咽困难,剑突下或胸骨后疼痛。

(二)声像图表现

(1)空腹见腹段食管扩张,内容物潴留。近贲门口的长轴超声断面上形成鸟嘴状或尖锥状,短轴断面表现为扩大的食管管腔。

(2)嘱患者饮水,之后液体滞留于食管下段,食管壁蠕动增强,贲门口关闭状,液体不能通过。

(3)贲门管壁轻度、均匀性、局限性增厚(6～8 mm)。

(4)再嘱患者饮热水,食管内液体迅速通过贲门喷射状入胃,最后仍然有少量液体残存于食管下端。

二、先天性肥厚性幽门狭窄

(一)病理和临床表现

先天性肥厚性幽门狭窄(congenital hypertrophic pyloric stenosis,CHPS)属于新生儿的先天性疾病。患儿的幽门肌过度肥厚,致使幽门管狭窄,胃内容物潴留。男婴的发病率明显高于女婴,临床症状主要是呕吐,常在出生后 2～3 周开始,就诊时间多在 1～2 个月。体检患儿消瘦,右上腹可扪及橄榄形肿块。严重者可引起脱水和碱中毒。

(二)声像图表现

(1)幽门胃壁肌层全周性、均匀性、限局性增厚。短轴超声断面呈均匀性“靶环”征。长轴断面呈梭形或橄榄形,长为 2.0～2.5 cm,壁厚度为 4～8 mm(图 4-1)。

(2)幽门管狭细,胃内容物通过困难,胃腔内容物潴留,有时可见胃壁逆蠕动。

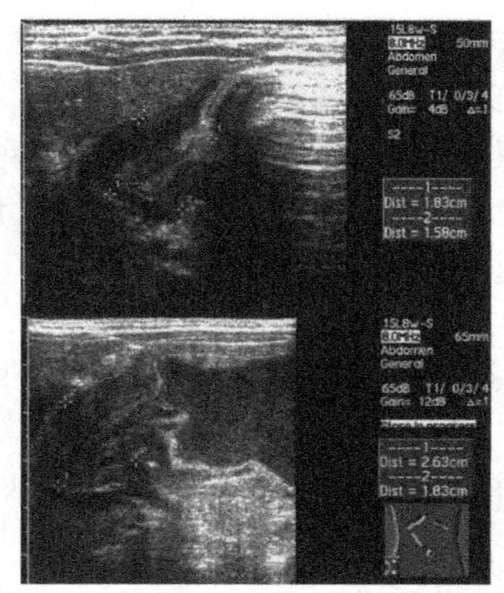

图 4-1　先天性肥厚性幽门狭窄(8 MHz 频率自然组织谐波条件)

5 周男婴，消瘦，吐乳。空腹幽门区"橄榄核"状低回声包块(上图＋＋标示范围)。母乳充盈胃腔后，过幽门主轴长轴切面显示胃幽门均匀性增厚(下图＋＋标示范围)，幽门管腔狭窄

三、胃黏膜巨大肥厚症

(一)临床病理和表现

胃黏膜巨大肥厚症是一种较少见的胃黏膜过度增生性疾病，发病部位在胃底、体，很少累及胃窦部。病理表现为胃黏膜外观隆起、增大，黏膜皱襞间凹沟深，X 线和胃镜称为脑回样黏膜皱襞。发病无年龄差异，男性较女性多见。主要症状是上腹部疼痛、食欲减退、呕吐、体重减轻和腹泻。患者常有低蛋白血症，严重时出现水肿和腹水。

(二)声像图表现

空腹超声检查见胃底、体部"假肾"征。胃充盈后见胃底、体黏膜层明显增厚，黏膜皱襞肥大，走行迂曲。黏膜实质为低回声，内有多发(数毫米)小囊肿样结构，为黏膜腺体过度分泌所致的潴留性囊肿，一般胃壁蠕动功能无异常变化。严重时可见腹水。

四、胃肉芽肿病

胃肉芽肿病是一种胃壁炎性肉芽肿性浸润，又称为炎性假瘤。由多种不同病因引起。感染性肉芽肿包括胃壁结核病、梅毒、血吸虫病等；病因不明的肉芽肿主要有嗜酸性肉芽肿和 Crohn 病。疾病的确诊需要胃内镜活检和对疾病病史的了解，血清特异性检查对梅毒的确诊有重要帮助。

声像图表现：①胃壁低回声增厚；②息肉样改变；③有时可以发生溃疡；④增厚胃壁或息肉均为低回声。

由于肉芽肿的超声表现无特异性，容易被误诊为胃肿瘤，因而属于非特异性检查。

五、胃和十二指肠球溃疡

(一)病理和临床表现

溃疡病的全称为消化性溃疡，是消化道最常见的疾病之一。继发于激素等药物或精神因素者称为应激性溃疡。由于放射照射引起的称为放射性溃疡，放射性溃疡和放射性胃肠炎常同时发生。溃疡的发病部位以胃小弯的角切迹、幽门管和十二指肠球部最多见。基本病理是黏膜层

局限性凹陷，直径多在 2.0 cm 以内，凹陷深度超过黏膜肌层。溃疡周围的黏膜经常伴有水肿、充血或增生等炎症变化。通常单发，多发性溃疡仅占 5%～10%。溃疡病的严重并发症有出血、幽门梗阻和溃疡穿孔。常见症状有腹痛和腹部不适。胃溃疡的疼痛部位在剑突下，疼痛的节律性不明显，多为餐后痛；十二指肠球溃疡的疼痛在上腹部腹正中线偏右部位，疼痛的特点为节律性、周期性，疼痛的时间在空腹和夜间。

(二)声像图表现

(1)空腹超声检查可以发现胃或十二指肠球部壁局限性增厚，厚度常小于 1.5 cm。范围局限，增厚胃壁呈较低回声。

(2)胃充盈状态下，典型的胃溃疡周围的黏膜层及黏膜下层局限性增厚，中央有较平滑的溃疡凹陷(图 4-2A、B)。

(3)急性较大溃疡以胃壁局限性胃黏膜层缺损凹陷为主，溃疡基底胃壁变薄，甚至向浆膜外凸；胃壁增厚程度轻微(图 4-2C、D)。

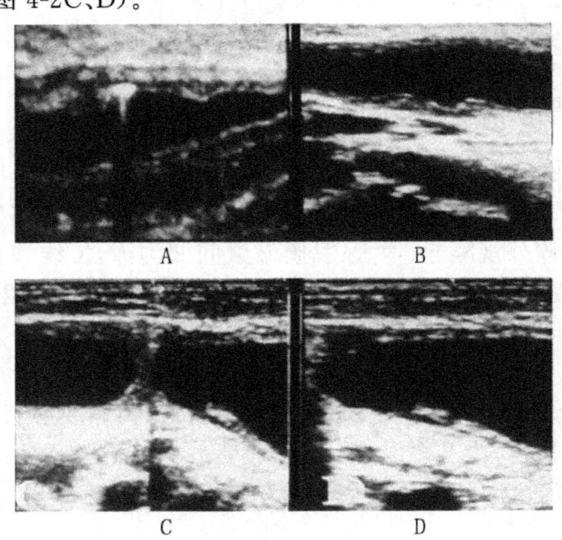

图 4-2　胃溃疡

A.胃窦前壁小溃疡内气体积存，呈现强回声伴有“彗星尾”样征象(“comet”sign)；B.胃窦后壁慢性溃疡，呈现小“火山口”征象，溃疡底部增厚处的黏膜结构清晰可见；C.过胃角长轴切面，恶性淋巴瘤患者，接受化疗过程中因激素过量，突发腹痛、呕血，急诊超声检查：胃腔充盈下见胃角近后壁凹陷，溃疡基底明显变薄；超声提示胃角应激性穿通性急性溃疡；D.过胃角短轴切面图像

(4)小而较浅的溃疡仅以局限性壁增厚为唯一表现。

(5)幽门管溃疡以水肿充血的局限性壁增厚为主要特点，经常伴有胃排空延迟；急性期时常出现幽门痉挛和胃潴留，幽门管腔狭窄，液体难以充盈。

(6)十二指肠球溃疡的超声表现为局限性管壁增厚，球部变形，液体充盈欠佳、通过球部迅速(激惹现象)；溃疡面有局限性凹陷，当溃疡内有气体贮存时表现为壁间小点状强回声，小的溃疡面超声不容易发现。

(7)三维超声对溃疡面的显示近似于胃内镜图像。

六、胃炎

胃炎是由多种病因引起的急性和慢性胃黏膜弥漫性炎症。

(一)病理和临床表现

1.病理

感染性物质或毒素，化学性、物理性(温度或机械)损伤，心、肝、肾、肺等严重疾病均可以成为急性胃炎的病因。急性胃炎的主要病理有胃黏膜充血、水肿，严重者出现浅表糜烂，酸碱烧伤所致的急性胃炎，严重时出现胃黏膜部分断裂、脱落和出血，病情较凶险。

2.临床表现

慢性胃炎在我国属于常见病，占胃病患者的50%以上。成年人胃内镜检查统计中几乎90%以上有程度不同的胃黏膜慢性炎症表现。慢性胃炎分慢性浅表性胃炎和慢性萎缩性胃炎两种。经常在同一个胃内，两者同时存在。慢性胃炎的病理比较复杂，主要有胃黏膜水肿，炎性细胞浸润。慢性萎缩性胃炎的基本病理改变是腺体萎缩、黏膜层变薄；进而出现肠上皮化生。门静脉高压所致胃黏膜炎性改变主要是黏膜充血。

疣状胃炎属于慢性胃炎，又称为痘疹样胃炎或慢性胃炎活动期；胃黏膜轻度糜烂和多发小疣状隆起是此种胃炎的特点。

胃炎的主要症状是上腹部不适或疼痛，轻者常无任何症状。

(二)声像图表现

1.急性胃炎

空腹胃壁轻度低回声型增厚，厚度多在1.5 cm以下；胃充盈后胃黏膜层肥厚，黏膜皱襞粗大，尤其在胃窦区出现粗大黏膜皱襞有确诊意义(图4-3)。

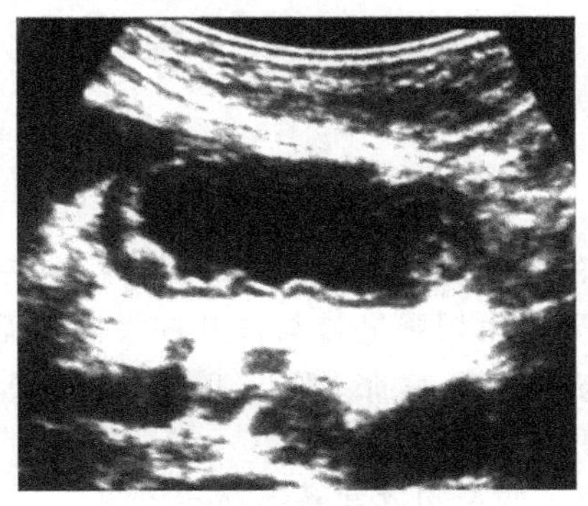

图4-3　急性胃炎

胃窦短轴切面图像，胃黏膜层增厚，黏膜皱襞增多肥大

因酸碱烧伤，胃黏膜急性损伤时可见粗大的黏膜表面呈不平整状，或可见黏膜断续及部分呈游离状。

二维彩色多普勒超声在急性胃炎的肥厚黏膜中可以测到血流信号。

2.慢性胃炎

超声诊断慢性胃炎存在着较大争议。因为慢性胃炎的超声表现也经常见于许多正常人；而超声的诊断和胃镜活检结果经常出现不一致。因此单纯用超声诊断慢性胃炎宜慎重。

当胃黏膜上出现多发的较强回声疣状赘生物时，可以考虑痘疹样胃炎或慢性胃炎活动期。

二维彩色多普勒超声或有回声型超声造影剂检查时，发现幽门区的液体反流征象，对于诊断胆汁反流性慢性胃炎有一定帮助。

七、胃黏膜脱垂

(一)病理和临床表现

胃黏膜脱垂是由于胃窦黏膜下结缔组织疏松,致使黏膜皱襞活动度过大,在胃壁蠕动收缩时被推送入幽门或十二指肠球。随局部蠕动的完结,胃窦黏膜皱襞又退回原位。多发生于30～60岁的男性,其临床表现缺乏特征性,常有上腹部不适或疼痛,左侧卧位可使疼痛加剧。此外,该病多与溃疡及胃炎并存,多数患者的症状可被溃疡和胃炎的症状掩盖。

(二)声像图表现

(1)胃窦部黏膜肥厚隆起,局部层次尚可辨认。

(2)在胃充盈下实时超声观察,见指状黏膜随胃蠕动向幽门移动,既而进入十二指肠球,然后随蠕动波消失,胃窦黏膜回复到胃窦部。

八、胃扭转

(一)病理和临床表现

胃正常位置的固定机制发生障碍,或胃受邻近脏器病变影响发生移位,胃沿某一轴线产生反转或重叠,称为胃扭转。上腹部疼痛为主要症状。

(二)声像图表现

空腹超声检查无阳性发现。胃充盈下检查时见胃腔失去正常形态,扭转部位的胃腔缩小,胃壁出现明显褶皱;或在同一切面下见前后重叠的两个胃腔。

九、胃下垂

(一)病理和临床表现

在站立位胃正常充盈时,胃的最下缘达盆腔,胃小弯角切迹在髂嵴连线以下,十二指肠球部向左偏移,称为胃下垂。病因主要是由胃膈韧带与胃肝韧带松弛无力,以及腹部肌肉松弛所致。

临床主要症状有慢性腹痛与不适感、腹胀、恶心、嗳气与便秘等。轻度胃下垂多无症状。

(二)超声诊断标准

(1)站立位胃正常充盈时,胃小弯角切迹在髂嵴连线以下。

(2)胃呈低张力型。

(3)胃排空明显延迟,餐后6小时仍然有近1/4～1/3的胃内容物充盈。

十、胃潴留和急性胃扩张

(一)病理和临床表现

胃腔内容物积存,胃排空功能明显延迟,称为胃潴留,若伴有急性而明显的胃腔扩大,胃壁蠕动消失,则称为急性胃扩张。胃潴留多继发于幽门或高位肠梗阻患者。急性胃扩张最常见于腹部手术后,还可以继发于外伤,有时发生在糖尿病患者。胃潴留的主要症状有胃区胀满、呕吐等,严重者胃区膨隆;急性胃扩张最常见症状是胃区疼痛,一般较轻微。

(二)声像图表现

空腹检查,胃潴留表现为胃腔内有大量细碎均匀的食糜,胃腔扩张,胃幽门开放困难等。急性胃扩张则表现为胃腔高度扩张,胃壁松弛,蠕动消失。

十一、幽门梗阻

(一)病理和临床表现

幽门梗阻通常继发于炎症反应的水肿、充血或反射性幽门痉挛;另外见于瘢痕组织或肿瘤阻塞幽门通道所致。前者以内科治疗能缓解;后者需以手术治疗。

呕吐是幽门梗阻的主要症状,一般发生在进食后30～60分钟,每次呕吐量较多,内含陈旧食物。

(二)声像图表现

(1)空腹胃腔内有大量液性内容物潴留。

(2)幽门管狭窄,液体通过困难。

(3)胃壁蠕动可亢进或消失,并常发生胃窦部管壁逆蠕动。

(4)病因诊断:胃窦部肿瘤可见局部壁隆起或增厚性实性低回声肿物,幽门管狭窄变形,内膜面不平整。其他良性病变幽门管壁增厚轻微或无阳性变化。

十二、胃肠穿孔

(一)病理和临床表现

胃肠穿孔最常发生在胃或十二指肠球溃疡和急性阑尾炎,也可以发生在肿瘤和手术后的患者。

临床表现为突然发作的持续性腹部剧痛,进而延及全腹。腹部触诊腹肌紧张,全腹压痛和反跳痛。慢性穿孔病变可能仅有局限症状,常较轻。

(二)声像图表现

腹腔内游离性气体是超声诊断穿孔的最主要征象。超声检查的重要部位在上腹部,以及肝脾与横膈之间。平仰卧位时,腹腔游离气体多在上腹的腹壁下。在斜侧位时,肝脾和膈下的气体便是膈下游离气体。胃后壁穿孔的气体首先出现在小网膜囊,同时伴有小网膜囊积液。其他部位的穿孔也常伴有腹水;较局限的积液,局部管壁增厚等异常和局部压痛对穿孔部位的判断有帮助。

十三、异物和胃结石

(一)病理和临床表现

胃异物以误吞食最常见,文献中也有蛔虫和胆囊十二指肠穿孔后结石进入胃腔的报道。对病史和对异物形态的了解在超声检查时是必要的。

柿子、黑枣、头发和红果均可在胃酸的作用下积聚形成结石。胃结石患者有明确的食入致病食物或异物的近期病史。患者常因上腹部不适、饱胀、疼痛、食欲减退等胃部症状前来就诊。部分病例胃石患者的腹部可扪及肿块。结石进入肠道容易引起肠梗阻。

(二)声像图表现

空腹超声检查仅可发现较大的结石,较小异物或结石须在胃充盈下检查;当胃腔得以良好充盈时,超声可以显示直径仅数毫米的异物,尤其对透X线的软性物质超声检查效果明显优于X线检查。异物的回声和其本身的密度有关,大多表现为等至强回声,结石则以表面类弧状强回声伴有声影为特征性表现(图4-4)。

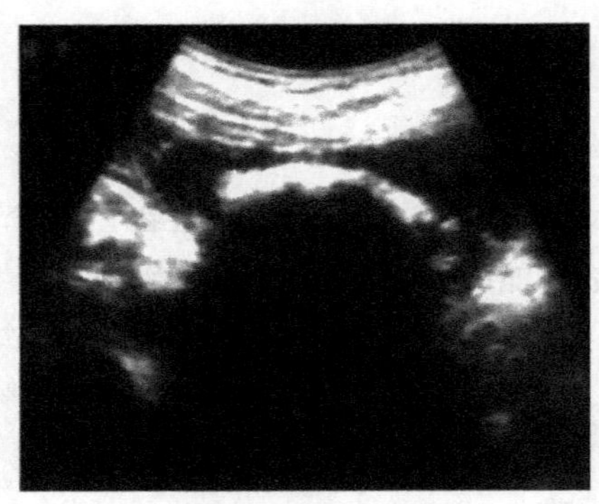

图 4-4　胃石症

4 周前食涩柿子史，因胃区不适接受超声检查，胃充盈下检查，见胃腔内弧状强回声伴有声影(AS)

十四、胃底静脉曲张

(一)病理和临床表现

门静脉高压时，胃冠状静脉侧支扩张，进而延及胃底及食管管壁的静脉，静脉发生扩张和迂曲，病变局部黏膜膨隆。静脉曲张容易破裂引起出血。临床表现以门静脉高压为主，如脾大、脾功能亢进、腹水等。胃底静脉曲张破裂者出现呕血与黑便，严重者发生出血性休克。

(二)声像图表现

(1)空腹见贲门胃底壁增厚，壁间有蜂房状小而不规则的囊样结构。

(2)使胃充盈下检查见病变区黏膜下的葡萄状或迂曲的管状液性无回声。

(3)常伴肝硬化、门静脉增宽及脾大等超声征象。

(4)二维彩色多普勒能显示曲张静脉内的血流信号；频谱多普勒中多为低速度连续性静脉血流。

(崔桂青)

第二节　肠道非肿瘤性疾病

一、肠系膜上动脉综合征

(一)病理和临床表现

肠系膜上动脉综合征是指肠系膜上动脉和腹主动脉的夹角过小，十二指肠水平部受压，十二指肠水平部以上肠管扩张、淤滞而产生的一种临床综合征，约占十二指肠淤滞症的 50%。本病多见于瘦长体型的青年女性。

主要临床症状为慢性间歇性、进食后腹部胀满、疼痛甚至呕吐。患者仰卧位时症状明显，俯卧位或膝胸位时症状减轻乃至消失。

(二)声像图表现

(1)进食后，十二指肠水平部近端的肠淤张，肠系膜上动脉和腹主动脉夹角过小，局部十二指肠肠管受压狭窄，内容物难以通过。

(2)低张力胃型或胃下垂，胃内容物潴留，胃排空时间延长。

(3)患者采用膝胸位后，肠系膜上动脉和腹主动脉夹角加大，十二指肠腔内淤积缓解。

二、克罗恩病

(一)病理和临床表现

克罗恩病(Crohn's disease)是消化道非特异性慢性炎性疾病。可以发生在全消化道的任何部位，但以回肠末端最常见。病变或局限单发，也可见于几处肠管，故又称为末端节段性回肠炎。病理表现是肠壁充血、水肿，黏膜下肉芽肿样增生所导致肠壁增厚、变硬，黏膜面常有多发溃疡，浆膜面纤维素性渗出使邻近肠段、器官或腹壁粘连，因病变局部肠管狭窄可以继发肠梗阻。如果继发感染可形成脓肿或瘘管。病变区肠系膜有淋巴结肿大。本病多反复发作，病史长。

患者的常见症状为腹痛、腹泻、稀便或黏液便，病变侵及结肠可为脓血便伴黏液，少数患者可发生脂肪泻、低热或中等度发热。

(二)声像图表现

(1)回肠远端、回盲区肠管或结肠某段肠壁全周性轻度增厚，呈均匀性低回声或结节状。管壁厚度在 1.0～1.5 cm。

(2)管壁增厚处管腔狭窄，内膜面不平滑，内容物通过缓慢。

(3)近端肠管扩张。

(4)肠周围脓肿时提示有瘘管形成。

(5)病变周围淋巴结肿大，呈低回声，实质回声均匀。

(6)彩色二维超声多普勒检查时可能在病变处查见散在的血流信号。

三、急性阑尾炎

(一)病理和临床表现

急性阑尾炎在急腹症中居首位。病理上分为单纯性阑尾炎、化脓性阑尾炎和坏疽性阑尾炎。单纯性阑尾炎的主要改变是充血、水肿和白细胞浸润，阑尾肿胀轻微。化脓性阑尾炎也叫蜂窝组织炎性阑尾炎，阑尾肿胀明显，壁间形成多发性小脓肿，腔内积脓，阑尾周围可有脓性渗出液。坏疽性阑尾炎的管壁缺血、坏死、容易继发穿孔，周围有较多渗出液。患者的症状和体征是转移性右下腹疼痛，阑尾区压痛和反跳痛。血液常规检查白细胞计数升高，中性粒细胞增多。

(二)声像图表现

阑尾位置变异大，超声检查中受肠气干扰，很难见到正常的阑尾。在腹水状态下，患者站立位检查可能见和盲肠相连的蚓突状结构就是阑尾。

(1)阑尾体积肿胀时在声像图表现为一低回声的管状结构，阑尾的短轴断面呈卵圆形或不规则形状。

(2)阑尾管腔因积液而扩张，腔内致密强回声是肠石的特征，一般肠石后方可以出现声影。

(3)阑尾黏膜因炎症回声增强，呈现为管壁和腔内积液之间的一条线状强回声。

(4)阑尾肿大如团块状，壁间回声不均匀，是阑尾炎的程度加重或脓肿形成的表现。

(5)肿大的阑尾周围有局限性积液则提示阑尾周围脓肿。

(6)回肠末端经常伴有轻度肠管内容物淤积,管壁蠕动较缓慢。

四、肠套叠

(一)病理和临床表现

伴有肠系膜结构的肠管被套入相连接的另一段肠腔内称为肠套叠。常见于小儿外科急诊,成人则多继发于肿瘤。被套入的肠管因血液循环障碍使肠壁充血、水肿而增厚,继而发生坏死。

肠套叠几乎都伴有近端肠管的梗阻。

肠套叠的主要临床表现为突然发生的间歇性腹痛、呕吐、血便、腹部包块。

(二)声像图表现

(1)肠套叠包块套叠的肠管长轴切面上可见肠管重叠的“套桶”样征象,多层肠管呈平行排列,反折处肠管的折曲现象上下对称;短轴切面为大、中、小三个环状结构形成的偏心性“同心环”或“靶环”状。外圆呈均匀的低回声,为远端肠壁回声,中间和内部两个环状管壁稍增厚,是被套入的近端肠管。中环和内环的界面由浆膜组成,常在局部见到较强回声的肠系膜。彩色超声多普勒检查在此部位了解血流的改变,以判断肠壁的血液循环变化。

(2)肠梗阻表现套叠以上的肠管内容物在套叠处因通过受阻出现淤积。

(3)中年以上的肠套叠需注意病因的检查,主要是肠壁内生型肿瘤,其中又以脂肪瘤最常见,肿瘤实质多为强回声。

五、肠梗阻

(一)病理和临床表现

肠腔内容物不能正常向下运行通过,称为肠梗阻,是临床常见而严重的一种急腹症。根据病因和病理表现分为机械性肠梗阻和麻痹性肠梗阻;还根据梗阻的程度分成完全性肠梗阻和不完全性肠梗阻。病理生理改变是梗阻部位以上的肠管内容淤积、积液和积气,严重并发症有肠穿孔和肠壁坏死。机械性肠梗阻的淤张肠管管壁蠕动活跃,梗阻远端常可以发现病因如肿瘤、结石、肠套叠等;麻痹性肠梗阻时肠壁蠕动波减缓甚至消失。

肠梗阻的主要症状是阵发性腹部绞痛、腹胀、呕吐;机械性肠梗阻的肠鸣音亢进。完全性肠梗阻时无排便和排气。梗阻晚期发生水、电解质紊乱和休克。

(二)声像图表现

(1)肠管内容物淤积,腔内积液、积气,梗阻早期气体不多;肠淤张的范围、程度是判断梗阻的部位和性质的重要依据。

(2)肠壁黏膜皱襞水肿、增厚。

(3)机械性肠梗阻肠壁蠕动增强,幅度增大,频率加快,甚至有时出现逆蠕动,肠腔内容物随蠕动也有反向流动。

(4)麻痹性肠梗阻时肠淤张,肠蠕动弱或消失。

(5)绞窄性小肠梗阻时肠蠕动也表现为减缓甚至消失;腹腔内出现游离液体回声。短期内超声复查见腹腔游离液体明显增加。

(6)梗阻原因诊断:机械性肠梗阻远端出现异常回声对于原因的确定有重要帮助,常见原因有肿瘤、异物、肠套叠、肠疝等；麻痹性肠梗阻可以出现在机械性肠梗阻晚期，更多见于手术后或继发于其他急腹症(如急性胆囊炎、急性胰腺炎、急性阑尾炎等)。手术后的麻痹性肠梗阻表现为全肠管的淤张，而继发于其他急腹症时淤张的肠管局限而轻微。

(崔桂青)

第三节 胃肠肿瘤

一、胃肠癌

(一)胃癌

1.临床病理和表现

胃癌在我国消化道恶性肿瘤中占第一位。最常见于胃幽门窦，其他依次为胃小弯、贲门区、胃底及胃体。病理组织分类以腺癌和黏液腺癌最多见。肿瘤最初发生于黏膜层，以肿块或管壁增厚的形式向腔内生长，同时向四周扩展，并向胃壁深度浸润。局限于黏膜层的较小胃癌称为原位癌；肿瘤深度浸润未超过黏膜下层者属于早期胃癌；超过黏膜下层称为进展期胃癌，又称为中晚期胃癌。癌肿的大体形态学分成肿块型、溃疡型、管壁增厚三种基本类型。目前国际公认的进展期胃肠癌病理形态学的分型是Borrmann于1926年提出的四种类型：BorrmannⅠ型为向腔内生长的局限而不规则的肿块，称为肿块型；肿瘤表面坏死形成凹陷是溃疡型胃癌的特征，BorrmannⅡ型溃疡周围癌组织局限，和正常胃壁界限分明，为局限(或单纯)溃疡型；BorrmannⅢ型的溃疡周围癌组织向周围浸润生长，界限不清，病变范围扩大，为浸润溃疡型；BorrmannⅣ型为弥漫浸润型胃癌，是癌组织在胃壁广泛浸润的结果，大部分或全部胃壁增厚，部分病例的肿瘤组织主要在黏膜下生长，黏膜结构残存。

早期胃癌常无明显症状，逐渐出现胃区不适或疼痛、恶心、呕吐，消化道出血常见于溃疡型胃癌，晚期胃癌引起腹水、恶病质。腹部实质脏器(如肝脏、胰腺等)、淋巴结、腹膜、盆腔、左锁骨上淋巴结是癌瘤容易侵及的部位。

2.声像图表现

(1)管壁不规则增厚或肿块形成。

(2)内部回声呈低回声，欠均匀；低分化和黏液腺癌内部回声较少，较均匀。

(3)病变区内膜面不平整，或有管腔狭窄。

(4)常见功能异常：蠕动减缓、幅度减低或蠕动消失、胃潴留等。

(5)彩色超声多普勒所见：在部分较大肿瘤实质内常发现有不规则的血流信号。

3.超声分型

(1)结节蕈伞型(BorrmannⅠ)：肿瘤向腔内生长，呈结节状或不规则蕈伞状，无明显溃疡凹陷(图4-5)。

(2)局限增厚型(BorrmannⅠ)：肿瘤部分胃壁增厚，范围局限，与正常胃壁界限清楚。

(3)局限溃疡型(BorrmannⅡ)：溃疡明显，边缘隆起与正常胃壁界限分明。整个病变呈火山口状。

(4)浸润溃疡型(Borrmann Ⅲ):“火山口”征象明显,溃疡周围有较大范围的壁不规则增厚区(图 4-6)。

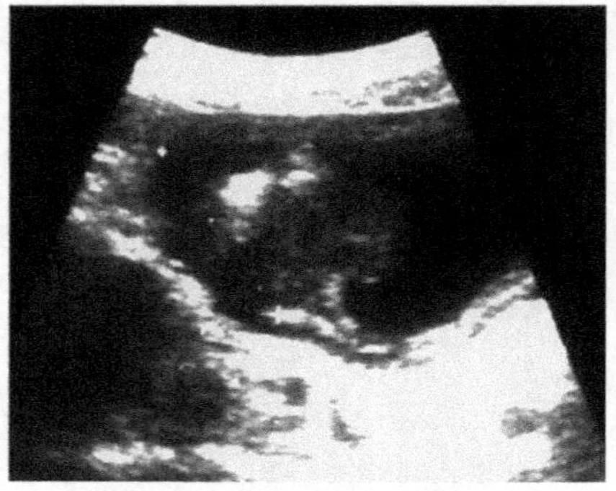

图 4-5　结节蕈伞型胃癌

胃窦小弯侧胃壁结节状隆起,实质为低回声,欠均匀,周围正常胃壁层次结构清楚,胃后方小圆球状淋巴结,手术病理证实为胃腺癌转移

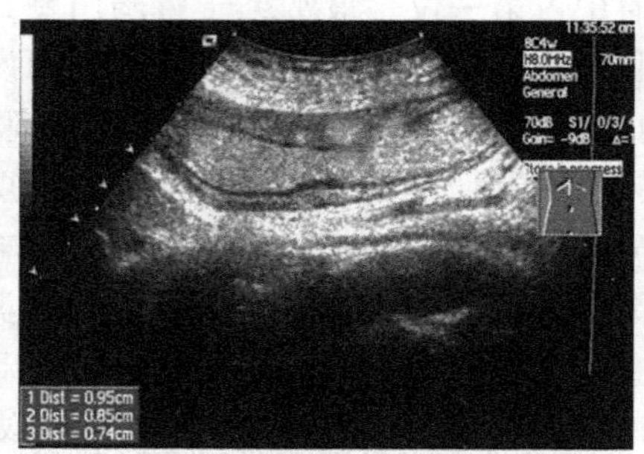

图 4-6　浸润溃疡型胃癌

有回声型胃充盈剂衬托下,胃壁前壁增厚(＋＋2,和＋＋3 标示范围),中央部位见溃疡凹陷,后壁部分也有轻度增厚

(5)局限浸润型(BorrmannⅣ):胃壁局部区域受侵,全周增厚伴腔狭窄,但内膜面无明显凹陷(图 4-7)。

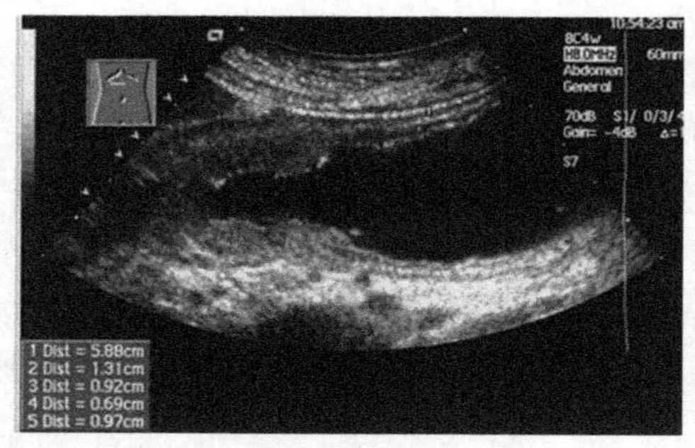

图 4-7　局限浸润型胃癌(自然组织谐波条件下,使用 8.0 MHz 凸阵腹部探头)

在无回声液体衬托下,胃窦癌变部位低回声增厚(＋＋),正常胃壁层次消失,胃腔狭窄

(6)弥漫浸润型(BorrmannⅣ):病变范围广泛,侵及胃大部或全胃,壁厚明显、管腔狭窄。部分病例可见胃黏膜层残存,呈断续状,胃第三条强回声线紊乱、增厚、回声减低、不均匀或中断(图 4-8)。

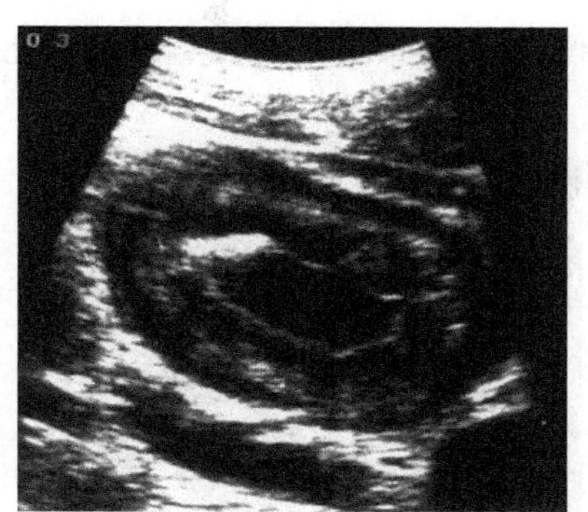

图 4-8　弥漫浸润型胃癌

胃窦短轴切面，胃腔像，胃壁全周增厚，胃壁正常层次破坏，第三层回声减低、中断

4.胃癌深度侵及范围

(1)早期胃癌：肿瘤范围小、局限、胃壁第 3 层（黏膜下层及浅肌层线）存在。但黏膜下层受侵时此层次则呈断续状。在此类型中，息肉型（早期癌Ⅰ型）和壁厚者超声显示较好（图 4-9），对早期癌Ⅱc 和Ⅲ型（凹陷型）显示率差。胃早期癌的确诊要依靠胃镜活检。

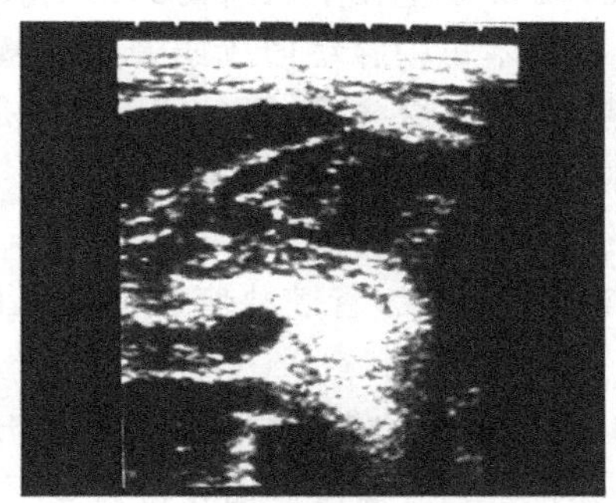

图 4-9　胃幽门窦早期癌（息肉型）

胃幽门窦前壁局限性小隆起，呈乳头状，肿块深方第三条黏膜下强回声线完整，局部肌层蠕动正常。手术病理证实为原位癌

(2)肌层受侵：胃壁第 3、4 层回声线消失，但第 5 层线尚完整。胃壁趋于僵硬。

(3)浆膜受侵：胃壁第 5 层强回声线不清。

(4)侵出浆膜：胃壁第 5 层强回声线中断，肿瘤外侵生长。

5.贲门癌

贲门癌是发生在贲门部（包括和贲门邻近的食管末端、胃底和近端胃小弯）的胃癌；贲门癌的声像图特征与胃癌相同，超声分型也和胃癌一致。其中，弥漫浸润型管壁全周呈规则或不规则性增厚，病变范围较广，常上延及腹段食管，下可侵及胃底体较大范围，梗阻征象较明显（图 4-10）。贲门短轴切面呈现“靶环”征，液体通过困难，局部管腔狭窄明显。位于食管起始段和腹段的食管癌可分别经颈部和腹部超声探及病变，常见征象为“假肾”征。检查中主要注意病变大小厚度和周围浸润，胸段食管癌需内镜超声检查。

6.残胃癌

胃癌术后的超声检查重点是对腹腔（包括肝脏、腹膜后、盆腔）等处转移病灶的发现和观察。残胃位置深在，受干扰因素较多。尤其毕Ⅱ式手术，残胃与空肠吻合时胃内容物易迅速进入小肠，在胃充盈状态下超声对残胃癌的显示效果并不理想，超声未见明显病变时应建议内镜超声或胃镜检查确诊。

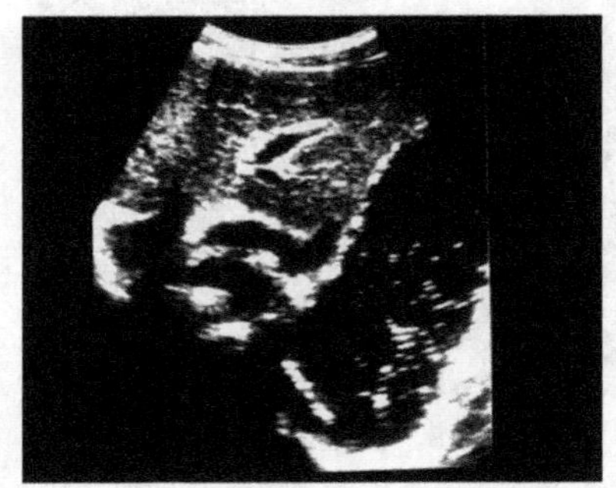

图 4-10　胃底贲门局限浸润型癌

食管-胃连接部长轴切面，腹段食管前后壁至胃底内侧壁低回声增厚为肿瘤

(二)小肠癌

1.临床病理和表现

小肠癌在临床少见，其中 1/3～1/2 发生在十二指肠的第二段到十二指肠空肠曲，也可以发生在回肠远端。肿瘤的形态学变化是不规则肿块形成或管壁增厚。早期症状少，随肿瘤增大而引起病变以上部位管腔梗阻，患者有呕吐、腹痛等，便血或呕血和肿瘤溃疡有关。肿瘤周围和腹膜后淋巴结容易因转移而肿大；肿瘤还可以向肝脏和胰腺转移。

2.声像图表现

(1)管壁不规则向心性增厚或肿块形成，管腔狭窄。最常见的超声征象是“假肾”征和“靶环”征。

(2)肿瘤实质呈低回声，欠均匀；低分化和黏液腺癌内部回声较少，较均匀。

(3)病变区内膜面不平整，外界也常因肿瘤浸润而显得边界不清。

(4)常见功能异常：近端肠管内容物积聚，通过困难，胃潴留。

(5)彩色超声多普勒所见：常被用于观察肿瘤周围的浸润程度，肿瘤向外界浸润常使周围的血管受压而使血流信号减少或消失。

3.超声分型

(1)肿块型：低回声型不规则肿块凸向腔内，实质回声欠均匀(图 4-11)。

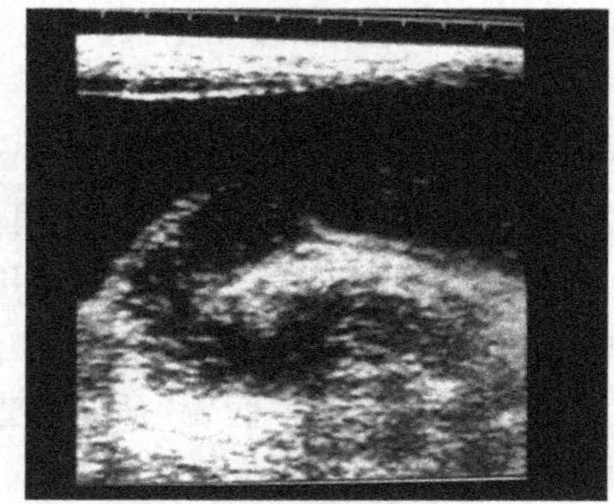

图 4-11　十二指肠下曲癌

高位肠梗阻患者，急诊超声检查发现胃潴留(st)，幽门开放，十二指肠内容物向胃腔返流，在十二指肠下曲发现不规则状低回声肿瘤

(2)管壁增厚型：以局部管壁增厚为特点，大多数在超声检查时已经波及全周，管腔狭窄，近端肠管因内容淤积而扩张，通过受阻。

(三)大肠癌

1.临床病理和表现

大肠癌是胃肠道常见的恶性肿瘤，占胃肠道肿瘤的第二位，包括结肠癌和直肠癌。以回盲部、直肠、乙状结肠、结肠肝曲和脾曲为高发处。

大肠癌的病理形态可分为：①肿块型，呈菜花样肿物凸向肠腔内。②管壁增厚型，以不规则的管壁增厚形式向心性生长，同时向周围扩展，常因管腔通过障碍而发生肠梗阻。③溃疡型，多在管壁增厚型肿块基础上发生，肿瘤中央出现凹陷溃疡，此型出现梗阻症状者不多，但常伴有便血。大肠癌可以直接向局部扩散，腹腔种植；也常引起淋巴结，或肝脏等部位的转移。便血是大肠癌主要症状，其他常见症状有腹痛、便秘、腹胀、肿瘤晚期常出现腹水。

2.声像图表现

(1)增厚型：肠壁向心性不规则增厚伴管腔狭窄，肿瘤实质为稍欠均匀的低或较低回声；常见超声病理征象为“假肾”征和“靶环”征。病变处管腔通过不畅、近端肠管淤胀或肠梗阻。在肿瘤和近端正常肠管交界处呈现管腔向心性收缩的挛缩状(图 4-12)。

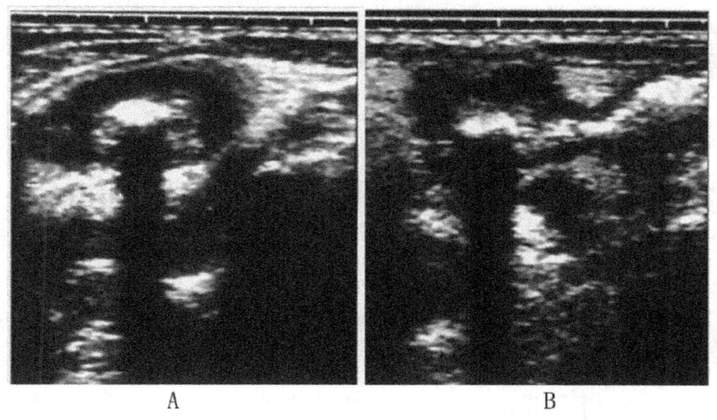

图 4-12　结肠肝曲癌

A.短轴切面；B.长轴切面。结肠肝曲管壁不规则增厚，实质回声不均，局部管腔狭窄，狭窄管腔内强回声伴有声影的结构为粪块(S)。近端升结肠(AS)管腔内容物淤积。LN：淋巴结肿大(转移)

(2)肿块型：表现为局限性、形态不规则或呈菜花状的、向腔内隆起的较低回声型肿块，表面不平整，实质回声不均。肿块外界常因癌组织浸润而显得界限不清；病变周围肠壁多正常。

(3)溃疡型：以管壁增厚为主，中心区有局限的溃疡凹陷，溃疡基底处的管壁和周围部分相比明显变薄。

(4)其他表现：肿瘤部位肠管僵硬，肠蠕动消失。

(5)肿瘤转移征象：可见肿瘤淋巴回流区淋巴结肿大，肝脏等器官内转移灶。

(6)彩色超声多普勒所见：在肿块型和部分管壁增厚型肿瘤实质内有较丰富的、不规则的血流信号。

二、胃肠恶性淋巴瘤

（一）临床病理和表现

胃肠恶性淋巴瘤是源于胃肠黏膜下淋巴组织的恶性肿瘤。肿瘤常呈单发或多发肿块状，也可以管壁增厚方式生长。病变处常有黏膜覆盖，黏膜面有时发生溃疡。肿瘤发生的常见部位是胃体窦、空肠近段和升结肠。极少数也可发生在横结肠或回肠末端。

本病常以上腹饱胀、疼痛、恶心、呕吐、黑便、食欲减退或腹部肿块等就诊时被影像学或内镜检出。

（二）声像图表现

(1)肿瘤位于黏膜下，大部分瘤体表面可见拱桥样黏膜皱襞。

(2)胃肠壁弥漫性增厚或局限型肿物，有时表现为黏膜下多结节。

(3)实质呈均匀的低回声或近似无回声，透声性好，后方回声略增强。

(4)适当调节仪器增益条件可见肿物内部多结节或网格结构。

(5)胃肠腔狭窄的程度不严重。

(6)部分病例可出现溃疡凹陷，溃疡凹陷周围的胃黏膜层完整。

(7)有时可见肝脾大或腹部淋巴结肿大。

(8)彩色超声多普勒所见肿瘤内部见散在不规则走行的低速血流信号。

（三）超声分型

1.巨块型

病变广泛，壁厚明显，并伴有肿块形成。内部回声欠均匀，并见瘤内有大小不等的结节融合征象。各结节间有中等回声边界，使整个肿块区呈网织状。

2.浸润型

全周广泛而明显壁增厚，增厚壁呈结节隆起状。瘤内有多个低回声小结节。

3.多结节型

是胃恶性淋巴瘤的一种，胃黏膜隆起、肥大；胃黏膜下有多发小低回声结节。

4.肿块型

局限性肿块。胃部肿块型淋巴瘤在胃腔充盈下可见黏膜被抬起现象。肠道肿块型淋巴瘤则因肿块局限，内部回声低而均匀，易误诊为囊肿。

5.溃疡型

分大溃疡型和小溃疡型两种。大溃疡型病变以较大而明显的溃疡为特征，溃疡环堤处有黏膜层覆盖，肿瘤体内常见数个低回声结节，是最具有超声诊断特点的一种类型(图 4-13)。小溃疡型病变呈中等度壁均匀增厚(厚度为 1.0～1.5 cm)。溃疡多发且表浅(称为“匐行溃疡”)，超声不易辨认，易误诊为胃癌。

三、胃肠间质瘤

（一）临床病理和表现

胃肠间质瘤属于消化管黏膜下肿瘤。既往的平滑肌瘤和平滑肌肉瘤、神经组织来源性肿瘤属于此类。肿瘤可发生在消化道的任何部位。较小的肿瘤多是圆球状，随即可以向分叶状或更不规则形态发展。肿瘤的生长方式：或将黏膜顶起向管腔内生长；或突出浆膜，长在管壁外；也可以向管腔内、外同时扩展。肿瘤的病理组织学变化为溃疡形成；较小的肉瘤就会出现实质的弥漫性出血坏死、继而出现液化，当坏死液化腔和溃疡相通时有假腔形成。患者临床常见症状为腹部不适或疼痛，常因消化道出血，腹部肿块而就诊。

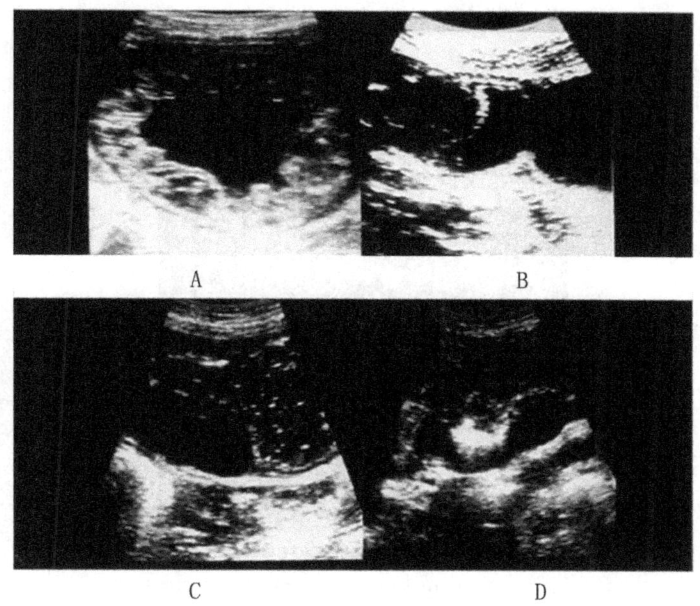

图 4-13　胃黏膜下恶性淋巴瘤

A. 胃黏膜下肿瘤(胃恶性淋巴瘤-多发结节型)，胃全周性增厚，黏膜层呈波浪状隆起；B.胃黏膜下肿瘤(胃恶性淋巴瘤-肿块型)；C.肿瘤处的黏膜层呈“拱桥”样；D.胃黏膜下肿瘤(胃恶性淋巴瘤-溃疡型)

(二)声像图表现

(1)胃肠区圆球状或分叶状肿块(图 4-14)。

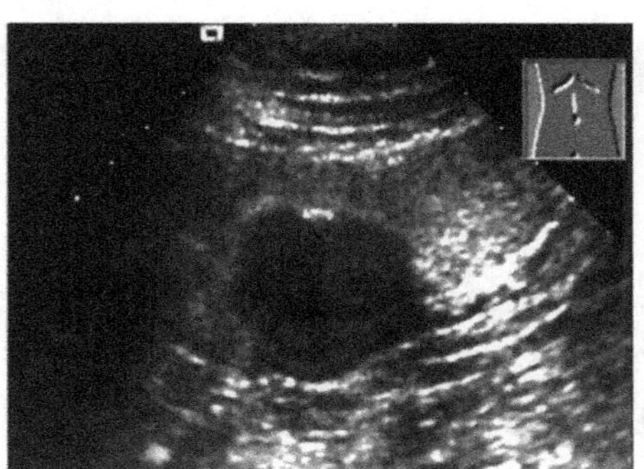

图 4-14　胃黏膜下良性肿瘤(间质瘤)

有回声胃充盈剂衬托下，胃后壁黏膜下类圆球状实性肿瘤，实质为不均匀的低回声，肿瘤表面有溃疡形成

(2)内部呈均匀或较均匀的低回声。

(3)肿瘤最大直径多在 5.0 cm 以下(偶见于直径 9.0 cm 者)。

(4)肿块边界清晰。

(5)可有小溃疡,溃疡规整,基底较平滑。

(三)间质瘤的恶变

(1)肿瘤的形态多为分叶状或不规则状。

(2)直径大于 5.0 cm,文献报道肿瘤平均直径多在 10.0 cm。

(3)瘤体内部回声增强、不均匀。

(4)常有深、大而不规则的溃疡凹陷。

(5)实质内液化,液化区较大而不规则。

(6)若液化与溃疡贯通,肿瘤内生成假腔(图 4-15)。

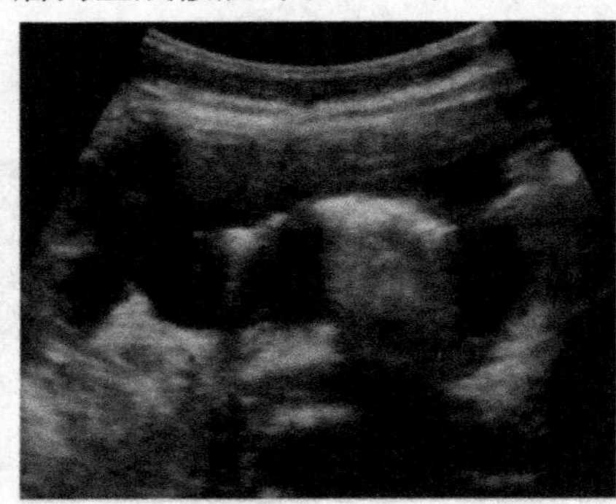

图 4-15　小肠间质瘤(恶性)

肿瘤(T)呈分叶状,中心假腔形成,有窦道和小肠腔相通

(7)易引起周围淋巴结和肝脏转移。

(四)超声分型

1.腔内型

肿物向腔内生长,局部管腔变窄;胃充盈下检查常见被肿瘤抬起的黏膜。此型在小肠和大肠少见。

2.壁间型

肿瘤同时向腔内、外生长,管腔内黏膜稍见隆起。

3.腔外型

肿瘤主要向浆膜外生长,管腔受压变形不明显。

四、胃肠脂肪类肿瘤

(一)临床病理和表现

胃肠脂肪类肿瘤包括脂肪瘤和血管平滑肌脂肪瘤,属于黏膜下肿瘤,良性居多,临床较少见。肿瘤体积一般较小(直径为 2.0～4.0 cm),肿瘤多为管腔内生型。可生长在胃到结肠的各段,临床多以肠梗阻、肠套叠等并发症来就诊时被超声检查确定。

(二)声像图表现

位于黏膜下的圆球或扁圆球体肿块,实质为较强回声。超声检查时容易被误认为胃肠内容物。肠道脂肪类肿瘤的声像图上不容易发现隆起的黏膜皱襞。

五、胃息肉

(一)临床病理和表现

胃息肉属于胃黏膜层上皮性良性肿瘤,分真性和假性两种。假性息肉系黏膜炎性增生形成;

真性息肉，又名息肉样腺瘤，最常见。由增生的黏膜腺上皮构成，多为单个。表面呈结节状，多数有蒂，大小一般不超过 2 cm。息肉样腺瘤属于癌前期病变。发病部位以胃窦多见。

发病早期通常无明显症状。部分有上腹不适、腹痛、恶心、呕吐及消化道出血等症状。发生在幽门部较大的息肉可引起幽门梗阻。

(二)声像图表现

空腹超声检查时，很难发现较小的胃息肉；在胃充盈条件下，声像图上表现为自胃黏膜层向腔内隆起病变，呈圆球状、乳头状或分叶状，大小约 1.0 cm(偶可见大于 2.0 cm 者)，息肉质地软，瘤体多为不均匀的中等或较强回声。基底部有较细的蒂与胃壁连接，局部胃壁层次结构和蠕动正常(图 4-16)。

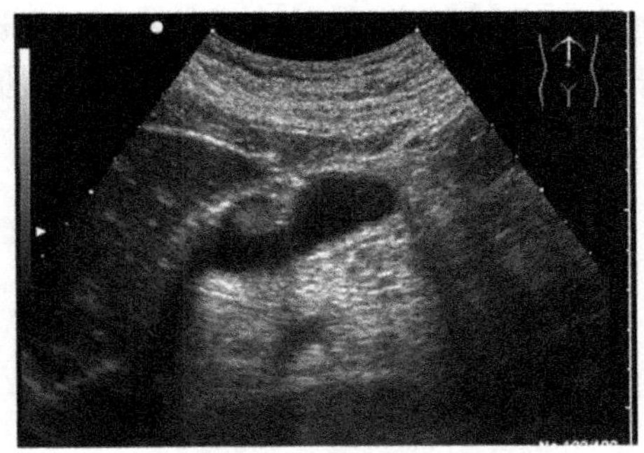

图 4-16　胃窦息肉

胃窦短轴切面：胃前壁乳头状隆起，实质为等回声

六、胃壁囊肿

(一)临床病理和表现

胃壁囊肿属于胃黏膜下囊性肿瘤，临床很少见，大多数囊肿继发于胃壁的迷走胰腺，是胰液潴留性的假性囊肿。形成的囊肿向胃腔内膨出。患者主要症状是胃区不适、腹胀等。

(二)声像图表现

表现为向胃腔内膨出的黏膜下囊性无回声，囊壁薄而平滑，囊液清晰(图 4-17)。

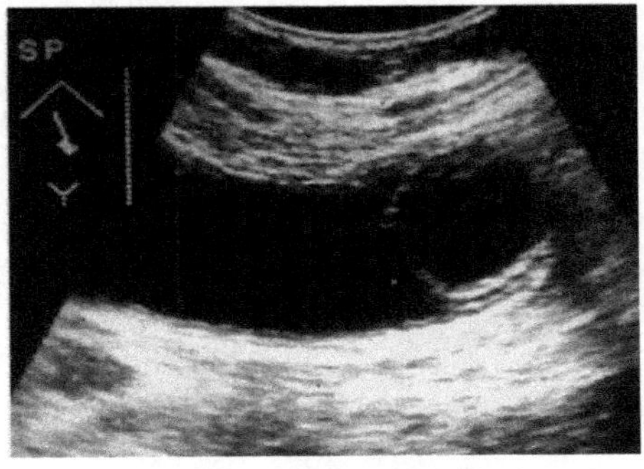

图 4-17　胃壁假性胰腺囊肿

胃腔无回声液体充盈，胃体大弯侧球状黏膜隆起，内部为液性无回声，术前超声诊断胃壁囊肿，手术病理确诊为胃壁假性胰腺囊肿

七、阑尾黏液囊肿

(一)临床病理和表现

阑尾黏液囊肿是发生在阑尾的囊性肿瘤,临床也比较少见。大多数囊肿因阑尾黏膜粘连,管腔闭塞后黏液潴留所致。少数为原发于阑尾的囊性黏液腺癌。此种肿瘤极易破裂,流出的黏液向全腹扩散,在腹膜上形成大小不等的多处转移,同时有大量腹水。患者经常以腹水、腹胀而来就诊。

(二)声像图表现

表现为盲肠下方的长椭球状囊性无回声区,囊壁薄而均匀。囊液稠厚或感染时使回声增强不均匀。囊腺癌形态欠规则,囊壁厚而不平整,回声不均匀,囊液稠厚呈不均质的低回声。转移的肿块表现为腹膜上形态各异的低回声结构。实质间可见散在小的囊性区。腹水稠厚,变换体位时可见飘落的细小回声。

(崔桂青)

第五章

肝胆疾病超声诊断

第一节　肝弥漫性疾病

肝脏弥漫性疾病为一笼统的概念，是指多种病因所致的肝脏实质弥漫性损害。常见病因有病毒性肝炎、药物性肝炎、化学物质中毒、血吸虫病、肝脏淤血、淤胆、代谢性疾病、遗传性疾病、自身免疫性肝炎等。上述病因均可引起肝细胞变性、坏死，肝脏充血、水肿、炎症细胞浸润，单核吞噬细胞系统及纤维结缔组织增生等病理变化，导致肝功能损害和组织形态学变化。肝脏弥漫性疾病的声像图表现，可在一定程度上反映其病理形态学变化，但是对于诊断而言，大多数肝脏弥漫性疾病声像图表现缺乏特异性，鉴别诊断较为困难，需结合临床资料及相关检查结果进行综合分析。

一、病毒性肝炎

(一)病理与临床概要

病毒性肝炎是由不同类型肝炎病毒引起，以肝细胞的变性、坏死为主要病变的传染性疾病。按病原学分类，目前已确定的病毒性肝炎有甲型、乙型、丙型、丁型、戊型肝炎5种，通过实验诊断排除上述类型肝炎者称非甲至戊型肝炎。各型病毒性肝炎临床表现相似，主要表现为乏力、食欲减退、恶心、厌油、肝区不适、肝脾大、肝功能异常等，部分患者可有黄疸和发热。甲型和戊型多表现为急性感染，患者大多在6个月内恢复；乙型、丙型和丁型肝炎大多呈慢性感染，少数病例可发展为肝硬化或肝细胞癌，极少数呈重症经过。因临床表现相似，需依靠病原学诊断才能确定病因。

病毒性肝炎的临床分型：①急性肝炎；②慢性肝炎；③重型肝炎；④淤胆型肝炎；⑤肝炎后肝硬化。

病毒性肝炎的基本病理改变包括肝细胞变性、坏死，炎症细胞浸润，肝细胞再生，纤维组织增生等。其中，急性肝炎主要表现为弥漫性肝细胞变性、坏死，汇管区可见炎症细胞浸润，纤维组织增生不明显；慢性肝炎除炎症坏死外，还有不同程度的纤维化；重型肝炎可出现大块或亚大块坏死；肝硬化则出现典型的假小叶改变。

(二)超声表现

1.急性病毒性肝炎

(1)二维超声。①肝脏：肝脏不同程度增大，肝缘角变钝。肝实质回声均匀，呈密集细点状回声(图5-1A)。肝门静脉管壁、胆管壁回声增强。②脾：脾大小正常或轻度增大。③胆囊：胆囊壁增厚、毛糙，或水肿呈“双边征”，胆汁透声性差，胆囊腔内可见细弱回声。部分病例胆囊腔缩小，或胆囊暗区消失呈类实性改变（图 5-1A）。④其他：肝门部或胆囊颈周围可见轻度肿大淋巴结（图 5-1B）。

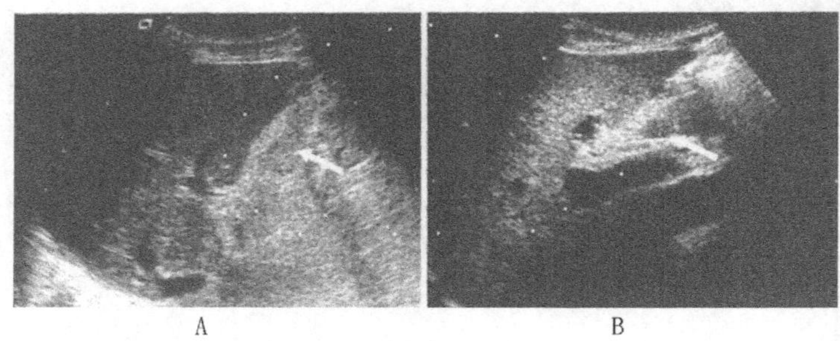

图 5-1　急性病毒性肝炎

二维超声显示肝实质回声均匀，呈密集细点状回声，胆囊缩小，胆囊壁增厚，胆囊腔暗区消失呈类实性改变（A，↑）；肝门部淋巴结轻度肿大（B，↓）

（2）彩色多普勒超声：有研究报道，肝动脉收缩期、舒张期血流速度可较正常高。

2.慢性病毒性肝炎

（1）二维超声。①肝脏：随肝脏炎症及纤维化程度不同，可有不同表现。轻者声像图表现类似正常肝脏；重者声像图表现与肝硬化接近。肝脏大小多无明显变化。肝脏炎症及纤维化较明显时，肝实质回声增粗、增强，呈短条状或小结节状，分布不均匀，肝表面不光滑（图 5-2A）。肝静脉及肝门静脉肝内分支变细及管壁不平整。②脾脏：脾可正常或增大（图 5-2B），增大程度常不及肝硬化，脾静脉直径可随脾增大而增宽。③胆囊：胆囊壁可增厚、毛糙，回声增强。容易合并胆囊结石、息肉样病变等。

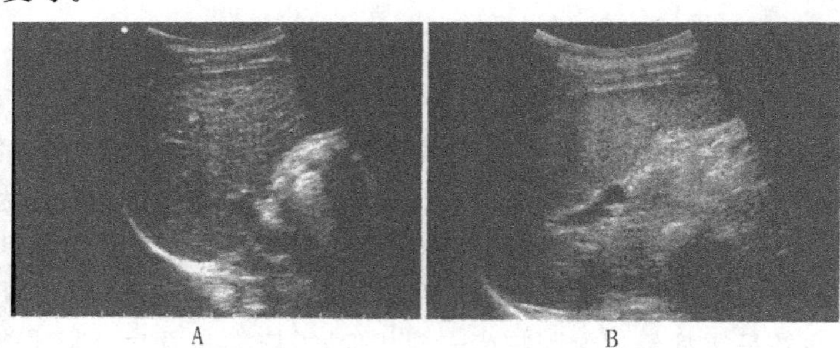

图 5-2　慢性病毒性肝炎

二维超声显示肝表面不光滑，肝实质回声增粗呈短条状，分布不均匀，肝内血管显示欠佳（A）；脾增大，下缘角变钝，脾实质回声均匀（B）。肝穿刺活检病理：慢性乙型肝炎 G3/S3（炎症 3 级/纤维化 3 期）

（2）彩色多普勒超声：随着肝脏损害程度加重，特别是肝纤维化程度加重，肝门静脉主干直径逐渐增宽，血流速度随之减慢；肝静脉变细，频谱波形趋于平坦；脾动、静脉血流量明显增加。

3.重型病毒性肝炎

（1）二维超声。①肝脏：急性重型病毒性肝炎，肝细胞坏死明显时，肝脏体积可缩小，形态失常，表面欠光滑或不光滑（图 5-3A），实质回声紊乱，分布不均匀，肝静脉逐渐变细甚至消失；亚急性重型病毒性肝炎，如肝细胞增生多于坏死，则肝脏缩小不明显；慢性重型病毒性肝炎的声像表现类似慢性肝炎，如在肝硬化基础上发生重症肝炎，则声像图具有肝硬化的特点。②胆囊：胆囊可增大，胆囊壁水肿增厚，胆汁透声性差，可见类实性回声（图 5-3A）。③脾脏：可增大或不大。④腹水（图 5-3A）。

（2）彩色多普勒超声：重型病毒性肝炎患者较易出现肝门静脉高压表现，如附脐静脉重开（图 5-3B），肝门静脉血流速度明显减低或反向等。

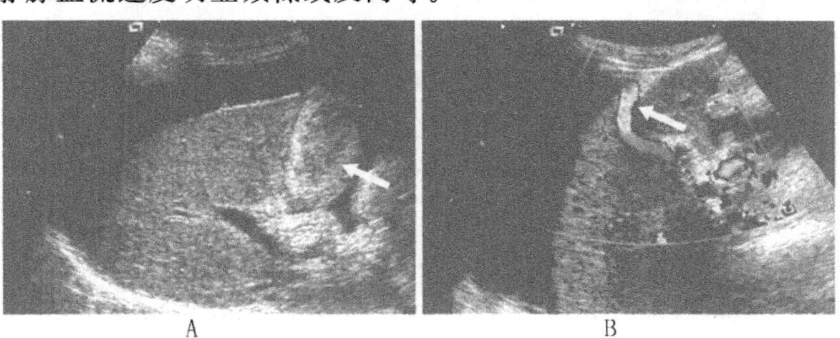

图 5-3 重型病毒性肝炎

二维超声显示肝脏形态失常，右肝缩小，肝表面欠光滑，肝实质回声增粗，分布均匀，胆囊壁增厚，不光滑，胆囊腔内充满类实性回声（A↑），后方无声影，肝前间隙见液性暗区（A）；CDFI 显示附脐静脉重开，可见出肝血流显示（B↑）

4.其他

淤胆型肝炎声像图表现无特异性。肝炎后肝硬化超声表现见肝硬化。

（三）诊断与鉴别诊断

病毒性肝炎主要需与下列疾病鉴别。

1.淤血肝

继发于右心功能不全，声像图显示肝大，肝静脉及下腔静脉扩张，搏动消失，血流速度变慢或有收缩期反流，肝门静脉一般不扩张。急、慢性肝炎肝脏可增大，肝静脉及下腔静脉无扩张表现，且慢性肝炎及肝炎后肝硬化者多数肝静脉变细。

2.脂肪肝

肝大，肝缘角变钝，肝实质回声弥漫性增强，但光点细密，并伴有不同程度的回声衰减，肝内管道结构显示模糊，肝门静脉不扩张。

3.血吸虫性肝病

患者有流行区疫水接触史，声像图显示肝实质回声增强、增粗，分布不均匀，以汇管区回声增强较明显，呈较具特征性的网格状或地图样改变。

4.药物中毒性肝炎

由于毒物影响肝细胞代谢和肝血流量，导致肝细胞变性、坏死。声像图显示肝脏增大，肝实质回声增粗、增强，分布欠均匀，与慢性病毒性肝炎类似，鉴别诊断需结合临床病史及相关实验室检查结果综合分析。

5.酒精性肝炎

声像图表现可与病毒性肝炎类似，诊断需结合临床病史特别是饮酒史。

二、肝硬化

(一)病理与临床概要

肝硬化是一种常见的由不同原因引起的肝脏慢性、进行性、弥漫性疾病。肝细胞变性、坏死，炎症细胞浸润，继而出现肝细胞结节状再生及纤维组织增生，致肝小叶结构和血液循环途径被破坏、改建，形成假小叶，使整个肝脏变形、变硬而形成肝硬化。

根据病因及临床表现的不同有多种临床分型。我国最常见为门脉性肝硬化，其次为坏死后性肝硬化，以及胆汁性、淤血性肝硬化等。肝硬化按病理形态又可分为小结节型、大结节型、大小结节混合型。门脉性肝硬化主要病因有慢性肝炎、酒精中毒、营养缺乏和毒物中毒等，主要属小结节型肝硬化，结节最大直径一般不超过 1 cm。坏死后性肝硬化多由亚急性重型肝炎、坏死严重的慢性活动性肝炎、严重的药物中毒发展而来，属于大结节及大小结节混合型肝硬化，结节大小悬殊，直径为 0.5～1 cm，最大结节直径可达6 cm。坏死后性肝硬化病程短，发展快，肝功能障碍明显，癌变率高。

肝硬化的主要临床表现:代偿期多数患者无明显不适或有食欲减退、乏力、右上腹隐痛、腹泻等非特异性症状，肝脏不同程度增大，硬度增加，脾轻度增大或正常。失代偿期上述症状更明显，并出现腹水、脾增大、食管-胃底静脉曲张等较为特征性表现，晚期有进行性黄疸、食管静脉曲张破裂出血、肝性脑病等。

(二)超声表现

1.肝脏大小、形态

肝硬化早期肝脏可正常或轻度增大。晚期肝形态失常，肝脏各叶比例失调，肝脏缩小，以右叶为著(图 5-4);左肝和尾状叶相对增大，严重者肝门右移。右叶下缘角或左叶外侧缘角变钝。肝脏活动时的顺应性及柔软性降低。

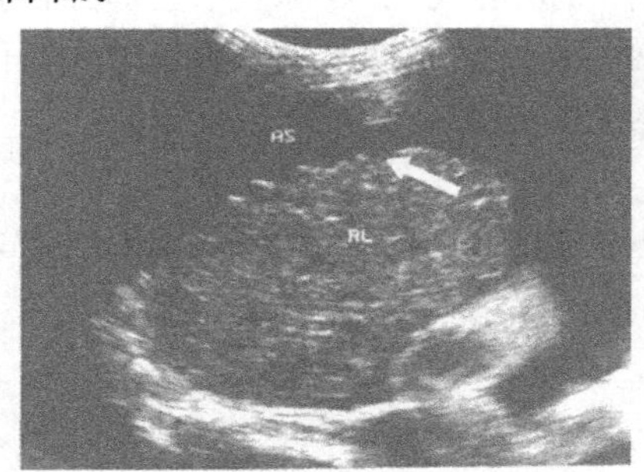

图 5-4　肝硬化

二维超声显示右肝(RL)缩小，形态失常，肝表面呈锯齿状(↑)，肝实质回声增粗，分布不均匀，肝内血管显示不清，肝静脉变细。肝前间隙见液性暗区(AS)

2.肝表面

肝表面不光滑，凹凸不平，呈细波浪、锯齿状、大波浪状或凸峰状。用 5 MHz 或7.5 MHz 高频探头检查，显示肝表面更清晰，甚至可见细小的结节。有腹水衬托时，肝表面改变亦更清晰。

3.肝实质回声

肝实质回声弥漫性增粗、增强，分布不均匀，部分患者可见低回声或等回声结节(图 5-5)。

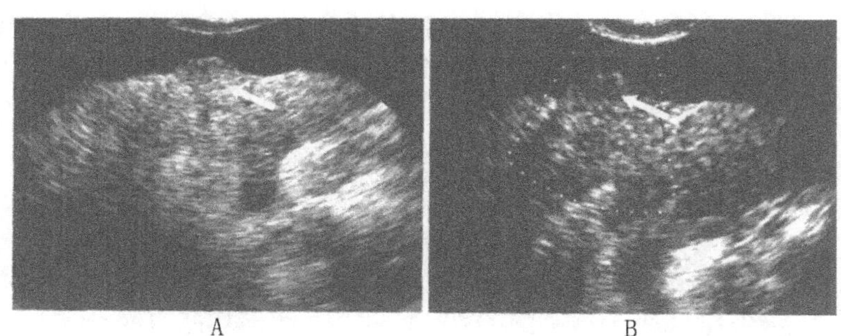

图 5-5　肝硬化结节

二维超声显示肝缩小，肝表面凹凸不平，右肝前叶肝包膜下一稍低回声结节，向肝外突出，结节边界不清，内部回声均匀（A↑）；CDFI 显示等回声结节内部无明显血流显示（B↑）

4.肝静脉

早期肝硬化肝内管道结构无明显变化。后期由于肝内纤维结缔组织增生、肝细胞结节状再生和肝小叶重建挤压管壁较薄的肝静脉，致肝静脉形态失常，管径变细或粗细不均，走行迂曲，管壁不光滑，末梢显示不清。CDFI 显示心房收缩间歇期肝静脉回心血流消失，多普勒频谱可呈二相波或单相波，频谱低平，可能与肝静脉周围肝实质纤维化和脂肪变性使静脉的顺应性减低有关。

5.肝门静脉改变及门静脉高压征象

（1）肝门静脉系统内径增宽主干内径＞1.3 cm，随呼吸内径变化幅度小或无变化，CDFI 显示肝门静脉呈双向血流或反向血流，肝门静脉主干血流反向是肝门静脉高压的特征性表现之一。肝门静脉血流速度减慢，血流频谱平坦，其频谱形态及血流速度随心动周期、呼吸、运动和体位的变化减弱或消失。

（2）侧支循环形成：也是肝门静脉高压的特征性表现之一。

附脐静脉开放：肝圆韧带内或其旁出现无回声的管状结构，自肝门静脉左支矢状部向前、向下延至脐，部分附脐静脉走行可迂曲（图 5-6A），CDFI 显示为出肝血流（图 5-6B），多普勒频谱表现为肝门静脉样连续带状血流。

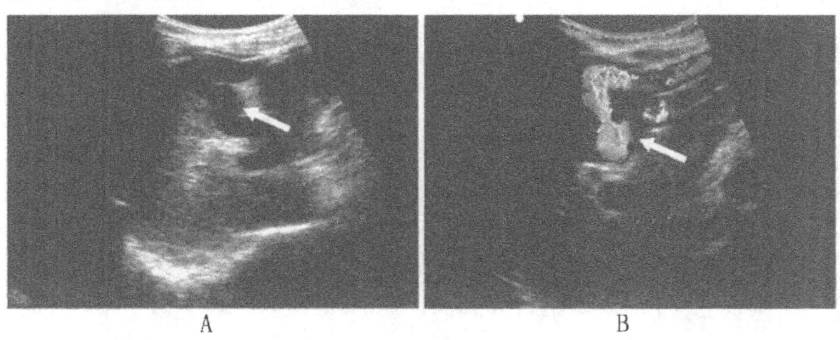

图 5-6　附脐静脉重开

二维超声显示附脐静脉迂曲扩张，自肝门静脉左支矢状部行至肝外腹壁下（A↑）；CDFI 显示为出肝血流（B↑）

胃冠状静脉（胃左静脉）扩张、迂曲，内径＞0.5 cm。肝左叶和腹主动脉之间纵向或横向扫查显示为迂曲的管状暗区或不规则囊状结构，CDFI 显示其内有不同方向的血流信号充填（图 5-7），为肝门静脉样血流频谱。胃冠状静脉是肝门静脉主干的第 1 个分支，肝门静脉压力的变化最先引起胃冠状静脉压力变化，故胃冠状静脉扩张与肝门静脉高压严重程度密切相关。

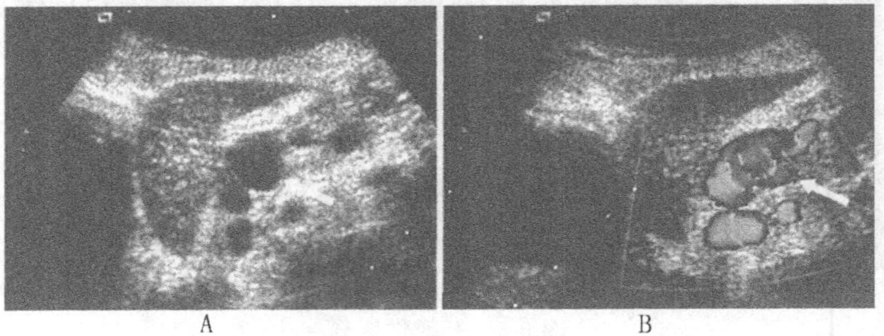

A B

图 5-7 胃冠状静脉扩张

二维超声显示胃冠状静脉呈囊状扩张，边界清晰（A↑）；CDFI 显示暗区内红蓝相间不同方向的彩色血流信号（B↑）

脾肾侧支循环形成：脾脏与肾脏之间出现曲管状或蜂窝状液性暗区，可出现在脾静脉与肾静脉之间、脾静脉与肾包膜之间或脾包膜与肾包膜之间，呈肝门静脉样血流频谱。

脾胃侧支循环形成：脾静脉与胃短静脉之间的交通支，表现为脾上极内侧迂曲管状暗区或蜂窝状暗区（图 5-8），内可探及门静脉样血流频谱。

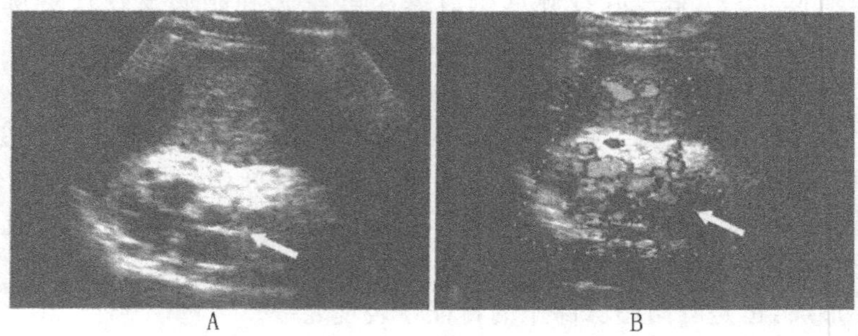

A B

图 5-8 胃底静脉扩张

二维超声显示脾上极内侧相当于胃底部蜂窝状暗区（A↑）；CDFI 显示暗区内充满血流信号（B↑）

（4）肠系膜上静脉扩张，内径＞0.7 cm，部分可呈囊状扩张。

（3）脾脏增大，长度＞11 cm，厚度＞4 cm（男性）、＞3.5 cm（女性），脾实质回声正常或增高。如有副脾者亦随之增大。脾静脉迂曲、扩张，内径＞0.8 cm（图 5-9）。

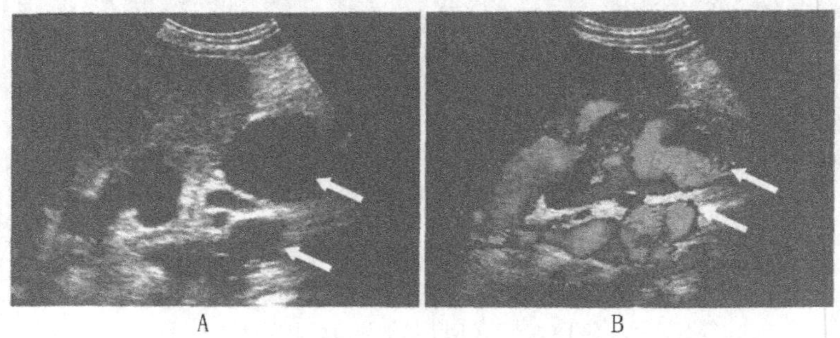

A B

图 5-9 脾静脉瘤样扩张

二维超声显示脾门区血管迂曲扩张，部分呈囊状改变（A↑）；CDFI 显示扩张管腔内充满彩色血流信号（B↑）

(5)腹水：多表现为透声性好的无回声区。少量腹水多见于肝周或盆腔；大量腹水则可在肝周、肝肾隐窝、两侧腹部、盆腔见大片液性暗区，肠管漂浮其中。如合并感染，液性暗区内可见细弱回声漂浮或纤细光带回声。

(6)肝门静脉血栓及肝门静脉海绵样变。

6.胆囊

胆囊壁增厚、毛糙，回声增强。肝门静脉高压时，胆囊静脉或淋巴回流受阻，胆囊壁可明显增厚呈“双边”征。

(三)不同类型肝硬化特点及超声表现

1.门脉性肝硬化及坏死后性肝硬化

以上述超声表现为主。

2.胆汁性肝硬化

胆汁性肝硬化的发生与肝内胆汁淤积和肝外胆管长期梗阻有关。前者多由肝内细小胆管疾病引起胆汁淤积所致，其中与自身免疫有关者，称原发性胆汁性肝硬化，较少见。后者多继发于炎症、结石、肿瘤等病变引起肝外胆管阻塞，称为继发性胆汁性肝硬化，较多见。主要病理表现为肝大，呈深绿色，边缘钝，硬度增加，表面光滑或略有不平。主要临床表现为慢性梗阻性黄疸和肝脾大，皮肤瘙痒，血清总胆固醇及 ALP、GGT 显著增高。晚期可出现肝门静脉高压和肝衰竭。

二维超声：肝脏大小正常或轻度增大，原发性胆汁性肝硬化则进行性增大。肝表面可平滑或不平整，呈细颗粒状或水纹状。肝实质回声增多、增粗，分布不均匀。肝内胆管壁增厚、回声增强，或轻度扩张。如为肝外胆管阻塞可观察到胆管系统扩张及原发病变声像。

3.淤血性肝硬化

慢性充血性心力衰竭，尤其是右心衰竭使肝脏淤血增大。长期淤血、缺氧，使肝小叶中央区肝细胞萎缩变性甚至消失，继之纤维化并逐渐扩大，与汇管区结缔组织相连，引起肝小叶结构改建，形成肝硬化。淤血性肝硬化肝脏可缩小，肝表面光滑或呈细小颗粒状，断面呈红黄相间斑点，状如槟榔，红色为肝小叶中央淤血所致，黄色为肝小叶周边部的脂肪浸润。临床以右心衰竭及肝硬化的表现为主。

二维超声：早期肝脏增大，晚期缩小，肝表面光滑或稍不平整，肝实质回声增粗、增强，分布尚均匀。下腔静脉、肝静脉扩张，下腔静脉内径达 3 cm，肝静脉内径可达 1 cm 以上，下腔静脉管径随呼吸及心动周期变化减弱或消失(图 5-10A)。彩色多普勒超声显示收缩期流速减低，或成反向血流，舒张期血流速度增加(图 5-10B)。肝门静脉扩张，脾增大，腹水。

(四)诊断与鉴别诊断

典型肝硬化，特别是失代偿期肝硬化，其声像图表现具有一定的特点，诊断并不困难，但不能从声像图上区分门脉性、坏死后性、原发性胆汁性肝硬化等肝硬化类型。早期肝硬化超声表现可与慢性肝炎类似，超声诊断较困难，需肝穿刺活检病理确定。继发性胆汁性肝硬化、淤血性肝硬化则需结合病史、原发病变表现，以及肝脏声像改变、脾脏大小、有无肝门静脉高压等表现，综合判断分析。肝硬化需与下列疾病鉴别。

1.弥漫型肝癌

多在肝硬化基础上发生，肿瘤弥漫分布，与肝硬化鉴别有一定难度，鉴别诊断要点见表 5-1。

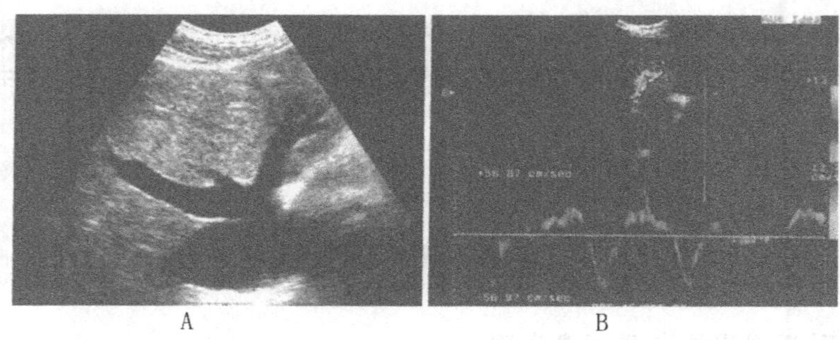

图 5-10 淤血肝

二维超声显示肝静脉、下腔静脉管径增宽(A);频谱多普勒显示肝静脉(B)及下腔静脉频谱呈三尖瓣反流波形,V 波、D 波波幅较高,S 波降低

表 5-1 弥漫型肝癌与肝硬化鉴别

项目	弥漫性肝癌	肝硬化
肝脏大小、形态	肝脏增大,形态失常,肝表面凹凸不平	肝脏缩小(以右叶明显),形态失常
肝内管道系统	显示不清	可显示,特别是较大分支显示清楚,但形态及走行失常,末梢显示不清
肝门静脉栓子	肝门静脉管径增宽、管壁模糊或局部中断,管腔内充满实性回声,其内可探及动脉血流信号,超声造影栓子在动脉期有增强(癌栓)	无或有,后者表现肝门静脉较大分支内实性回声,其内部无血流信号,超声造影无增强(血栓)。肝门静脉管壁连续,与肝门静脉内栓子分界较清
CDFI	肝内血流信号增多、紊乱,可探及高速高阻或高速低阻动脉血流信号	肝内无增多、紊乱的异常血流信号
临床表现	常有消瘦、乏力、黄疸等恶病质表现。AFP 可持续升高	无或较左侧所述表现轻

2.肝硬化结节与小肝癌的鉴别

部分肝硬化再生结节呈圆形、椭圆形,球体感强,需要与小肝癌鉴别。肝硬化再生结节声像表现与周围肝实质相似,周边无“声晕”;而小肝癌内部回声相对均匀,部分周边可见“声晕”。CDFI:前者内部血流信号不丰富或以静脉血流信号为主,若探及动脉血流信号则为中等阻力;后者内部以动脉血流信号为主,若探及高速高阻或高速低阻动脉血流信号更具诊断价值。超声造影时,肝硬化结节与肝实质呈等增强或稍低增强;而典型小肝癌动脉期表现为高增强,门脉期及延迟期表现为低增强。动态观察肝硬化结节生长缓慢,小肝癌生长速度相对较快。

3.慢性肝炎及其他弥漫性肝实质病变

早期肝硬化与慢性肝炎及其他弥漫性肝实质病变声像图表现可相似,鉴别诊断主要通过肝穿刺活检。

三、酒精性肝病

(一)病理与临床概要

酒精性肝病是由于长期大量饮酒导致的中毒性肝损害,主要包括酒精性脂肪肝、酒精性肝炎、酒精性肝硬化。ALD 是西方国家肝硬化的主要病因(占 80%～90%)。在我国 ALD 有增多趋势，成为肝硬化的第二大病因，仅次于病毒性肝炎。

酒精性脂肪肝、酒精性肝炎及酒精性肝硬化是酒精性肝病发展不同阶段的主要病理变化，病理特点如下。

1.酒精性脂肪肝

肝小叶内＞30％的肝细胞发生脂肪变，以大泡性脂肪变性为主，可伴或不伴有小坏死灶及肝窦周纤维化。戒酒 2～4 周后轻度脂肪变可消失。

2.酒精性肝炎

肝细胞气球样变、透明样变，炎症坏死灶内有中性粒细胞浸润。可伴有不同程度的脂肪变性及纤维化。

3.酒精性肝硬化

典型者为小结节性肝硬化，结节直径为 1～3 mm；晚期再生结节增大，结节直径可达 3～5 mm，甚至更大。结节内有时可见肝细胞脂肪变或铁颗粒沉积，可伴有或不伴有活动性炎症。

(二)超声表现

1.酒精性脂肪肝

声像图表现类似脂肪肝，肝脏增大，肝实质回声较粗、较高、较密集，深部回声逐渐衰减，膈肌回声显示欠清，肝内管道结构模糊。由于声波衰减，CDFI 显示肝门静脉、肝静脉血流充盈不饱满。脾无明显增大。

2.酒精性肝炎

肝脏增大，肝实质回声增粗、增强，分布均匀或欠均匀，回声衰减不明显，肝内管道结构及膈肌显示清楚。肝门静脉、肝静脉血流充盈饱满。

3.酒精性肝硬化

声像图表现与门脉性肝硬化相似。早期肝脏增大，晚期缩小。肝表面不光滑，肝实质回声增粗，分布不均匀，肝门静脉增宽，脾大。晚期可出现腹水、肝门静脉高压表现。

(三)诊断与鉴别诊断

酒精性肝病超声表现无特异性，诊断需结合病史，特别是酗酒史。而准确诊断不同类型酒精性肝病，则需通过肝穿刺活检病理诊断。需要与下列疾病鉴别。

1.脂肪肝

声像图表现与酒精性脂肪肝相似，病因诊断需结合病史。

2.病毒性肝炎

不同病程阶段病毒性肝炎声像图表现不一，部分表现与酒精性肝炎相似，病因诊断需结合病史及相关实验室检查。

3.淤血肝

声像图显示肝大，肝静脉及下腔静脉扩张，搏动消失，收缩期血流速度变慢或有收缩期反流，肝门静脉不扩张；而酒精性肝炎则无肝静脉及下腔静脉扩张和相应血流改变。

四、脂肪肝

(一)病理与临床概要

随着生活水平的不断提高，脂肪肝的发病率也正在逐渐上升。脂肪肝是一种获得性、可逆性代谢疾病，当肝内脂肪含量超过肝重量的5%时可称为脂肪肝。早期或轻度脂肪肝经治疗后可以逆转为正常。引起脂肪肝的主要原因有肥胖、过度的乙醇摄入、高脂血症、糖尿病、长期营养不良、内源性或外源性的皮质类固醇增多症、怀孕、长期服用药物（肼类、磺胺类药物、部分化疗药物等）、化学品中毒（四氯化碳、磷、砷等）等。此外，重症肝炎、糖原沉积病、囊性纤维病、胃肠外营养等也可引起脂肪肝。肝内脂肪含量增高时，肝细胞会出现脂肪变性，以大泡性肝细胞脂肪变性为主，偶可见点、灶状坏死，并可伴轻度纤维组织增生。脂肪肝进一步发展会转变为肝纤维化，甚至肝硬化，导致肝功能明显下降。脂肪肝一般以弥漫浸润多见，也可表现为局部浸润，导致局限性脂肪肝。脂肪肝一般无特征性临床症状，可有疲乏、食欲缺乏、嗳气、右上腹胀痛等症状，可伴有肝脏增大体征，血脂增高或正常，肝功能可轻度异常。

（二）超声表现

脂肪肝的声像图表现与肝脏脂肪沉积的量及形式有关，可分为弥漫浸润型脂肪肝及非均匀性脂肪肝两大类。

1.弥漫浸润型脂肪肝

弥漫浸润型脂肪肝是脂肪肝常见的类型，其声像图特点如下。

(1)肝实质前段回声增强，光点密集、明亮，呈云雾状，故有“亮肝”之称；肝实质后段回声随着深度增加而逐渐减弱，即回声衰减，且与前段增强回声无明显分界。膈肌因回声衰减可显示不清。

(2)肝脏内部管道结构显示欠清，较难显示肝门静脉及肝静脉的较小分支。管道壁回声亦相对减弱。因回声衰减，CDFI显示肝内肝门静脉及肝静脉血流充盈不饱满或欠佳（图5-11A），适当降低频率有助于更清楚地显示肝门静脉血流（图5-11B）。

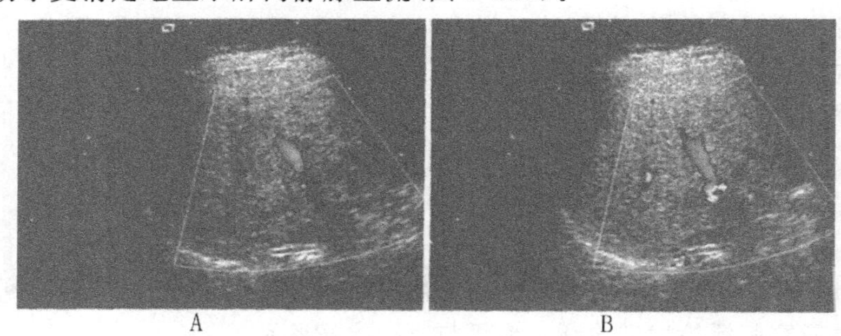

图5-11 脂肪肝（一）

因脂肪肝后方回声衰减，CDFI显示肝内门静脉及肝静脉血流充盈不饱满，适当降低频率有助于更清楚显示肝门静脉血流（A为3 MHz，B为1.75 MHz）

(3)肝肾对比征阳性（图5-12B）。正常情况下肝脏回声略高于肾实质。脂肪肝时，肝脏回声与肾实质回声对比，增强更加明显。轻度脂肪肝肝脏内部回声改变不明显时，可通过此征象进行判断。

(4)脂肪肝明显时，可伴有肝脏弥漫性增大，肝形态饱满，边缘变钝。文献报道可根据肝实质回声、肝内管道及膈肌显示情况，将弥漫性脂肪肝分为轻度、中度和重度3型（表5-2）。但超声判断中度及重度脂肪肝往往容易出现误差，而分辨中度及重度脂肪肝的临床意义不大，故可参考上述标准，只对轻度及中、重度脂肪肝进行区分。

2.非均匀性脂肪肝

非均匀性脂肪肝是由于肝脏内局限性脂肪浸润，或脂肪肝内出现局灶性脂肪沉积缺失区，该区域为正常肝组织。非均匀性脂肪肝可表现为局灶性高或低回声区，容易误认为肝脏肿瘤。

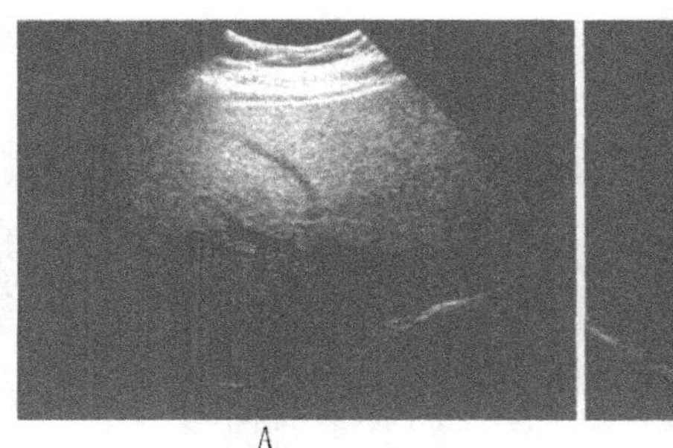
A

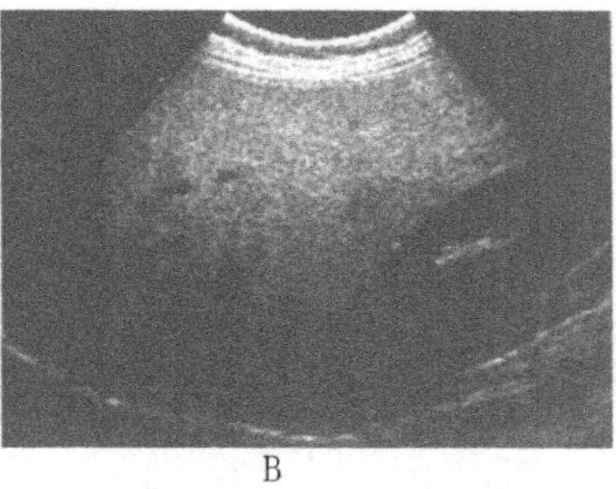
B

图 5-12　**脂肪肝(二)**

二维超声显示肝实质前段回声增强，光点密集、明亮，呈“亮肝”改变，后段回声衰减(A)；肝脏回声与肾实质回声对比明显增强，即肝肾对比征阳性(B)

表 5-2　**脂肪肝程度的超声分型**

分型	肝脏前段回声	肝脏后段回声	肝内管道及膈肌显示情况
轻度	稍增强	稍衰减	正常显示
中度	增强	衰减	显示欠佳，提高增益可显示
重度	明显增强	明显衰减	显示不清

(1)二维超声可表现为以下类型。①弥漫非均匀浸润型(图 5-13)：或称肝脏局灶性脂肪缺失，即肝脏绝大部分区域脂肪变，残存小片正常肝组织。声像图表现为背景肝呈脂肪肝声像，肝内出现局灶性低回声区，好发于肝脏左内叶及右前叶近胆囊区域或肝门静脉左、右支前方，也可见于尾状叶及肝右叶包膜下区域。可单发或多发，其范围不大，形态多样，多呈类圆形或不规则长条形，一般边界清晰，无包膜回声，内部回声尚均匀。②叶段浸润型(图 5-14)：脂肪浸润沿叶段分布。声像表现为部分叶段呈脂肪肝表现，回声密集、增强；而另一部分叶段呈相对低回声，两者间分界明显，有“阴阳肝”之称，分界线与相应间裂吻合，线条平直，边界清楚。③局限浸润型及多灶浸润型：肝内局限性脂肪浸润。前者单发或 2～3 个，后者弥漫分布，呈局灶性致密的高回声，形态圆形或不规则，部分后方回声衰减。背景肝实质相对正常，表现为相对较低的回声区。部分局限脂肪浸润声像随时间变化较快，可在短期内消失。

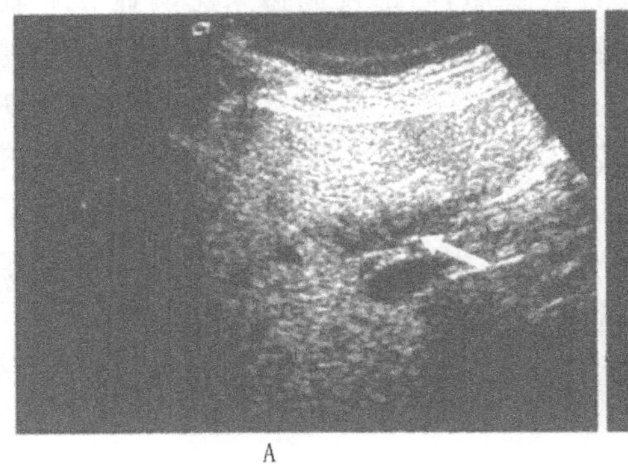
A

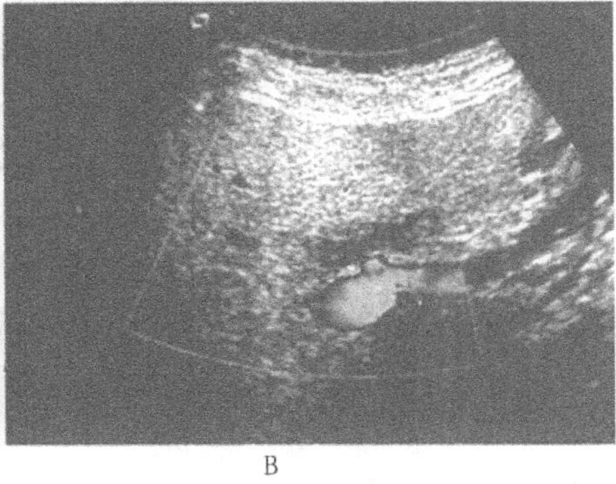
B

图 5-13　**非均匀性脂肪肝(一)**

二维超声显示左肝内叶实质内肝门静脉左支前方局限性片状低回声区，边界尚清，内部回声尚均匀(A↑)；CDFI 显示低回声区内部无血流信号(B)，为弥漫非均匀浸润型脂肪肝

(2)彩色多普勒超声:病变区域内部及周边可见正常走行肝门静脉或肝静脉分支,无明显异常血流信号(图 5-14B、C)。

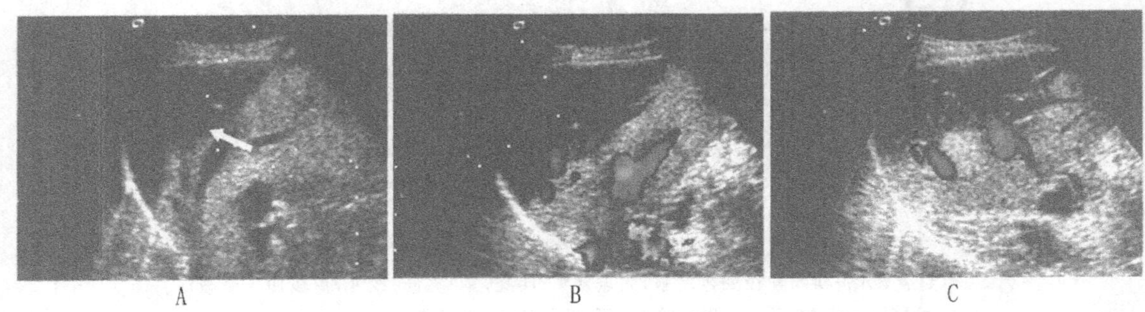

图 5-14　非均匀性脂肪肝(二)

二维超声显示肝内部分叶段呈脂肪肝表现,回声密集、增强,而另一部分叶段呈相对低回声,两者间分界明显(A↑),呈"阴阳肝"改变;CDFI 显示肝内血管走形正常,血流充盈饱满(B、C),为叶段浸润型脂肪肝

当肝脏出现以下脂肪肝典型表现:肝实质回声弥漫增强,肝肾回声对比增强,伴深部回声衰减;肝内血管壁回声减弱,显示欠清,则脂肪肝诊断较容易,其诊断敏感性可达 85%以上,特异性达 95%。

(三)诊断与鉴别诊断

(1)弥漫性脂肪肝应与表现为强回声的肝脏弥漫性疾病鉴别,如慢性肝炎、肝硬化。肝硬化也可出现肝后段回声衰减,但回声多呈不均匀增粗,或呈结节状低回声,且出现肝门静脉高压表现,如肝门静脉扩张、侧支循环、脾脏增大、腹水等。

(2)体型肥胖者因腹壁皮下脂肪较厚,可出现回声衰减,需与脂肪肝鉴别,但其衰减对肝、肾均有影响,故肝肾对比不明显;而脂肪肝则肝肾对比征阳性。

(3)非均匀性脂肪肝与肝脏肿瘤的鉴别:①表现为局灶性低回声区时(弥漫非均匀浸润型)需与肝癌鉴别;②表现为局灶性高回声区时(局限浸润型)需与高回声型血管瘤及肝癌鉴别;③表现为弥漫分布高回声区时(多灶浸润型)需与肝转移瘤鉴别。

非均匀性脂肪肝无占位效应,无包膜,病变靠近肝包膜时无向肝表面局部膨出的表现;穿行于病变区域的肝门静脉或肝静脉走行正常,无移位或变形,内部及周边未见明显异常血流信号;另外,在两个相互垂直的切面测量病变范围时,径线差别较大,表明不均匀脂肪变呈不规则片状浸润。而血管瘤边缘清晰,多呈圆形或椭圆形,内部回声呈筛网状改变,周边可见线状高回声,较大者内部可见少许低阻动脉血流信号。肝癌及转移瘤均有明显占位效应,边界较清楚,部分可见声晕,周边及内部可见较丰富高阻动脉血流信号,周边血管移位、变形、中断,肝转移瘤可出现"靶环征"等特征性改变。鉴别时应注意肝脏整体回声改变,非均匀性脂肪肝往往有脂肪肝背景,另外需要结合临床检验 AFP 结果来分析,必要时行超声造影检查,有利于明确诊断。

五、肝血吸虫病

(一)病理与临床概要

血吸虫病是由血吸虫寄生于人体引起的寄生虫病。日本血吸虫病在我国主要流行于长江流域及其以南地区。主要病理改变是由于虫卵沉积在肝脏及结肠壁组织,引起肉芽肿和纤维化等病变。在肝脏,虫卵随肝门静脉血流达肝门静脉小分支,在汇管区形成急性虫卵结节,汇管区可见以嗜酸性粒细胞为主的细胞浸润。晚期肝门静脉分支管腔内血栓形成及肝门静脉周围大量纤维组织增生致管壁增厚，增生的纤维组织沿肝门静脉分支呈树枝状分布，形成特征性的血吸虫病性干线型肝纤维化。由于肝内肝门静脉分支阻塞及周围纤维化最终导致窦前性肝门静脉高压。此外，肝门静脉阻塞还可致肝营养不良和萎缩，肝脏体积缩小，但左叶常增大。严重者可形成粗大突起的结节(直径可达 2～5 cm)，表面凸凹不平。肝细胞坏死与再生现象不显著。

临床表现因虫卵沉积部位、人体免疫应答水平、病期及感染度不同而有差异。一般可分为急性、慢性、晚期 3 种类型。急性期主要表现为发热、肝大与压痛、腹痛、腹泻、便血等，血嗜酸性粒细胞显著增多。慢性期无症状者常于粪便普查或因其他疾病就医时发现；有症状者以肝脾大或慢性腹泻为主要表现。晚期主要为肝门静脉高压的表现，如腹水、巨脾、食管静脉曲张等。

(二)超声表现

1.急性血吸虫病

(1)肝脏超声表现无明显特异性，主要表现为肝脏轻度增大，肝缘角圆钝。肝实质回声稍增高、增密，分布欠均匀。病情较重者可在汇管区旁见边界模糊的小片状低回声区。肝内管道结构清晰，走向正常，肝门静脉管壁可增厚，欠光滑。

(2)脾脏增大。

2.慢性期血吸虫病及血吸虫性肝硬化

(1)肝形态正常或失常。可见肝右叶萎缩，左叶增大，肝缘角圆钝。

(2)肝表面呈锯齿状或凸凹不平。

(3)肝实质回声根据肝门静脉主干及其分支周围纤维组织增生程度不同而异，二维超声表现为：①鳞片状回声，肝内弥漫分布纤细稍高回声带，将肝实质分割形成小鳞片状，境界不清楚，范围为 3～5 cm；②斑点状强回声，在肝实质内弥漫分布大小不一的斑点状强回声，可伴声影，多为虫卵钙化所致；③网格状回声(图 5-15)，肝实质内见纤细或增粗的高回声带，形成大小不一的网格状回声，网格内部肝实质呈低至中等回声，范围 2～5 cm，网格境界较模糊，也可境界清楚，形成近似圆形的低回声，易误诊为肝肿瘤。网格回声的高低及宽窄，反映了肝纤维化程度。

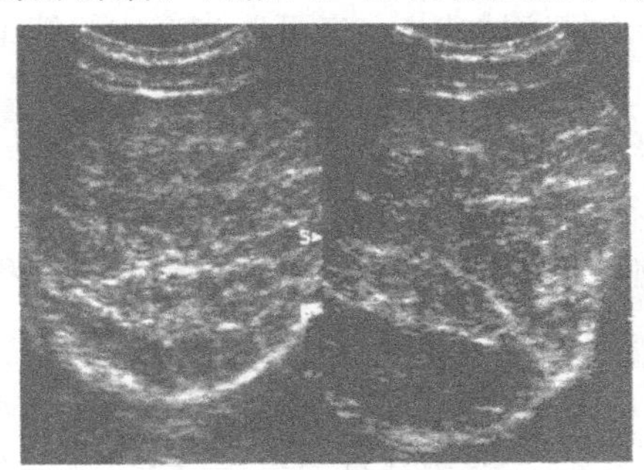

图 5-15　**肝血吸虫病**

二维超声显示肝脏大小、形态基本正常，肝表面欠光滑，肝实质回声增粗、分布不均匀，肝内弥漫分布条索状高回声呈网格状，肝内血管显示不清

(4)肝门静脉管壁增厚、毛糙，回声增强。肝静脉末梢变细、回声模糊或不易显示。

(5)脾脏增大，脾静脉增宽，内径超过 0.8 cm，脾实质回声均匀。

(6)腹水，病变晚期，腹腔内可探及大片液性暗区。

(7)彩色多普勒超声，肝门静脉高压时，肝门静脉、脾静脉及肠系膜上静脉不同程度扩张，血流速度减慢，侧支循环形成。

(三)诊断与鉴别诊断

1.肝炎后肝硬化

肝炎后肝硬化多为病毒性肝炎等引起，肝脏弥漫性纤维组织增生，肝细胞再生结节形成，直径多在1 cm以内，肝内回声增粗、增强，分布不均匀，可见散在分布的小结节状低回声团，边界模糊，但无血吸虫病肝纤维化时出现的“网格状回声”或“鳞片状回声”，脾大程度不及血吸虫性肝硬化；而血吸虫病由血吸虫卵的损伤引起，主要累及肝内肝门静脉分支，其周围纤维组织增生，肝实质损害轻、肝内出现粗大龟壳样纹理，呈“网格状”，脾大明显。

2.肝细胞癌

血吸虫性肝硬化，肝内出现较粗大的网格状高回声，分割包绕肝实质，形成低或中等回声团，可类似肝癌声像，但其病变为弥漫分布，改变扫查切面时无球体感，是假性占位病变；而结节型肝癌病灶数目可单个或多个，肿块周围常有“声晕”，球体感明显，可有肝门静脉癌栓、肝门部淋巴结肿大，结合肝炎病史及甲胎蛋白检查不难鉴别。

六、肝吸虫病

(一)病理与临床概要

肝吸虫病又称华支睾吸虫病，是华支睾吸虫寄生在人体胆管系统内引起的一种疾病。此病多发生在亚洲，在我国主要流行于华南地区。因进食未煮熟的鱼虾而感染，盐腌鱼干不能杀死虫卵也可引起本病。

1.病理变化

由于虫体和虫卵的机械刺激和代谢排泄物毒性作用，造成胆管上皮细胞脱落，并发生腺瘤样增生，管壁增厚，管腔逐渐狭窄。虫体和虫卵阻塞引起胆汁淤积，胆管发生囊状或柱状扩张。肝细胞脂肪变性、萎缩、坏死。肝脏病变以左肝为著。胆管阻塞常继发细菌感染，导致胆管炎、胆囊炎、胆管源性肝脓肿。死虫碎片、虫卵、脱落胆管上皮细胞还可成为胆石的核心。长期机械刺激及毒性产物作用，可造成胆管上皮腺瘤样增生，有可能演变成胆管细胞癌。

2.临床表现

本病症状及病程变化差异较大。轻度感染者可无症状；中度感染者可出现食欲缺乏、消化不良、疲乏无力、肝大、肝区不适；重度感染者有腹泻、营养不良、贫血、水肿、消瘦等症，晚期可出现肝硬化、腹水，胆管细胞癌。粪便及十二指肠引流液中可发现虫卵，免疫学试验有助于本病诊断。

(二)超声表现

(1)肝脏轻度增大，以左肝为著，可能左肝管较平直，虫卵更易入侵所致。肝包膜尚光滑，重症者肝包膜可增厚并凸凹不平。

(2)肝实质回声增粗、增强，分布不均匀，可见模糊的小片状中等回声沿胆管分布(图 5-16)。

(3)肝内胆管不同程度扩张，其腔内有强弱不一的点状回声，胆管壁增厚、回声增强，肝内小胆管扩张呈间断的等号状强回声。较多的虫体局限聚集于某一处呈较大光团回声。

(4)肝外胆管扩张、胆囊增大，扩张胆管腔及胆囊腔内可见点状及斑状弱回声，后方无声影，随体位改变可出现漂浮，胆囊壁增厚、不光滑。

(5)晚期可导致肝硬化，有脾大、腹水等表现。

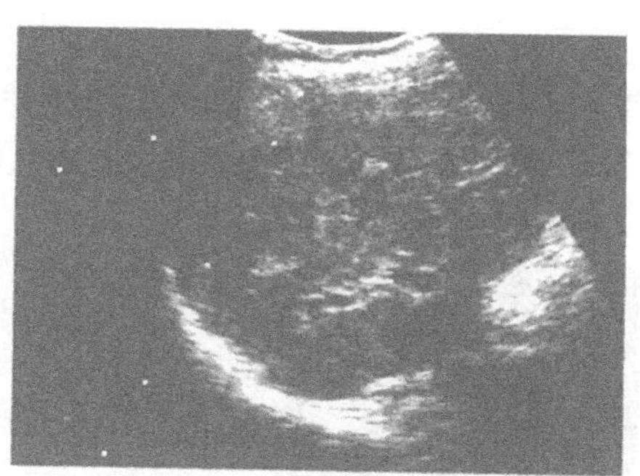

图 5-16 **肝吸虫病**

二维超声显示肝实质回声粗乱，肝内见多个小片状稍高回声，沿胆管走行分布，胆管壁增厚、回声增强，肝内血管显示欠清

(三)诊断与鉴别诊断

1.肝血吸虫病

两者声像图均表现为肝内回声增粗、增多及网格状回声改变，但血吸虫肝病一般不会有肝内小胆管间断的等号状扩张，以及胆囊及扩张的胆总管内成虫的细管状高回声。结合流行病学、临床表现及实验室检查，一般不难鉴别。

2.病毒性肝炎

病毒性肝炎与肝吸虫病临床表现相似，但前者消化道症状如食欲缺乏、厌油、恶心、腹胀等均较后者明显。急性肝炎可表现为肝脏增大、肝实质回声减低，肝内管道结构回声增强，胆囊壁水肿、增厚，胆囊腔缩小，但无肝吸虫病肝内胆管的等号状扩张及胆囊腔内成虫的细管状高回声。

3.肝硬化

肝吸虫病晚期可引起肝硬化，其表现与胆汁淤积性肝硬化相同，主要依靠病史及实验室检查加以鉴别。

七、肝豆状核变性

(一)病理与临床概要

肝豆状核变性又称 Wilson 病，是一种常染色体隐性遗传性疾病，铜代谢障碍引起过多的铜沉积在脑、肝脏、角膜、肾等部位，引起肝硬化、脑变性病变等。主要表现为进行性加剧的肢体震颤、肌强直、构音障碍、精神症状、肝硬化及角膜色素环等。多数在儿童、青少年或青年起病。本病起病隐匿，病程进展缓慢。以肝脏为首发表现者，可有急性或慢性肝炎、肝脾大、肝硬化、脾亢、腹水等表现，易误诊为其他肝病。铜过多沉积在肝脏，早期引起肝脏脂肪浸润，铜颗粒沉着呈不规则分布的岛状及溶酶体改变，继而发生肝实质坏死、软化及纤维组织增生，导致结节性肝硬化。

实验室检查的特征性改变为尿铜量增多和血清铜蓝蛋白降低，肝组织含铜量异常增高，血清铜氧化酶活性降低。

(二)超声表现

(1)早期肝脏大小、形态正常，包膜光滑，随疾病进展肝脏缩小，包膜增厚、不光滑。

(2)早期肝实质回声增粗、增强，分布不均匀，可呈强弱不等短线状或密布弧线状、树枝状回声。

(3)晚期为结节性肝硬化表现,肝实质回声不均,呈结节状改变,肝内血管显示不清,肝静脉变细、走行失常(图 5-17),门静脉频谱形态异常,肝门静脉、脾静脉扩张,血流速度减慢,肝门静脉高压声像(如附脐静脉重开)、腹水等。

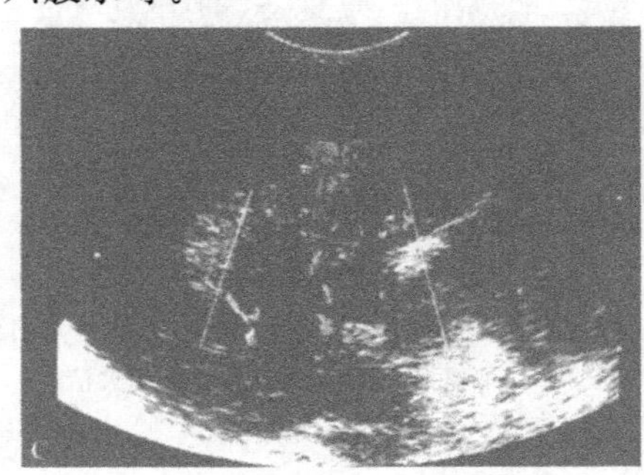

图 5-17　肝豆状核变性

二维超声显示右肝萎缩,肝表面凹凸不平,肝实质回声增粗,分布不均匀,可见散在分布等回声小结节,部分向肝外突出,边界不清,肝内血管显示不清,肝前间隙见大片液性暗区;CDFI 显示结节边缘可见短条状血流,内部无明显血流信号

(三)诊断与鉴别诊断

本病主要与急慢性肝炎、肝炎后肝硬化鉴别,主要依靠病史及实验室检查。

八、肝糖原累积病

肝糖原累积病是一组罕见的隐性遗传性疾病。本病特点为糖中间代谢紊乱,由于肝脏、肌肉、脑等组织中某些糖原分解和合成酶的缺乏致糖原沉积在肝脏、肌肉、心肌、肾等组织内,引起肝脾大、血糖偏低、血脂过高等症状,多发生于幼儿和儿童期。病理:光镜下见肝细胞弥漫性疏松变性,汇管区炎症细胞浸润,少量枯否细胞增生肥大;电镜下肝细胞胞质内见大量糖原堆积及大小不等的脂滴,线粒体有浓聚现象,内质网等细胞器数量减少且有边聚现象。临床上可触及增大的肝脏表面平滑,质地较硬而无压痛。

超声表现:肝脏明显增大,表面光滑,肝实质回声增密、增强,后方无明显衰减。由于声像图表现无特异性,诊断时需结合临床,确诊依靠肝穿刺活检。

九、肝淀粉样变性

淀粉样变性是一种由淀粉样物质在组织细胞中沉积引起的代谢性疾病,主要累及心、肝、肾及胃肠道等器官。该病常见于中老年人,症状、体征缺乏特异性,临床上较少见而易被误诊。确诊后也常因无特异治疗方法,患者最终死于继发感染或心力衰竭、肾衰竭。

肝脏受累者表现为淀粉样蛋白物质在肝窦周围间隙、间质或肝小叶中央及汇管区大量沉积,肝细胞受压萎缩。肝质地坚韧而有弹性。切面呈半透明蜡样光泽。临床表现:肝脏明显增大,表面光滑,压痛不明显。肝功能除碱性磷酸酶明显升高外,其余受损较轻。

超声表现:肝脏明显增大,表面光滑,肝脏回声密实,分布均匀(图 5-18)或不均匀,脾脏亦可增大。本病声像图无特异性改变,唯一确诊方法为肝穿刺活检。

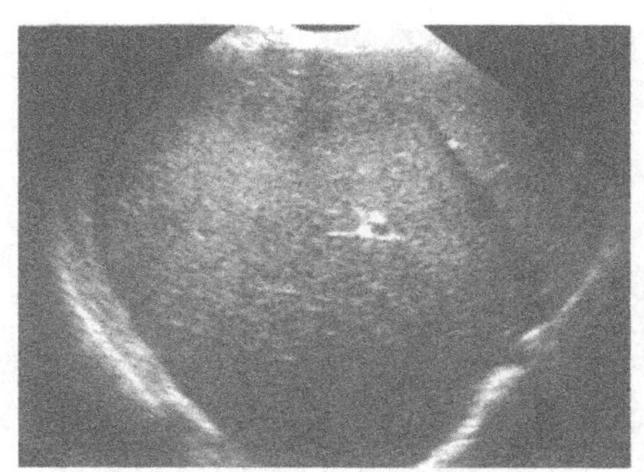

图 5-18　肝淀粉样变

二维超声显示肝明显增大，肝实质回声密集，分布均匀，后段回声无明显衰减

（秦　良）

第二节　肝囊性疾病

一、肝囊肿

（一）病理与临床表现

非寄生虫性肝囊肿发病率为1.4%～5.3%，女性发病多于男性，分为先天性和后天性两类。一般所指的肝囊肿为先天性肝囊肿，又称真性囊肿。其发病原因多数学者认为在胚胎发育期，肝内局部胆管或淋巴管因炎症上皮增生阻塞导致管腔分泌物潴留，逐步形成囊肿；或因肝内迷走胆管与淋巴管在胚胎期的发育障碍所致。

肝囊肿的病理类型分为血肿和退行性囊肿、皮样囊肿、淋巴囊肿、内皮细胞囊肿、潴留性囊肿和囊性肿瘤。囊肿呈卵圆形、壁光滑，囊腔为单房或多房性。体积大小相差悬殊，小者囊液仅数毫升，大者含液量可达1 000 mL以上。囊液清亮，呈中性或碱性，有的可含有胆汁。囊肿周围的肝实质常见压迫性萎缩。其并发症包括感染、坏死、钙化和出血。

临床表现：囊肿较小者可长期甚至终生无症状。随着囊肿的逐渐增大，可出现邻近脏器的压迫症状，上腹部不适、饱胀，甚至隐痛、恶心与呕吐。亦可出现上腹部包块，肝大、腹痛和黄疸。囊肿破裂、出血、感染时出现相应的症状体征。

（二）超声影像学表现

（1）典型肝囊肿声像图特点为肝实质内圆形或卵圆形无回声区；包膜光整，壁薄光滑，呈高回声，与周围肝组织边界清晰；侧壁回声失落，后壁及后方回声增高（图 5-19）。

（2）多房性者表现为囊腔内纤细的条状分隔；体积较大囊肿合并感染出血时，囊腔内出现弥漫性点状弱回声，亦可分层分布，变动体位时回声旋动，囊壁可增厚，边缘不规则。

（3）囊肿较小者肝脏形态大小及内部结构无明显改变。较大者可引起肝轮廓增大，局部形态改变；肝组织受压萎缩；周边血管及胆管可呈压迫征象，囊肿巨大时可造成相邻器官的推挤征象。

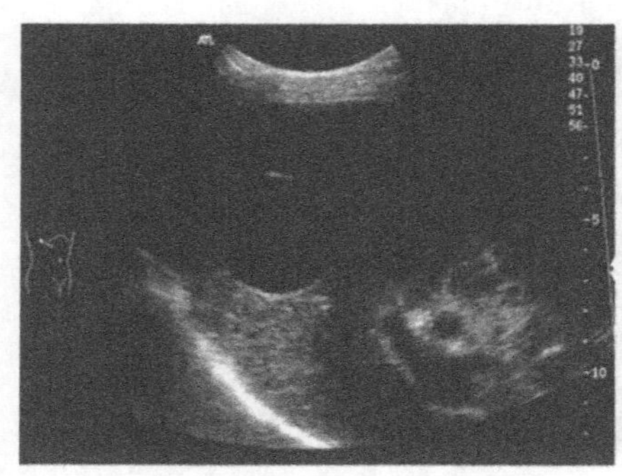

图 5-19 肝囊肿

(4)CDFI:囊肿内部无血流信号显示,囊肿较大周边血管受压时可出现彩色血流,速度增快。

(三)鉴别诊断

1.正常血管横断面

正常血管横断面虽呈圆形无回声区,但后方增高效应不明显,变换扫查角度则表现为管状结构,CDFI 显示彩色血流,即可与囊肿区别。

2.肝癌液化

具有分泌功能的腺癌肝转移及原发性肝癌液化,可为单个液区,亦可为不规则状无回声区,其中常有组织碎片和细胞沉渣产生的斑点状回声,外周为厚而不规则的实质性结构,可与肝囊肿鉴别。

3.肝棘球蚴病

肝棘球蚴病单纯囊型与肝囊肿单凭声像图区别有一定困难,除前者立体感较强,壁较单纯性囊肿为厚外,还应结合患者有疫区居住史,棘球蚴病皮试(casoni)或间接荧光抗体试验(IFAT)鉴别。

4.腹部囊性肿块

巨大孤立性肝囊肿应注意与肠系膜囊肿,先天性胆总管囊肿、胆囊积水、胰腺囊肿、肾囊肿、右侧肾积水及卵巢囊肿等相鉴别。

二、多囊肝

(一)病理与临床表现

多囊肝是一种先天性肝脏囊性疾病,具家族性和遗传性。由于胚胎时期发育过剩的群集小胆管的扩张所致。常并发肾、脾、胰等内脏器官多囊性改变。囊肿在肝内弥漫分布、大小不一,直径仅数毫米至十几厘米,绝大多数累及全肝,有的可仅累及某一肝叶。囊壁菲薄,囊液清亮或微黄,囊肿之间的肝组织可以正常。

临床表现:多数患者无症状,可在 35～50 岁出现体征,部分患者可伴肝区痛及黄疸,肝脏肿大及扪及右上腹包块。

(二)超声影像学表现

(1)肝脏体积普遍增大,形态不规则,肝包膜凸凹不平似波浪状。

(2)肝实质内布满大小不等的圆形或类圆形无回声区,其大小相差悬殊,较大者囊壁薄而光滑,后方回声增高,囊肿之间互不连通。实质内微小囊肿壁则呈“等号”状高回声。严重者肝内正常管道结构及肝实质显示不清(图 5-20)。

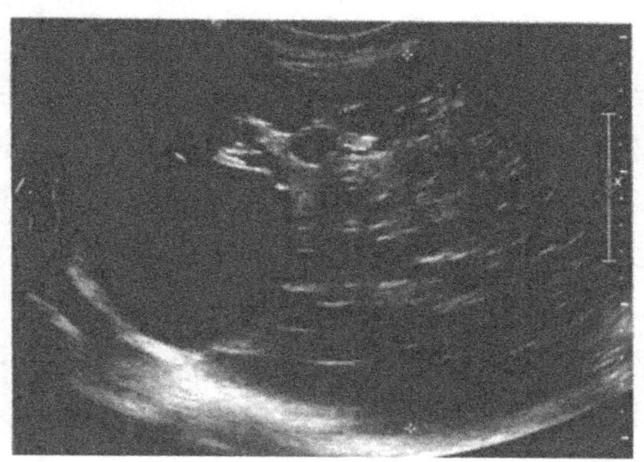

图 5-20　多囊肝

(3)轻型多囊肝,显示肝内有较多数目的囊肿回声,直径大小以 2～5 cm 多见,肝脏轻至中度肿大,形态无明显改变,肝内管道结构可以辨认,囊肿间可有正常肝组织显示。

(4)肾脏或脾脏可有相应的多囊性声像图表现。

(三)鉴别诊断

1.多发性肝囊肿

多发性肝囊肿与较轻的多囊肝不易区别,可试从以下几点鉴别:①多发性肝囊肿为单个散在分布,数目较少;②肝大不如多囊肝明显,囊肿之间为正常肝组织;③不合并其他脏器的多囊性疾病。

2.先天性肝内胆管囊状扩张症

先天性肝内胆管囊状扩张症为节段性肝内胆管囊状扩张,显示肝区内大小不等的圆形或梭形无回声区,与多囊肝的鉴别点:①扩张的肝内胆管呈囊状或柱状,追踪扫查可见无回声区相互沟通;②无回声区与肝外胆管交通,且常伴胆总管的梭形扩张;③多有右上腹痛、发热及黄疸病史;④必要时超声导向穿刺及造影检查可以确诊。

3.先天性肝纤维化

先天性肝纤维化多见于婴幼儿,有家族遗传倾向,可合并肝内胆管扩张和多发性囊肿。声像图显示肝脏除囊性无回声区外,其余部分肝实质呈肝硬化表现,以及脾大和门静脉高压表现。

三、肝脓肿

(一)病理与临床表现

肝脓肿可分为细菌性肝脓肿和阿米巴肝脓肿两大类。

1.细菌性肝脓肿

最常见的病原菌是大肠埃希菌和金黄色葡萄球菌,其次为链球菌,有些则为多种细菌的混合感染。主要感染途径:①胆管系统梗阻和炎症;②门静脉系统感染;③败血症后细菌经肝动脉进入肝脏;④肝脏周围临近部位和脏器的化脓性感染,细菌经淋巴系统入肝;⑤肝外伤后感染;⑥隐源性感染,约 30%的患者找不到原发灶,可能为肝内隐匿性病变,当机体抵抗力减弱时发病,有报道此类患者中约 25%伴有糖尿病。

化脓性细菌侵入肝脏后,引起炎性反应,可形成散在的多发性小脓肿;如炎症进一步蔓延扩散,肝组织破坏,可融合成较大的脓肿。血源性感染者常为多发性,病变以右肝为主或累及全肝;感染来自胆管系统的脓肿多与胆管相通,为多发性,很少出现较大的脓肿或脓肿穿破现象;肝外伤后血肿感染和隐源性脓肿多为单发性。如肝脓肿未得到有效控制，可向膈下、腹腔、胸腔穿破。

2.阿米巴性肝脓肿

由溶组织阿米巴原虫引起，是阿米巴疾病中最常见的肠外并发症之一。阿米巴原虫多经门静脉进入肝脏，于门静脉分支内发生栓塞，引起局部组织缺血、坏死，同时产生溶组织酶，造成局部肝细胞的溶解破坏，形成多个小脓肿，进而相互融合形成较大的脓肿。病变大多数为单发性，90%以上发生于肝右叶，并以肝顶部为多。脓肿可向横膈、胸膜腔、气管内浸润，破溃而造成膈下、胸腔及肺脓肿。

临床表现：多见于青壮年男性，患者出现发热、寒战，呈弛张热型，肝区疼痛及胃肠道反应症状。体质虚弱、贫血，部分患者出现黄疸、肝脏肿大、右侧胸壁饱满、肋间隙增宽、触痛等。

(二)超声影像学表现

肝脓肿的病理演变过程，反映在声像图上可有以下表现。

(1)肝脓肿早期：病灶区呈炎性反应，充血水肿、组织变性坏死尚未液化。肝实质内显示一个或多个类圆形或不规则状低回声或回声增高团块；与周围组织境界清楚，亦可模糊不清；肝内血管分布可以无明显变化；CDFI 可显示内部有点状或条状搏动性彩色血流，脉冲多普勒呈动脉血流，阻力指数≤0.55(图 5-21)。

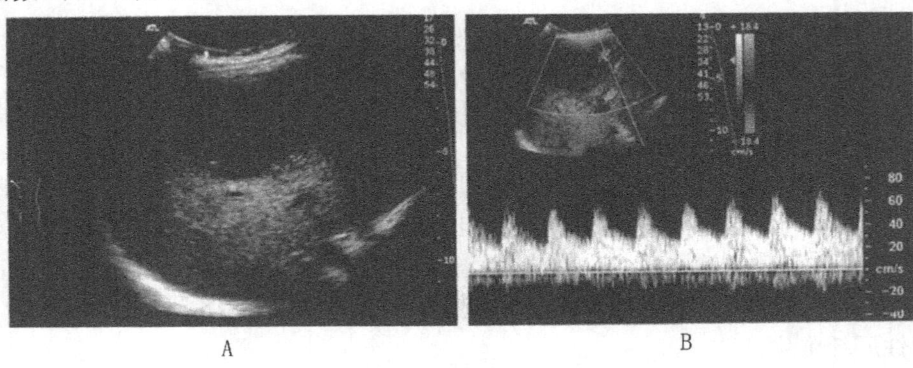

图 5-21 细菌性肝脓肿

A.肝右叶低回声不均质团块；B.CDFI 显示条状血流，PD 测及动脉血流频谱，RI=0.55

(2)脓肿形成期：坏死组织液化脓肿形成，显示肝实质内囊性肿块。壁厚而不均，内壁粗糙如虫蚀状；脓液稀薄时呈无回声，伴有稀疏细小点状强回声；较大脓腔未完全融合时，有不规则间隔；脓液黏稠含有坏死组织碎片无回声区内出现密集细小点状强回声，其中散在不规则斑片状或索带状回声，并随体位改变旋动，伴有产气杆菌感染时，脓腔前壁后方有气体高回声；脓肿后方回声增高。

(3)慢性肝脓肿壁显著增厚，内壁肉芽组织增生，无回声区缩小，脓腔内坏死组织积聚，表现为类似实质性的杂乱高回声。脓肿壁钙化时，呈弧形强回声，后伴声影。

(4)伴随征象肝脏局部肿大或形态改变，脓肿靠近膈面时，可致膈肌局限性抬高，活动受限；或出现右侧胸腔积液；脓肿周围管状结构受压移位；感染源自胆管者可发现胆管阻塞和感染的相应表现。

(三)鉴别诊断

1.不同类型肝脓肿的鉴别

细菌性肝脓肿与阿米巴肝脓肿的治疗原则不同，两者应予鉴别，阿米巴肝脓肿起病常较缓慢，大多有痢疾或腹泻史。脓肿常为单个，体积较大，多位于右肝膈顶部。脓液呈巧克力色，可找到阿米巴滋养体，可与细菌性肝脓肿鉴别。

2.肝癌

肝脓肿早期未液化时呈实质性回声，与肝细胞癌的表现类似。但后者外周可有完整的低回声晕环绕，CDFI检出动脉血流。肝脓肿形成后应与转移性肝肿瘤相区别，腺癌肝脏转移灶多呈“牛眼”征，液化区后方回声不增高或出现衰减。同时应结合临床资料，并在短期内随访观察做出鉴别，必要时应做超声导向穿刺细胞学及组织学检查。

肝内透声较强的转移性肿瘤，如淋巴瘤、平滑肌肉瘤等可与脓肿混淆。鉴别主要依靠病史、实验室检查和诊断性穿刺。

3.其他肝脏占位病变

肝脓肿液化完全、脓液稀薄者需与肝囊肿鉴别。肝囊肿壁薄光滑，侧壁回声失落；肝包虫囊肿内有条状分隔及子囊，边缘可见钙化的强回声及声影；肝脓肿壁较厚，内壁不整，声束散射回声无方向依赖，囊壁显示清晰。同时病史亦完全不同。

4.胰腺假性囊肿

较大的胰腺假性囊肿可使肝左叶向上移位，易误为肝脓肿。应多切面扫查，判断囊肿与周围脏器的关系，并让患者配合深呼吸根据肝脏与囊肿运动不一致的特点做出鉴别。

（刘婷婷）

第三节　肝血管瘤

一、病理与临床表现

肝血管瘤是肝脏最常见的良性肿瘤，占肝良性肿瘤的41.6%～70%。肝血管瘤分海绵状血管瘤和毛细血管性血管瘤；前者多见，后者少见甚至罕见，可发生于肝脏任何部位，常位于肝脏被膜下或边缘区域。大小可在几毫米至几十厘米。肝血管瘤在组织学上是门静脉血管分支的畸形，表面可呈黄色或紫色，质地柔软，切面呈海绵状，组织相对较少，内含大量暗红色静脉血。肝血管瘤有时可出现退行性变，内部可出现新鲜或陈旧的血栓或瘢痕组织及钙化灶，并可完全钙化。镜下见肝血管瘤由衬以扁平内皮细胞的大小不等的血管腔构成，由数量不等的纤维组织分隔开来，血管腔中可有新鲜或机化血栓，少数血栓中可有成纤维细胞长入，这可能是导致形成“硬化性血管瘤”瘢痕的原因。临床表现：发病年龄一般为30～70岁，平均45岁，女性略多于男性，可单发或多发，儿童肝血管瘤与成人不同，常合并皮肤或其他内脏血管瘤，肝血管瘤自发性破裂的机会多于成人，约50%合并皮肤血管瘤。肝血管瘤较小时，一般无临床症状，中期出现症状常提示肿瘤增大，可有肝区不适感；当肝血管瘤较大时，可引起上腹胀痛，扪及腹部包块等。

二、超声影像学表现

（一）常规超声

1.形态

形态以圆形者为多。在实时状态下缺乏球体感，有时呈“塌陷”状，肿瘤较大时，呈椭圆形或不规则形，并可向肝表面突起，巨大者可突向腹腔甚至盆腔。

2.直径

超声可发现小至数毫米的肝血管瘤，大者可达 35 cm 以上。上海复旦大学附属中山医院报道的最大 1 例肝海绵状血管瘤为 63 cm。

3.边界

多清晰，典型者可在肿瘤周边见一 2～4 mm 的高回声带，呈“花瓣”状围绕，光带与周围肝组织和肿瘤之间均无间断现象，称为“浮雕状改变”。这一征象在肝血管瘤中具有较高特异性，其重要性不亚于肝癌中“晕圈”征的改变，但出现率仅 50%～60%。此外，有时可见肝血管瘤边缘有小管道进入，呈现“边缘裂开”征等改变。

4.内部回声

根据近年来的报道，肝血管瘤的回声类型主要有以下四种。

(1)高回声型：最多见，占肝血管瘤的 50%～60%，多出现于较小的肝血管瘤中(<5 cm)，内部回声均匀，致密，呈筛孔状(图 5-22)，如肝血管瘤位于膈肌处，可产生镜面反射，即在膈肌对侧的对称部位出现与肝血管瘤一致但回声略低的图像。

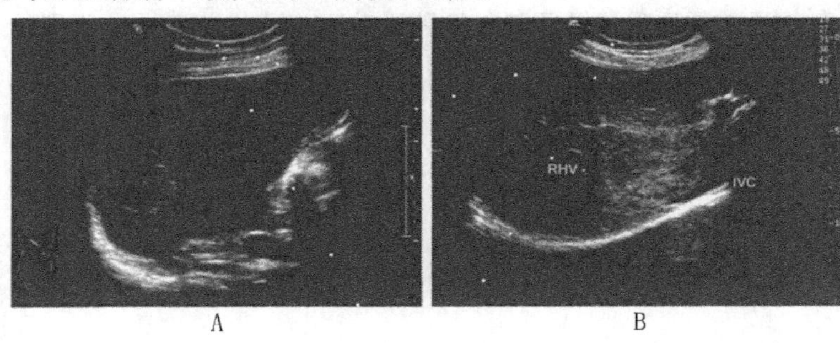

图 5-22　高回声型肝血管瘤

A.周边有高回声带，呈“浮雕”状；B.边界清晰，内呈“筛孔”状

(2)低回声型：较少见，占 10%～20%，近年有增多趋势，多见于中等大小(3～7 cm)的肝血管瘤中，其内部以低回声为主，主要由于肝血管瘤中血管腔较大，管壁较薄所致。个别在实时超声下可见较大管腔内有缓慢的血液流动，瘤体内以细网络状表现为主，其中的纤维隔回声亦较高回声型肝血管瘤为低。

(3)混合回声型：约占 20%，为前二者之混合。主要见于较大的肝血管瘤中，大小为 7～15 cm，内呈现“粗网络”状或“蜂窝”状结构，分布不均，强弱不等，有时与肝癌较难鉴别。

(4)无回声型：极少见，占 1%～2%，瘤体内无网状结构等表现，但透声较肝囊肿略差，边界亦较囊肿欠清。

除上述四种表现外，由于肝血管瘤在演变中可发生栓塞、血栓、纤维化等改变，故在瘤体内可出现不均质团块、高回声结节及无回声区等，可使诊断发生困难。

5.后方回声

肝血管瘤的后方回声多稍增高，呈扩散型，但比肝囊肿后方回声增高要低得多。

6.加压形变

在一些位于肋下或剑突下的较大肝血管瘤中，轻按压后可见瘤体外形发生改变，出现压瘪或凹陷等现象，放松后即恢复原状。

7.肝组织

肝血管瘤患者中,周围肝组织多正常,无或少有肝硬化和纤维化征象。

8.动态改变

正常情况下,肝血管瘤变化较慢,短期内不会很快增大。据报道部分肝血管瘤,可随时间而逐渐缩小甚至消失。另有报道,用超声连续观察半小时,血管瘤内部回声可短暂变化,或做蹲起运动可见肝血管瘤回声、大小等发生改变,有别于其他肿瘤。

(二)彩色多普勒

尽管肝血管瘤内中血流丰富,但由于瘤体内血流速度较低,彩色多普勒常不易测及其血流信号,血流检出率仅占10%～30%。彩色多普勒血流成像多呈Ⅱb型或Ⅰc型图像(图5-23),偶可有Ⅲa型或Ⅲb型表现,脉冲多普勒可测及动脉血流,阻力指数多<0.55,搏动指数>0.85。彩色多普勒能量图可显示"绒球"状、"环绕"状改变,据报道彩色多普勒能量图中,肝血管瘤血流检出率高达87.9%,而对照组彩色多普勒显示率仅51.7%,但彩色多普勒能量图的特异表现还需进行深入研究。

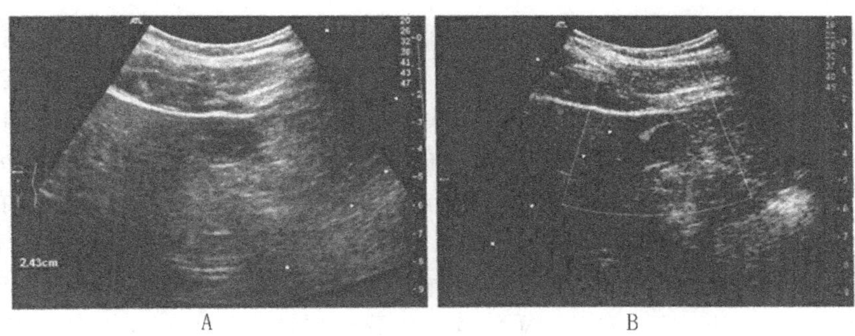

A　　　　B

图5-23　肝血管瘤

A.左肝下缘低回声结节,肝表面平滑;B.CDFI显示周边血流信号,呈Ⅱb型

三、鉴别诊断

(一)肝癌

高回声型血管瘤的诊断较容易,但有时与高回声型均质型肝癌较难鉴别。此型肝癌相对少见,内部回声比肝血管瘤更高更密,周边有浅淡暗环,可资鉴别。而低回声型肝血管瘤误为肝癌的比例较高,有报道误诊率可达30%。肝癌内部多为不均质回声,呈结节镶嵌状,如有"晕圈"容易鉴别。另外,彩色多普勒亦有助诊断。肝血管瘤可与肝癌同时并存,除了掌握肝血管瘤与肝癌的特征外,在肝内出现不同回声类型的占位时,要考虑到两种疾病并存的可能。同时,肝硬化声像图背景对间接支持肝癌的诊断有一定帮助。

(二)肝囊肿

无回声型肝血管瘤,多误为肝囊肿,但肝囊肿壁回声更纤细、更高,内部回声更为清晰;无回声型肝血管瘤的囊壁回声较低且较厚而模糊,内部回声信号亦多于肝囊肿。

(三)肝肉瘤

肝肉瘤较少见,原发性者更少见,如平滑肌肉瘤、脂肪肉瘤、纤维肉瘤、淋巴肉瘤等。形态呈椭圆形,边界尚清,内部回声致密、增高,亦可高低不等或出现液化。彩色多普勒不易测及血流信号,有时与肝血管瘤甚难鉴别,超声引导下穿刺活检对诊断有帮助。

以往认为小型高回声型肝血管瘤多为毛细血管型血管瘤，而较大的蜂窝状的肝血管瘤为海绵状血管瘤。目前认为根据回声的改变来区别毛细血管型或海绵状型是没有根据的。有一组 113 个超声表现各异的肝血管瘤，手术病理证实均为肝海绵状血管瘤。因此，肝毛细血管型血管瘤少见甚至罕见。同时，原先认为肝血管瘤不能进行穿刺活检的概念已逐渐更新，对影像技术检查疑为肝血管瘤且位于肝深部的病灶仍可进行超声引导下的穿刺活检，甚少出现出血等并发症的报道。

（秦　良）

第四节　原发性肝癌

一、病理与临床表现

原发性肝癌以非洲东南部和东南亚为高发地区；我国多见于东南沿海，是国内三大癌症之一。好发年龄为 40～50 岁，男性明显多于女性。病因未完全明了，但流行病学和实验室研究均表明，主要与乙型肝炎病毒感染、黄曲霉毒素和饮水污染有关。1979 年我国癌变病理协作组在 Eggel 和 Nakashima 等分类基础上，结合我国的情况和经验，制定了原发性肝细胞性肝癌（HCC）的病理分型和诊断标准。①弥漫型：指癌组织或癌小结节弥漫分布于肝左右叶，多见于重型肝硬化后期。②块状型：癌块直径在 5 cm 以上，超过 10 cm 者为巨块型。此型有三个亚型：单块状型、融合块状型、多块状型。③结节型：癌结节最大直径不超过 5 cm，有三个亚型：单结节型、融合结节型、多结节型。④小癌型：单个癌结节最大直径小于 3 cm，或多个癌结节不超过 2 个，相邻两个癌结节直径之和在 3 cm 以下。

1984 年，日本 Okuda 根据肝癌的生长方式、肝病背景及生物学标准，提出一种新的大体病理分类法，主要分为两个基本类型：膨胀型和播散型。膨胀型中，肿瘤边界清楚，有纤维包膜形成，肿瘤压迫周围肝实质，该型可分为类硬化、假腺瘤及纤维硬化等三种亚型。播散型系肿瘤边界不清楚者，可分为类硬化和浸润两亚型。

1987 年，日本的 Kojiro 和 Nakashima 根据肝癌生长方式的差异并注意到肿瘤包膜、肝硬化及门静脉癌栓的情况，做了如下分类。①浸润型：肿瘤边界模糊不清，多不伴肝硬化，大小不一的病灶相互融合形成大的病灶。②膨胀型：肿瘤边界清楚，有纤维包膜，常伴肝硬化，又可分为单结节和多结节两个亚型。前者瘤界分明，伴肝硬化者有明显纤维包膜，无硬化者包膜多不明显。主瘤旁可有“卫星”结节，可侵犯门静脉系统。后者有 2 个以上的膨胀结节，病灶直径在 2 cm 以上。③混合型：由膨胀型原发癌灶结合包膜外与肝内转移灶的浸润型形成。肝内转移灶主要通过门静脉播散。本型亦可分为单结节和多结节两个亚型。④弥漫型：以多个小结节出现，直径 0.5～1 cm，布满全肝，互不融合，常伴肝硬化，这种肿瘤主要通过门静脉在肝内播散。⑤特殊型：包括带蒂外生型肝癌和以肝门静脉癌栓为突出表现而无明确主瘤的肝癌。

组织类型：主要分为肝细胞癌、胆管细胞癌和混合型肝癌三种，后两种较少见。典型癌细胞呈多边型，边界清楚，胞质丰富，核大，核膜厚，核仁亦很大。染色嗜碱或嗜酸。癌细胞排列呈巢状或索状，癌巢之间有丰富的血窦，癌细胞常侵入静脉在腔内形成乳头状或实质性团块。

按 Edmondson-Steiner 分类法，肝癌分化程度可分为四级：Ⅰ级分化高、少见；Ⅱ～Ⅲ级为中等分化，最多见；Ⅳ级为低分化，少见。

另外，近年来还认识到一种肝细胞癌的特殊组织类型——纤维板层性肝癌，最早在 1976 年由 Petters 首次描述。本型多见于青年，平均年龄仅 24 岁，多发于肝左叶，有包膜，其组织表现为嗜酸性颗粒状胞质，有穿行于癌细胞巢间的大量平行排列的板层状纤维基质。本型很少伴肝硬化或慢性乙型肝炎，预后较好。

临床表现：原发性肝癌患者起病隐匿，缺乏特异性早期表现，至亚临床前期及亚临床期的中位时间可长达 18 个月。当患者出现不适等症状时，多属中、晚期。临床主要表现为肝区疼痛、食欲缺乏、腹胀、乏力、消瘦等。其他可有发热、腹泻、黄疸、腹水、出血倾向，以及转移至其他脏器而引起的相应症状。

二、超声影像学表现

(一)常规超声

1.形态

肝癌多呈圆形或类圆形，肿瘤较大时，可呈不规则形，并可向肝表面突起，使肝下缘等较锐的角变钝，或呈“驼峰”征改变。根据肝癌病理形态表现可分如下。

(1)结节型：肝癌相对较小，一般直径<5 cm，多为单发，亦可多发。肿瘤内部回声多不均匀或呈结节状融合，边界较清晰，可见晕圈或一纤薄的高回声带围绕(图 5-24)；亦可由于出血、坏死而呈混合回声型。

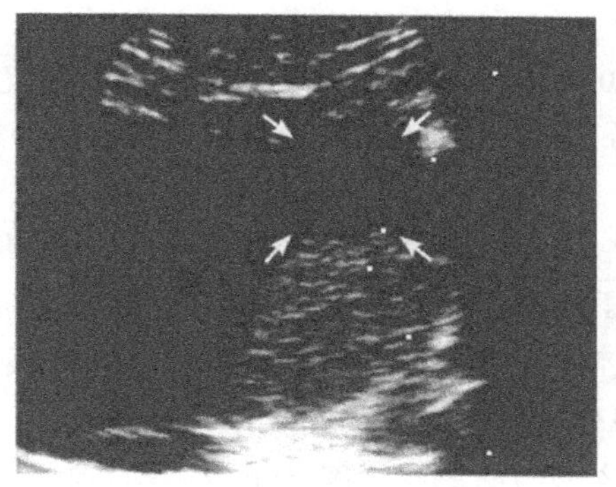

图 5-24　肝癌(结节型)

肝左叶癌，圆形，向表面突起，呈“驼峰”征

(2)巨块型：肝癌较大，直径常在 10 cm 左右，内部回声多不均质，以高低回声混合者居多，低回声者很少。肿瘤呈“结节中结节”状和内部有条状分隔，边界多不规则(图 5-25)。如周边有包膜，则有晕圈而使边界清晰。另外，有些巨块型肝癌分布整个肝、段肝叶或数叶，尽管无明确边界，但肿瘤内部回声相对比较均匀，呈略低或略高回声，而周围肝硬化回声则呈不均匀状，可以资鉴别。有时在主瘤周围有散在低回声播散灶，个别巨大肿瘤可因破裂引起出血呈现无回声区。

(3)弥漫型：肝内弥漫散在的细小肝癌结节，大小可数毫米至数厘米，内部回声高低不等，分布零乱，可呈斑块灶，无明确边界，如弥漫分布于整个肝脏，则很难与肝硬化鉴别，但此类患者常有门静脉癌栓形成，为诊断弥漫型肝癌提供了佐证。个别弥漫型肝癌的内部回声不均质程度较为紊乱，与肝硬化仍有所区别。

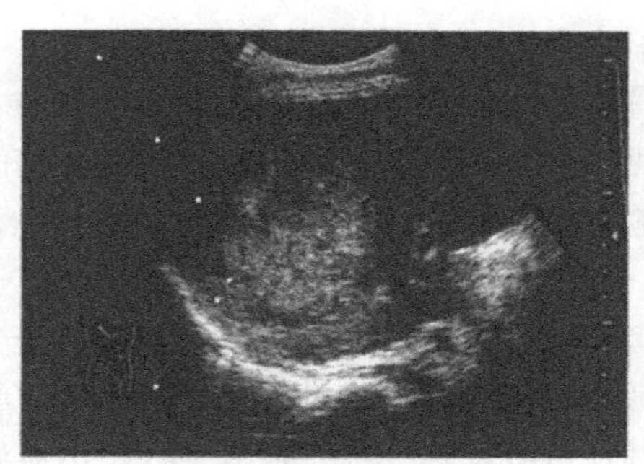

图 5-25　肝癌(巨块型)

内部高回声,呈结节中结节状

2.边界

肝癌有明显的假包膜形成时,边界往往较清晰而规则,周围见一直径 2～5 mm 的低回声圈,即晕圈,晕圈与正常组织之间可有一纤薄的光带(约 0.5 mm);如肿瘤无明显包膜或呈浸润生长时,边界多不规则,模糊,甚至不清;而在弥漫性肝癌时,则无明确边界。

3.大小

超声能发现直径从数毫米至数十厘米不等的肝癌,其检出率主要受以下几方面影响:①肿瘤大小;②肿瘤内部回声;③肝硬化程度;④肿瘤的位置;⑤肿瘤包膜;⑥操作人员经验。

4.内部回声

根据肝癌内部回声高低分类如下。

(1)高回声型:占 30%～50%,肿瘤内部回声比周围肝组织高且不均匀,呈结节状或分叶状,有时可见结节之间有纤维分隔,少数分布尚均匀。有报道认为高回声区预示肝癌细胞脂肪变性、坏死等倾向。

(2)低回声型:占总数 15%～35%,多见于较小型肝癌中,内部回声较周围肝组织低,由密集的细小点状回声组成,分布多不均匀。较大肿瘤可呈结节状,并互相融合呈镶嵌状,并可显示低回声的"瘤中隔"。有时,在总体低回声区的中央可由少许点状高回声所点缀。低回声区常预示着肝癌细胞存活,血供丰富,很少有脂肪变性和纤维化等改变。

(3)等回声型:较少见,占 2.2%,回声与周围肝组织类似,血管分布较均匀,由于这类肿瘤多伴有较典型的晕圈,故易识别,不然,则易漏诊。

(4)混合回声型:占 10%左右,此类肿瘤常较大,是多结节融合所致,多为高低回声混合,可交织混合,亦可左右排列混合,使超声某一切面呈高回声区,而另一切面呈低回声区。肿瘤内部还可出现无回声及强回声区,提示内部有不同程度出血、液化、坏死、纤维化及钙化等改变。

5.后方回声

在后方有正常肝组织存在时,肝癌后方回声常稍增高,其增高程度因肿瘤类型不同而有所不同,总体来说增高程度多比肝囊肿弱,其增高比例约占肝癌的 70%;如伴有纤维化、钙化等改变时,后方回声可轻度衰减;另外在有包膜的肝癌中,可有侧后声影等现象。

6.肝内间接征象

(1)管道压迫征象:肝癌较大时,可压迫肝静脉、门静脉、下腔静脉等,使其移位、变细甚至"中断",而环绕在肿瘤周围(图 5-26A)。另外,压迫肝门部或侵犯胆管内可引起肝内胆管扩张(图 5-26B)。

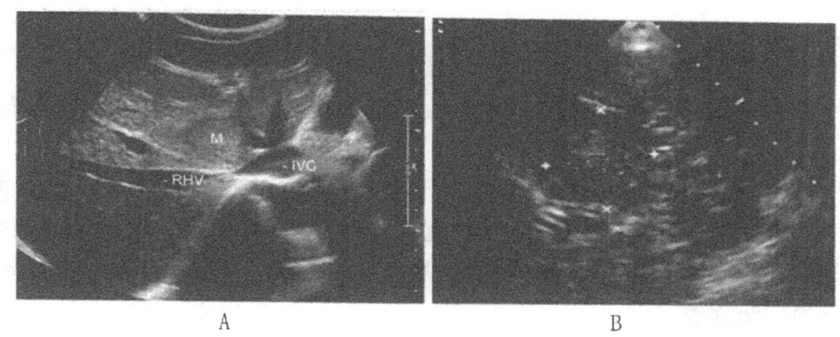

图 5-26　肝癌(结节型)

A.右肝前叶上段(S8)癌,肝静脉-下腔静脉受压;B.肝左内叶癌侵犯肝门引起肝内胆管扩张(M:肿块;RHV:右肝静脉;IVC:下腔静脉)

(2)脏器挤压征象:肿瘤压迫胆囊使其移位、变小,甚至“消失”;位于右叶脏面的巨大肝癌压迫右肾,使其下移至盆腔;肝脏膈顶部的肿瘤压迫膈肌,使膈肌抬高;左叶肿瘤可推移脾脏向上方移位,以致“消失”。

7.肝内转移征象

(1)卫星灶:在主瘤旁或较远的肝组织内,呈多个低回声不均质团块,直径<2 cm,呈圆形,可有或无晕圈,球体感强,后方回声稍增高。

(2)门静脉癌栓:有报道,在肝癌中40%～70%出现门静脉受累,而B超可显示三级分支以内的癌栓,检出率较高,可达70%。常出现在主瘤附近的门静脉,表现为门静脉内径明显增宽,最宽可达3 cm,管壁可清晰或不清,腔内充满由中低回声密集点状强回声组成的不均质团块。如门脉主干被癌栓完全充填,则可见肝门周围有众多细小管道组成的网状团样结构,此为门静脉侧支形成所致的门脉海绵状变。另外,部分肝癌在门静脉内出现局部瘤样回声,亦为癌栓的一种征象,可为数毫米至数厘米。门脉癌栓对诊断弥漫型肝癌有一定帮助。

(3)肝静脉及下腔静脉癌栓:检出率较门静脉少,常在肝静脉主干内发现,内径不一定增宽,由低回声团块组成,常可延伸至下腔静脉,而下腔静脉癌栓多呈球状,可单个或多个,偶尔随血流有浮动感。

(4)胆管癌栓:少数患者因肿瘤侵犯胆管使肝内或肝外胆管受累,内充满实质样回声,并引起肝内胆管的扩张。

8.肝外转移征象

(1)肝门及胰腺周围淋巴结肿大:在晚期,肝癌可向肝外转移,最多处在肝门及胰腺周围出现大小不等的低回声团块,呈圆形或类圆形、部分可融合成团块,呈不规则形,严重者压迫肝门引起肝内胆管扩张。

(2)腹腔:在腹腔内有时可探测到低回声团块,肿瘤直径在3～5 cm,有包膜,边界清,内分布不均。多位于腹壁下,可活动。个别可转移至盆腔压迫髂血管引起下肢深静脉血栓形成。在一些肝癌术后患者中,肝内可无肿瘤,但腹腔内已有转移。因此,对肝内无病灶而AFP持续阳性者,应进一步检查腹腔。

9.其他征象

由于我国肝癌和肝硬化联系密切,80%以上的肝癌有肝硬化征象,故声像图上肝实质回声增粗、增高、分布不均,呈线状甚至结节状,亦可有高或低回声结节,并可出现门脉高压、脾大、腹水等声像图改变。

(二)彩色多普勒

由于原发性肝癌在没有动脉栓塞前多具有较丰富的血供,因而为彩色多普勒检测提供了可靠基础。

(1)检出肝癌内的血流信号,呈现线条状、分支状、网篮状、环状、簇状等彩色血流。据报道,血流信号的检出率可达95%,其中98%为动脉血流信号,明显高于肝脏其他良性病变。同时,在实时状态下,肝癌内的彩色血流可呈现搏动状血流与心率一致。有时还可见彩色血流从肝癌内部延伸至门静脉的引流血管。

(2)脉冲多普勒常检出高阻力动脉血流,阻力指数(RI)和搏动指数(PI)分别大于0.6和0.9,并且平均流速可呈高速型,最大可达1 m/s以上(图5-27),这些表现均提示该肝内占位病变以恶性可能为大。在原发性肝癌中,有时可测及高速低阻的动脉样血流,表示肝癌内动静脉瘘存在,也有助于肝癌的诊断。

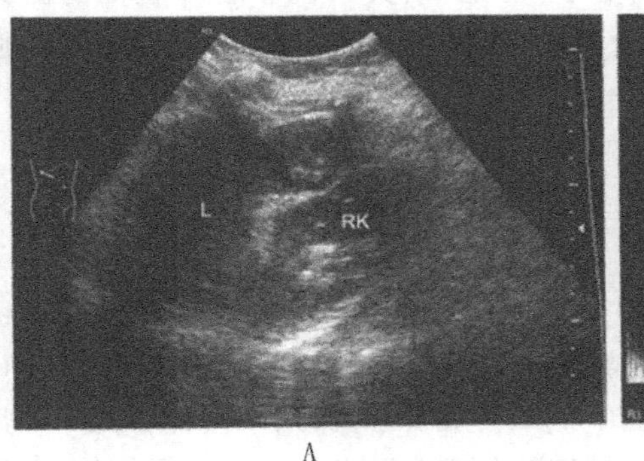

A

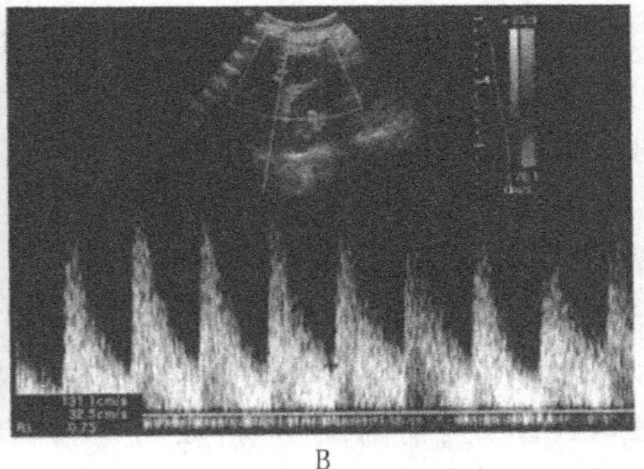

B

图5-27 肝癌

A.显示肝右叶结节型癌及右肾(RK)压迹;B.PD检测到动脉血流频谱,V_{max}=131 cm/s,RI≥0.75

(3)彩色多普勒使肝动脉较易显示,并在肝癌中明显增宽,可达4~5 mm,而正常仅2~3 mm,血流速度增快(图5-28)。

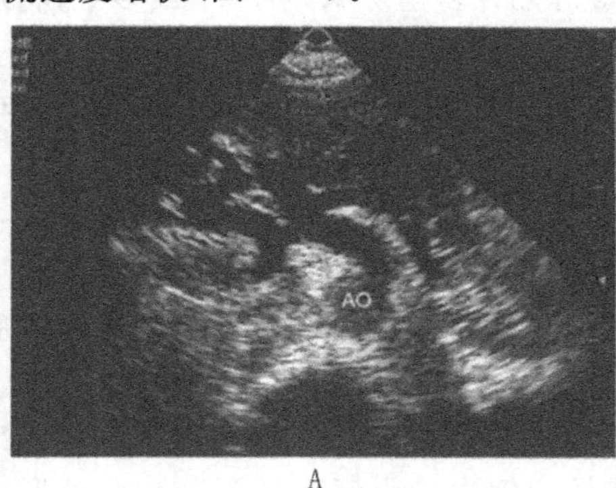

A

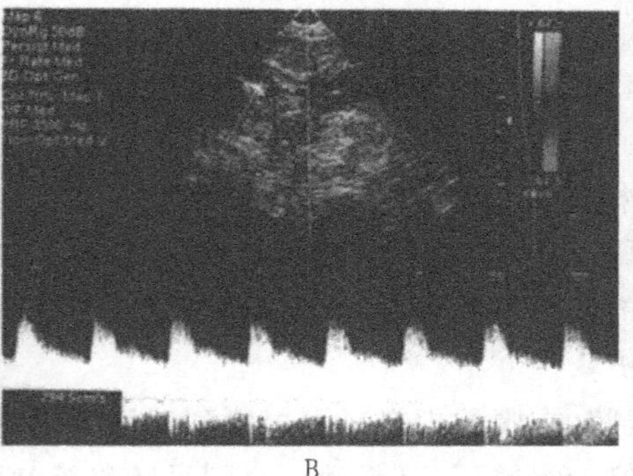

B

图5-28 弥漫型肝癌肝动脉显著扩张

A.肝总动脉内径增宽(9 mm);AO:腹主动脉;B.肝动脉流速增高,CW测及最大流速294.5 cm/s

(4)在经介入治疗(包括TAE、乙醇注射)后,肝癌内彩色血流可明显减少甚至消失,提示疗效佳;经TAE治疗的病员中,动脉型彩色血流可减少甚至消失,但门静脉型的彩色血流信号可代偿增多,应引起注意。另外,如原来血流消失的病灶再出现彩色血流信号,则提示肿瘤复发。

(5)当门静脉癌栓形成时,彩色多普勒可显示门静脉属完全性或不完全性阻塞,此时,彩色多普勒显示未阻塞处(即癌栓与管壁之间隙)有条状血流通过,癌栓内亦可见线状深色或多彩血流,用脉冲多普勒能测及动脉及静脉血流,这些均提示门脉内栓子为肿瘤性。但有报道,门静脉瘤栓中其动脉血流的检出率较低,仅 18.7%。同时,在门脉完全性阻塞时,门脉旁的肝动脉血流容易显示(图 5-29)。

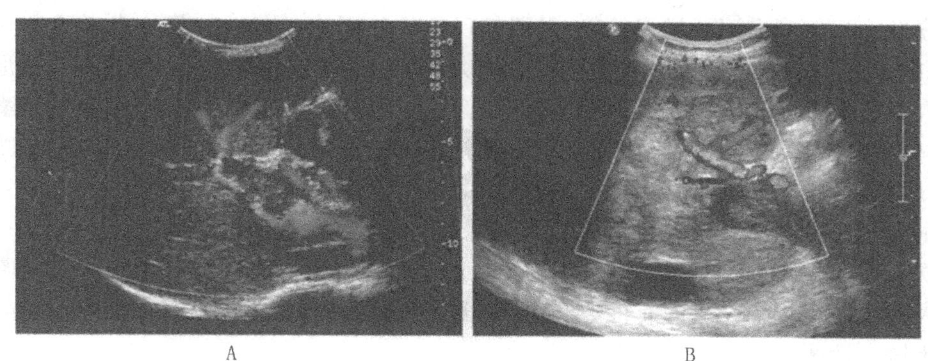

图 5-29　门静脉癌栓

A.门静脉不完全阻塞,CDFI 显示癌栓与管壁间有条状血流通过;B.门静脉完全阻塞,门静脉充满实质性低回声,肝动脉分支增宽,显示为条状红色血流

三、鉴别诊断

(一)肝血管瘤

如肝血管瘤为网状高回声团块,边界呈"花瓣"样改变时诊断较容易,但有些肝血管瘤可出现低回声不均质、混合回声不均质及晕圈样改变。有报道其出现率分别为 15%、20%、5%,对这类患者应更全面观察,在实时状态下,观察肿瘤有无立体像等加以鉴别,同时对较大肝血管瘤可结合 CT 增强延迟扫描,同位素血池扫描等较特异征象加以确诊,必要时可在实时超声引导下肝穿活检以明确诊断。

(二)肝脓肿

由细菌性或阿米巴原虫感染引起的肝内局灶性炎性改变,呈单发或多发。较典型时,壁厚,内膜粗糙呈"虫咬"状,为无回声或不均匀回声团块,诊断较容易。然而,随着近年来抗生素的广泛应用,肝脓肿的超声和临床表现常不典型,声像图显示肝内比正常组织回声稍低的区域,分布不均匀,边界模糊,包膜较薄,用常规 B 超诊断较困难。彩色多普勒显示内部有条状彩色血流,脉冲多普勒测及动脉血流频谱,阻力指数和搏动指数分别在 0.5、0.8 左右,提示良性病变,再结合这类患者多有短暂发热病史,有助于定性诊断。另外,如感染与肝癌并存,则超声诊断困难,必须行超声引导下穿刺活检。

(三)肝内局灶脂肪浸润

肝内局灶脂肪浸润可在肝内出现高回声或低回声灶,而低回声型与肝癌更容易混淆,但这些病灶多位于肝门旁,如肝右前叶、左内叶门脉旁,内部回声较低但多均匀,在实时状态下,边界可不规则或欠清,亦可向肝实质内呈"蟹足"样延伸。彩色多普勒显示病灶内无异常动脉血流信号。也有报道认为这类低回声型更易与肝癌混淆,应加以鉴别。

(四)转移性肝癌

多为低回声不均质团块,可有晕圈等改变,后方回声稍高,有侧后声影。这类病灶常为多发,并且非癌肝实质回声多无肝硬化表现,可以资鉴别。如患者有其他原发肿瘤史则更有助于诊断。

(五)胆囊癌

胆囊癌发病近年来有逐渐增多趋势,早期发现仍比较困难。其中一部分患者因肝内转移而就诊时,常在肝右叶出现局灶性低回声不均质团块,有晕圈,可向表面突起,易被误诊为原发性肝癌。操作人员在发现肝右叶肿瘤且无肝硬化时,应仔细观察胆囊的情况,这类患者的胆囊因受压而变小,部分胆囊壁可不规则增厚而与右叶肿瘤相连,甚至在胆囊癌实变时,可与右叶肿瘤融合成一团块,胆囊隐约成一轮廓像,多伴有结石,有助于鉴别诊断。

(六)肝母细胞瘤

常出现于婴幼儿,多为无意触摸腹部时发现。肿瘤常较大,可达 5.5～17 cm。声像图上显示肝内巨大团块,多强弱不均,并有液化和包膜,多位于肝右叶,常推移右肾,超声无特异性表现,应结合临床做出诊断。

(七)术后瘢痕

肝肿瘤切除后,手术区多有渗出、出血、纤维化及机化等一系列改变,声像图可呈不均质团块、高回声为主的团块、混合回声团块,边界多不规则、模糊,但后方均有不同程度的衰减和缺乏立体感,可以资鉴别。如手术区堵塞吸收性明胶海绵,则呈较均匀的高回声区,伴后方衰减。彩色多普勒多未能显示手术区内的彩色血流信号。

(秦　良)

第五节　胆管梗阻

正常情况下,左、右肝管及更细小分支通常不显示,肝总管宽度小于 5 mm,胆总管宽度小于 8 mm,胆囊切除后或大于 70 岁的老年人,胆总管代偿性增宽可达 10～12 mm。

一、病理与临床

引起肝内外胆道梗阻的原因很多,最常见的是结石,其次是肿瘤、炎症、蛔虫。胆道阻塞导致胆汁淤滞,胆压增高,胆管增宽。

二、声像图表现

肝门处胆管及肝内胆管均与门脉及其分支平行,因此肝内胆管扩张呈树枝状、丛状,与平行走行的门静脉形成“平行管征”。重度扩张时,呈“树杈状”或“海星状”向肝门部汇集。肝外胆管扩张,与门静脉构成“平行管征”或“双筒猎枪征”(图 5-30)。正常胆总管内径 4～6 mm,老年人可达 8 mm。肝外胆管内径超过 12 mm 时,提示明显扩张。

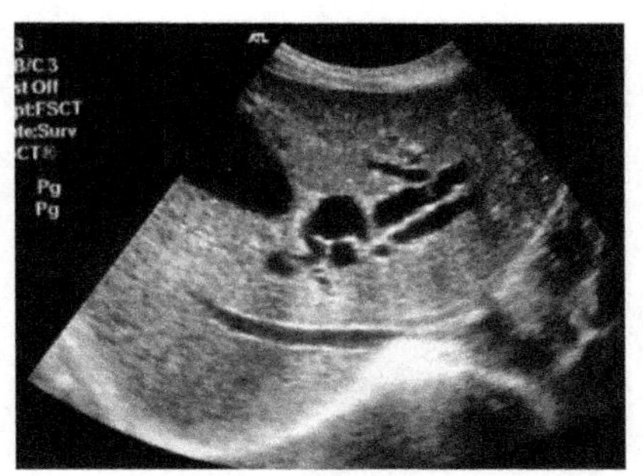

图 5-30　胆总管梗阻导致肝内胆管扩张

超声显示肝内胆管增宽，与门脉分支形成“双管征”

三、鉴别诊断

超声显像能清楚显示肝内外胆系结构，肝内外胆管有无扩张，因此对鉴别黄疸的性质、阻塞部位及病因具有重要的临床价值。根据胆管扩张的水平可以判断阻塞部位，一般情况下，胆总管与胆囊的张力状态是一致的，如肝内胆管扩张，胆囊肿大，胆总管扩大，多提示胆总管下端梗阻；如肝内胆管扩张，胆囊不大甚至缩小，胆总管不扩张提示肝总管梗阻；如肝内胆管扩张，胆总管扩张，胆囊不大，提示胆囊或胆管病变；如胆管、胰管双扩张，提示壶腹水平梗阻或胰头部病变。胆系的梗阻主要由结石或肿瘤引起，超声可显示阻塞的病因，如结石、肿块、炎性狭窄等。胆管结石表现为胆管内的强回声伴声影，通常与管壁分界清晰。胆管肿瘤以恶性多见，多为中等或低回声，与管壁分界不清，管壁增厚、中断，肿物的形态不规整，边界不清晰。由恶性肿瘤引起的胆管梗阻，梗阻程度常比结石引起的梗阻严重，胆总管内径常达 1.5 cm 以上。肝外胆管也可因肿大淋巴结等引起外压性狭窄，但胆管扩张程度不如胆管肿瘤所致梗阻严重，且胆管壁结构完整，胆管远端均匀性缩窄。

肝内外胆道梗阻常见病因包括肝内外胆管结石、胆道肿瘤、胆道蛔虫症及各种原因所致的胆道外压性改变等。分述如下。

(一)肝内外胆管结石

1.病理与临床

肝外胆管结石多见于壮年和老年，急性发作时出现腹痛、黄疸、发热等，常有反复发作的病史。肝外胆管结石以胆总管结石多见，其来源一是在肝外胆管内形成，来源二是由肝内胆管结石或胆囊下降至胆总管。肝外胆管结石的特点是引起胆管梗阻和继发的急性胆道感染。结石在胆管内可以移动，除非发生嵌顿，一般不引起完全性阻塞。

多有长期反复发作的胆系感染等病史。典型发作症状是胆道间歇性梗阻和伴发胆道感染症状，如间歇性发作的上腹痛、发冷、发热、黄疸、恶心、呕吐。急性发作时则出现腹痛、高热、寒战及黄疸。

肝内胆管结石多发生于中青年，一般无症状，少数可有上腹部不适等消化不良症状。

2.声像图表现

肝内、外胆管内出现强回声，伴或不伴后方声影。嵌顿于胆总管下段或肝总管内结石，致使其上段胆总管及肝内胆管呈树枝状扩张，并可致胆囊增大。结石多发时可见多个强回声，沿胆管走行部位排列(图 5-31)，上段胆管扩张或不扩张(图 5-32)。胆管结石常合并胆囊结石。

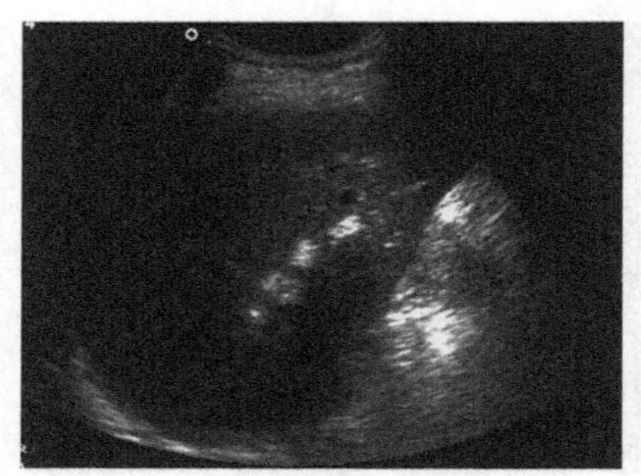

图 5-31　肝内胆管多发结石

超声显示肝内见多数短条状强回声，沿胆管走行分布

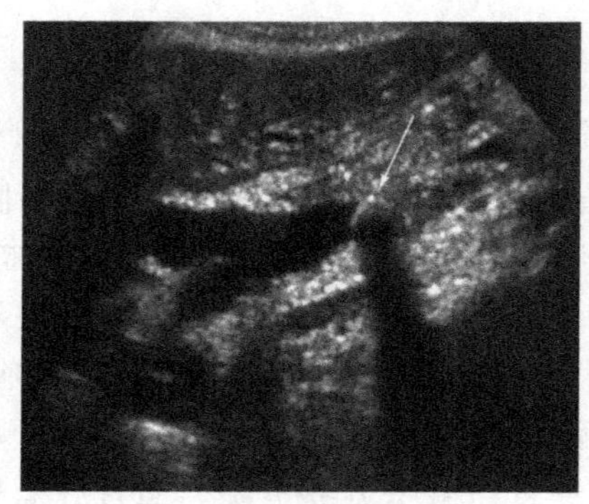

图 5-32　胆总管结石

超声显示胆总管上段扩张，扩张远端管腔内见弧形强回声，后方伴声影

3.鉴别诊断

(1)肝外胆管结石多位置较深，容易受到肠气的干扰，其诊断较胆囊结石困难，较小的结石及位于胆总管下段的结石容易漏诊。胆总管下段结石需与胆总管下段或壶腹部肿瘤、肠气、瘢痕组织等鉴别：肿瘤多呈中等回声或低回声，浸润胆管壁，体积较大。而结石与胆管壁有清晰分界，其后方常伴声影。肠气、瘢痕组织形成的强回声常于某一切面时与结石声像图类似，多切面检查常能鉴别。

(2)肝内胆管结石主要需与肝内钙化灶和积气鉴别，肝内管壁的钙化灶为强回声，常呈等号样，炎症后的钙化灶常呈簇状，回声多强于肝内胆管结石，不沿胆管走行分布，肝内胆管不扩张。胆管内积气患者多有胆道、胃空肠吻合术等病史，气体强回声同时出现于多处胆管内，形态不固定，无声影，伴彗星尾征，改变体位时可向胆管内位置较高处移动，不伴有末梢胆管的扩张。

(二)胆道肿瘤

1.病理与临床

胆管癌较胆囊癌少见，其发病率约占胆囊癌的 1/4～1/2，近年来发病率有增高的趋势。胆管癌好发于肝门部左、右肝管汇合处、胆囊管与肝总管汇合处以及壶腹部。约 80％是腺癌，偶见未分化癌和鳞癌。胆管因癌细胞的弥漫性浸润而变硬、增厚，肿瘤环绕胆管浸润使胆管狭窄或堵塞，亦可呈乳头状或结节状肿块突入管腔，使胆管部分或完全阻塞。

胆管癌的临床表现以阻塞性黄疸最为突出，其起病隐袭，早期即出现黄疸。黄疸进行性加重。常伴有上腹疼痛或胆绞痛样发作。如伴继发感染，有高热、上腹剧痛、胃肠道症状。其他症状有体重减轻、身体瘦弱、乏力、肝大、腹水、恶病质等。另外,胆总管壶腹部癌可有消化道出血及顽固性脂肪泻,并可发生继发性贫血。

2.声像图表现

胆管内见中等回声或低回声,自管壁突入扩张的管腔内,肿块边缘不整,与管壁黏膜层分界不清,管壁回声中断;或胆管壁局限性不均匀增厚,致管腔明显狭窄(图 5-33),CDFI:其内无或见少许血流信号,其远段胆管扩张。晚期胆管癌可见肝脏弥漫性肿大,回声粗糙不均匀,以及肝门淋巴结肿大或肝内有转移灶。

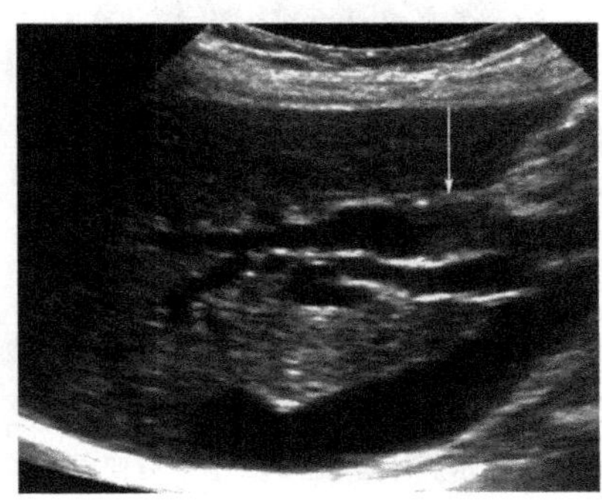

图 5-33　胆管癌

超声显示肝内胆管扩张,管壁局限性不规则增厚,管腔局部明显狭窄

3.鉴别诊断

(1)超声能够显示胆管形态及走行的改变,并能准确判断胆管内肿块的形态特征,通常能正确诊断,但是应注意肝脏及肝门区有无淋巴结转移。某些硬化性胆管炎的病例与胆管癌难以鉴别,诊断困难时应进一步做 PTC 及 ERCP 等检查进行综合判断。

(2)胆总管下段癌需与壶腹癌、胰头癌相鉴别:胆总管下段癌位于胆总管内,形态相对规则,胆总管回声中等;胰头癌位于胰头内,回声低,形态欠规则,所致胰管扩张更明显。但胆总管下段癌与壶腹癌通常难以鉴别。

(3)高位胆管癌需与肝癌相鉴别:位于胆道旁的肝癌可以压迫或浸润胆管壁,甚至在胆管内形成瘤栓,致上段胆道扩张,导致鉴别困难,此时应多切面仔细观察肿瘤的大小、位置及其与胆道的关系,并结合临床进行鉴别。

(三)胆道蛔虫症

1.病理与临床

胆道蛔虫是肠蛔虫症常见并发症,一般在发热或肠道功能紊乱或肠道环境发生变化时,蛔虫活动增加,易通过十二指肠乳头的开口钻入胆道内,可引起胆道机械阻塞和细菌感染。

胆道蛔虫病的主要临床表现为突然发生的剑突右下方阵发性“钻顶样”剧烈绞痛,向右肩放射,疼痛亦可突然缓解。恶心呕吐,吐出物为胃内容物、胆汁,亦可吐出蛔虫。可发生寒战、发热等胆道感染症状,如有胆道阻塞,可出现黄疸。查体时剑突下或稍偏右有深压痛,无腹肌紧张及反跳痛。腹痛剧烈而体征轻微,两者不相称是本病的特点。如合并胆道感染及梗阻严重时右上腹可出现肌紧张,压痛与反跳痛,局限性腹膜炎的体征。

2.声像图表现

当蛔虫位于胆总管内,超声可见胆总管扩张,内有一数毫米宽的双线状强回声,其间为低回声,为蛔虫的体壁,双线间的低回声区为蛔虫的假体腔,蛔虫与扩张的胆总管长轴切面形成“管中管”征，横切面呈“靶环”征，前端圆钝，边缘清晰，活的蛔虫可以显示蠕动(图 5-34)。如有多条蛔虫时，胆管内显示多条线状强回声。胆囊内蛔虫在胆囊腔内显示虫体的双线条状回声，甚至呈团状；蛔虫死亡后，其残体可碎裂成数段，如位于胆总管中回声与虫体存活时相似，但双线样回声可不连续；如位于胆囊内，常见多段双线样回声重叠在一起，堆积于胆囊内，改变体位时可移动，但无声影，需与胆囊内结石鉴别。

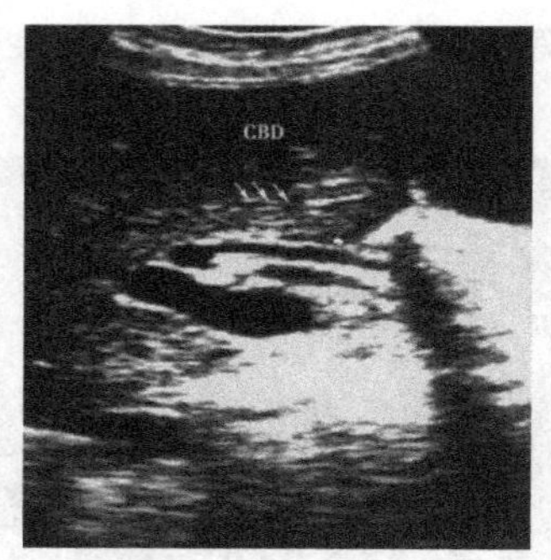

图 5-34　胆道蛔虫症

超声显示肝外胆管腔内见管状强回声

3.鉴别诊断

蛔虫死后，虫体萎缩，破碎时看不到平行回声带，需与胆道结石鉴别，后者胆道扩张较重，范围广泛，并常引起黄疸，可以鉴别。另外应注意观察易造成假阳性的因素，需加以鉴别：如肝动脉有时穿行于胆管和门静脉之间，酷似扩张胆管内的双线状改变，但肝动脉管壁搏动，易于识别。

(秦　良)

第六节　先天性胆管囊性扩张症

一、病理与临床

目前对该病的病因多数学者赞成先天性因素学说，包括先天性胆管上皮增殖异常、胆胰管合流异常及胆管周围神经发育异常。先天性胆管上皮发育异常导致部分管壁薄弱。胆胰管合流异常导致胰酶在胆管内激活破坏胆管上皮。胆管周围神经发育异常可导致胆管下段痉挛、胆管内压增高，促进胆管扩张。本病多由于先天性胆管壁薄弱、胆管有轻重不等的阻塞，使胆管腔内压增高，扩大形成囊肿。

关于先天性胆管囊性扩张症的临床分型，目前国际上普遍使用的是 Todani 分型法：Ⅰ型为胆总管梭形或球形扩张；Ⅱ型为胆总管憩室；Ⅲ型为胆总管末端囊肿；Ⅳa 型为肝内外胆管多发性囊肿；Ⅳb 型为胆总管多发性囊肿；Ⅴ型为肝内胆管单发或者多发性囊肿(即 Caroli 病)。其中以Ⅰ型发病率最高，占报道总病例的 90%以上；Ⅱ、Ⅲ型均罕见；Ⅳ、Ⅴ型相对少见。

先天性胆管囊性扩张症有三大特征：腹痛、黄疸和肿块。但往往有此典型表现的病例并不多。

二、声像图表现

(一)先天性胆总管囊肿

胆总管扩张,呈囊状、梭形或椭圆形,常常在 1.0 cm 以上,特别注意本病囊状扩张的两端与胆管相通,为特征性表现,壁光滑清晰,其内回声清亮(图 5-35)。合并结石、胆汁淤积时其内可见强回声或中低回声。多无其他胆道系统异常表现,可合并肝内胆管囊性扩张。

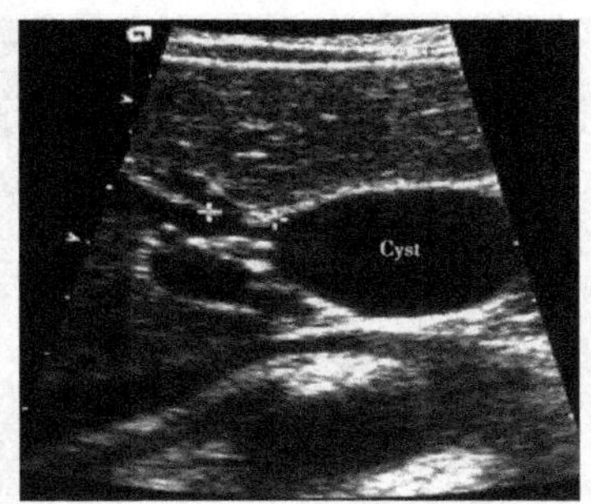

图 5-35　先天性胆总管囊状扩张

超声显示肝门部无回声,与胆管相通,囊壁光滑,囊内透声较好,Cyst:胆总管囊肿

(二)肝内胆管囊性扩张症

肝内胆管囊性扩张症又称 Caroli 病,声像图表现为左、右肝内胆管节段型或弥漫型的囊性扩张,呈椭圆形或梭形,囊腔间相互连通,边缘清晰光滑。

三、鉴别诊断

先天性胆管囊性扩张以青少年女性多见。患者常常有右上腹痛、黄疸等症状。幼年时肝外胆管囊状扩张,往往无症状,可偶然在体检中被发现。

(一)需与胆总管下段结石或肿瘤等致胆道扩张相鉴别

先天性胆总管囊肿,扩张的部位呈椭圆形或纺锤形,而上下段与之相连处的胆管管径相对正常,无明显扩张,正常与异常胆道分界鲜明,多不引起肝内胆管扩张。而结石或肿瘤等梗阻引起的胆管扩张常同时累及其上段肝内、外胆管,呈由粗至细的渐变型,胆囊亦可受累。

(二)先天性胆总管囊肿需与先天性双胆囊相鉴别

先天性双胆囊一端为盲端,而先天性胆总管囊肿两端均与胆管相连,根据形态及脂餐试验等容易鉴别。

(田路路)

第七节　化脓性胆管炎

一、病理与临床

急性胆道感染常因肝外胆管结石所致的胆管梗阻诱发。胆管壁充血、水肿,结石在胆管内可以移动,发生嵌顿,急性发作时可引起阻塞性黄疸和化脓性胆管炎。典型临床表现为寒战、高热、黄疸。

二、声像图表现

胆管扩张,壁增厚,毛糙,回声增强,结构模糊,管腔内可见点状中等回声(图 5-36)。合并结石时胆管内可见强回声,后方伴声影,肝内外胆管扩张,胆囊增大等。

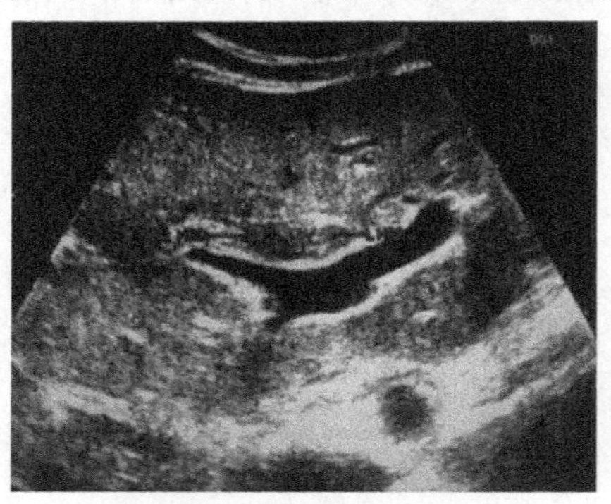

图 5-36 化脓性胆管炎

超声显示肝内胆管增宽,管壁回声增强

(廖 倩)

第八节 胆 囊 炎

一、急性胆囊炎

(一)病理与临床

胆囊受细菌或病毒感染引起的胆囊肿大,胆囊壁增厚、水肿。急性胆囊炎是常见的急腹症之一,细菌感染、胆石梗阻、缺血和胰液反流是本病的主要病因。临床症状主要是右上腹部持续性疼痛,伴阵发性加剧,并有右上腹压痛和肌紧张,深压胆囊区同时让患者深吸气,可有触痛反应,即墨菲(Murphy)征阳性。右肋缘下可扪及肿大的胆囊,重症感染时可有轻度黄疸。

(二)声像图表现

胆囊体积增大,横径大于 4 cm,张力高,胆囊壁增厚大于 3 mm,呈"双边征"(图 5-37);胆囊腔内常探及结石回声,结石可于胆囊颈部或胆囊管处;胆囊内可见胆汁淤积形成的弥漫细点状低回声。胆囊收缩功能差或丧失。发生胆囊穿孔时可显示胆囊壁的局部膨出或缺损及周围的局限性积液。

(三)鉴别诊断

对于胆囊炎,首先应寻找产生胆囊炎的原因,超声可以帮助检查是否有胆囊结石、胆囊梗阻、胆管梗阻、胆总管囊状扩张症等,以明确病因,便于诊断。胆囊增大也可见于脱水、长期禁食或低脂饮食、静脉高营养等患者,根据病史,必要时行脂餐试验可鉴别。此外,有肝硬化低蛋白血症和某些急性肝炎、肾功能不全、心功能不全等全身性疾病患者，也有胆囊壁均匀性增厚，但无胆囊增大，超声墨非征阴性，结合病史与临床表现易与急性胆囊炎相鉴别。

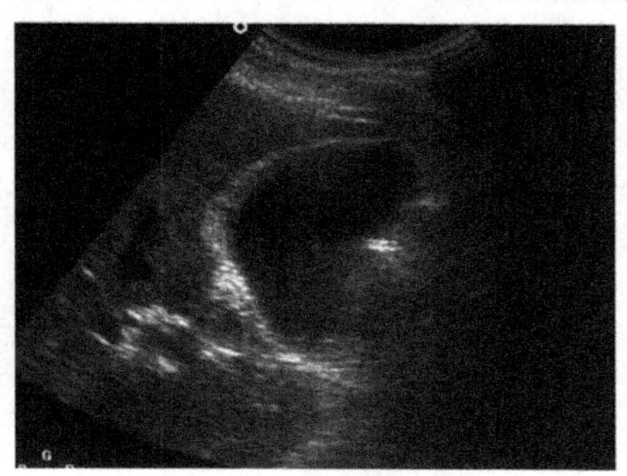

图 5-37 急性胆囊炎

超声显示胆囊肿大，胆囊壁增厚

二、慢性胆囊炎

(一)病理与临床

临床症状包括右上腹不适、消化不良、厌油腻，也可无自觉症状。慢性胆囊炎的临床表现多不典型，亦不明显，但大多数患者有胆绞痛史，可有腹胀、嗳气和厌食油腻等消化不良症状。有的常感右肩胛下、右季肋或右腰等处隐痛。患者右上腹肋缘下有轻压痛或压之不适感。十二指肠引流检查，胆囊胆汁内可有脓细胞。口服或静脉胆囊造影不显影或收缩功能差，或伴有结石影。

(二)声像图表现

慢性胆囊炎的早期，胆囊的大小、形态和收缩功能多无明显异常，有时可见胆囊壁稍增厚，欠光滑，超声一般不做出诊断。慢性胆囊炎后期胆囊腔可明显缩小(图 5-38)，病情较重时胆囊壁毛糙增厚，不光滑；严重者胆囊萎缩，胆囊无回声囊腔完全消失。胆囊萎缩不合并结石者难以与周围肠管等结构相区别，导致胆囊定位困难；合并结石者仅见强回声伴后方声影。胆囊功能受损严重时，胆总管可轻度扩张。

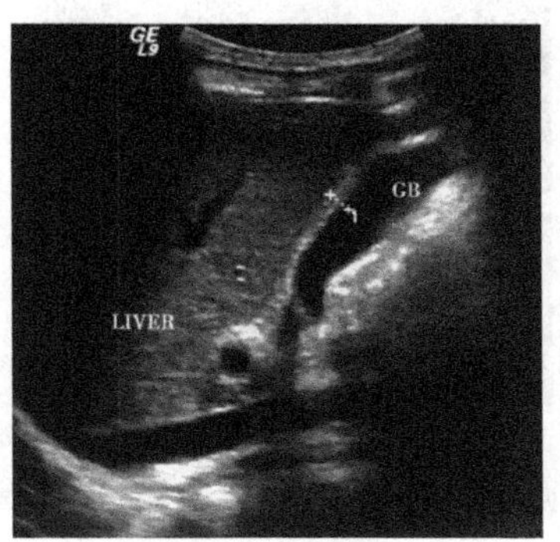

图 5-38 慢性胆囊炎

胆囊体积小，壁增厚毛糙

(三)鉴别诊断

胆囊明显萎缩时需与先天性无胆囊相鉴别：慢性胆囊炎致无回声囊腔完全消失，特别是不合并胆囊结石或结石声影不明显时，易与周围肠管内气体形成的强回声混淆，以致难以辨认出胆囊的轮廓。因此先天性无胆囊患者可能被误诊为慢性胆囊炎，此时应结合病史和临床表现，多切面探查，或动态观察等方法仔细加以鉴别，减少误诊率。

（秦　良）

第九节　胆囊结石

一、病理与临床

胆囊结石有胆固醇结石、胆色素结石和混合性结石，在我国胆囊结石患者中以胆固醇结石最多见。胆囊结石可合并胆囊炎，且两者互为因果，部分患者最终导致胆囊缩小，囊壁增厚，腔内可充满结石。

胆囊结石患者可有右上腹不适、厌油腻等症状。结石嵌顿于胆囊管内时，可导致右上腹绞痛、发热等症状。胆绞痛是胆囊结石的典型症状，可突然发作又突然消失，疼痛开始于右上腹部，放射至后背和右肩胛下角，每次发作可持续数分钟或数小时。部分患者疼痛发作伴高热和轻度黄疸。疼痛间歇期有厌油食、腹胀、消化不良、上腹部烧灼感、呕吐等症状。查体可见右上腹部有压痛，有时可扪到充满结石的胆囊。胆囊结石超声显示率90%以上，诊断价值较大，是首选的检查方法。

二、声像图表现

胆囊内可见一个或多个团块状强回声，后方伴有声影，可随体位变化而移位。当结石较大时，常只能显示结石表面形成的弧形强回声，内部结构难以显示。多个结石紧密堆积时，有时不能明确显示结石数量及每个结石的具体大小（图5-39）。特殊类型的胆囊结石有以下2种。

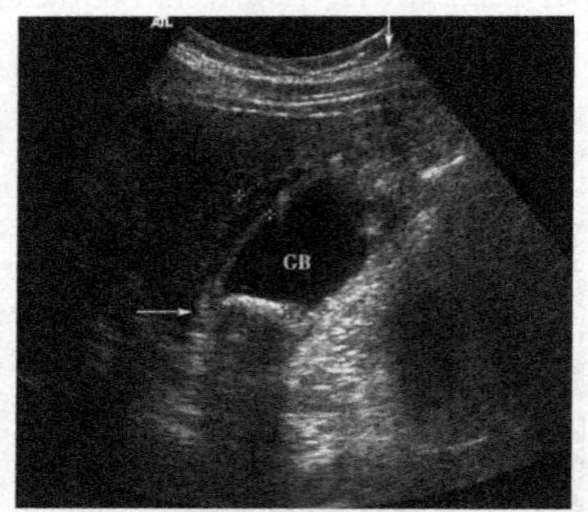

图5-39　胆囊结石（一）

超声显示胆囊腔内见弧形强回声，后方伴声影。箭头为胆囊结石，GB为胆囊

（一）泥沙样结石

可见多个细小强回声堆积，形成沉积于胆囊后壁的带状强回声，后方伴有声影，随体位改变而移动。

（二）充满型结石

胆囊内呈弧形强回声带，后伴声影，无回声囊腔不显示，强回声带前方有时可显示胆囊壁，后方结构则完全被声影所掩盖(图 5-40)。

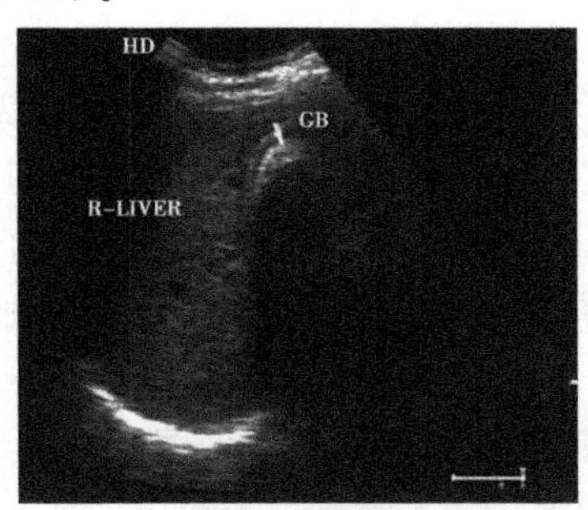

图 5-40　胆囊结石(二)

超声显示胆囊腔的无回声,可见弧形强回声,后方伴声影,
箭头为胆囊结石,GB 为胆囊,R-LIVER 为右肝

三、鉴别诊断

典型的胆囊结石超声诊断一般不困难。对于胆囊颈部的结石,由于缺少胆汁的衬托,使其结石强回声不明显,仅表现为胆囊肿大或颈部声影,超声必须认真仔细地检查,变换体位,如坐立位、胸膝位等,才能发现结石,并进行正确诊断。

(一)泥沙样结石需与浓缩淤积的胆汁或炎性沉积物相鉴别

泥沙样结石回声强,声影明显,随体位移动速度较快。

(二)充满型结石需与肠腔内积气相鉴别

结石后方为明显声影而非气体后方的彗星尾征,且肠腔内气体形态随时间而变化。

(段洪燕)

第十节　胆　囊　癌

一、病理与临床

胆囊癌可发生于胆囊的任何部位,以胆囊底部和胆囊颈部最多见。原发性胆囊癌的大体形态可分为浸润型、结节型、胶质型和混合型。浸润型最多见,占总数的 70%～80%;胆囊癌的病理类型以腺癌最为多见,约占胆囊癌的 70%～90%,此外尚有鳞癌、腺鳞癌、腺瘤恶变、息肉恶变、类癌等。腺癌中最常见的是无其他亚型的腺癌(not other wise specified adenocarcinoma, NOSA),占腺癌的 60%～70%,该型腺癌大多分化良好。

胆囊癌早期无特异性临床表现,合并胆囊结石或慢性胆囊炎者可有相应症状,中晚期患者可能触及右上腹肿块,或出现黄疸。晚期则产生明显症状,如右中上腹部持续性隐痛、食欲缺乏、恶心、呕吐,持续并进行性加重的黄疸,可伴有发热、腹水等。查体有肝大,右季肋下可扪及坚硬而无压痛的肿物。

二、声像图表现

根据胆囊癌的形态,可将胆囊癌分为结节型、浸润型、实块型等,超声有不同的表现。

(一)结节型

呈乳头状、菌伞状或团块状中低回声,肿块自胆囊壁向腔内突出,基底宽或窄,体积较大,直径常大于 10 mm,单发或多发,以单发多见,可合并胆囊结石或胆汁淤积。

(二)浸润型

胆囊壁局限性或弥漫性不规则增厚,呈中等回声(图 5-41),为肿瘤浸润胆囊壁的表现。

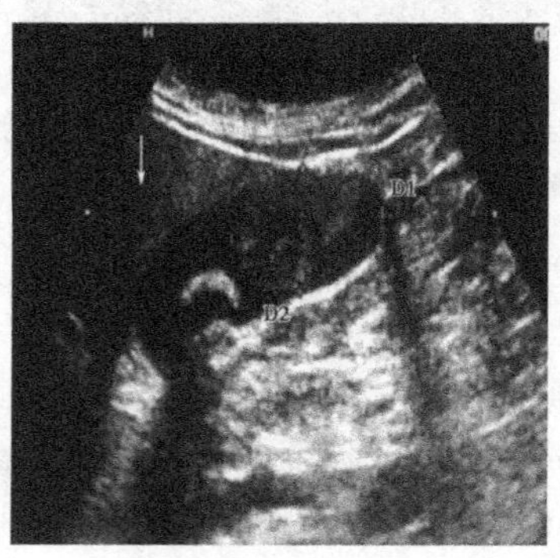

图 5-41 胆囊癌

超声显示胆囊底部腔内见中等回声,形态不规则,回声不均

(三)实块型

胆囊呈一中低回声实性肿块,正常无回声的胆囊腔消失。肿块边缘与周围肝脏分界不清,常为晚期胆囊癌伴有周围肝实质浸润转移的表现。CDFI 显示病灶内血流信号丰富。

三、鉴别诊断

超声检查对发现胆囊壁隆起性病变具有重要的临床价值,早期胆囊癌在形态上呈隆起性病变者占 80%~90%。典型胆囊癌的超声图像,诊断一般并不困难。但是,对于胆囊壁增厚型、小结节型胆囊癌,与胆囊炎、胆囊息肉难以鉴别,应该结合临床资料进行综合分析进行诊断。

(1)结节型胆囊癌与胆囊良性隆起样病变常难以鉴别,对于直径大于 10 mm、单发的隆起样病变需密切随诊观察,必要时手术切除。

(2)实块型胆囊癌需与肝癌相鉴别:根据肿块部位、形态轮廓、与周围肝组织的关系等特征不难鉴别。

(付学蓉)

第六章

胰腺疾病超声诊断

第一节 胰 腺 炎

一、急性胰腺炎

(一)检查前准备

同正常。

(二)检查体位

同正常。

(三)扫查方法

同正常。

(四)急性胰腺炎声像图表现

1.水肿型急性胰腺炎

(1)胰腺弥漫性肿大(图 6-1),轮廓尚清晰。

(2)实质回声减低,甚至接近无回声。

(3)胰管多无扩张,可见胆系病变。

(4)上腹部肠道积气。

(5)肝肾隐窝或盆腔可有少量液性暗区。

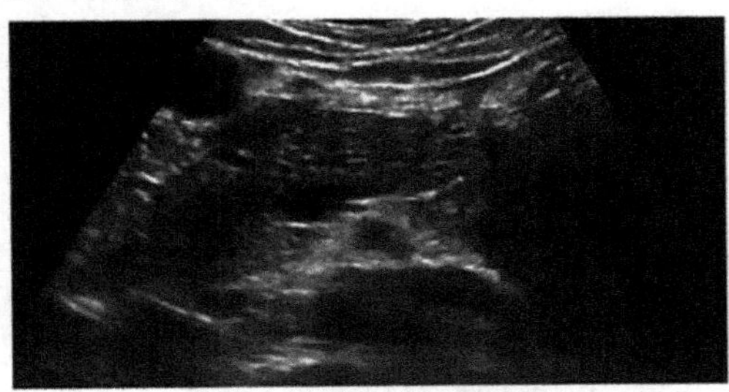

图 6-1 水肿型急性胰腺炎

胰腺体积增大

2.出血坏死型急性胰腺炎

(1)胰腺肿大,轮廓不清晰,边缘不规则(图 6-2)。

(2)实质回声减低伴不均匀强回声斑。

(3)周围组织层次结构模糊增强。

(4)胰腺局部积液或假囊肿形成。

(5)胸腔积液、腹水及肠道积气。

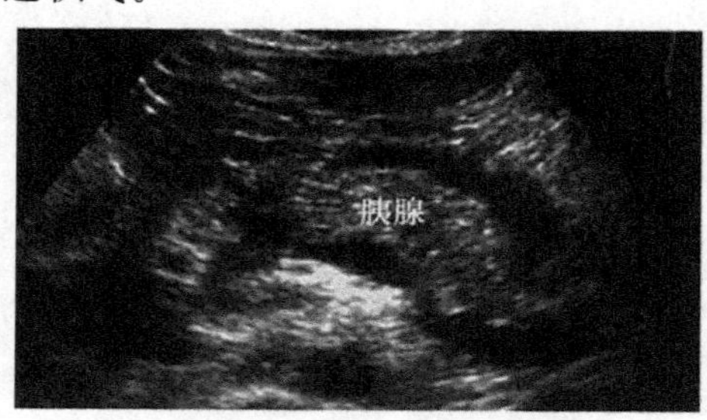

图 6-2 出血坏死型急性胰腺炎

胰腺上方无回声区为周围渗出

(五)注意事项

(1)急性胰腺炎时不宜做胃饮水充盈下超声检查。

(2)急性胰腺炎病情发展较快,必要时须以小时为单位进行超声监测。

(3)早期急性胰腺炎的肿大程度和回声变化不明显。

(4)胰腺炎时周围肠管积气将影响胰腺的超声显示。

(5)患者剧烈腹痛、腹肌紧张等不适及探头加压检查也会影响胰腺的显像。

(6)急性胰腺炎可累及整个腺体,也可发生局灶性炎症,局灶性胰腺炎与胰腺肿瘤的超声表现相似,结合临床病史有利于鉴别。

(7)多普勒超声在评估胰腺炎的血管并发症时发挥重要作用,如急性胰腺炎长期反复发作可造成脾静脉受压,引起脾静脉和(或)门静脉血栓及相关后遗症。

二、慢性胰腺炎

(一)检查前准备

同正常。

(二)检查体位

同正常。

(三)扫查方法

同正常。

(四)慢性胰腺炎声像图表现

慢性胰腺炎声像图表现见图 6-3。

(1)约半数患者胰腺大小正常,其余表现为肿大型(整体轻度肿大、部分肿大或局限性肿大)和缩小型。

(2)形态僵硬,边缘不平整,边界不清。

(3)实质回声粗糙,可见钙化增强斑、点、条。

(4)主胰管不规则扩张,内可有结石。

(5)胰腺内或胰周可形成胰腺假性囊肿。

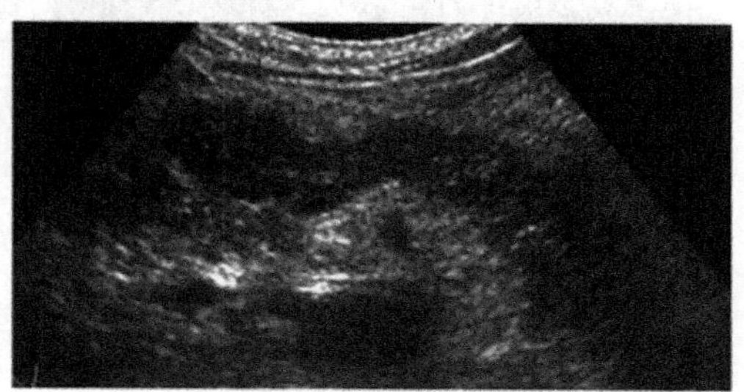

图 6-3　慢性胰腺炎

(五)注意事项

(1)胰管扩张、胰腺结石和实质回声增粗、不均匀是典型慢性胰腺炎的表现。当部分慢性胰腺炎不完全具备这些表现,在图像无特异性时,应结合其他相关检查确诊。

(2)部分胰腺肿大者注意与胰腺癌、胰腺囊腺瘤等鉴别。

(陈　红)

第二节　胰　石　症

一、检查前准备

同正常。

二、检查体位

同正常。

三、扫查方法

同正常。

四、胰石症声像图表现

胰石症声像图表现见图 6-4。

(1)胰腺轻度肿大,回声增高、质地不均,边界不整。

(2)胰管扩张,常呈串珠状、扭曲状或囊状,胰管内可见多个点状强回声,2～3 mm,后方常无声影。

(3)胰腺实质内可见强回声,考虑为实质内钙化灶。

(4)如同时发现胰腺局部肿大、回声减低、边界呈锯齿状,应考虑合并胰腺癌。

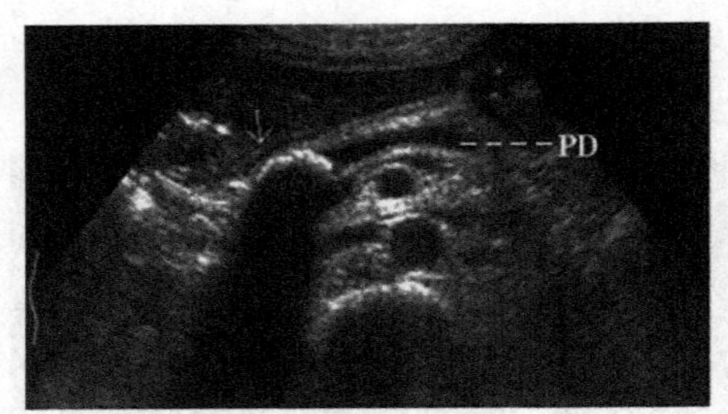

图 6-4　胰石症

胰腺内可见一弧形强回声，后方伴声影

五、注意事项

慢性复发性胰腺炎是本病的病因，而本病又与胰腺癌有关。

（王　鑫）

第三节　胰腺囊性疾病

一、胰腺囊肿

（一）检查前准备

同正常。

（二）检查体位

同正常。

（三）扫查方法

同正常。

（四）胰腺囊肿声像图表现

1.真性囊肿

真性囊肿声像图表现见图 6-5。

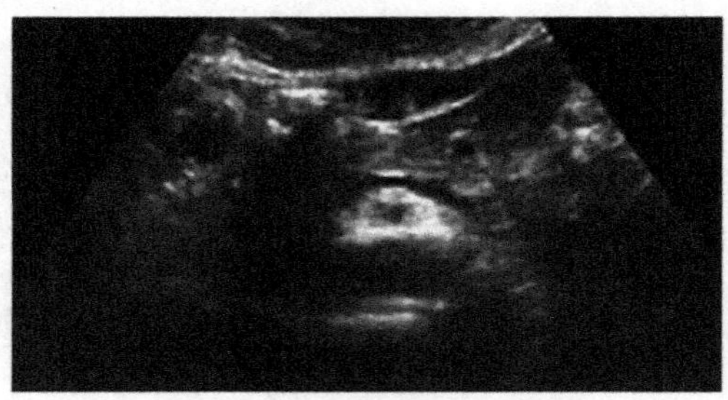

图 6-5　胰腺真性囊肿

胰尾部可见一类圆形无回声区为胰腺囊肿

(1)先天性囊肿：胰腺导管或腺泡发育异常所致，多见于小儿，与遗传因素有关。囊肿较小，呈单房或多房，内为黄色液体。多伴多囊肝和多囊肾，两者并发时首先考虑先天性胰腺囊肿的诊断。

(2)潴留性囊肿:常见的一种真性囊肿,由于胰腺炎症和胰管狭窄或阻塞,引起胰腺分泌液潴留形成。多单发,一般较小。超声显示为胰管膨大,呈无回声区,胰腺组织常有炎症改变,如边界不清、回声增强、体积增大。

(3)寄生虫性囊肿:包虫囊肿常见,虽多发生于肝,也可发生于胰腺内。超声表现与肝包虫相似,囊肿壁回声增高,边界光滑、整齐,内为无回声,发现囊内子囊。

2.假性囊肿

约占胰腺囊肿的一半,多继发于急性或慢性胰腺炎或胰腺损伤,囊肿以单发多见,胰腺局部或附近见一无回声区,边界光滑、整齐,多呈圆形,亦可呈分叶状,后方回声增强,见侧方声影,囊肿巨大时可压迫周围器官、组织引起移位(图 6-6)。

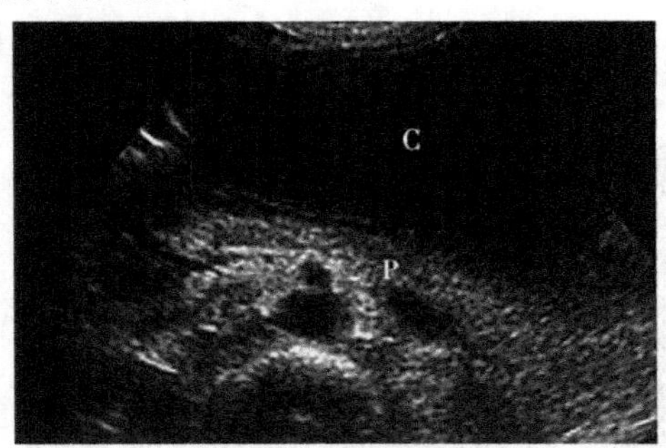

图 6-6 胰腺假性囊肿

P:胰腺;C:囊肿

(五)注意事项

胰腺真性囊肿与假性囊肿的鉴别需结合病史,真性囊肿较小,不易引起症状,假性囊肿多见,常见于外伤、急性胰腺炎,由于胰液外渗,渗液与血液混合包裹而成。

二、胰腺脓肿

(一)检查前准备

同正常。

(二)检查体位

同正常。

(三)扫查方法

同正常。

(四)胰腺脓肿声像图表现

超声表现为胰腺增大、局限性囊性包块,囊壁较厚,暗区内部多伴细小回声,肿块轮廓不规则,偶可见气体回声。

(五)注意事项

诊断应结合病史,胰腺脓肿是急性胰腺炎的严重并发症,多由于肠杆菌、金黄色葡萄球菌感染所致。

三、胰腺囊腺瘤

(一)检查前准备

同正常。

（二）检查体位

同正常。

（三）扫查方法

同正常。

（四）胰腺囊腺瘤声像图表现

1.浆液性囊腺瘤

蜂窝状的大量小囊结构，内回声偏强，后方回声增强，病变部分呈实性肿块，分隔成纤维，内未见血流信号。

2.黏液性囊腺瘤

多房样结构伴乳头状实性隆起，间隔厚薄不一，彩色血流显示在增厚的分隔或实性突起部位可见少量血流信号（图 6-7）。

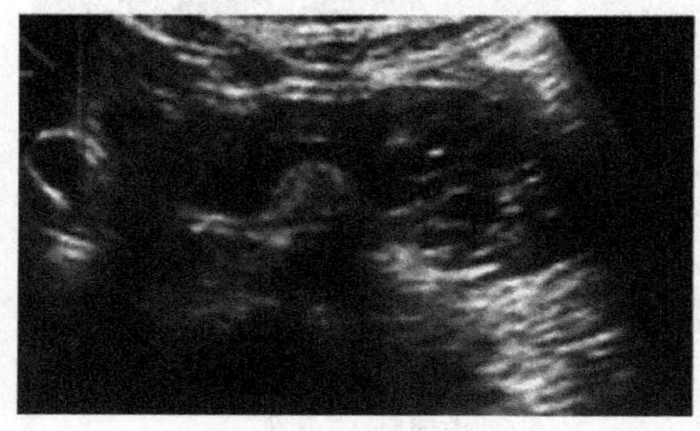

图 6-7　黏液性囊腺瘤

（五）注意事项

（1）胰腺囊腺瘤与囊腺癌在临床与影像上表现非常相似，鉴别需要依靠病理检查。

（2）胰腺囊腺瘤若发生乳头状增生，则有较高的恶变倾向。

（梁丽媚）

第四节　胰腺肿瘤

一、胰腺癌

（一）检查前准备

同正常。

（二）检查体位

同正常。

（三）扫查方法

同正常。

（四）胰腺癌声像图表现

胰腺癌声像图表现见图 6-8。

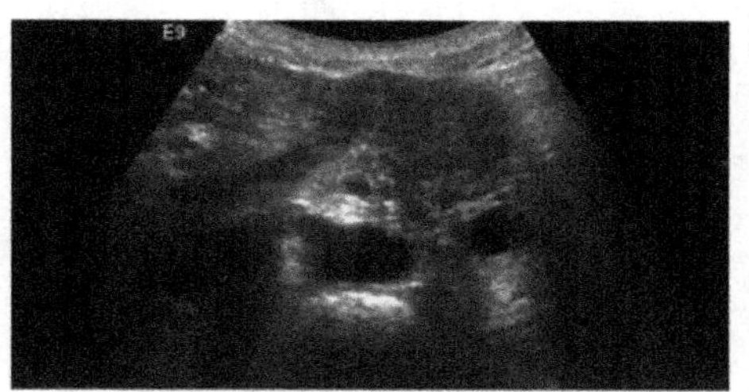

图 6-8 胰腺癌

1.直接征象

(1)胰腺多局限性增大,少数弥漫性肿大。

(2)团块状、分叶状,边界不清,轮廓不规整。

(3)肿物回声不均匀减低,可有强回声斑和无回声区。

(4)后方多回声衰减。

(5)胰头癌胰管可扩张,呈截断样。

2.间接征象

(1)梗阻以上水平胆道扩张。

(2)可有腹腔腹膜后淋巴结转移及肝转移。

(3)下腔静脉、脾静脉、门脉、肠系膜上动脉受累。

(4)周围脏器浸润(胃后壁、十二指肠)及种植。

(5)可有腹水。

(五)注意事项

(1)因胰腺癌常发生于胰头部,受前方十二指肠气体的遮挡,早期不易发现。

(2)胰管过度扩张时,易与脾静脉混淆,扩张的胰管壁与平滑连续的脾静脉壁相比,显得更加不规则,彩色多普勒有助于两者的鉴别。

二、胰岛细胞瘤

(一)检查前准备

同正常。

(二)检查体位

同正常。

(三)扫查方法

同正常。

(四)胰岛细胞瘤声像图表现

胰岛细胞瘤声像图表现见图 6-9。

1.胰岛素瘤(功能性胰岛细胞瘤)

胰岛素瘤多发生于成年人,90%属良性,80%为单发,多位于体尾部,肿瘤呈圆形,边界光滑、完整,内部为均质低回声区,血流信号丰富。

2.无功能性胰岛细胞瘤

左上腹巨大肿物,与胰体、尾相连,呈圆形或椭圆形,边界光滑、清楚,有时呈结节状;肿瘤较大时内部呈不均质，部分组织呈无回声，为囊性变；本肿瘤可恶变，肝内转移。

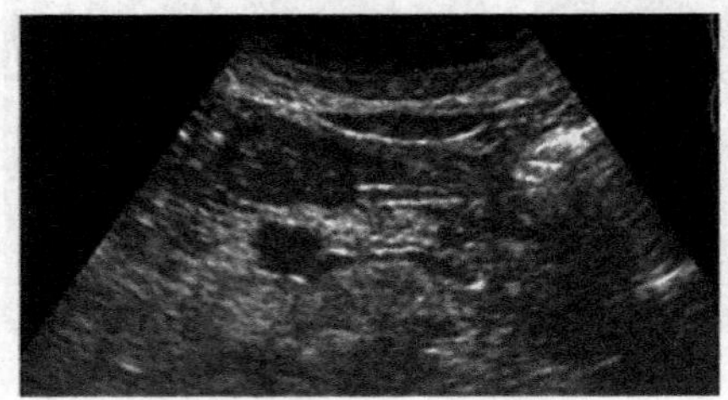

图 6-9　胰岛细胞瘤

（五）注意事项

（1）因胰岛素瘤>1 cm 时超声才易发现，故超声未发现肿瘤，并不能排除其存在。

（2）诊断本病应与胰腺其他肿瘤性疾病鉴别，除声像图特征外，病史和实验室资料有重要的参考作用。

三、壶腹癌

（一）检查前准备

同正常。

（二）检查体位

同正常。

（三）扫查方法

同正常。

（四）壶腹癌声像图表现

壶腹癌声像图表现见图 6-10。

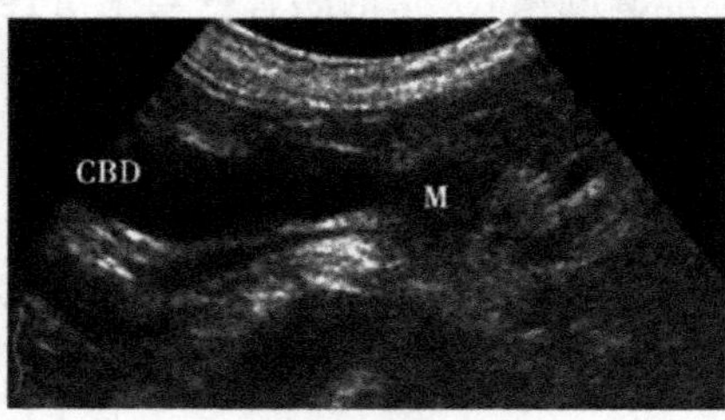

图 6-10　壶腹癌

M：肿瘤；CBD：胆总管

（1）胆道梗阻；肝内外胆管扩张，胆囊肿大。

（2）胰管扩张，较胰头癌轻。

（3）胆管壁增厚，其末端、胰头、下腔静脉区可见肿块。

（4）肿块边界不清，内回声偏低。

（五）注意事项

严重黄疸伴胆囊与胆道全程扩张，而胰头未发现明确病灶者，应考虑十二指肠壶腹部病变。

（李默驰）

第七章

脾脏疾病超声诊断

第一节 脾先天性异常

一、副脾

副脾是指脾脏以外尚有一个或数个多余的小脾。尸检发现率10%～30%，属比较多见的先天性变异。副脾的位置多数靠近脾门、脾血管和胰尾部附近。极少数位于网膜、肠系膜、阔韧带和睾丸附近，呈圆形或椭圆形，血供通常来自脾动脉。副脾体积差异较大，通常1～2 cm，最大可达10 cm。当脾增大时，副脾也可增大，副脾不引起临床症状，偶尔由于扭转或栓塞引起急性腹痛，但是在治疗脾功能亢进而做脾切除时应考虑到副脾的存在。位于阴囊内的副脾可引起运动后左侧睾丸痛和发热期间左侧阴囊肿胀。

(一)声像图表现

位于脾门附近的副脾易于发现，呈圆形或卵圆形低回声团，边缘整齐、清晰。直径1～2 cm，似肿大的淋巴结。内部回声与脾脏相同，呈均匀的细点状回声。用高灵敏度的彩色多普勒超声检查，多数可显示副脾动脉和静脉的血流信号，并可能显示其与脾动静脉的关系(图7-1)。

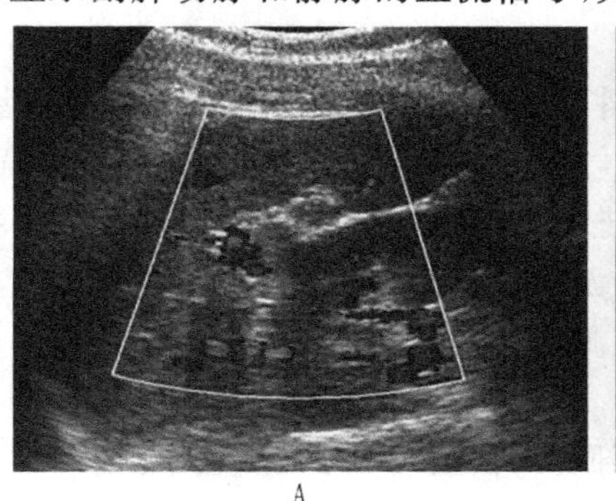

A

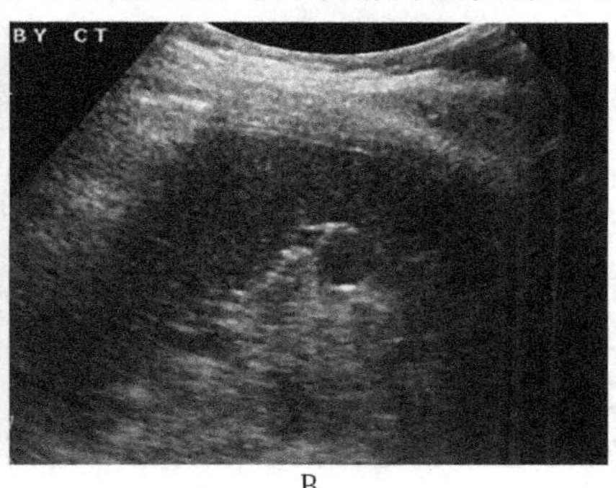

B

图7-1　副脾声像图和CDFI表现

(二)诊断与鉴别诊断

副脾常于腹部超声检查时偶然发现。依据上述声像图表现诊断并不困难。但是应与下列疾病作鉴别。

1.脾门部淋巴结肿大

副脾与脾门部淋巴结肿大声像图较难鉴别。仔细观察后者内部回声与脾实质尚有差别，对脾门部血管可产生压迹(占位效应)，有利于鉴别。彩色多普勒超声检查发现动、静脉血流信号及其与脾血管的关系也有助于鉴别。CT 检查不一定有多大帮助。核素检查对体积较大的副脾可能有用。必要时，采取选择性血管造影进行鉴别。

2.腹部肿瘤

较大的副脾或在脾切除术后副脾代偿性增大，临床常误诊为胰尾、胃、肾、肾上腺或腹膜后肿物。重要的鉴别依据是显示副脾的供养血管，配合核素或CT 检查以明确诊断。

3.自体脾组织植入

自体脾组织植入是脾外伤或脾术后引起脾组织植入腹膜腔所致或人为植入脾组织。副脾与植入脾声像图鉴别比较困难，常需结合病史、CT 和核素检查。

二、游走脾

游走脾也称异位脾，甚为罕见，中年经产妇相对多见。主要由于脾蒂和韧带先天性过长所致。游走脾多沿腹腔左侧向下移位直至盆腔，甚至横过中线抵达对侧。游走脾容易发生扭转，半数以上患者有发作性腹痛。急性扭转的症状似肾蒂扭转或卵巢囊肿蒂扭转，严重者脾内部缺血坏死或有渗出。慢性扭转者，引起脾静脉回流受阻，出现慢性腹痛。游走脾患者多因腹部包块而就诊。包块光滑，有切迹，活动度大。急性扭转时，包块增大，有触痛。

(一)声像图表现

在脾窝处找不到脾脏声像图，而在腹腔左侧或盆腔内发现实性团块，其轮廓清楚，形状和内部回声与脾脏相似，并可显示脾门切迹和脾门血管征象。彩色多普勒检查易于显示脾门切迹处的脾动、静脉，并有可能沿脾动脉和脾静脉追溯到腹腔动脉或门静脉。游走脾合并扭转时，声像图显示脾外形增大、饱满，坏死出血者内部出现不规则低回声、无回声或混合回声区。脾和胰腺周围可能有液体无回声区；腹腔内也可出现游离液体回声。彩色多普勒显示脾内血流灌注明显减少和脾静脉迂曲扩张。脾动脉近端 RI 值显著增高。

(二)诊断和鉴别诊断

1.腹部肿瘤

发现腹部肿瘤需要排除游走脾的可能，根据脾的位置形态和血管分布不难加以鉴别。

2.游走肾

也可位于下腹部或骨盆腔，并有肾门切迹和进入该处的血管。扭转后产生与脾扭转相似的症状。但是游走肾在肾窝内找不到正常肾回声。游走肾外形有肾的特点，内部有集合系统强回声，利用彩色多普勒可见典型的肾脏血管分布，与游走脾截然不同。

(三)比较影像学

超声不仅能够显示游走脾的形态特征及内部回声，而且可对其血供状况进行评估。超声能够简便可靠的诊断游走脾及有无扭转等并发症。仅在严重肠气干扰和过度肥胖时，才需要进行其他影像等检查。X 线检查可发现脾窝处被肠袢占据，腹部有肠管受压等局部占位征象，但不能显示肿块内部结构。核素检查通常显示该“肿物”似脾，可正常摄取核素故有诊断意义。但是，游走脾有无合并扭转则难以提供诊断依据。血管造影可明确显示脾动脉的行径、游走脾的部位，但是属于创伤性检查方法，现已很少应用。CT 检查不受气体干扰，易于显示脾窝处的脾缺失及下腹部或盆腔的脾脏，故能确切诊断游走脾。但是，在提供脾扭转的血流灌注方面，不及彩色多普勒检查。联合运用超声、CT或核素检查，可相互补充，获得更详尽的诊断信息。

三、先天性脾缺失

先天性脾缺失又称无脾综合征、Ivemark综合征。它属于一种十分少见的先天性多内脏畸形综合征。患者无脾，常合并右侧双器官，可有两个右肺；肝脏位于中线，并且左叶大于右叶；腹主动脉和下腔静脉转位；还可合并心血管畸形、马蹄肾等。本病临床表现复杂，除具有呼吸、心血管功能障碍外，无脾患者常有免疫缺陷，易发生严重感染。外周血象内见Howell-Jolly小体，可提示本病。

(一)声像图表现

(1)超声检查在脾窝处和腹腔内找不到脾脏声像图。

(2)常同时显示内脏位置异常，如肝脏左右对称，或左叶大于右叶及心血管畸形等。彩色多普勒显示脾动脉缺失，腹主动脉和下腔静脉在同一侧，为本病特征性征象。

(二)诊断与鉴别诊断

根据超声检查确认无脾，加上发现其他内脏和心血管畸形，可诊断无脾综合征。

无脾综合征应与脾萎缩和游走脾鉴别。

(三)比较影像学

超声检查很容易发现无脾和合并内脏畸形，它是全面评价无脾综合征的最简便和实用的方法。心血管造影显示血管畸形具有重要价值，超声心动图检查是本病的主要无损检查方法。CT检查有助于显示肺部畸形和内脏位置异常及畸形。核素肝、脾扫描可发现对称肝和脾缺失。

四、多脾综合征

多脾综合征也是一种罕见的先天性多脏器畸形综合征。其特征为多个小脾，数目2～14个，通常位于右侧，偶尔在双侧。多脾综合征常有左侧双器官，或左侧结构比右侧显著。常有两个左肺、下腔静脉肝段缺失伴奇静脉连接、胆囊闭锁、胆囊缺失、胃肠异常旋转、心血管畸形等。与无脾综合征相比，多脾综合征伴复杂心肺畸形较少，死亡率稍低。1岁以内死亡率为50%～60%。

(一)声像图表现

(1)在脾窝处见不到正常大小的脾脏，代之以几个或数个圆形或椭圆形结节，其内部回声与正常脾脏回声相似。

(2)声像图显示内脏位置异常及心血管畸形等，特别是彩色多普勒显示下腔静脉肝段缺失，血流走向异常。

(二)诊断和鉴别诊断

根据声像图显示多个小脾加内脏异常不难做出诊断。多脾综合征应与下列疾病鉴别。

(1)副脾。

(2)自体脾组织植入：有外伤性脾破裂或脾组织种植手术史，与多脾综合征不难鉴别。

(三)比较影像学

超声对多脾综合征的诊断价值与无脾综合征一样重要。与CT、心血管造影及核素扫描联合应用，有助于显示多脾及心血管畸形和内脏位置及结构的异常。

(段洪燕)

第二节　弥漫性脾大

一、病因与临床表现

引起弥漫性脾大的病因很多，具体如下。

(1)急、慢性感染，如急慢性病毒性肝炎、传染性单核细胞增多症、伤寒、副伤寒、败血症、血行播散型结核、血吸虫病、疟疾等。

(2)充血性脾大，如肝硬化门静脉高压症，慢性充血性心力衰竭，门静脉或脾静脉炎症、狭窄或血栓形成。

(3)血液病，如急慢性白血病、淋巴瘤、溶血性贫血、真性红细胞增多症、原发性血小板减少性紫癜、骨髓纤维化、先天性溶血性黄疸等。

(4)其他病因引起的脾大如某些结缔组织病、单核-吞噬细胞增多症、戈谢病、AIDS 等。

脾大的临床表现各异。脾脏中度以上肿大的患者一般体检都能扪及脾脏；明显肿大的患者脾脏下缘可达脐下水平。

二、声像图表现

(一)脾大的确定

一般认为，具备下列条件之一者考虑有脾大：成年男性和女性脾脏厚径分别超过 4 cm 和 3.8 cm，同时脾脏下缘超过肋缘线；长径大于 11 cm；脾面积代表值超过 25 cm^2；脾体积代表值男女分别超过240 cm^3 和 215 cm^3。因年龄、性别、身高及营养状况不同，脾脏的正常值个人差异颇大。

根据学者一组调查，肝功能正常者的健康人群和运动员群体超声检查中，有 20%～25%脾厚超过4 cm，同时肋缘下可探到脾缘，符合超声或临床的“轻度脾大”，然而经两年以上随访健康状况良好，并无其他疾病表现。可见，这类人群“轻度脾大”的真实意义值得探讨。

(二)脾大程度的判断

超声对脾大程度的判断仍然与临床传统的判断标准保持一致。

1.脾脏轻度肿大

超声可见脾脏形态一般正常，各径线长度或面积、体积超过正常高限；在仰卧位平静吸气时，肋缘下可探及脾脏；深吸气，脾下缘在肋缘下 2～3 cm。

2.脾脏中度肿大

声像图显示脾脏失去正常形态，各径线测值明显增加，增大比例可不一致，吸气时，脾下缘超过肋缘下 3 cm，直至平脐。脾上、下极圆钝，脾门切迹变浅。

3.脾脏重度肿大

脾脏体积进一步增大，邻近器官受压移位。脾脏下缘超过脐水平以至抵达骨盆腔。脾门切迹消失。

(三)脾大的内部回声

脾大的内部回声与肿大的时间、程度有一定关系,而与病因关系不密切。慢性重度肿大可因脾内发生小出血灶或纤维化而回声增强。个别代谢性疾病或寄生虫病可使脾脏内部回声不均匀,出现局灶性低回声或高回声结节,但是对疾病的诊断无特异性(图 7-2、图 7-3)。

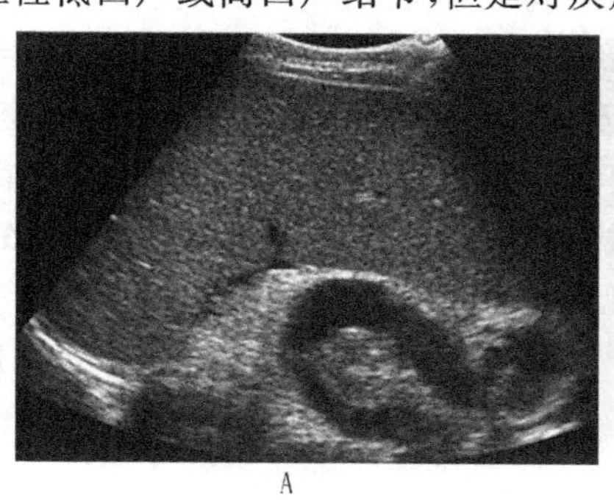

A

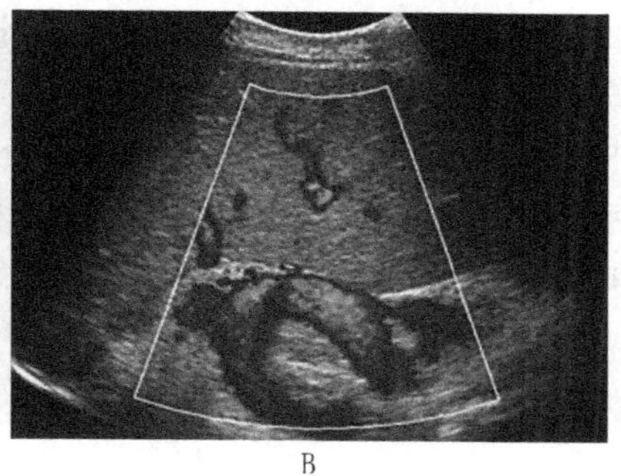

B

图 7-2 肝硬化引起淤血性脾大声像图和 CDFI 表现

A.二维图像;B.彩色多普勒图像(SP 为脾,SV 为脾静脉曲张)

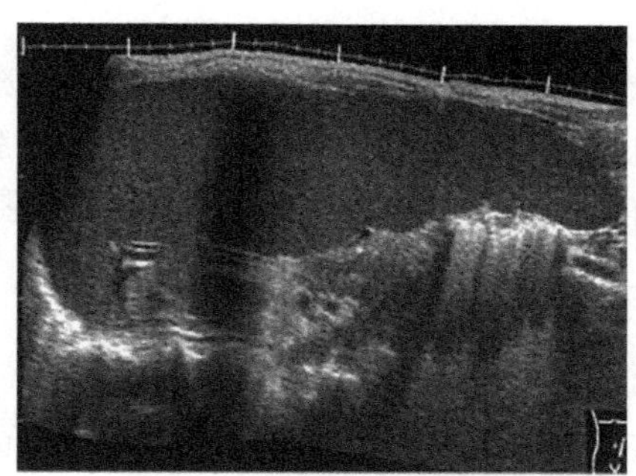

图 7-3 慢性粒细胞白血病引起的巨脾

左侧肋间经过肋骨弓向前下腹壁扫查,SH 为肋骨声影

三、诊断与鉴别诊断

对于中重度脾大,超声很容易诊断。但对个别轻度脾大,有时难以肯定。临床上超声测值超出正常高限诊断“轻度脾大”而无明显病因可寻者,较多见于职业性运动员和部分健康人群,很可能属于正常变异。因此,考虑“轻度脾大”是否有临床病理意义必须慎重。病因诊断主要依靠病史和实验室检查来确定。脾大需与以下疾病鉴别。

(一)腹膜后肿瘤

左侧腹膜后巨大肿瘤可以将脾脏向后上方推移,致使脾脏被肺组织遮盖而超声不易显示;同时,容易把肿瘤本身误认为肿大的脾脏。极个别腹膜后肿物可引起脾脏向左下腹和髂窝部移位。腹膜后肿瘤无脾脏特有的外形切迹和脾门血管结构,只要注意全面扫查,容易加以鉴别。

(二)肝左叶显著增大

肿大的肝左叶或肝左叶巨大肿瘤占据左上腹时,也可能与脾大混淆。连续扫查,可以发现其为肝脏整体的延续,与肝脏无分界。其内部管状回声多,为肝内管状结构的分布。彩色多普勒显示其血供来自肝脏,与脾脏血供特点完全不同。

四、比较影像学

超声是检查脾大最为简便的方法，测量脾脏各径线极为方便。除了能很敏感地判断脾脏有无增大及其内部结构异常外，利用彩色多普勒可以对脾大和脾内病变的血流动力学做出评估，为临床提供丰富的病理和病理生理学信息，有助于诊断。CT 可判断脾脏有无肿大，但比较粗略，病因诊断也十分困难且价格昂贵。核素扫描，表现为核素浓集面积增大，而在形态上无特征。MRI 检查，对于脾脏肿大，尤其是充血性脾大的识别，包括发现脾门静脉扩张，有相当的帮助。而对其他原因引起的脾脏肿大，则缺乏特异性。检查费用高，不易普及也限制了 MRI 的应用。相比之下，超声对脾大的形态学和血流动力学的观察优于其他影像学方法。

（段洪燕）

第三节　脾脏囊性疾病

根据病理又可分为原发性真性囊肿与继发性假性囊肿两类。真性囊肿特点是囊的内壁有上皮细胞层覆盖，如单纯性脾囊肿、包虫囊肿、淋巴管囊肿、表皮样囊肿等；假性囊肿内壁无上皮细胞覆盖，为机化的纤维包膜，可有钙化，多继发于外伤性血肿和胰腺炎。临床上以假性囊肿相对多见，约是真性囊肿的 4 倍。

一、声像图表现

（一）单纯性脾囊肿

本病罕见，可能为脾表面间皮细胞嵌入脾内形成。多为单发性。圆形或类圆形，壁薄而光滑，内部透声好，后壁回声增强，具有典型囊肿特征（图 7-4A）。CDFI：肿物内无血流信号。

（二）脾内假性囊肿

多数为圆形或椭圆形，囊壁回声欠光整，局部可能有钙化强回声；内部多有细点状或少量索状或碎片状回声（图 7-4B）。CDFI：肿物内无血流信号。

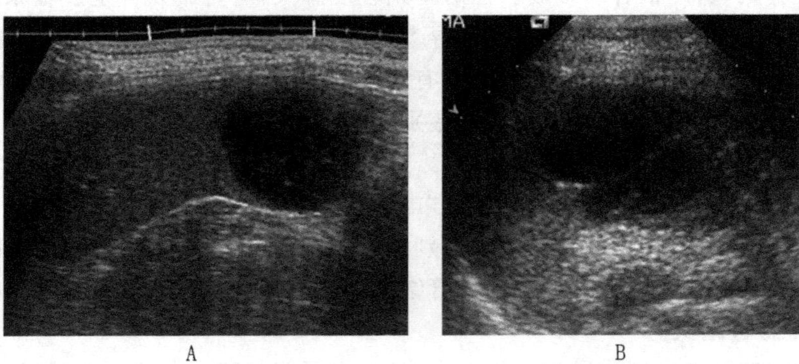

A　　B

图 7-4　脾囊肿

A.单纯性脾囊肿；B.外伤后假性脾囊肿

（三）淋巴管囊肿

本病实为脾内的淋巴管扩张引起。声像图呈具有多个分隔的囊肿，分隔纤细而光滑，囊壁规则或不完整，后壁回声增强。CDFI：肿物内无血流信号（图 7-5）。

（四）表皮样囊肿

多为单发，囊壁较厚而且光滑，有时可见分叶状边缘和分隔。囊内通常呈无回声，或因囊液内含有脂质和组织碎屑，囊内可能出现细点状回声，随体位改变浮动。声像图的改变取决于囊肿内脂液性状而定（图 7-6）。CDFI：肿物内无明显血流信号。

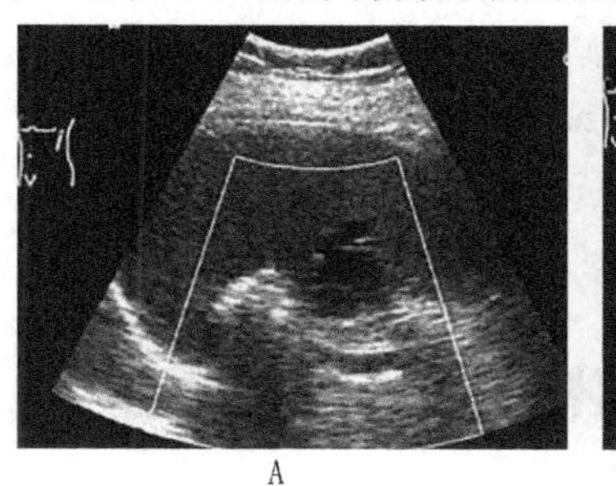

A

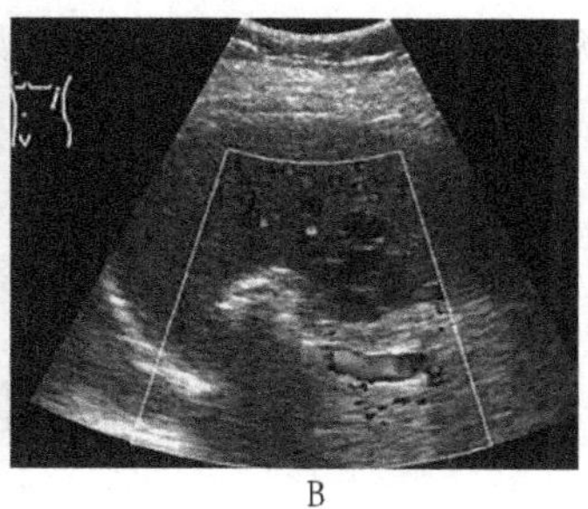

B

图 7-5 囊性淋巴管瘤

A.灰阶超声图像（箭头所指处为病变所在部位）；B.彩色多普勒图像

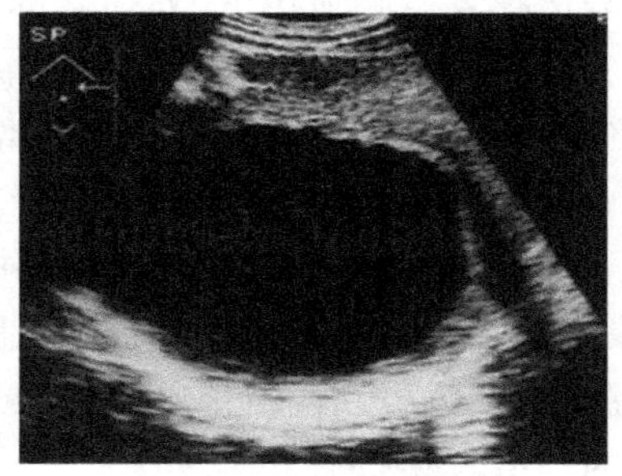

图 7-6 表皮样囊肿

（五）包虫囊肿

我国西北部流行区较多见。脾脏包虫囊肿与肝包虫囊肿具有相似的声像图特征，如囊壁呈双层结构，有单房型和多房型之分；合并感染者常呈囊实混合型；陈旧性包虫囊肿可以类似实质性肿物回声并伴有囊壁钙化所致回声增强及声影。CDFI：囊性肿物内无血流信号。

二、诊断与鉴别诊断

借助于超声检查能够准确地判定脾内囊性疾病，根据囊性疾病的声像图特征并结合病史，可对多数囊肿的性质做出提示性诊断。脾脏假性囊肿可能有外伤史或胰腺炎病史，脾包虫患者有流行病学史和羊犬接触史，声像图具有一定的特征性，如囊壁双层回声结构等；Casoni 皮肤过敏试验及血清学检查等有助于诊断。

此外，尚需与少见的脾动脉瘤鉴别，CDFI 和频谱多普勒有助于明确诊断。其他低回声病变尚有脾脓肿、血肿、脾淋巴瘤，以及左肾上极囊肿和胰尾部巨大囊肿等，通过认真扫查，根据声像图、CDFI 并结合病史，不难加以鉴别。

超声引导穿刺抽吸需要特别慎重。超声引导穿刺抽吸、迅速减压和乙醇硬化治疗脾包虫囊肿,是一项重要的革新技术,它已成功地用于脾脏棘球蚴病的诊断与治疗。操作熟练和严防囊液渗漏引起并发症是很必要的。

三、比较影像学

尽管超声学诊断脾脏囊性疾病具有较高的特异性,但鉴别感染性和出血性囊肿尚有一定的困难。

CT、MRI和核素检查均可以用于脾内囊性疾病的诊断。但是在判别病变是否为囊性方面,不及超声准确。而在显示囊壁如皮样囊肿壁的细微结构方面,超声又不及CT和MRI。核素检查难以发现较小的病变,也不能确定病变的囊、实性,对囊性疾病的诊断价值有限。超声检查疑有实性成分或恶性病变者,需要进一步进行CT或MRI检查。

(段洪燕)

第四节　脾　破　裂

脾破裂可分为外伤性脾破裂和自发性脾破裂。后者比较少见,可发生于正常脾脏、白血病、血友病和其他凝血障碍或接受抗凝治疗者。必须指出,外伤性脾破裂在腹部实质性脏器的闭合性损伤中,占有首要地位。

根据损伤的范围和程度,可将脾破裂分为三种类型:①中央型脾破裂;②包膜下脾破裂;③真性脾破裂。

中央型破裂发生脾实质深方,其包膜完整,形成脾实质内血肿。包膜下血肿是脾实质周缘部破裂并在包膜下形成血肿,其包膜完整。中央型脾挫伤和包膜下脾破裂均很常见,但是临床诊断常有困难。真性脾破裂累及脾包膜,或发生腹腔内游离性出血;或出血局限于脾周围,形成脾周围血肿。此为临床比较容易识别的类型。

一、声像图表现

(一)中央型破裂

脾脏不同程度增大,脾包膜完整。脾实质内回声不均匀,出现单个或多个不规则回声增强和减低区代表出血。新鲜血肿回声增强,随着血凝块液化形成无回声区(图7-7)。

(二)包膜下破裂

以梭形或新月形包膜下血肿为特征,血肿内部呈低回声和无回声。脾实质被挤压。陈旧性包膜下出血可见血肿内出现不规则索条状或分房样强回声,代表纤维渗出和血凝块机化,血肿的内壁不光滑。

(三)真性脾破裂

常见脾包膜中断,局部脾脏轮廓不清,伴有脾实质不均匀性回声增强或减弱。利用高灵敏度的彩色多普勒可能发现出血的部位。但是小的破裂口,或脾破裂位于扫查盲区,脾脏声像图可无异常发现(直接征象阴性)。然而,真性脾破裂往往伴有程度不同的脾周围积液和游离性腹水征象,部分病例仅有脾周围积液征象。这是真性脾破裂的间接征象,具有重要临床意义。

注意事项:①常规超声诊断,脾外伤的敏感性和特异性有相当大的局限性,其敏感性或检出率仅41%～66.7%；脾破裂的分级诊断的准确率也很低，如轻度脾破裂（Ⅰ、Ⅱ级分别仅为38.5%～77.8%）。对于常规脾脏超声未见异常的腹部外伤患者，发现腹腔游离积液和脾周围积液征象者，应保持警惕，密切随诊，必要时做重复超声观察。②脾外伤声像图特点，外伤后24～48小时常有显著的动态变化。例如，新鲜的脾周围血肿因有回声显示不清，液化之后则比较明显；轻度脾实质挫伤后，可发展成脾实质内血肿形成；脾内多个小血肿可以扩大融合成大的血肿，并可向脾实质周围发展成脾实质内包膜下血肿等。

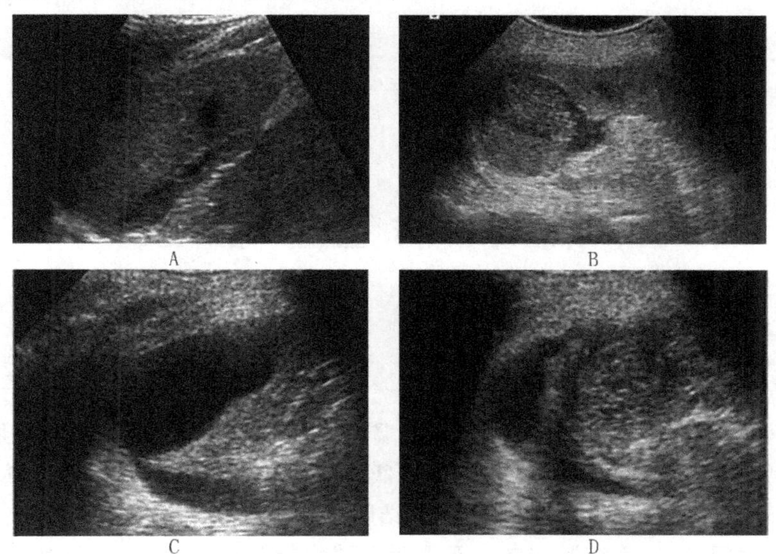

图7-7　典型脾破裂的几种声像图类型

A.轻度脾破裂、实质内小血肿（HE）和包膜下血肿；B.典型包膜下血肿；C.实质内新鲜较大血肿兼有包膜下、实质内小血肿；D.真性脾破裂，脾周围血肿（HE）及包膜中断

二、诊断和鉴别诊断

新鲜的脾实质内血肿有时因凝血块有回声，酷似脾肿瘤；脾实质内血肿液化完全时，和其他脾脏含液性病变相似。因此需要注意鉴别。根据外伤病史和明显的声像图表现，超声可以诊断脾破裂并试图进行分类，但需指出，现今学者们认为超声诊断腹部实质性脏器外伤，包括脾外伤在内，其敏感性和特异性均较差，远不及增强CT。脾脏超声造影新技术，可以弥补常规超声的不足，微泡造影大大提高了脾外伤诊断的敏感性和特异性，对于脾外伤的分级（分型）诊断特别有利，显著降低了常规超声的假阴性率，而且几乎可以和增强CT相媲美。

中央型脾破裂、包膜下出血及局限于脾周围血肿的轻度真性脾破裂，易被临床漏诊。它们是迟发性脾破裂并引起腹腔内大出血的主要原因，故值得高度警惕。

近年来，微泡超声造影广泛用于腹部实质脏器包括脾脏外伤的检查和分级诊断，取得了重要进展。超声造影的敏感性和特异性接近CT检查，某些优点甚至可以和CT媲美，急诊超声造影检查操作简便、经济实用、有助于快速诊断，尽显其优越性。已有报道认为，对于某些严重脾外伤并伴有活动性出血患者，超声造影引导下经皮注射凝血药物——介入性超声微创处理，有望替代部分外科脾切除手术。

（段洪燕）

第八章

泌尿系统疾病超声诊断

第一节 肾脏疾病

一、肾脏超声解剖

肾脏位于脊柱两旁的腹膜后间隙内，双肾上端向内前倾斜，其长轴呈“八”字形。仰卧位时，上、下端多数在第12胸椎与第3腰椎之间，右肾低于左肾1～2 cm。正常肾脏随呼吸上下移动的幅度为2～3 cm。右肾前面紧邻肝，前下部为结肠右曲，内侧为十二指肠降部。左肾前上方为胃底后壁、胰尾和脾门；中部为结肠左曲。双侧肾上端为肾上腺，后面的上部为肋膈隐窝，中下部紧贴腰肌。肾脏由外向内被肾筋膜、脂肪囊、纤维囊包绕。

肾脏的外形似蚕豆，其长径9～12 cm，宽径4～5 cm，厚3～4 cm。左肾略大于右肾，但是在成人长径相差不应大于2 cm。肾的内侧缘有一个垂直并向前内侧开放的裂，称为肾门，其内由肾血管、肾盂、淋巴管和神经通过共同组成肾蒂。肾门向内是一个较大的腔，称为肾窦。肾脏的内部结构如图8-1。实质部分分为皮质和髓质。皮质在外层，厚0.5～0.7 cm，部分伸入到髓质的乳头之间，称为肾柱；髓质在深层，形成15～20个圆锥形结构，称为肾锥体；锥体顶端突入肾窦，称为肾乳头。肾小盏边缘包绕肾乳头基部，收集来自乳头孔的尿液。2～3个肾小盏汇合成一个肾大盏，再由肾大盏集合成漏斗状肾盂，出肾门向后下移行为输尿管。

肾动脉起始于约第1腰椎水平的腹主动脉，位于肾静脉的后方。右肾动脉走行于下腔静脉、胰腺头部、右肾静脉之后；左肾动脉向左下行经左肾静脉与胰腺体、尾部之后。双侧肾动脉均在抵达肾门附近处分为前、后两主支经肾门进入肾窦。前支较粗，再分为4～5支段动脉进入前部的肾实质；后支较细，进入后部肾实质（图8-2）。根据其分布的区域，将肾实质分为上段、上前段、下前段、下段和后段，除后段由后支供血外，其余各段均由前支供血。段动脉进一步分为叶间动脉→弓状动脉→小叶间动脉（图8-3）。在弓状动脉之前，肾动脉分支间几乎没有吻合支。

肾动脉进入肾门前的分支并不恒定。也有不经肾门直接入肾实质者，称副肾动脉或迷走肾动脉，其发生率为20%～30%。副肾动脉多起源于肾动脉，也有起源于其他动脉（如腹主动脉、肾上腺上动脉等）。有时还可见到一侧双肾动脉，甚至多支副肾动脉。肾下极的副肾血管经过输尿管的前方，可压迫输尿管引起肾积水。

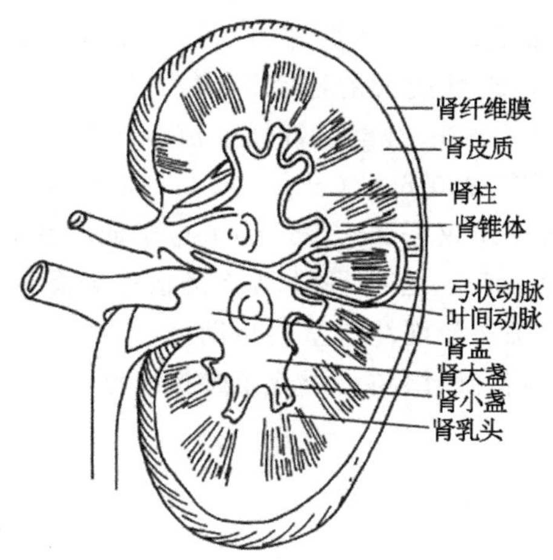

图 8-1　肾脏的内部结构

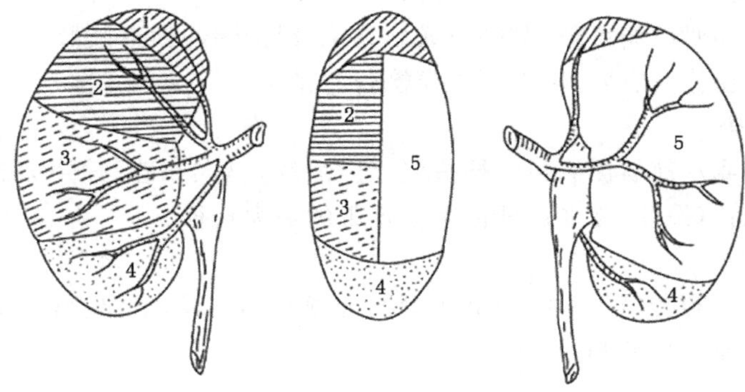

图 8-2　肾段与肾动脉分布

1.上段；2.上前段；3.下前段；4.下段；5.后段

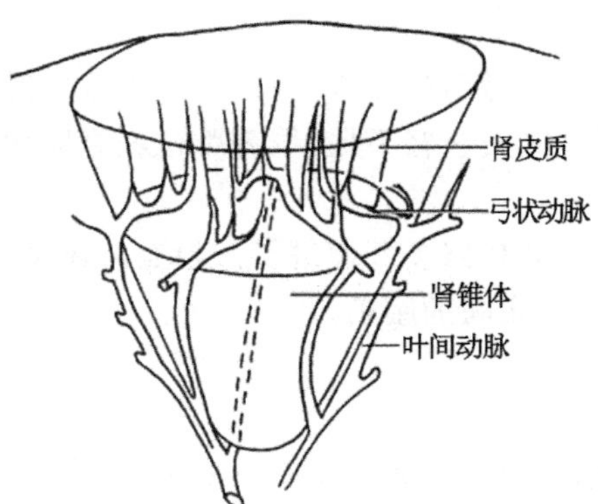

图 8-3　肾脏内部血管结构

肾静脉位于动脉前方。左肾静脉向右沿脾静脉和胰体的后方向右穿过肠系膜上动脉根部与腹主动脉之间汇入下腔静脉，来自左睾丸/卵巢静脉、左肾上腺静脉和左膈下静脉的血流也汇入左肾静脉。右静脉于同名肾动脉后方向左行，汇入下腔静脉。右卵巢/睾丸静脉直接汇入下腔静脉。

肾脏血供异常丰富。肾脏重量仅占人体重量的0.5%，而血流量占心排血量的20%～25%。以单位体积计算，肾脏是全身血流量最大的器官。其中又以皮质血流最多，占全肾血流量的90%～95%，达4 000～5 000 mL/(min·kg)。髓质血流量相对皮质较少，占5%～10%，外髓质约1 200 mL/(min·kg)，内髓质约250 mL/(min·kg)。血液不仅在肾实质的分布不均，流过肾实质的速度相差也很大，流过皮质仅需2～3秒，而流过髓质乳头几乎需60秒之久。造成分布不均的主要原因是髓质内小动脉细长，且有平滑肌及交感神经支配，血流阻力大，黏滞度也高。了解肾脏的血流特点，对分析肾脏血流灌注有重要帮助。

肾脏的淋巴管自肾门起始与肾静脉伴行，引流至腰淋巴结。

二、超声检查方法

(一)常规超声检查

检查肾脏一般用3～5 MHz探头，检查小儿与婴幼儿，采用5～8 MHz。患者以空腹为好。在需要了解输尿管和膀胱状态时，应充盈膀胱。

患者取仰卧位，必要时取俯卧位、侧卧位或站立位，经侧腰部扫查是最常用的方法，嘱患者深吸气后屏气，以肝为声窗检查右肾，以脾为声窗检查左肾。

(二)冠状断面扫查

患者仰卧位、右前或左前斜侧卧位。探头置于腋后线，纵向扫查，使声束指向内上方。可以获得肾脏最大冠状断面声像图，常在此断面测量肾脏的最大长径。

(三)横断面扫查

在冠状扫查的位置，旋转探头90°，可获得肾脏的横断面声像图。经肾门的横断面可做肾前后径、宽径和集合系统前后径的测量。

(四)矢状断面扫查

患者取侧卧位或仰卧位，探头置于侧腹部肋弓下方，显示肾脏声像图后，调整探头方位，使探头与肾脏长轴平行，由内向外检查，可获得肾的一系列纵断切面。

(五)斜断面扫查

患者处于任何体位，均可对肾脏做斜断扫查。其中，患者取仰卧位经后侧肋间以肝或脾作声窗扫查肾上段，经肋缘下在深吸气末扫查肾下段，取俯卧位经脊肋角扫查肾上极都是很常用的重要扫查方法。

检查肾脏，需要取不同体位从多径路多断面进行。检查时还需对探头适当加压，以最大限度地排除肠气干扰并缩短探头与肾脏之间的距离。

(六)超声造影

1.仪器和造影剂

肾脏超声造影对仪器和造影剂的要求与肝相同。不同的造影剂，稀释方法和要求各异，要严格按照制造商的说明进行操作。

超声造影剂几乎都是在短时间(20～30分钟)内就经肾排出，目前未见超声造影对肾功能有影响的报道，故超声造影可以用于增强CT或增强MRI禁忌证的患者，特别是肾功能损害或尿道梗阻的患者。

2.肾脏超声造影方法

肾脏超声造影患者无须特殊准备。检查体位要求能够清楚显示需要观测的病变。

每例肾脏的超声造影检查必须包括常规超声(包括灰阶超声和彩色多普勒超声)的初步扫查。常规评估之后,进行超声造影。

(1)造影剂的选择和剂量:目前允许用于临床的造影剂种类很少。国内仅有注射用六氟化硫微泡一种。由于肾脏体积小而血流量大,所以造影剂的使用量要减少,通常大约使用肝造影剂量的一半即可以很好显示肾脏的血流灌注特征。剂量过大反而会严重影响病变细节的显示,如肿瘤假包膜、小肿瘤内部的囊性变等。

(2)注射方法。①团注法:也称弹丸式注射法,是将造影剂快速注入血管内的方法。静脉穿刺针尾部连接一个三通管,三通管一侧连接盛有 5 mL 生理盐水的注射器,另一侧连接盛有造影剂的注射器。在造影条件下,显示清楚要观察的部位或病变后,将造影剂一次快速推注入血管内,紧接着快速尾随注入生理盐水 5 mL。这种方法快速简便。②持续滴注法:将稀释好的造影剂经静脉均匀缓慢地滴注入或用输液泵匀速注入血管内。注意在滴注过程中要不断振动造影剂悬液,以免微泡沉淀。

(3)成像方法:采用何种成像方法,以使用的造影剂和观察内容而定。通常使用低 MI 实时灰阶造影成像,必要时辅以低 MI 条件下的 CDFI 或功率多普勒成像。①实时灰阶造影成像:持续发射低 MI 超声获得微泡的谐波成像,在早期皮质期、髓质期及晚期皮髓质期连续观察肾脏肿瘤的造影强化特点。②触发间隔成像:注射造影剂后,嘱患者屏住呼吸,仪器自动按预先的设置间歇发射或 ECG 同步触发 4～6 个高 MI 超声脉冲以击破微气泡,清除已经进入感兴趣区内的微泡,而后又自动进入低 MI 设置,获取感兴趣区再灌注的信息。

三、正常肾脏声像图

(一)常规超声表现

肾脏冠状断面呈外凸内凹的“蚕豆”形(图 8-4)。

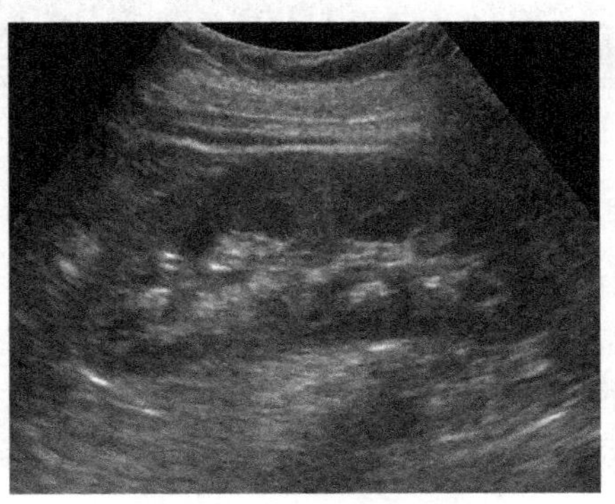

图 8-4　正常肾脏

在儿童及大多数成年人,超声可以分辨出皮质和髓质。正常肾皮质由肾实质外层向内延伸到椎体之间,回声均匀,等于或低于肝或脾回声。髓质的回声低于皮质,呈顶端指向肾窦的圆锥三角形弱回声区,似果核状围绕肾窦放射状排列。扫查肾脏时由于“各向异性伪像”、脾或肾周脂肪的影响,上下段的实质回声可能不一致,有时被误认为回声异常。改变探头方向和位置多断面扫查容易鉴别。

肾窦为被实质包绕的椭圆形高回声结构,也称集合系统回声。宽度占肾横断面宽度的1/2～2/3。其边界不规则,借此可以粗略判定上、中、下组肾盏的位置。肾窦内部常可见到细小的无回声结构，它可能是增宽的静脉回声，也可能为存有尿液的肾窦回声，CDFI 容易将两者鉴别。当膀胱高度充盈时，肾窦轻度扩张，但是一般不超过 1.5 cm。排尿后变窄。

肾皮质被光滑而连续的高回声线包绕，通常被看作肾纤维囊回声。在纤维囊回声之外，又有一层较厚的高回声带。此为肾脂肪囊回声。其厚度因人而异，肥胖者可达 2～3 cm，而消瘦者可能不显示。患者呼吸时，肾脂肪囊回声带与肾脏一起运动，而与肝、脾做相对运动，称为"滑动症"。

CDFI 容易显示肾内外血管，甚至肾皮质的血供也清晰可见。肾动脉可被从起始部追踪到肾门，为搏动性细管状结构，内径 0.4～0.6 cm，阻力指数在 0.6～0.8，随年龄增大而增高。动脉进入高回声的肾窦，叶间动脉垂直于肾皮质，而弓形动脉平行于肾皮质（图 8-5）。超声造影可以清晰显示肾皮质微小动脉的血流灌注。纵向扫查时，常可显示位于下腔静脉后方呈环状的右肾动脉。有时可见副肾动脉。

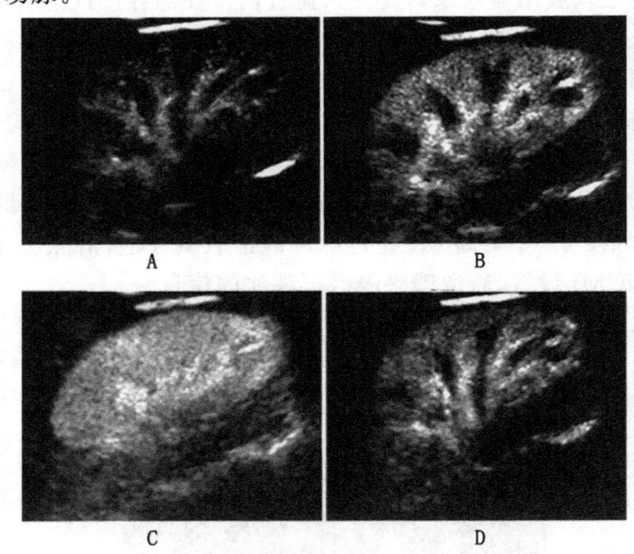

图 8-5　正常肾脏造影表现

A.早期皮质增强期；B.皮质增强期；C.髓质增强期；D.消退期

双侧肾静脉伴行于肾动脉前外侧，呈条带状无回声区，上下径略大于前后径，CDFI 显示持续性低速血流。右肾静脉较短，内径 0.8～1.1 cm，容易显示其全段。于胰头钩突下方汇入下腔静脉。左肾静脉较长，而且内径较右肾静脉略粗，特别是邻近腹主动脉左侧的一段，内径可达 1.0～1.2 cm，但是在肠系膜上动脉和腹主动脉间其前后径显著小于上下径，以致此处血流速度明显增快。

新生儿肾脏声像图与儿童和成人不同，皮质和髓质的差别很明显。皮质回声更高，而髓质相对较大，回声更低。由于肾窦内脂肪较少，所以肾窦回声较低，甚至与实质回声分界模糊。通常这种回声特征在4～6 个月后逐渐消失。此外，部分新生儿可能有暂时性髓质回声增强，声像图酷似肾髓质海绵肾。其原因和病理意义尚不清楚，一般 1～2 个月内消失。由于胎儿小叶的痕迹，肾表面明显不光滑，呈分叶状。这些征象随年龄增长而日趋不明显，2 岁后逐渐接近成人，3～4 岁消失。但是也有少数不消失者，致使肾脏表面有明显切迹，实质呈分叶状。

（二）超声造影

经前臂静脉注射造影微泡 9～12 秒后肾皮质快速增强，呈均匀高回声，而肾髓质无明显增强。

整个肾脏表现为高回声皮质内放射状镶嵌的弱回声髓质。集合区为弱回声内穿行的段动脉回声(图 8-6)。由于造影剂的高衰减特征和声束入射角度影响,可能使声束深方肾实质增强程度减弱或不均匀。其后,肾髓质自周边向中央逐渐增强(从 20 秒到 40 秒),于 40～50 秒后,皮质和髓质增强相同,整个肾实质呈较均匀的高回声(从 40 秒到 120 秒)。造影剂流出相的表现为肾髓质增强减弱,然后出现肾皮质的缓慢减弱。约 3 分钟,实质内造影剂接近全部消退。这一增强过程是因为肾髓质的肾小球血流灌注低于肾皮质(每 100 g肾组织约 190 mL/min 比400 mL/min)。因此,微泡注射后,可以获得肾脏皮、髓质分界清晰的早期皮质增强期、髓质增强期、肾脏皮和髓质都均匀增强的晚期,皮髓质消退期。

(三)肾脏的超声测量方法与正常值

长径:在肾脏最大冠状断面(通过肾门的最长和最宽断面),从上极的上缘至下极的下缘。

宽径:从肾门内上缘至肾轮廓的外侧缘,注意与肾长径相垂直。

肾脏厚度:在经肾门部横断面,从前缘至后缘。

实质厚度:冠状断面的中部,从肾窦的外缘至肾实质的外缘。

肾盂前后径:在短轴断面测量肾盂的前后径。膀胱排空后小于 1 cm。

肾窦宽径从肾窦高回声的内侧缘到外侧缘。肾门部横断面似“马蹄”形。此断面应显示肾门结构,并使显示的前后径(厚度)和宽径最小。测量肾脏厚度应从前缘至后缘。

正常人肾脏超声测量的参考值。①男性成人:肾长径平均(10.7 ±1.2) cm;宽径:(5.5±0.9) cm;厚径:(4.4±0.9) cm;实质厚:1.1～1.8 cm。②女性成人:肾长径平均(10.3±1.3) cm;宽径:(5.3±1.0) cm;厚径:(4.1 ±0.8) cm;实质厚:1.1～1.6 cm。左肾略大于右肾,但是长径相差小于1.5 cm。③小儿:肾脏长径随年龄增长而变化,其正常值为:出生时4.0～5.0 cm;1 岁 5.5～6.5 cm;5 岁7.5～8.5 cm;10 岁8.5～10.0 cm。

肾脏体积可以用公式 V=1/2(长×宽×厚)估测。出生时约 20 cm^3;1 岁约 30 cm^3;18 岁约 155 cm^3。

由于经长轴和短轴测量都可出现误差,所以各个方向的测量值均不很准确。肾脏长径、宽径容易低估,而厚度容易高估。

正常肾血管阻力较小,肾动脉主干、叶间动脉和弓形动脉均可见较高的舒张期血流。正常成人肾动脉多普勒测值如下。①主肾动脉血流峰值:50～150 cm/s。②舒张末期血流速度:<50 cm/s。③加速度:>300 cm/s。④加速时间:<80 毫秒。⑤主肾动脉血流峰值/主动脉血流峰值<3。⑥肾内动脉阻力指数:<0.7(与年龄有关)。

四、肾脏正常变异的声像图

肾脏先天性变异在泌尿系统疾病中占有较大比例。部分可能酷似肿瘤,有人称其为“假肿瘤”。熟悉其声像图表现对鉴别诊断有重要帮助。

(一)肥大肾柱

突入肾窦的等回声结构,与正常肾皮质无分界,回声与实质回声一致,与肾窦分界清晰,大小一般不超过 3 cm。彩色多普勒和能量多普勒显示其血供与正常肾组织一致,无横向或方向小动脉穿入。超声造影该结构与肾皮质增强时相与强度相同。

(二)驼峰肾

单驼峰征是肾脏常见的一种变异,与肥大肾柱相反,声像图表现为左肾外侧缘实质的局限性向外隆起，回声与肾实质相同(图 8-6)，血流灌注特征与毗邻的肾实质相似，与肾脏的肿块容易鉴别。

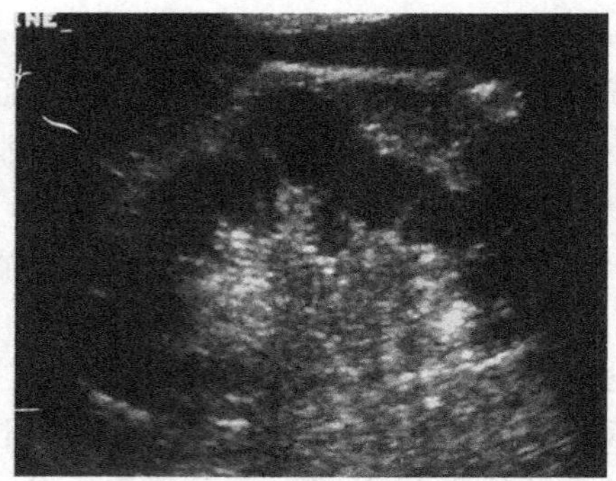

图 8-6　驼峰肾

(三)结合部实质缺损

结合部实质缺损也称永存性肾胚胎分叶、肾叶融合线。常位于肾实质的上前段，表现为线状或三角形高回声结构(图 8-7)。结合部实质缺损是由胚胎时期肾小叶连接处的肾窦延伸所致，它们同病理性损害的鉴别要点是位置特殊，并且通过一个被称为肾内隔膜的高回声线同中央部的肾窦相延续。

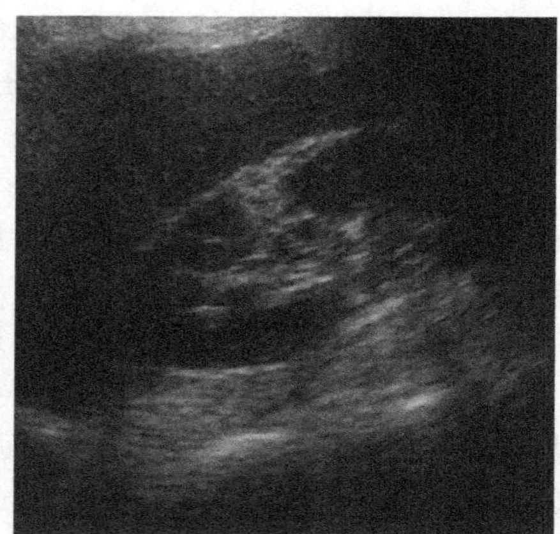

图 8-7　结合部实质缺损

(四)分叶肾和肾叶畸形

胎儿期肾实质呈分叶状，在 4～5 岁前消失。若到成人仍保留肾分叶痕迹，称分叶肾。分叶肾是一种常见变异，易被误认为是慢性感染所致的肾脏瘢痕形成。二者的鉴别点在于前者肾脏表面的切迹不会像肾瘢痕那样覆盖到髓质锥体上面，而是仅仅覆盖在肾锥体之间，其下方的髓质和皮质是正常的。

肾叶畸形常见于肾旋转不良时肾叶的融合异常。当肾叶过分突向外周时，肾表面局部隆起，形成一个假瘤样结节(图 8-8)。声像图显示肾窦回声区内与肾实质无分界且回声一致的团块，CDFI 显示团块两侧有叶间动脉，皮髓质间有弓状动脉。

分叶肾和肾叶畸形一般无临床表现，偶尔有血尿者，极易误认为肾肿瘤。超声造影可以显示与肾实质同步一致的灌注，以明确诊断。

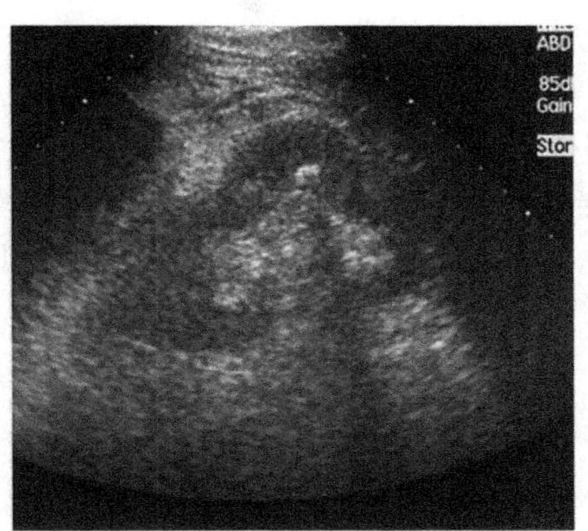

图 8-8　成人分叶肾伴肾叶畸形

左肾表面结合部实质缺损伴肾叶畸形，畸形肾叶内有结石，酷似肿瘤

（五）肾窦脂肪沉积

肾窦由纤维结缔组织、脂肪、淋巴管和血管组成，正常声像图显示为椭圆形高回声结构。肾窦大量脂肪沉积可使肾窦回声增强，范围增大。常见于老年人。

（六）肾外肾盂和分支肾盂

通常情况下，肾盂是位于肾窦内的三角形结构。肾外肾盂往往部分或者全部超出肾脏的边界，声像图上显示肾脏中部囊性区域（图 8-9）。当患者由仰卧位转为俯卧位时，扩大的肾外肾盂往往能够缩小。

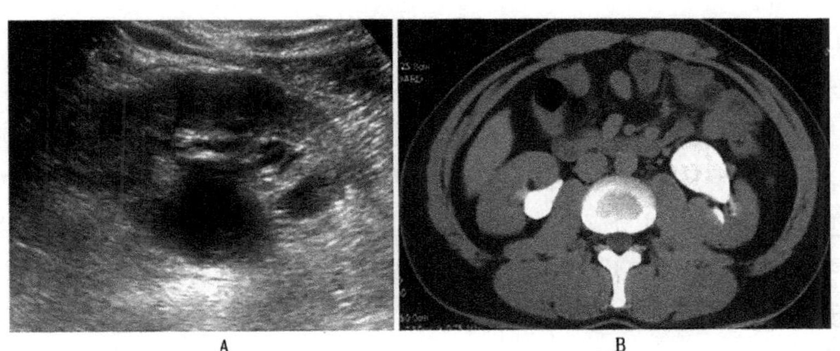

A　　B

图 8-9　肾外肾盂

A.声像图显示左肾门部无回声区，肾盏扩张；B.同侧 CT 显示肾盂位于肾外，明显扩张

五、常见疾病

（一）肾弥散性病变

1.病理与临床

肾弥散性病变是指各种原因造成的肾脏炎性、非肿瘤性病变，主要是肾实质的损害。急性期病变包括急性肾小球肾炎、过敏性紫癜、药物或毒物引起的中毒性肾炎等，主要的病理变化为肾实质充血、肿胀、炎症细胞的浸润，肾脏常有不同程度的增大。慢性期病变包括慢性肾小球肾炎、慢性肾盂肾炎、高血压肾病、狼疮肾、糖尿病肾病等，疾病早期病理变化多样，但后期病理变化比较一致，均为肾毛细血管腔逐渐狭窄、闭塞，引起肾小球缺血、萎缩、硬化，肾小管、肾单位也随之萎缩，间质纤维化，肾实质明显变薄，肾脏小而硬。临床可表现为蛋白尿、血尿、水肿、高血压等，

后期可发展为肾功能不全以致肾衰竭。

2.声像图表现

病变早期声像图无明显变化；当肾脏有充血、水肿时，双肾肿大，肾实质（锥体更明显）回声减低，低于脾回声，肾实质增厚；当结缔组织增生明显时，肾实质回声增强，双肾可稍大或缩小，也可在正常范围内；当病变以萎缩、纤维化为主时，双肾缩小，肾实质回声增强、变薄，皮髓质分界不清，结构紊乱（图 8-10）。

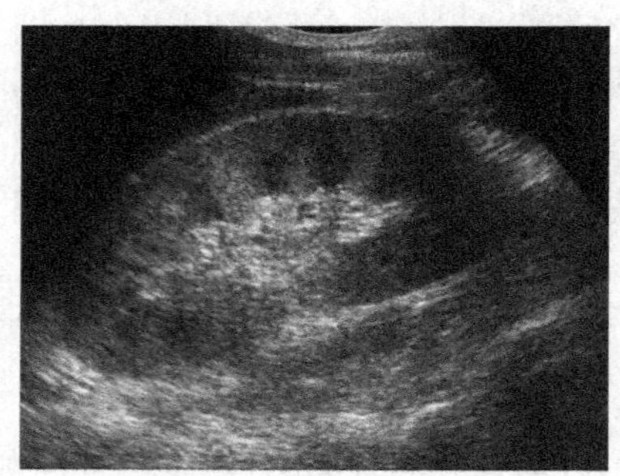

图 8-10　肾弥散性病变

图示病变肾脏，肾实质回声增强

3.鉴别诊断

本病需与先天性肾发育不良鉴别，前者多双侧发病，肾结构有改变；而后者常单侧发病，以肾缩小为主，肾结构正常。

（二）肾囊肿

1.病理与临床

肾囊肿分为皮质囊肿、肾盂旁囊肿、肾盂源性囊肿、肾髓质囊肿等。各种肾脏囊性病变的发病机制有所不同，可发生于皮质、髓质或皮髓质连接处。本病多无临床症状，囊肿较大时，侧腰部胀痛，可引起压迫症状；囊肿合并感染时，除局部胀痛外，尚有发热等感染症状；肾盂旁囊肿引起肾脏梗阻时还可引起肾积水，影响肾功能，也可继发肾性高血压，有时可引起血尿。

2.声像图表现

孤立性肾囊肿多数发生在单侧，呈圆形或椭圆形，位于肾皮质，较大者常向肾表面隆起、凸出，内部为无回声，壁薄、光滑，后方回声增强；多发性肾囊肿肾内可见多个呈圆形或椭圆形无回声，亦来自肾皮质，声像图表现与孤立性肾囊肿相同，较大者常向肾表面隆起（图 8-11）。

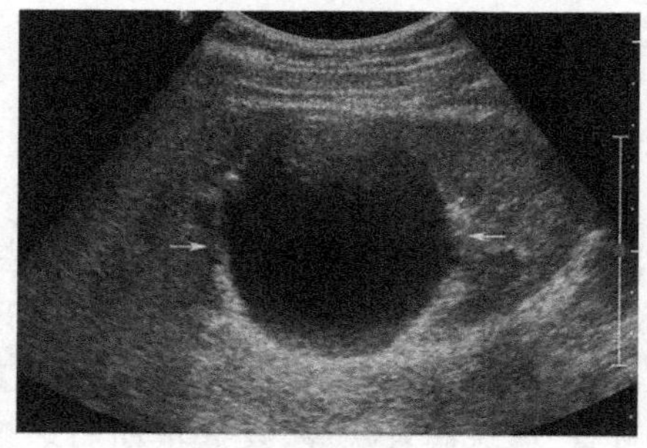

图 8-11　孤立性肾囊肿

箭头所示为肾囊肿，内部为无回声，壁薄、光滑，后方回声增强

3.鉴别诊断

本病应与多囊肾鉴别。前者肾脏多为局限性增大，可单侧或双侧发生，囊肿之间能够显示正常肾实质回声；而后者肾脏为普遍性增大，累及双侧，囊肿间无正常肾实质结构回声，且常合并多囊肝。

（三）多囊肾

1.病理与临床

多囊肾是一种常见的先天性遗传性疾病，可分为成人型和婴儿型。其发展缓慢，病情较轻者无明显症状，病情较重者主要临床表现有腰腹部胀痛、恶心、呕吐、间歇性血尿和季肋部触及肿块等，晚期随肾功能减退可出现尿毒症症状。

2.声像图表现

(1)肾轮廓增大，形态失常。

(2)肾实质内显示无数大小不等的无回声，呈弥散性分布，互不相通。

(3)未能显示正常的肾实质。

(4)肾动脉血流阻力指数明显增高(图 8-12)。

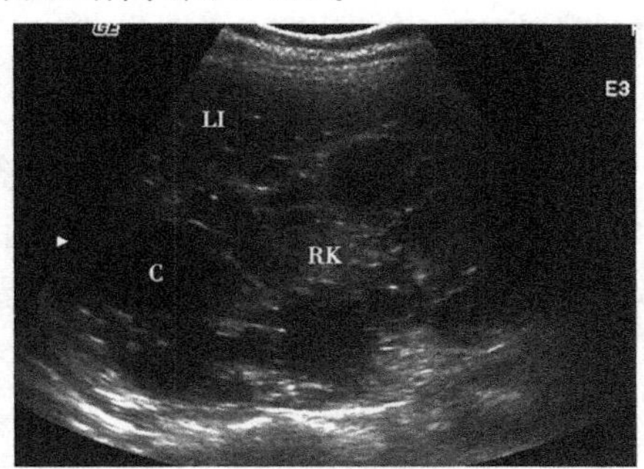

图 8-12　多囊肾

肾脏增大，实质内间无数大小不等的无回声，呈弥散性分布，互不相通(LI：肝；C：囊肿；RK：右肾)

3.鉴别诊断

参考“肾囊肿”。

（四）孤立肾

1.病理与临床

孤立肾为单侧肾缺如，是肾脏先天性发育异常。患者往往无明显不适。

2.声像图表现

(1)单侧肾脏明显较正常均值大，但形态和结构未见明显异常。

(2)对侧正常肾脏位置、腹部、盆腔均未能发现肾脏结构。

3.鉴别诊断

本病诊断需慎重，须排除肾异位、游走肾、肾萎缩或肾发育不全。

（五）马蹄肾

1.病理与临床

马蹄肾又称蹄铁形肾，本病有 90% 为肾脏下极相连，形状像马蹄而得名。本病由胚胎早期两侧肾胚基在两脐动脉之间融合在一起而导致，融合部分称为峡部，由肾实质或结缔组织构成。其肾盂因受肾融合的限制，不能正常旋转，输尿管越过融合部前面下行，由于引流不畅，易出现积水、感染和结石，也易并发膀胱输尿管反流。患者可无任何症状，在体检中偶然被发现。或可出现肾盂积水、尿路感染或结石，因脐周痛、胃肠不适和下腹部肿块而就诊。

2.声像图表现

超声显示肾脏增大增长，形态失常，向内下走行，双肾下极横跨腹主动脉和下腔静脉前方而连成一体。肾皮髓质分界清，结构清。CDFI：肾内血流分布未见明显异常(图 8-13)。

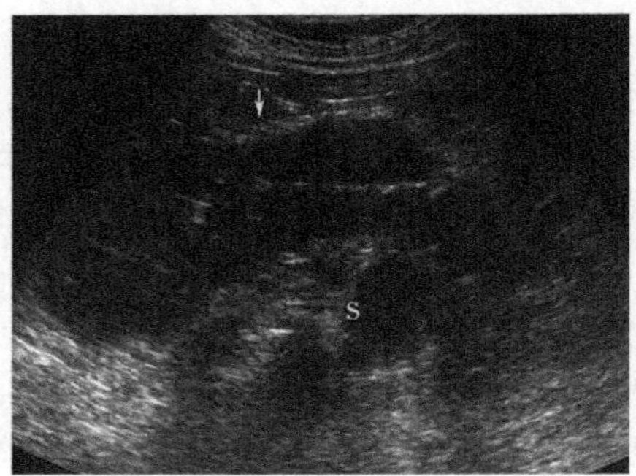

图 8-13　马蹄肾

箭头所示为双肾下极融合后横跨脊柱处(S：脊柱)

3.鉴别诊断

本病属先天性异常中比较常见的一种，声像图比较典型，容易诊断。马蹄肾需与腹膜后纤维化或腹膜后肿物相鉴别。马蹄肾虽亦位于腹膜后，但仔细观察其内可见肾窦回声，不包裹血管。而后两者内部无肾窦回声，腹膜后纤维化常包裹血管而生长，不难鉴别。

(六)肾积水

1.病理与临床

肾积水发生于尿路梗阻后，多由上尿路梗阻性疾病所致，常见原因为先天性肾盂输尿管连接部狭窄、输尿管结石等；长期的下尿路梗阻性疾病也可导致肾积水，如前列腺增生、神经源性膀胱功能障碍等。主要临床表现为肾区胀痛，腹部可触及囊性肿块。不同的梗阻病因，可产生相应的临床表现与体征。

2.声像图表现

(1)肾窦回声分离，其间出现无回声，且无回声相互连通。

(2)如合并输尿管积水，则无回声与输尿管相连通。

(3)轻度肾积水，肾实质及肾外形无明显改变。中度以上肾积水，肾脏明显增大。重度肾积水，肾实质受压变薄(图 8-14)。

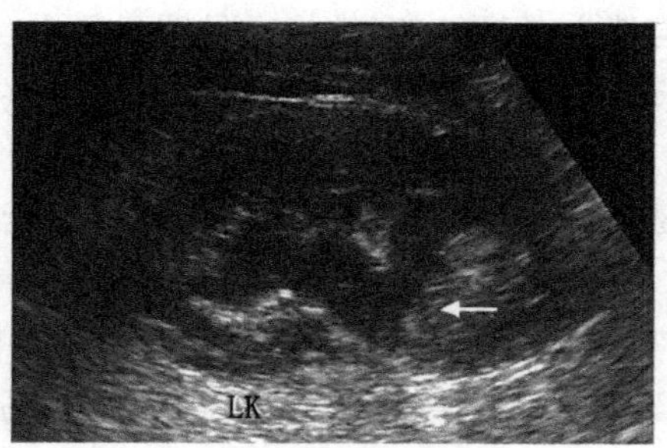

图 8-14　左肾积水

箭头所示为扩张的肾盂肾盏(LK：左肾)

3.鉴别诊断

(1)与正常肾盂的鉴别。大量饮水、膀胱充盈及有关药物可引起肾盂、肾盏的生理性分离，但生理性分离一般不超过 1.5 cm，且解除有关影响因素后可恢复正常。

(2)严重的肾积水需与多发性肾囊肿或多囊肾鉴别。前者无回声相互连通，而后两者无回声相互不连通。

(七)血管平滑肌脂肪瘤

1.病理与临床

肾血管平滑肌脂肪瘤多见于女性，以单侧肾发病为主，双侧肾发病多伴有结节性硬化。肿瘤无包膜，呈圆形或类圆形。多无临床症状。较大的肿瘤常有内部出血，当肿瘤出血时，患者会突发急性腹痛、腰部肿块、血尿和低热，严重时会发生休克。

2.声像图表现

(1)可分两种类型。一种为边界清晰的圆形高回声，内部回声不均，后方回声无明显衰减。另一种呈洋葱切面样图像，由高、低回声相间的杂乱回声构成，边缘不规则，呈毛刺样改变。

(2)肿瘤较小时，肾外形无明显改变。较大的肿瘤常使肾脏变形，肾窦偏移(图 8-15)。

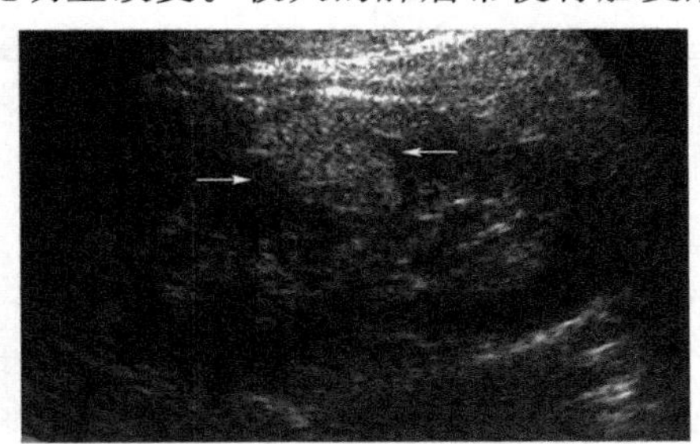

图 8-15　肾血管平滑肌脂肪瘤

3.鉴别诊断

本病主要应与肾癌相鉴别。血管平滑肌脂肪瘤一般较肾细胞癌回声更强，周边呈毛刺样改变，且内部回声可以不均匀，一般无出血、坏死等囊性区域，血供不丰富；而肾癌边界常清晰，内部常有出血、坏死等囊性区域，血供较为丰富。

(八)肾细胞癌

1.病理与临床

肾细胞癌简称肾癌，好发年龄为中老年，男性多于女性，多为透明细胞癌，起源于肾小管上皮细胞，可发生于肾实质的任何部位，但以上、下极为多见，少数侵及全肾；左、右肾发病机会均等，双侧病变占1%～2%。早期肾癌可无明显临床症状和体征。血尿为肾癌的主要临床表现，多数为无痛性血尿。生长在肾周边部或向外发展的癌肿，出现血尿时间较晚，往往不易及时发现。晚期肾癌有发热、消瘦等恶病质症状。

2.声像图表现

(1)肾内出现占位性病灶，呈圆形或椭圆形，边界清晰，但晚期肾癌向周围浸润时，边界常不清晰。

(2)肿瘤内部回声多变，较小的肾癌以低回声或高回声为主，中等大小的肾癌多呈低回声，较大的肿瘤以混合性回声、等回声或低回声为主(图 8-16)。

(3)依据生长方向和发生部位不同，肾癌可压迫肾窦或侵犯肾窦或肾包膜。

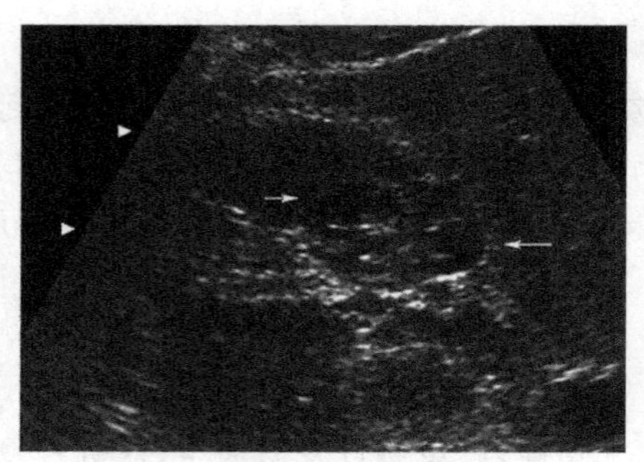

图 8-16　肾癌

箭头所示为肾癌，内部回声不均，呈椭圆形，边界清晰

(4)肾癌晚期，可侵犯或随血行转移至肾静脉和下腔静脉，表现为静脉内径增宽，内有低回声。

3.鉴别诊断

超声作为一种常规的影像学探查手段，能较好地发现小的肾占位，再结合增强 CT 等检测手段，能够较早地发现和诊断那些无症状的小肾癌。在探查中，应注意以下情况。

(1)与肥大的肾柱鉴别：由于等回声型肾癌与正常肾实质回声相近，当肿瘤边界不清时，可被误诊为肥大的肾柱。一般来说，肥大的肾柱与肾皮质回声相同，且与肾皮质相延续，CDFI 显示内部可见正常血管穿行。

(2)与血管平滑肌脂肪瘤的鉴别。

(3)与单纯肾囊肿的鉴别：文献报道非典型肾囊肿(壁不规则或增厚、囊内有回声、有钙化、后方回声增强效应减弱等)中有 42%为肿瘤，所以对于不典型肾囊性肿块，仔细观察其内部回声特点及囊壁情况有助于做出正确判断。

(九)肾盂癌

1.病理与临床

肾盂癌是发生在肾盂或肾盏上皮的一种肿瘤，约占所有肾肿瘤的 10%，主要为肾移行细胞癌，左、右肾发病率无明显差异，双侧同时发生者，占 2%～4%。本病多发生于 40 岁以后的中老年，男性多于女性，单发或多发，也可与输尿管、膀胱等多部位并发。有 70%～90%的患者临床表现为无痛性、间歇性、肉眼全程血尿，少数患者因肿瘤阻塞肾盂输尿管交界处后可引起腰部不适、隐痛及胀痛，偶可因凝血块或肿瘤脱落物引起肾绞痛，因肿瘤长大或梗阻引起积水出现腰部包块者少见，尚有少部分患者有尿路刺激症状。晚期患者出现贫血及恶病质。

2.声像图表现

典型超声表现为肾窦内的实性低回声区，部分肾窦强回声中断或扩张，或直接看到分离的输尿管、肾盂内有不规则实性肿物存在。CDFI：血流不丰富(图 8-17)。

3.鉴别诊断

肾盂癌小于 1 cm 或呈浸润性生长的扁平状肿瘤时，超声探查难以发现，当超声探查阴性时，并不能排除肾盂癌，还应做其他进一步探查。超声诊断肾盂癌，敏感性较差，但是患者有血尿时，超声探查具有辅助诊断的作用。肾盂癌需与肾盂腔内血凝块鉴别，后者为扩张的无回声暗区内形成不规则低回声光团，与肾盂肿瘤十分相似，但在患者体位变动时可有移位，而肾盂癌不会因为患者体位变动而发生位置变化。

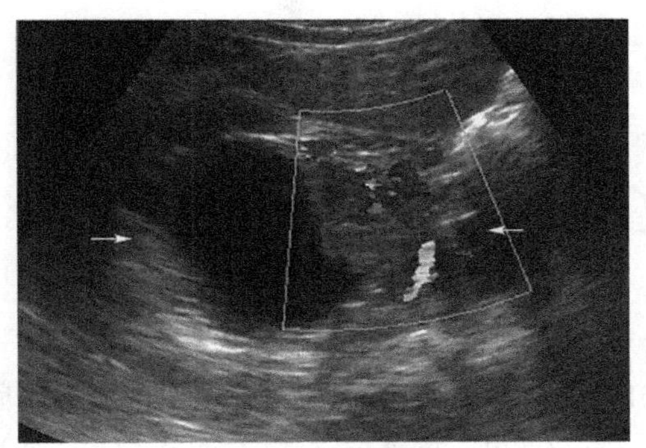

图 8-17　肾盂癌

箭头所示为肾盂癌，CDFI 周边和内部见血流信号。肾盂癌旁可见呈无回声的扩张肾盂

（十）肾结石

1.病理与临床

肾结石是泌尿外科的常见疾病，是由于患者代谢障碍、饮水过少等，尿液中的矿物质结晶沉积在肾盂、肾盏内。根据结石成分的不同，肾结石可分草酸钙结石、磷酸钙结石、尿酸（尿酸盐）结石、磷酸铵镁结石、胱氨酸结石及嘌呤结石六类。大多数结石可混合两种或两种以上的成分。腰痛和血尿是肾结石的主要症状，且常在活动后发作或加重。腰痛多为钝痛或绞痛，并沿患侧输尿管向下放射。合并感染时，血尿和脓尿可同时发生。

2.声像图表现

肾结石的典型声像图为强回声团，其后方伴声影，结石周围有尿液形成的无回声带。但其声像图表现也因结石的大小、成分、形态和部位而有一些变化。有的结石后方声影可能较弱或无明显声影，有的结石可随体位改变而移动。如结石引起梗阻，可出现肾盂或肾盏扩张（图 8-18）。

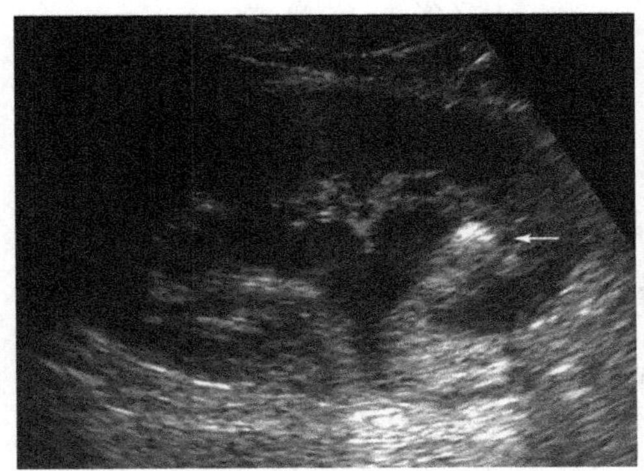

图 8-18　肾结石

箭头所示为肾窦区扩张的下盏内的结石，呈团状强回声，后方有声影

3.鉴别诊断

肾结石的声像图表现较为复杂，应与肾窦灶性纤维化、肾内钙化灶鉴别。后两者病变不是位于肾盂或肾盏内，不随体位改变移动，其周围无尿液形成的无回声带。

（段洪燕）

第二节　输尿管疾病

一、输尿管超声解剖

输尿管是一对细长肌性的管状器官，上端起于肾盂，下端止于膀胱三角区。长 20～34 cm。其管径粗细不均，平均为 0.5～0.7 cm。输尿管全长分为腹段（上段）、盆段（中段）和膀胱壁段（下段）。

腹段起自肾盂输尿管连接部，沿腰大肌前面下行，止于跨越髂总动脉处。盆段自总动脉前方，向下后内侧移行，并经盆底的结缔组织直达膀胱后壁。膀胱壁段斜穿膀胱壁，在膀胱后方向下内侧移行，止于膀胱三角区的输尿管嵴外侧端-输尿管口处。

每侧输尿管有三个狭窄处，其内径为 2 mm 左右，即第一狭窄位于肾盂和输尿管移行处；第二狭窄位于越过髂总动脉或髂外动脉处；第三狭窄为膀胱壁内侧。狭窄部是结石阻塞的常见位置（图 8-19）。

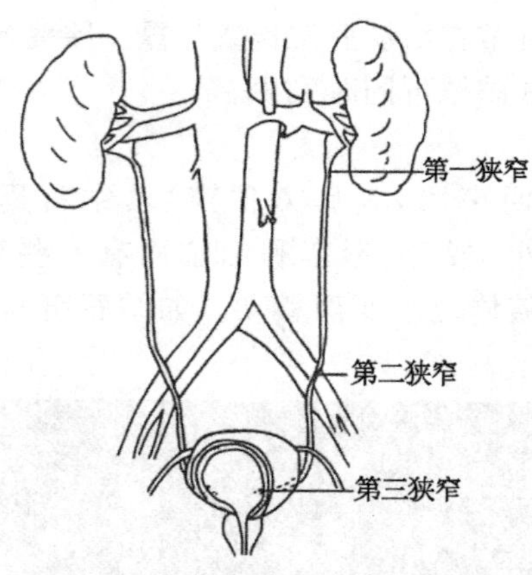

图 8-19　输尿管的三个狭窄处

二、输尿管超声检查技术

探头频率多用 3.5～5 MHz，在保证扫查足够深度的情况下，尽可能使用高频率探头，以提高分辨力。应在膀胱充盈后检查，并尽量避免肠气干扰。检查方法有以下三种途径。

（一）经腹壁检查

仰卧位或侧卧位。显示肾门后，追踪显示输尿管至盆部。亦可分别在下腔静脉或腹主动脉外侧1～2 cm处寻找扩张的腹段输尿管，向下追踪盆部输尿管。第二狭窄部在两侧髂总动脉末端及髂外动脉前方寻找。以充盈膀胱作为透声窗，能显示膀胱壁段和两侧输尿管口。检查过程中着重观察结石易存留处，即输尿管的三个生理狭窄部。输尿管肿瘤或转移性肿瘤压迫可发生在输尿管的任何部位，因此，重点应在扩张的输尿管中断处仔细寻找。

（二）经背部检查

俯卧位。显示扩张积水的肾盂，然后显示肾盂输尿管连接部，若该部输尿管也扩张积水，则向下做滑行扫查，追踪扫查至腹段输尿管。检查过程中，重点观察输尿管第一狭窄部有无病变。

(三)经直肠或经阴道检查

中度充盈膀胱，向前外侧倾斜扫查显示膀胱三角区，寻找输尿管开口，然后调整扫查平面，以显示输尿管盆段的下端。

膀胱高度充盈后检查，有助于提高输尿管梗阻性病变的显示率。

对输尿管膀胱壁段病变的检查，可因膀胱无回声区后方回声过强，可能掩盖病变的回声。适当抑制远场增益，探头适当加压扫查特别重要。但对体型较瘦的患者过分加压可以使扩张的输尿管压瘪，以致不能显示。

三、正常输尿管声像图表现

正常输尿管内径狭小，超声不易显示。对瘦体型或肾外型肾盂者，有时可显示肾盂输尿管连接部。嘱受检者膀胱充盈后检查，以膀胱作为透声窗，可显示输尿管膀胱壁段。声像图所见该两处输尿管均呈回声较强的纤细管状结构，其内径一般不超过 5 mm，管壁清晰、光滑，内为细条带形无回声区。

四、输尿管基本病变的声像图表现

几乎所有的输尿管疾病都可引起尿液引流阻碍，导致肾盂和近端输尿管扩张。扩张的输尿管呈无回声管状结构，壁薄而光滑。这一征象很容易被发现。因此，它既是输尿管病变的主要间接征象，又是寻找病变的向导。扩张的末端为病变所在部位。结石表现为管腔内的强回声团，管壁回声正常；肿瘤表现为局限性软组织团块或管壁不规则增厚；炎性狭窄表现为管壁均匀性增厚。

五、常见疾病

(一)输尿管结石

1.病理与临床

90%以上输尿管结石为肾结石降入输尿管，原发于输尿管的结石很少见，除非存在输尿管梗阻病变。临床上通常表现为腰部出现阵发性绞痛或钝痛，常伴有不同程度的血尿。由于输尿管结石大都来自肾，故痛点会随结石的移动而向下移动。

2.声像图表现

肾盂、输尿管扩张，扩张的输尿管中断处，其内可探及圆形、椭圆形或弧形强回声，后方有声影，与输尿管管壁分界清楚。当结石较小或质地较疏松时，后方可无声影(图 8-20)。

3.鉴别诊断

典型的输尿管结石超声较易诊断，不典型的输尿管结石应注意与输尿管肿瘤相鉴别。输尿管肿瘤患者常有无痛性血尿发生，肿瘤回声较结石低，有些患者以输尿管管壁不规则增厚为特点，肿瘤与输尿管管壁分界不清，肿瘤较大时，对周围组织有浸润。

(二)输尿管囊肿

1.病理与临床

输尿管囊肿又称输尿管膨出，是指具有膀胱黏膜的下输尿管囊性扩张，致输尿管底部膨胀引起，囊肿外覆膀胱黏膜，内衬输尿管上皮，中间为肌纤维和结缔组织。输尿管囊肿轻者常无明显症状，重者出现下尿路梗阻症状，如排尿不畅等。输尿管梗阻可引起肾功能损坏，甚至导致尿毒症的发生。合并感染时有脓尿、血尿、尿频、尿急、尿痛等症状。

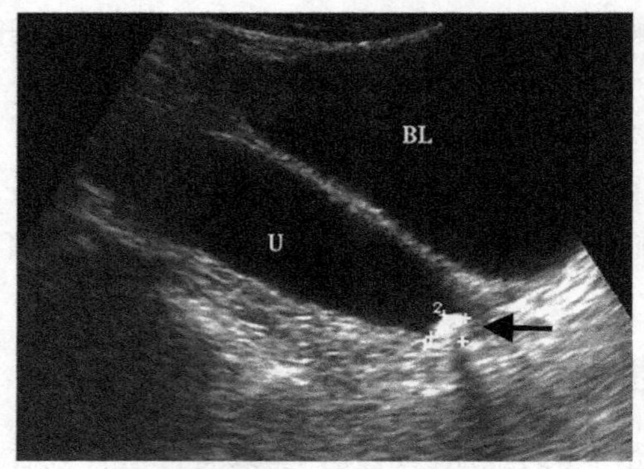

图 8-20　输尿管结石

箭头所示为扩张的输尿管内的结石，呈团状强回声，后方有声影（U：输尿管；BL：膀胱）

2.声像图表现

在膀胱三角区可探及圆形或椭圆形无回声区，壁薄而光滑，其大小随输尿管蠕动有节律性变化，可合并同则输尿管和肾盂不同程度的扩张。囊肿内合并结石时出现相应的声像图表现（图 8-21）。

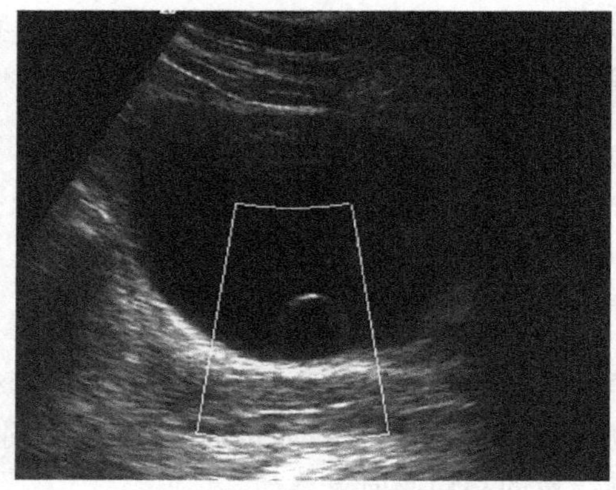

图 8-21　输尿管囊肿

3.鉴别诊断

一般情况，超声依据其典型的声像图表现对本病能做出正确判断。需注意与输尿管脱垂和输尿管憩室相鉴别。

（三）输尿管肿瘤

1.病理与临床

原发性输尿管肿瘤在临床上较少见，约占尿路上皮性肿瘤的 1%，以移行细胞癌为多，好发于41～82 岁的男性患者，约有 3/4 发生于输尿管下段。输尿管癌具有多中心性，即容易合并肾盂癌和膀胱癌，输尿管本身也可呈多发肿瘤状态。早期多无症状，患者常因无痛性血尿来就诊。

2.声像图表现

当病变较小、未引起尿路梗阻时，超声很难发现病变所在。当肿瘤引起输尿管梗阻时，梗阻处输尿管管壁不均匀性增厚、变形，有僵硬感。肿瘤常为低回声或稍强回声，梗阻处以上肾盂输尿管扩张（图 8-22）。CDFI 有时可显示肿瘤内有血流信号。

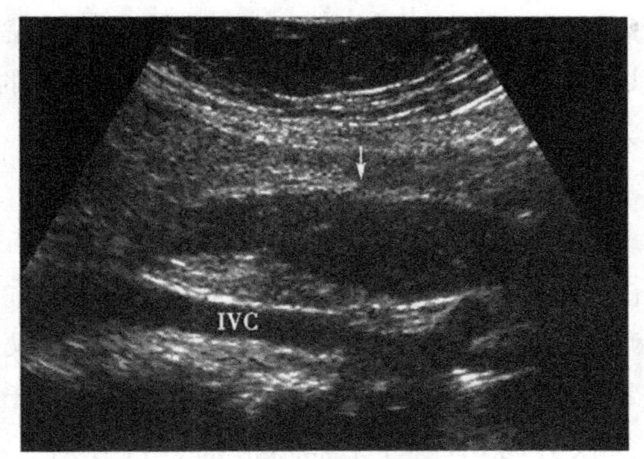

图 8-22　输尿管癌

箭头所示为输尿管上段的实性占位，呈低回声（IVC：下腔静脉）

（段洪燕）

第三节　膀胱疾病

膀胱为储存尿液的囊性器官，适合超声检查，其形态、大小及毗邻关系随尿液充盈量的多少而变化。膀胱充盈时呈类圆形或三角形，上端为顶部，呈尖角状指向前上方，膀胱顶下方膨大部分为膀胱体，体的下部为膀胱底，较宽，此处可见两侧输尿管开口，其与尿道内口连接的三角形区域构成膀胱三角区，它是膀胱肿瘤的好发部位。

一、膀胱正常解剖位置及毗邻

膀胱为贮尿器官，其大小、形状、位置及壁的厚薄随充盈程度和其相邻器官的关系而有所不同。膀胱空虚时成锥体形，膀胱充盈时呈椭圆形或近圆形。膀胱底的下方为膀胱颈部，尿道内口位于该处，它是膀胱声像图正中矢状断面的重要标志。

成人膀胱位于盆腔内耻骨联合后方。充盈的膀胱贴近腹壁，膀胱上面由腹膜覆盖，自其顶部后上方反折，在男性形成膀胱直肠陷窝，女性则形成膀胱子宫陷窝。膀胱后方两侧有输尿管。男性膀胱后下方有两侧精囊、输尿管及其壶腹部、前列腺；女性膀胱后下方与子宫颈和阴道相邻。

膀胱壁由肌层、黏膜下层和黏膜层构成，外表面为薄层疏松结缔组织。肌层有三层平滑肌组成，在尿道内口处构成膀胱括约肌。膀胱底部有一三角区，该三角区尖向下、续接尿道内口，底部两端有输尿管的开口，此处无黏膜下层，表面平滑，称之为膀胱三角，为肿瘤和结核的好发部位。

二、超声检查技术

（一）仪器

膀胱检查所用探头主要有两类。

1.腹部检查探头

目前常用的是线阵、凸阵及扇扫探头，三种探头频率可以是3.5 MHz和5.0 MHz。其中线阵探头扫查面广，但要求膀胱充盈量多；扇扫探头灵活，远场宽，对膀胱颈部及侧壁检查效果好，但近场视野狭窄；而凸阵探头弥补了两者的缺点，是经腹壁扫查膀胱的最佳选择。这些探头也可用于经会阴部扫查膀胱，但以凸阵探头较好。

2.腔内检查探头

有经直肠的单平面及双平面扫查探头，还有尿道插入扫查膀胱的探头。经直肠单平面扫查探头有纵断面或横断面，其中纵断面扫查探头对膀胱颈部、三角区、后尿道及与前列腺、精囊、直肠毗邻关系显示较清楚，横断面扫查探头对膀胱侧壁显示地更好。双平面探头是纵断面和横断面扫查的组合。经尿道探头频率一般为5～7.5 MHz，甚至有20 MHz微导管超声探头，显示膀胱壁有无病变，图像更清晰，层次分明，有利于对膀胱肿瘤进行分期。

(二)检查前的准备

1.经下腹壁超声扫查

患者必须充盈膀胱，必要时插导尿管注入300～500 mL生理盐水充盈膀胱。经会阴部扫查时适度充盈膀胱，检查时取仰卧位，必要时取左侧卧位。

2.经直肠超声扫查

排空大便，适度充盈膀胱，检查时取膀胱截石位或左侧卧位。

3.经尿道超声扫查

与膀胱镜检查操作类似，有尿道感染者慎用，检查体位同膀胱镜检查体位。

(三)扫查方法

1.经腹壁扫查法

患者仰卧位，充盈膀胱可做纵断面、横断面或斜断面多切面扫查，必要时可左、右侧卧位扫查，注意观察膀胱壁及腔内的异常表现。

2.经会阴部扫查

多在男性使用，取截石位，探头置于阴囊根部与肛门口之间做纵、横断面扫查。由于探头距离膀胱颈部位置近，稍加压探头，对显示膀胱颈部、前列腺、精囊及后尿道膀胱层次更清楚。

3.腔内探头扫查法

经直肠探头扫查时取左侧卧位、经尿道探头扫查时取截石位，均可显示清楚膀胱壁及膀胱腔内的异常回声，有利于膀胱肿瘤的分期。

(四)膀胱超声检查中的测量方法

1.膀胱容量及残余尿量的测定

膀胱容量指膀胱充盈状态时膀胱内容积，膀胱残余尿量为排尿后仍留在膀胱内的尿液量，正常人膀胱容量为350～500 mL，残余尿量少于10 mL。计算膀胱容量和残余尿量的超声测定选取经腹壁测量，公式如下。

(1)$V=5PH$：V为膀胱容量，P为膀胱横断面的最大面积，H为膀胱颈至膀胱顶的距离。有学者用此法测定31例正常人，平均误差为18.7%。

(2)$V=10\times(d1\times d2)$：V为膀胱容量，d1、d2分别代表膀胱横断面的最大左右径及前后径。有学者经对100例正常人测定误差为0～44%。

(3)$V=1/2abc$：V为膀胱容量或残余量，a、b、c分别为膀胱的纵、横、前后三个径。有学者用此公式对 26 例患者测定值与导尿量误差仅 5～10 mL。

2.膀胱内径的测量

取膀胱最大横断面测量膀胱腔最大前后径和左右径。取膀胱最大纵断面测量膀胱腔最大上下径，测量时取膀胱内缘至内缘测值。膀胱壁厚度是从浆膜层外缘至黏膜层内缘厚度。经会阴部或直肠扫查可测定后尿道内径。

(五)三维超声在膀胱检查中的应用

三维超声是近几年超声发展的主要方向之一，在心脏的应用上具有很大的成功。在腹部三维超声领域中，由于膀胱内充满液体，透声性极佳，尤其适用三维超声成像，为临床医师提供了膀胱及内部肿瘤立体结构与相邻结构的立体关系，弥补了二维超声的不足。其能充分显示感兴趣病变区域，它可根据临床医师的要求对图像进行多方位的切割，可由前向后、由左至右、由上至下多方位观察膀胱壁及肿瘤的整体结构，肿瘤与膀胱壁的空间位置关系以及肿瘤基底面及肿瘤表面的情况，可为外科医师安排手术提供参考信息。其可用于病变的体积测量，特别对形态不规则病灶，明显优于二维超声。但三维超声也存在一些不足之处，主要是二维超声成像是三维超声成像的基础，如果二维超声成像质量不好就影响三维重建的质量，病灶与周围组织反差较小时其三维重建质量较差。而且三维成像的速度较慢，对细微结构分辨力不够理想。

三、正常膀胱的超声表现

(一)正常膀胱声像图

充盈正常的膀胱，内部呈均匀的无回声区，膀胱壁为完整光滑的回声带，各处膀胱壁厚度一致，膀胱壁的任一局限性增厚都可能是异常的。膀胱横切面在耻骨联合以上显示圆形或椭圆形，在小骨盆腔内略呈四方形；纵切面略呈钝三角。实时超声观察膀胱时，三角区可观察到输尿管口喷尿现象。排尿后，正常膀胱腔内无回声应基本消失。

(二)膀胱的正常值

膀胱体积由于充盈尿量的不同而异，膀胱形态横切面观察应基本对称，膀胱壁充盈时正常厚度一般小于 4 mm。

四、异常膀胱病因分析

(一)大膀胱

大膀胱指膀胱容量超过正常者。①前列腺肥大。②男性尿道狭窄。③男性尿道结石。④女性尿道损伤、狭窄。⑤新生儿尿道瓣或尿道隔。⑥某些患者的膀胱膨出。

(二)小膀胱

小膀胱病因：①慢性膀胱炎反复发作可引起膀胱缩小。②膀胱结核性病变可引起单侧或整个膀胱壁厚、膀胱腔缩小。③少见的呈浸润生长的新生物、有肿瘤时膀胱壁常不对称。④恶性病变的手术或放疗引起。⑤晚期血吸虫病由于钙化、壁纤维化可致膀胱缩小。

(三)局限性膀胱壁增厚

局限性膀胱壁增厚病因：①不充分充盈所致的膀胱折叠。②肿瘤、无蒂或息肉状的肿瘤。③结核或血吸虫病结节(肉芽肿)。④小儿对血吸虫病感染的急性反应。⑤外伤引起的血肿。

(四)弥散性膀胱壁增厚

弥散性膀胱壁增厚病因：①男性患者：前列腺梗阻。②严重的慢性感染：如膀胱炎、结核。

③小儿膀胱壁极厚常因尿道瓣或尿道隔引起阻塞造成。④神经源性膀胱。⑤少见的膀胱浸润生长的肿瘤。⑥血吸虫病：由于膀胱壁的钙化、纤维化引起壁增厚且回声增强。

五、常见疾病

(一)膀胱结石

1.病理与临床

膀胱结石可分为原发性与继发性。原发性膀胱结石多由于营养不良或低蛋白饮食所致，多见于儿童。继发性膀胱结石多由上尿路小结石下降并停滞于膀胱内形成，其主要病因有尿路梗阻、感染、膀胱异物、代谢性疾病等，多见于男性。我国膀胱结石多为草酸钙、磷酸盐和尿酸盐的混合结石。主要临床表现为排尿时尿流中断、尿痛、尿急、尿频和血尿等。

2.声像图表现

在膀胱内探及团状强回声伴后方声影，多位于后壁，且团状强回声随体位改变而移动。超声对膀胱结石较易诊断，但小于 3 mm 的小结石易被遗漏，应引起注意(图 8-23)。

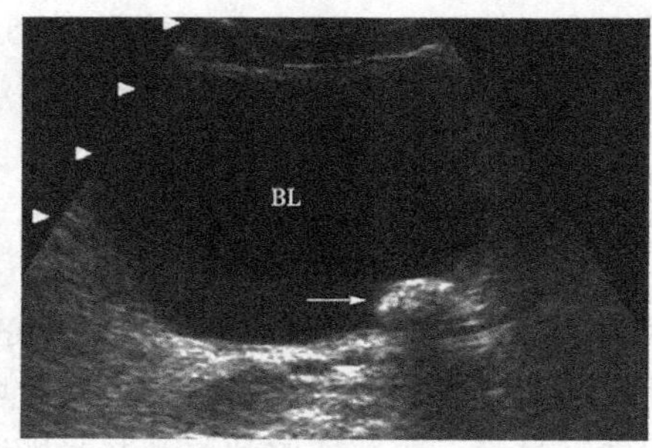

图 8-23　膀胱结石

箭头所示为膀胱结石，呈团状强回声，后方有声影(BL：膀胱)

3.鉴别诊断

应与膀胱肿瘤相鉴别。当膀胱肿瘤合并钙化时，易将肿瘤误诊为结石，此时 CDFI 若能探及肿瘤内的血管，则有助于做出明确诊断。对于随体位改变而位置不发生变化的“结石”，应高度警惕肿瘤合并结石的可能。

此外，还应与输尿管口结石及输尿管囊肿内结石相鉴别，只要注意观察，对此两者不难做出正确诊断。

(二)膀胱肿瘤

1.病理与临床

膀胱肿瘤是泌尿系统最常见的肿瘤，分为上皮性和非上皮性两类。上皮性肿瘤占 95%～98%，其中最常见的是移行上皮乳头状癌，少数为鳞癌和腺癌。其病因可能与尿液中某些代谢产物的刺激、慢性炎症等有关。好发于 40～60 岁男性。临床表现为间歇性或持续性无痛性全程肉眼血尿。当有血块或肿瘤堵塞尿道口时，可出现排尿不畅或发生尿潴留。多数晚期患者会出现尿频、尿急、尿痛等尿路刺激症状。当肿瘤引起尿路梗阻时，可有肾积水。

2.声像图表现

膀胱内可探及乳头状或菜花样低回声，有蒂或较宽基底与膀胱壁相连，体位改变时可见其在尿液中漂动，但不能脱离基底部而在膀胱内滚动。膀胱壁局限性增厚，依浸润程度不同，膀胱壁连续性中断于不同深度。基底较宽者有时以浸润膀胱壁为主，突入腔内部分较少，浸润肌层较早，膀胱壁回声杂乱，失去正常结构。肿瘤多发生于三角区，其次为两侧壁（图 8-24）。CDFI 常可在肿瘤基底部探及肿瘤血管。

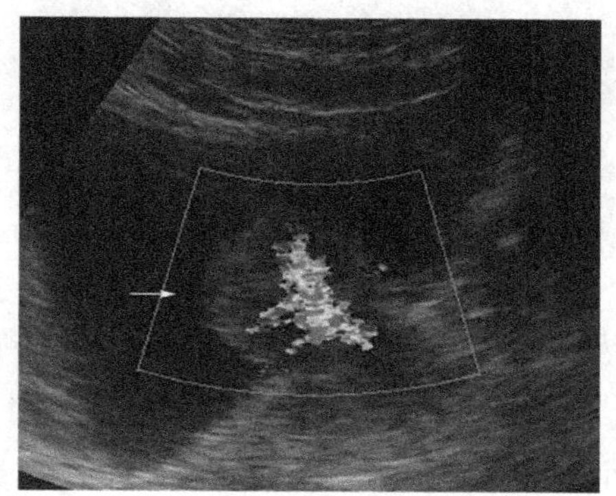

图 8-24　膀胱癌彩色多普勒声像

箭头所示为膀胱壁上的实性占位，呈菜花样突起，基底部较宽。

CDFI：肿块内可探及较丰富的动、静脉血流信号

3.鉴别诊断

（1）当膀胱肿瘤发生钙化时应与膀胱结石相鉴别。

（2）膀胱底部癌常侵犯前列腺，反之前列腺癌亦常侵犯膀胱，肿瘤较小时依其发生部位不难鉴别，但当肿瘤较大时，鉴别较难，经直肠探查常有助于区分。

（3）此外肥大的前列腺常向膀胱内突入，易误诊为膀胱肿瘤，应注意鉴别。

（三）膀胱憩室

1.病理与临床

膀胱憩室是指膀胱壁自分离的逼尿肌之间向外呈袋状膨出而形成的囊状物，其与膀胱内腔之间有孔道相通，称为憩室口，多发生于膀胱三角区周围。膀胱憩室分为先天性和后天性，一般认为无论先天性憩室还是后天性憩室，其发生均与先天性膀胱肌层发育局限性薄弱、下尿路长期梗阻使膀胱内压力长期增高等因素有关。膀胱憩室主要症状为二次排尿和尿液浑浊，合并感染时有排尿刺激症状，合并肿瘤或结石时，可有血尿。

2.声像图表现

膀胱周围探及圆形或椭圆形的无回声区，并通过缺口与膀胱相连通。该无回声区壁薄，边界清晰，排尿后可变小，多见于后壁及两侧壁。依据彩色血流信号可观察到其与膀胱之间的液体相互流通。当合并感染，无回声内可有点状强回声，憩室底部可有沉积物。此外憩室内可合并结石或肿瘤（图 8-25）。

3.鉴别诊断

本病应与膀胱周围其他囊性病变如盆腔囊肿及输尿管囊肿相鉴别。膀胱憩室与膀胱相连通，且大小随膀胱充盈度不同而改变，依据其典型特点不难与其他病变相鉴别。

（四）膀胱凝血块

1.病理与临床

膀胱凝血块是指各种病因导致的膀胱内壁出血形成的实性团块。常见的病因有急、慢性炎症、结石、肿瘤及外伤等。临床主要表现为血尿伴膀胱刺激症状。

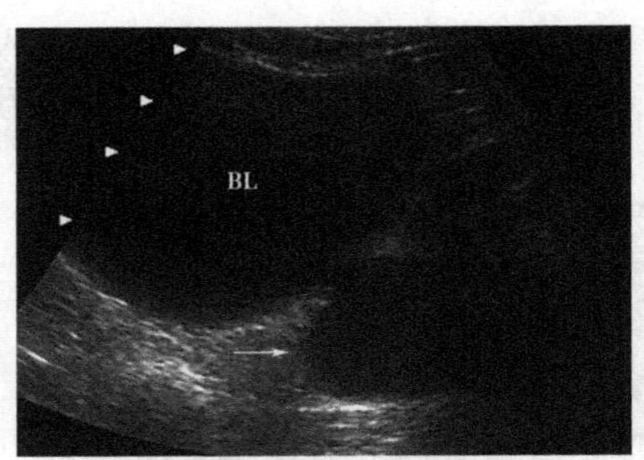

图 8-25　膀胱憩室

箭头所示为膀胱憩室，呈无回声，与膀胱相通（BL：膀胱）

2.声像图表现

膀胱内探及形态各异、大小不等的低或中强回声团块，与膀胱壁分界明显。团块边界不规整，内部回声不均，且随体位改变而移动，CDFI 显示其内无血流信号。

3.鉴别诊断

膀胱内凝血块依据其典型声像图表现不难诊断，应注意与膀胱肿瘤相鉴别。

（段洪燕）

第九章

妇科疾病超声诊断

第一节 盆腔疾病

一、盆腔炎性疾病

(一)病理与临床

盆腔感染的主要途径是上行性感染,微生物由阴道和宫颈向上蔓延,经过子宫内膜感染输卵管黏膜。微生物培养标本中发现的病原菌通常是多种的,包括淋球菌、沙眼衣原体,以及需氧和厌氧细菌。而且,病原菌的种类和数量取决于获取标本时疾病所处的不同发展阶段。子宫内膜炎常常是急性盆腔炎的一部分,炎症导致宫颈粘连闭塞后可发生宫腔积脓。病变进一步发展形成输卵管炎,是最常见、最具代表性的一类盆腔炎。病灶多位于子宫后方或阔韧带后叶与肠管间粘连处。典型症状为下腹疼痛伴发热,可以出现膀胱或直肠刺激症状。如果炎症累及卵巢并形成脓肿时,则称为输卵管-卵巢脓肿。单独的卵巢脓肿极少见。炎症消退后产生纤维粘连,造成输卵管伞端闭锁,输卵管内液体积聚,形成输卵管积水,输卵管卵巢脓肿可演变为输卵管卵巢积水。结核性盆腔炎往往继发于身体其他部位的结核,其中,输卵管结核占90%,并且多为双侧性。

(二)声像图表现

(1)子宫内膜炎时声像图无特异性表现,往往仅有非特异性的内膜增厚、不规则或有少量的宫腔积液。

(2)卵巢、输卵管病变在疾病的早期声像图表现可以完全正常。诊断必须结合临床。

(3)宫腔积脓时超声检查可见宫腔扩张,根据感染和出血程度的不同,液体的回声不同。发现宫腔积脓后,应考虑宫颈口闭塞的原因,寻找有无占位性病变。

(4)典型的输卵管积水或积脓(图9-1):输卵管积水形成梭形或腊肠形的无回声区,内见不完整分隔(输卵管皱襞),积脓时无回声区内见点状低回声,或呈低回声表现,大小粗细在不同病例间差异较大。包块壁由输卵管形成,壁的厚薄在急慢性炎症表现不同,一般急性期输卵管壁增厚,边界不清;慢性期壁薄。有时沿着扩张的输卵管可以追踪到子宫角区域。

(5)输卵管卵巢脓肿时,附件区见多房囊性混合回声区,囊肿壁增厚,壁上可见多个结节样强回声突起,大小均匀,内有光点及中等回声光团,为脓液、细胞碎片和结缔组织产生的回声;包块与周围组织粘连;子宫直肠陷凹可见积液。图像与卵巢浆液性肿瘤相似。

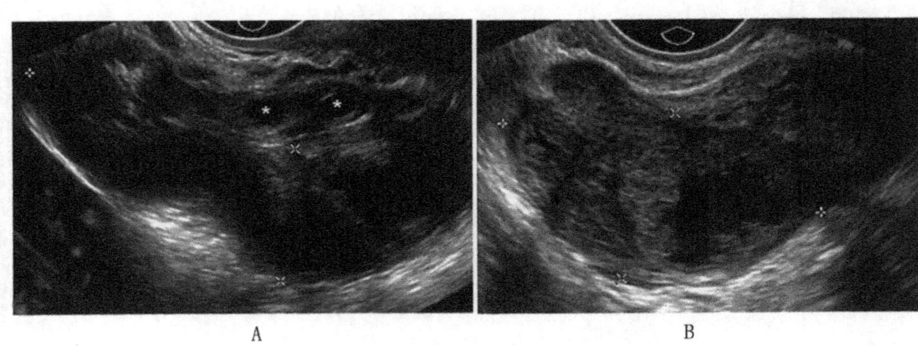

图 9-1 输卵管炎症、积水

A.附件区混合回声呈腊肠样，内有不完整分隔，卵巢位于其一侧；B.同一患者附件区混合回声，内见低回声及不规则无回声区（＊：卵泡）

(三)鉴别诊断

1.需与卵巢瘤样病变鉴别

黄体囊肿随诊可见变化(缩小或消失)；巧克力囊肿内见细小密集的点状回声。而输卵管积水未累及卵巢时可探及正常卵巢回声，这一点对鉴别诊断很重要。应仔细观察两侧卵巢回声、囊性包块内有无不完整分隔等，以明确输卵管积水的诊断。

2.需与卵巢肿瘤鉴别

输卵管卵巢炎、输卵管卵巢脓肿等，均表现为非特异性的囊实性包块，且盆腔炎时 CA125 也可以升高，因此临床及超声上与卵巢肿瘤鉴别比较困难。若包块内或其旁见到正常卵巢回声，则炎性包块可能性很大；另外，双侧性囊实性包块，尤其是可见卵巢样结构时，为炎性包块。但是在某些病例中，特别是缺乏盆腔炎临床症状时，输卵管卵巢炎、输卵管卵巢脓肿的声像图表现不易与肿瘤，特别是有时与恶性肿瘤鉴别不易，需行穿刺或腹腔镜手术检查明确诊断。

二、异位妊娠

(一)病理与临床

孕卵在子宫腔以外着床发育，称为异位妊娠，又称宫外孕。以输卵管妊娠最为多见，约占异位妊娠的 95%，其中又以输卵管壶腹部妊娠最多见。异位妊娠的临床症状包括停经、阴道淋漓出血、腹痛和附件区包块等。尿 HCG 呈阳性及血 HCG 升高。异位妊娠破裂造成腹腔内出血时，可并发出血性休克，延误处理可危及患者生命。其他异位妊娠约占异位妊娠的 5%，包括宫角妊娠、剖宫产瘢痕妊娠、卵巢妊娠、残角子宫妊娠、腹腔妊娠等，本部分主要描述输卵管壶腹部妊娠的声像图特点和诊断。

(二)声像图表现

(1)子宫腔内未见孕囊，子宫内膜增厚，有时宫腔内可出现假孕囊征(单环状无回声)。

(2)输卵管壶腹部妊娠的病灶多位于子宫与卵巢之间。根据妊娠囊是否破裂可分为孕囊型和包块型两种。孕囊型表现为附件区厚壁囊性回声，有面包圈征，内见胎芽及胎心搏动或未见胎芽及胎心搏动；包块型宫外孕无面包圈征，表现为附件区包块，依据破裂出血时间长短、出血量大小可表现为不均匀中低/中等/中高回声包块，内部回声不均(图 9-2)。

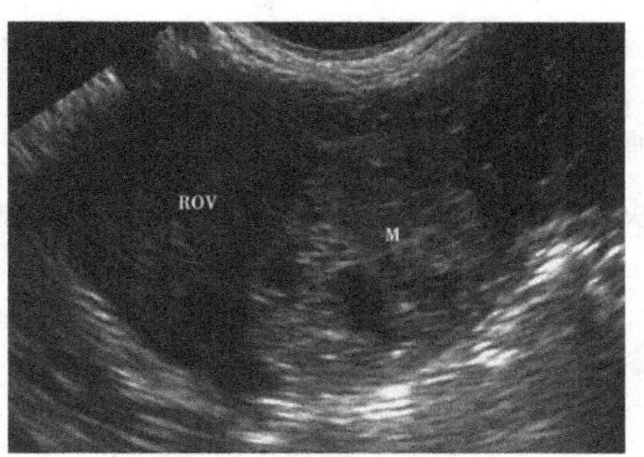

图 9-2 输卵管妊娠

右侧卵巢(ROV)与子宫之间中高回声光团(M)

(3)输卵管妊娠破裂时,附件区可见形态不规则的中高回声包块,边界模糊,可将卵巢包绕其中。子宫直肠窝、子宫前方及双侧宫旁均可出现积液,内含细密点状回声。

(4)CDFI:多能够显示异位妊娠病灶周边环绕血流。

(三)鉴别诊断

宫外孕具有典型的妊娠囊特征时容易明确诊断。破裂出血型宫外孕呈不均匀回声包块,且有急腹症表现,应与黄体囊肿破裂、卵巢肿瘤蒂扭转等相鉴别。黄体囊肿破裂出血时,患者有腹痛和内出血的症状,附件区可出现不均匀中低回声包块伴子宫直肠凹内积液,临床症状及声像图表现与异位妊娠相似,但其包块位于卵巢内,有助鉴别。宫外孕合并黄体囊肿破裂出血时,鉴别困难。

三、原发性输卵管癌

(一)病理与临床

原发性输卵管癌罕见,多发生于绝经后老年女性。单侧多见,输卵管呈结节状或腊肠样增大,切面见灰白色乳头状或菜花样肿物,镜下特征为腺癌。本病早期无特异性症状,进展期出现输卵管癌三联征,即阴道排液、腹痛、盆腔包块。阴道排液是特征性症状,呈间歇性,多为浆液性、黄色、无臭液体,有时为血性液体,阴道排液前可出现一侧下腹部疼痛。

(二)声像图表现

见图 9-3。

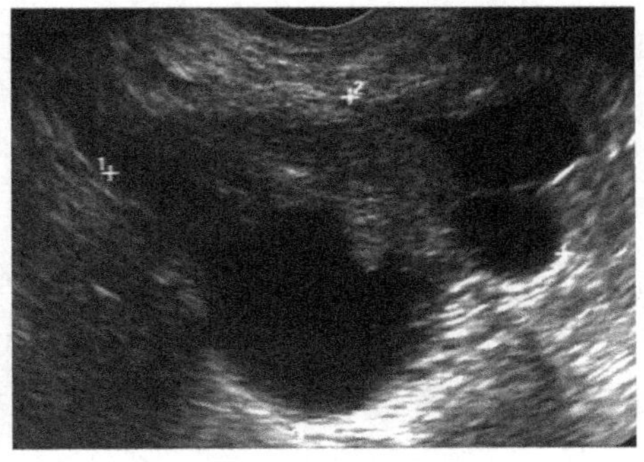

图 9-3 原发性输卵管癌

肿物位于宫旁附件区，呈囊实性混合回声，多为腊肠形或类圆形，内见不规则实性中等或中低回声，有时可见乳头状回声；子宫宫腔可见积液。CDFI：于实性成分内可见血流信号。

（三）鉴别诊断

本病应与输卵管炎性包块和卵巢肿瘤相鉴别，临床特征是鉴别的有力帮助。但鉴别较困难，诊断依靠手术病理获得。

四、盆腔静脉淤血综合征

（一）病理与临床

本病可分为原发性和继发性两类，原发性 PCS 是指由于卵巢静脉瓣功能障碍导致卵巢静脉、宫旁静脉扩张迂曲、流速减低，Valsalva 动作时可见反流引起的一系列不适综合征，主要有盆腔慢性钝痛、压迫感和沉重感等。继发性 PCS 是由于静脉以外因素造成的静脉扩张迂曲，病因包括胡桃夹现象和盆腔血供增多等，后者包括炎症、多次妊娠和较大子宫肌瘤等；输卵管结扎术也是引起 PCS 的原因之一。

（二）声像图表现

超声显示盆腔静脉扩张呈串珠状、蚯蚓状、湖泊样无回声区，内径 5～10 mm（图 9-4）；静脉流速低，Valsalva 动作时可出现反向血流信号；可伴有子宫肌层弓形静脉扩张。

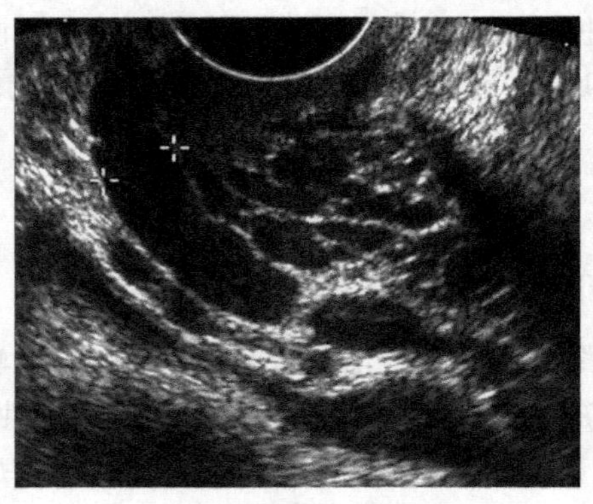

图 9-4　盆腔静脉淤血综合征

宫旁可见迂曲的静脉丛回声，呈湖泊样或串珠状，最宽 0.78 cm，内见细密光点

（三）鉴别诊断

主要与包裹性积液相鉴别，CDFI 特征结合 Valsalva 动作表现可明确诊断。

五、盆腔包裹性积液

（一）病理与临床

常见于盆腔炎、卵巢子宫内膜异位症、盆腹腔手术或创伤后，囊肿周边有间皮细胞围绕，囊肿的直径可达 20 cm，囊内液体可以是无色透明，也可以是血性的。患者出现下腹疼痛，并可扪及肿块，囊肿合并感染时有发热。包裹性积液手术治疗后复发率高，可达 30%～50%。

（二）声像图表现

常见表现为无回声区，形态欠规则，张力低，有时内部可见纤细的分隔；有时无回声区内可以见到形态正常的卵巢或输卵管伞端，居于一侧（图 9-5）。

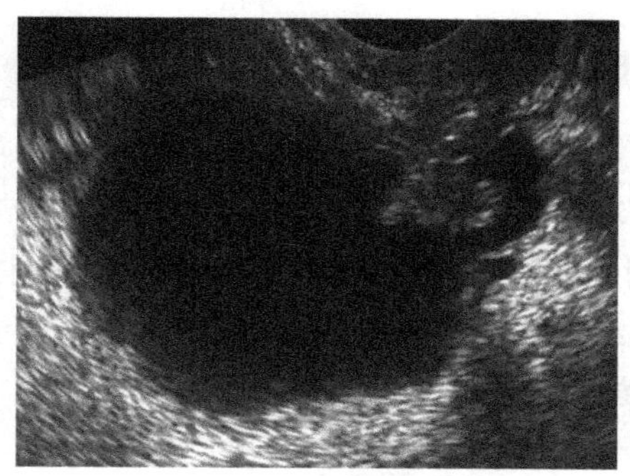

图 9-5　盆腔包裹性积液

一侧附件无回声区，形态欠规则，张力低，内可见输卵管伞端被包绕其中

（三）鉴别诊断

1.卵巢冠囊肿

在囊肿旁可见到正常卵巢，应与包裹性积液相鉴别。卵巢冠囊肿的形态多为圆形或椭圆形，有一定张力，有助鉴别。

2.淋巴囊肿

患者有手术史，进行淋巴结清扫手术后易出现淋巴囊肿，淋巴囊肿为圆形或椭圆形囊肿，且有特定的发生部位，即双侧的髂血管旁，而包裹性积液可发生在盆腔不同部位。

六、盆腔手术后血肿或脓肿形成

（一）病理与临床

盆腔手术后患者出现血红蛋白进行性下降或不明原因的发热时，应考虑有无活动性出血或脓肿形成。此时超声检查的主要目的是判断有无血肿、脓肿及其部位。出血可以发生在腹膜内、腹膜外（如筋膜下）、腹壁内，所以超声检查的部位应包括：腹壁手术切口处和膀胱前方。

（二）声像图表现

1.血肿

（1）筋膜下血肿：往往发生在腹直肌的深面，位于腹膜外，为无回声包块内部有点状强回声，或因血块收缩而呈囊实性包块。出血进一步增多时，包块向下延伸可达耻骨后。

（2）膀胱反折处血肿：往往发生在剖宫产术后，包块位于膀胱后方、子宫下段手术切口附近。出血进一步增多时，包块在两侧阔韧带内延伸。

2.脓肿

血肿可继发感染形成脓肿。可在超声引导下穿刺抽液等，既是诊断也是治疗。

3.肾积水

血肿或脓肿压迫输尿管，可引起同侧肾积水。手术损伤也可造成同侧肾积水。超声可帮助判断肾积水的程度和原因。

（三）鉴别诊断

患者有明确手术史，术后出现血红蛋白进行性下降、发热等临床症状，结合超声检查显示腹水、混合回声包块、同侧肾积水等，诊断并不困难。需鉴别的疾病包括手术未能切除的肿物、腹腔肿大的淋巴结、淋巴囊肿等。综合分析声像图特点、血清学检验以及临床症状是鉴别的关键。

七、盆腔手术后淋巴囊肿

(一)病理与临床

本病为妇科恶性肿瘤淋巴清扫术后的并发症之一，由于淋巴管手术结扎而造成淋巴液回流障碍形成潴留性囊肿，一般发生于术后1周，单侧或者双侧均可发生，多位于双侧髂窝区域、髂血管旁及腹股沟区域。较小的未经治疗可自行缓慢消失，较大囊肿产生压迫症状或炎症、出血，引起发热、腹痛，需要治疗，可于超声引导下进行囊肿穿刺引流。

(二)声像图表现

位于髂血管旁的无回声区，体积变化较大。内部回声多为透声好的无回声，合并出血和炎症反应时出现内部透声性差、可见细密点状低回声，少数病例囊内见部分薄的分隔。CDFI：内部未见血流信号。

(三)鉴别诊断

本病应与包裹性积液、复发肿瘤和淋巴结肿大相鉴别，根据其特殊部位、内部回声特点较易鉴别。

八、妇科恶性肿瘤术后盆腔复发病灶

(一)病理与临床

妇科恶性肿瘤的恶性程度普遍较高，手术后不乏复发病例。其中卵巢癌的复发可位于腹腔脏器、肠系膜和大网膜表面，而阴道残端并不一定出现病灶，检查时应当进行全面的全腹腔扫查。而宫颈癌、子宫内膜癌以及子宫肉瘤等的复发病灶主要位于阴道残端，其形态不规则，内部回声特点与原发病相似。临床症状包括下腹胀痛、腰痛、腹部扪及包块。部分患者可无明显自觉症状。

(二)声像图特点

不同组织学类型肿瘤的复发病灶具有不同的声像图特点，浆液性乳头状癌的复发病灶呈囊实性(图9-6)，而肉瘤的复发病灶可呈完全实性的病灶(图9-7)。CDFI：实性成分内常常出现较丰富血流信号。

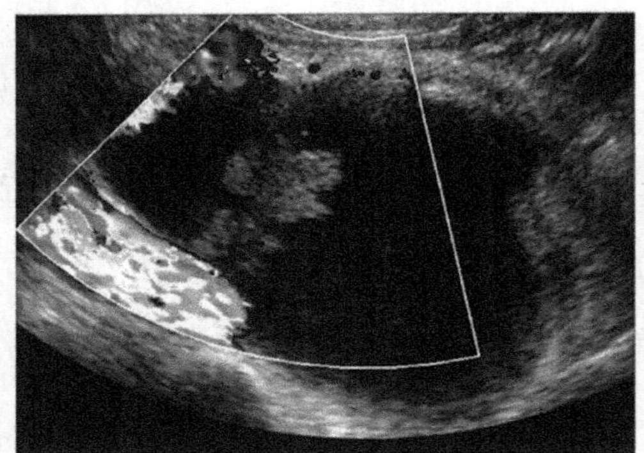

图9-6 卵巢浆液性乳头状癌术后复发病灶

患者系低分化卵巢浆液性乳头状癌3c期分期术后6年，发现腹部包块及CA125升高来检查。图中可见混合回声，形态不规则，内可见乳头状中等回声及无回声。CDFI：于中等回声内可见点状血流信号

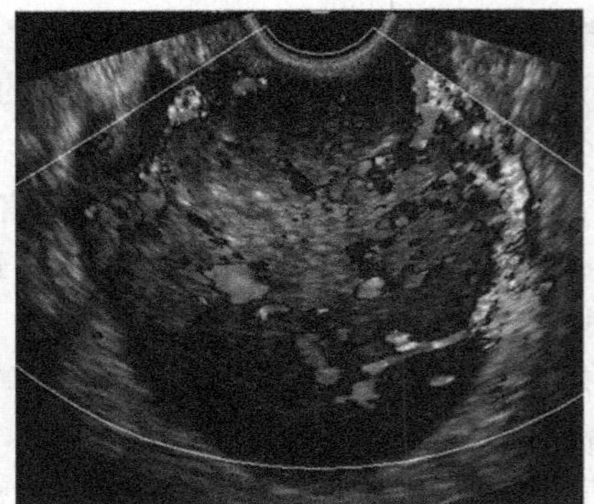

图9-7 子宫肉瘤复发病灶

患者因子宫肉瘤两次手术，子宫、双侧附件已切除，腹痛并发现腹部包块半年来检查，图中可见盆腔中低回声，边界尚清，形态不规则；CDFI：内见条状分支血流信号

(三)鉴别诊断

囊实性病变应与盆腔术后包裹性积液或血肿相鉴别,结合临床特征、血液检查等手段可以帮助鉴别。实性病变应与盆腔淋巴结肿大相鉴别,CDFI 特点和病变部位有助于鉴别。

(栾兆娜)

第二节 子宫疾病

一、子宫先天性发育异常

子宫先天性发育异常是生殖器官发育异常中最常见的,临床意义亦比较大。

(一)病理与临床

女性生殖器官在胚胎发育过程中,若受到某些内在或外来因素的影响,两侧副中肾管在演化过程的不同阶段停止发育,形成各种子宫发育异常。副中肾管发育不全所致异常包括先天性无子宫、始基子宫、子宫发育不良或幼稚子宫、单角子宫、残角子宫等;副中肾管融合障碍所致异常包括双子宫、双角子宫;副中肾管融合后中隔吸收受阻所致异常为纵隔子宫。女性生殖系发育异常多于青春期后发现,患者常因原发性闭经、周期性腹痛、自然流产等就医。

(二)声像图表现

1.先天性无子宫

于充盈的膀胱后作纵向、横向扫查,均不能显示子宫的声像图。常合并先天性无阴道,不能探及阴道回声;双侧卵巢可显示正常。

2.始基子宫

于充盈的膀胱后方探及条索状呈低回声的肌性结构,长径<2 cm,难辨宫体宫颈结构,无宫腔线和内膜回声。常不能探及阴道回声,双侧卵巢可显示正常。

3.子宫发育不良

又称幼稚子宫。表现为青春期后妇女子宫的各径线均小于正常,宫体前后径<2 cm,宫颈相对较长,宫体与宫颈的长径之比≤1。可显示宫腔线和内膜回声,内膜较薄。

4.单角子宫

单角子宫的二维超声表现常不明显,有时可见子宫向一侧稍弯曲,宫底横切面显示子宫横径偏小,仅见一侧宫角;三维超声上对诊断帮助较大,于三维成像的子宫冠状切面上仅可见一个宫角,并向一侧略弯曲(图 9-8)。

5.残角子宫

(1)无内膜型残角子宫的声像图表现:盆腔内见一发育正常子宫,其一侧可见一低回声包块,回声与子宫肌层相似,但与宫颈不相连,需与浆膜下肌瘤相鉴别。

(2)有内膜相通型残角子宫,表现为子宫一侧见与子宫相连的低回声包块,中央可见内膜回声(图 9-9)。

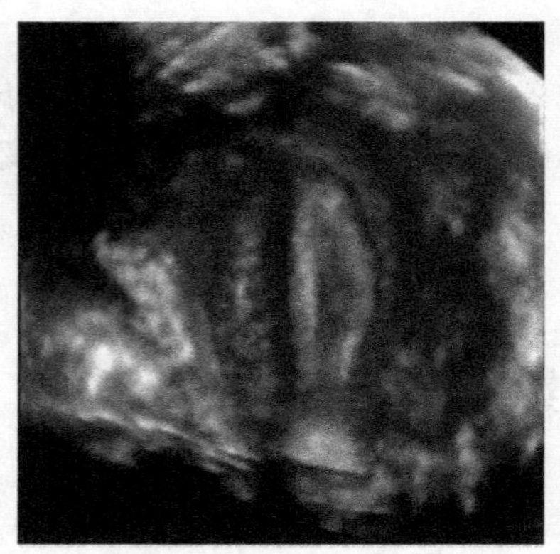

图 9-8 单角子宫

三维超声成像显示左侧宫角缺如，仅见右侧宫角

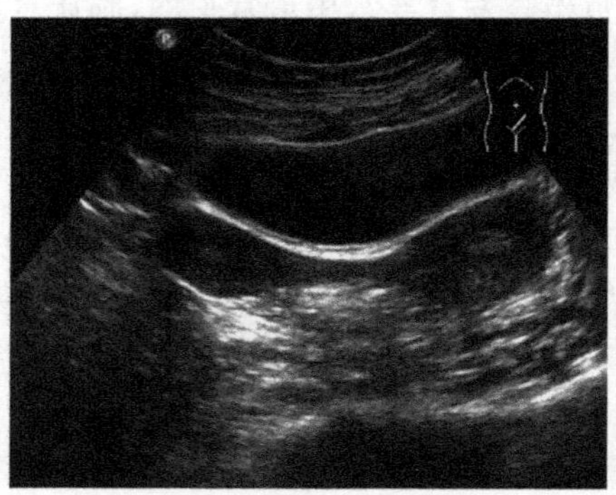

图 9-9 残角子宫

图像显示附件区见一实性低回声包块与子宫相连，其中心可见内膜回声

(3)有内膜不相通型残角子宫，月经初潮后即形成残角子宫腔积血，表现为子宫一侧见中心为无回声的囊实性包块。

6.双子宫

在动态纵向及斜向扫查时可见两个完全分开的独立子宫回声，均有完整的内膜、肌层和浆膜层。横切面观察尤为清楚，见两个子宫体完全分开，之间有深的凹陷，内部均可见内膜回声。两个子宫大小相近或其中之一稍大。常可探及两个宫颈管及阴道的回声(图 9-10)。

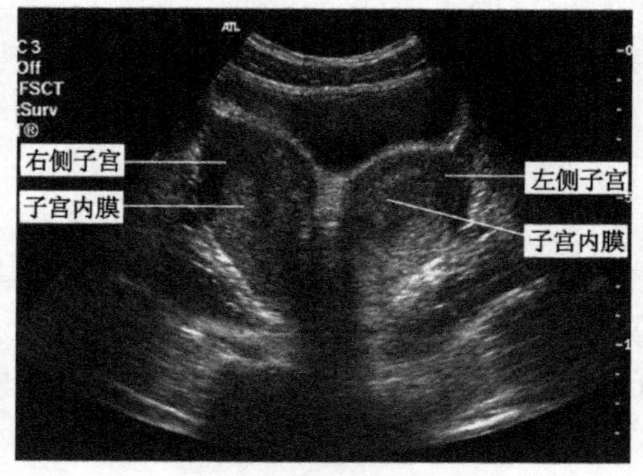

图 9-10 双子宫

图像显示两个独立完整的子宫

7.双角子宫

子宫外形异常，见两个分开的宫角，即子宫上段完全分开，子宫下段仍部分融合；子宫横切面观察，可见子宫底部增宽，中间凹陷呈 Y 形；子宫腔内膜回声也呈 Y 形。三维超声获得的子宫冠状切面显示宫底部凹陷，见两个分开的宫角，整个子宫外形呈 Y 形，内膜形态也呈 Y 形。

8.纵隔子宫

子宫底部横径稍增宽，连续横切面扫查显示宫腔中部见从宫腔下段至宫底处逐渐增厚的低回声带，将子宫内膜分隔开来。三维超声获得的子宫冠状切面显示宫底形态正常，内膜呈 V 形（完全性纵隔子宫）或 Y 形（不完全性纵隔子宫）。三维超声不仅可以清晰显示宫腔中的纵隔长度，鉴别完全性与不完全性纵隔子宫，而且还可以显示纵隔的形态、厚度等（图 9-11）。

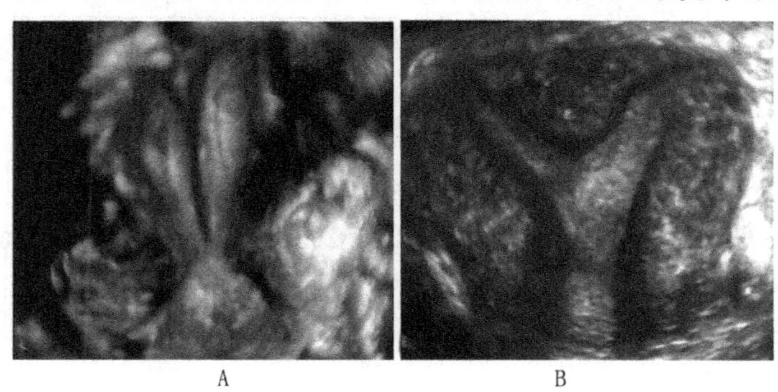

图 9-11　纵隔子宫

A.完全性纵隔子宫；B.不完全性纵隔子宫

（三）鉴别诊断

残角子宫应与浆膜下肌瘤、卵巢实性肿瘤、宫外孕包块等相鉴别。双角子宫应注意与部分性纵隔子宫相鉴别，前者子宫外形及宫腔内膜回声均呈 Y 形；后者宫腔内膜回声呈 Y 形，但子宫外形正常。

二、子宫腺肌病

（一）病理与临床

子宫腺肌病是指子宫内膜腺体及间质侵入子宫肌层，是子宫内膜异位症最常见的形式之一。多发生在 30～50 岁妇女。其发病机制尚未完全阐明。异位的子宫内膜弥散于子宫肌壁（以后壁多见），在性激素作用下发生周期性少量出血，在局部形成微小囊腔，肌纤维弥散性反应性增生。大体病理上，于肌层组织内见增粗的肌纤维和微囊腔。局灶性的子宫腺肌病病灶称为子宫腺肌瘤。

子宫腺肌病的主要临床表现为痛经进行性加重，经期延长及月经量多。妇科检查时扪及增大而质硬的子宫。

（二）声像图表现

见图 9-12。

（1）子宫增大，形态饱满，前后壁肌层多不对称性增厚，后壁肌层增厚较前壁多见；或仅表现为后壁或前壁的明显增厚。

（2）受累肌层回声增强、明显不均，见紊乱的点状或条索状强回声，间以蜂窝状小低回声区，有时也可见散在的小无回声区，仅数毫米。

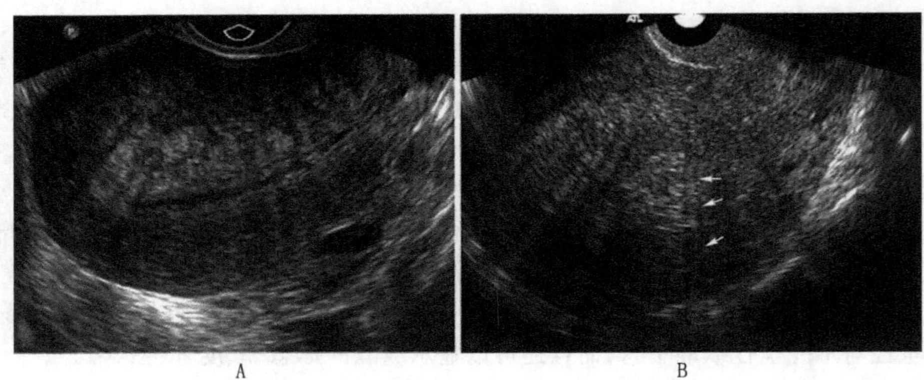

A　　　　　　　　　　B

图 9-12　子宫腺肌病

A.子宫前壁肌层弥漫增厚，回声不均，可见条索状及片状中强回声，间以蜂窝状小低回声区；B.箭头示栅栏状细线样声影

(3)肌层内及子宫后方常伴有栅栏状细线样的声影。

(4)腺肌瘤时，可见肌层内局灶性中低回声区，单发多见，边界不清，周边无包膜回声及声晕，内部见点条状血流信号。

(5)可伴发卵巢巧克力囊肿。

(三)鉴别诊断

局灶性的子宫腺肌瘤需与子宫肌瘤相鉴别。子宫肌瘤周边有假包膜，边界清楚，周边可见环绕或半环绕的血流信号。

三、子宫肌瘤

(一)病理与临床

子宫肌瘤是女性生殖器最常见的良性肿瘤，由子宫平滑肌组织增生而成。多见于中年妇女。大多数患者无明显症状，仅是在妇科检查时偶然发现。根据生长部位的不同分为肌壁间肌瘤、浆膜下肌瘤及黏膜下肌瘤。子宫肌瘤的临床症状与肌瘤的生长部位、生长速度、大小等有关。主要症状包括：①月经改变，如月经周期缩短、经量增多、经期延长。②压迫症状，如尿频、排尿障碍、便秘等。③疼痛，肌瘤本身不引起疼痛，一般最常见的症状是下腹坠胀、腰背酸痛等。④阴道分泌物增多。⑤贫血等。

(二)声像图表现

子宫肌瘤的声像图表现各异，取决于肌瘤的大小、部位和生长时间长短。

1.子宫的形态和大小

肌瘤为多发或位于子宫表面时，子宫体积增大、形态失常；有蒂的浆膜下肌瘤有时可清楚地观察到肌瘤与子宫相连的蒂(图 9-13A)；单发的小肌瘤位于肌层内，子宫形态和大小无明显异常。

2.宫腔线位置

宫腔线可因肌瘤的压迫变形、移位，黏膜下肌瘤时内膜基底处可见内膜线中断，宫腔内见低回声或中等回声区(图 9-13B)。

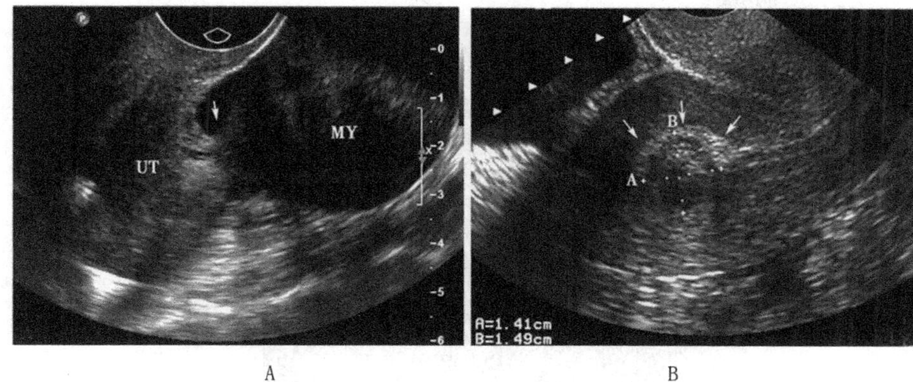

A　　　　　　　　　　B

图 9-13　子宫肌瘤

A.子宫左侧实性低回声包块,箭头所指为其与子宫相连的蒂部;B.子宫黏膜下肌瘤子宫后壁内膜下方见 1.5 cm×1.8 cm×1.4 cm 低回声,约 50%的体积突向宫腔,其前方可见内膜受压弯曲(箭头所示)

3.肌瘤的回声特征

子宫肌瘤声像图以低回声为主,根据平滑肌组织及纤维组织的构成和排列不同,其回声分布有所差异。以平滑肌组织成分为主的肌瘤,回声低,后方可有声衰减;纤维组织增多时,肌瘤的回声相对增强;肌瘤较大时可发生囊性变,出现回声明显不均区域及无回声区。若肌瘤有钙化时,钙化部分呈强回声带,肌瘤内见灶状、团块状、半环状或环状强回声区,后方伴声影,肌瘤钙化更多见于绝经后。较大的肌瘤内部可呈旋涡状回声,并伴有不同程度的后方衰减。

4.彩色多普勒血流

血流信号多分布在肌瘤病灶的周边区域,病灶周边的假包膜区域常见环状或半环状血流,包绕肌瘤。

(三)鉴别诊断

1.子宫黏膜下肌瘤与子宫内膜息肉鉴别

子宫黏膜下肌瘤多为低回声,基底处可见内膜线中断。子宫内膜息肉多为中强回声,基底处内膜连续性无中断。

2.卵巢肿瘤

子宫浆膜下肌瘤突出于子宫表面,应与卵巢实性肿瘤鉴别。鉴别要点在于观察包块是否与子宫相连,包块血流来源以及包块同侧是否可见正常卵巢。

四、子宫内膜增生症

(一)病理与临床

子宫内膜增生症是由于子宫内膜受雌激素持续作用而无孕激素拮抗,发生不同程度的增生性改变,多见于青春期和更年期。大体病理见子宫内膜呈灰白色或淡黄色,表面平坦或呈息肉状突起,可伴有水肿,切面有时可见扩张腺体形成的腔隙。根据子宫内膜增殖的程度分为单纯型、复杂型和不典型增生。临床最常见的症状是月经紊乱、经期延长或不规则阴道出血,可伴贫血。

(二)声像图表现

(1)内膜增厚。育龄妇女的子宫内膜厚度超过 15 mm,绝经妇女的内膜厚度超过 5 mm。

(2)宫腔线清晰。

(3)内膜回声偏强,回声均匀或不均匀。

(4)服用三苯氧胺的患者,增厚的内膜中常可见到小囊状无回声区(图 9-14)。

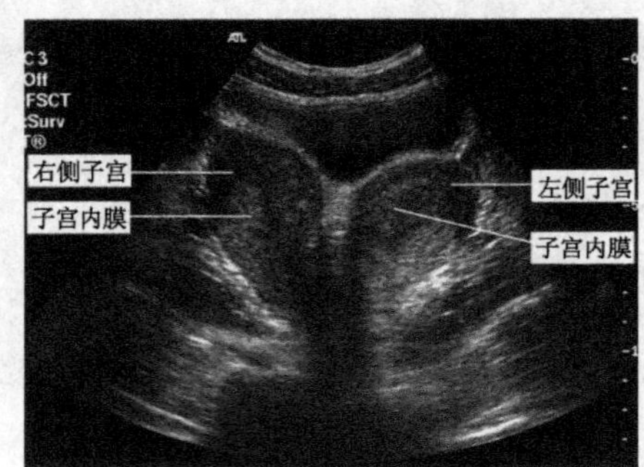

图 9-14　子宫内膜囊性增生

子宫内膜增厚,与子宫肌层分界清晰(箭头所示),内可见多个小囊状无回声区

(5)血流信号轻度增加或无明显异常。

(三)鉴别诊断

子宫内膜癌:多发生于绝经后的妇女,常有阴道不规则出血。超声检查发现宫腔内局限性或弥散性中强回声,形态不规则,与子宫肌层分界不清,肌层局部变薄。CDFI 显示其内部可见丰富血流信号,血流形态及分布不规则,可探及低阻动脉频谱。需要注意的是,早期的内膜癌与内膜增生在声像图上很难鉴别。因此,对于有阴道不规则出血的绝经后妇女,应行诊断性刮宫明确诊断。

五、子宫内膜息肉

(一)病理与临床

子宫内膜息肉是由内膜腺体及间质组成的肿块,向宫腔突出,是妇科常见的一种宫腔良性病变。子宫内膜息肉形成的原因,可能与炎症、内分泌紊乱,特别是体内雌激素水平过高有关。单发较小的息肉一般无临床症状,多发息肉或较大的息肉可引起月经过多、月经不规则、经间出血(月经间期出血)或绝经后出血等症状。

(二)声像图表现

见图 9-15。

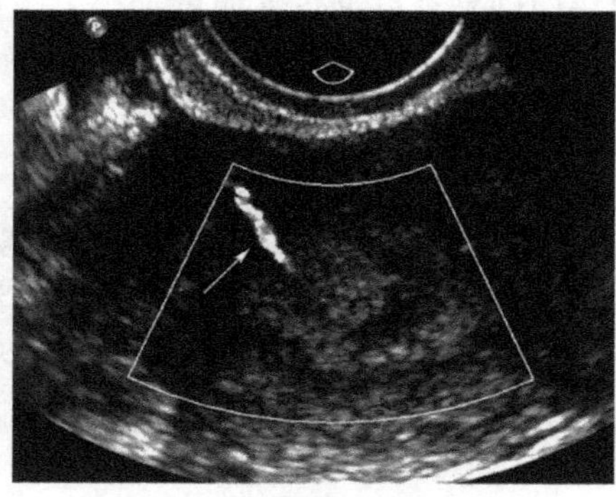

图 9-15　子宫内膜息肉

宫腔内见一形态规则边界清晰的中强回声,CDFI 显示一条状滋养血流穿入其内(箭头所示)

(1)宫腔内见一个或多个团状中高回声区,形态规则,边界清晰。

(2)病灶处宫腔线分开并弯曲。

(3)内部回声较均匀,少数伴囊性变者内部可见蜂窝状小无回声区。

(4)CDFI 可见滋养血管自蒂部伸入病灶中心区域内。

(三)鉴别诊断

1.子宫内膜癌

多发生于绝经后的妇女,常有阴道不规则出血。超声检查发现宫腔内局限性或弥散性中强回声,形态不规则,边界不清,病灶内部可见较丰富血流信号。

2.黏膜下肌瘤

黏膜下肌瘤多为低回声,基底处内膜线中断。

六、子宫颈癌

(一)病理与临床

子宫颈癌是女性生殖系统常见的恶性肿瘤之一,发病年龄以 40～50 岁多见,近些年呈现年轻化趋势。子宫颈癌的组织发生可能来源于子宫颈阴道部或移行带的鳞状上皮或子宫颈管黏膜柱状上皮。子宫颈癌 80%～95%为鳞状细胞癌,其次为腺癌。浸润型子宫颈癌肉眼观主要表现为内生浸润型、溃疡型或外生乳头、菜花型。子宫颈癌的主要扩散途径为直接蔓延和经淋巴道转移,向两侧可侵犯或压迫输尿管而引起肾盂积水。子宫颈癌浸润范围的判断对治疗方式的选择具有重要意义。子宫颈癌的主要症状为阴道分泌物增多、接触性出血或阴道不规则出血。

(二)声像图表现

见图 9-16。

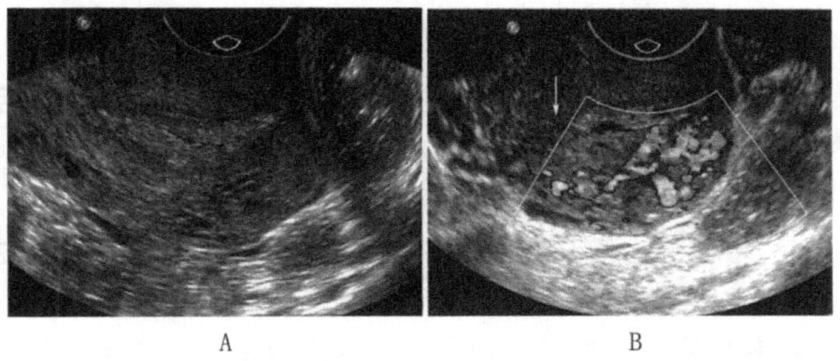

A　　　　B

图 9-16　子宫颈癌

子宫颈后唇低回声(A),边界不清,彩色多普勒显示其内丰富血流信号(箭头所示),病理证实为子宫颈癌

超声不能识别和诊断早期子宫颈癌,子宫颈刮片细胞学检查是发现子宫颈癌前病变和早期子宫颈癌的主要方法。浸润型子宫颈癌声像图表现如下。

(1)子宫颈结构紊乱,可见低回声区病灶。

(2)内生浸润型和溃疡型病灶常边界不清,外生型病灶则多边界清。

(3)CDFI 显示病灶内见丰富血流信号。

(4)宫旁浸润时,宫旁结构不清,呈低回声,与子宫颈病灶相延续。

(5)肿瘤引起子宫颈狭窄时,可见宫腔积液;肿瘤向宫旁浸润至输尿管下段受累,或肿瘤压迫输尿管时,可见一侧或双侧肾积水。

(三)鉴别诊断

与子宫颈肌瘤相鉴别:多无明显临床症状,超声表现为宫颈内低回声占位,形态规则,圆形或椭圆形,边界清晰,回声不均,血流信号较稀疏,沿周边分布。

七、子宫内膜癌

(一)病理与临床

子宫内膜癌是女性生殖道常见的肿瘤之一,多发生在50～65岁的绝经后妇女。子宫内膜癌的发病一般认为与雌激素对子宫内膜的长期持续刺激有关,镜下最常见的病理类型为子宫内膜样腺癌。临床症状主要为阴道不规则出血或绝经后阴道出血、白带增多等。

(二)声像图表现

见图9-17。

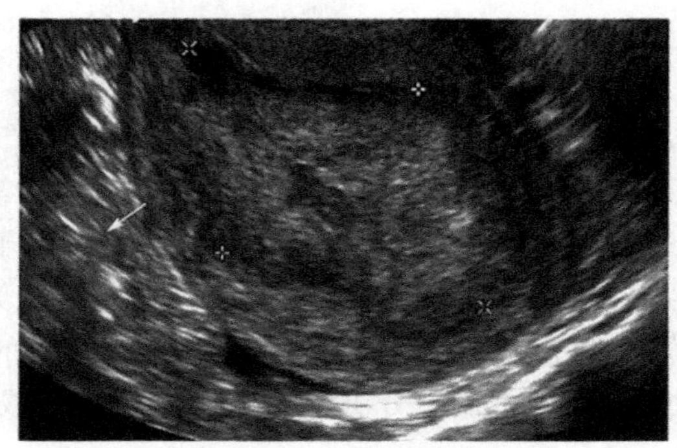

图9-17 子宫内膜癌

宫腔线消失,宫腔内充满中等回声,局部与子宫肌层分界不清,子宫肌层变薄(箭头所示),病理证实为子宫内膜癌伴深肌层浸润

(1)子宫内膜不均匀增厚:当育龄期妇女的内膜厚度>15 mm,绝经后妇女的内膜厚度>5 mm时,应视为内膜增厚。内膜厚度不均匀,形态不规则。

(2)大多数的内膜癌表现为弥散性或局限性不规则的中等回声,少数可以是低回声。

(3)肿瘤浸润肌层时,增厚的内膜与肌层间的低回声分界消失,肌层局部变薄。

(4)宫腔内有积液、积脓时,可见无回声区或无回声区内有点状回声。

(5)彩色多普勒显示肿瘤病灶周边及内部有较多的点状或迂曲条状彩色血流信号,呈低阻型动脉频谱。

(三)鉴别诊断

子宫内膜癌需与良性子宫内膜病变相鉴别。子宫内膜增生时,内膜呈均匀性增厚,与子宫肌层分界清晰,血流不丰富。子宫内膜息肉表现为局限性中强回声,形态规则,边界清晰,中心部可见条状滋养血流。但内膜癌与局灶性内膜增生以及部分表现不典型的内膜息肉在超声上仍较难鉴别,需通过诊断性刮宫获得病理诊断。

八、子宫肉瘤

(一)病理与临床

子宫肉瘤是一种罕见的高度恶性的女性生殖器肿瘤,来源于子宫肌层或肌层内结缔组织。

子宫肉瘤组织学成分复杂，包括子宫平滑肌、内膜间质、结缔组织、上皮或非上皮等成分。分类繁多，且分类仍未统一。根据不同的组织发生来源主要分为：平滑肌肉瘤、内膜间质肉瘤和恶性苗勒管混合瘤。子宫肉瘤好发于围绝经期妇女，最常见的症状是不规则阴道流血，部分患者自诉下腹部包块在短时间内迅速长大。

（二）声像图表现

（1）子宫肌层或盆腔单发巨大占位：病灶位于子宫肌层，使子宫不规则增大，或取代子宫肌层结构，显示为盆腔占位。平均直径＞8 cm，多呈分叶状或不规则形态，边界不清。

（2）常见的病灶内部回声呈不均匀中、低回声或不均质混合回声，内部失去旋涡状的典型平滑肌瘤样回声，可见不规则无回声区。

（3）肿瘤内部、周边血流信号显著增多，流速增快，血管形态不规则，排列紊乱，管径粗细不均。

（4）可探及高速低阻动脉频谱。

（三）鉴别诊断

子宫肉瘤主要与子宫肌瘤相鉴别，内部回声及血流丰富程度是鉴别重点。体积较大的子宫肌瘤内部回声呈旋涡状，周边可见环状或半环状血流信号，形态规则。

九、宫腔妊娠物残留

（一）病理与临床

宫腔妊娠物残留是早、中期流产后的常见并发症，是指妊娠终止后妊娠物没有完全排出，仍有部分残留在宫腔，清宫后病理检查可见绒毛。临床表现为流产后不规则或持续阴道流血。

（二）声像图表现

（1）部分宫腔线模糊或不连续。

（2）宫腔可探及团块状中高回声，以宫腔近宫角处多见，大小为 1～3 cm，形态不规则，边界欠清，内部回声不均。

（3）CDFI 显示中高回声内部及其附着处肌层探及较丰富血流信号，可探及低阻动脉血流。

（三）鉴别诊断

1.内膜息肉

声像图也表现为中强回声，但回声均匀，边界清晰，蒂部可见条状滋养血流，血流不丰富。

2.妊娠滋养细胞肿瘤

该类肿瘤临床表现及实验室检查与妊娠物残留有交叉。声像图表现的鉴别要点是病灶位置及血流情况，妊娠物残留的病灶位于宫腔，附着处肌层血流可较丰富，但走行规则；妊娠滋养细胞肿瘤病灶侵犯肌层，血流极其丰富且紊乱。

十、宫角妊娠

（一）病理与临床

目前，关于宫角妊娠的准确定义尚有异议，本节所讨论的宫角妊娠是指胚胎种植在走行于子宫角部的输卵管间质部的异位妊娠，即输卵管间质部妊娠。而非宫腔角部妊娠（即偏心性宫腔妊娠）。宫角妊娠发生率约占所有异位妊娠的 1%～2%。临床表现为停经后不规则阴道出血及下腹痛，诊断不及时者可能发生子宫角破裂，造成失血性休克甚至危及生命的严重后果。

(二)声像图表现

见图 9-18。

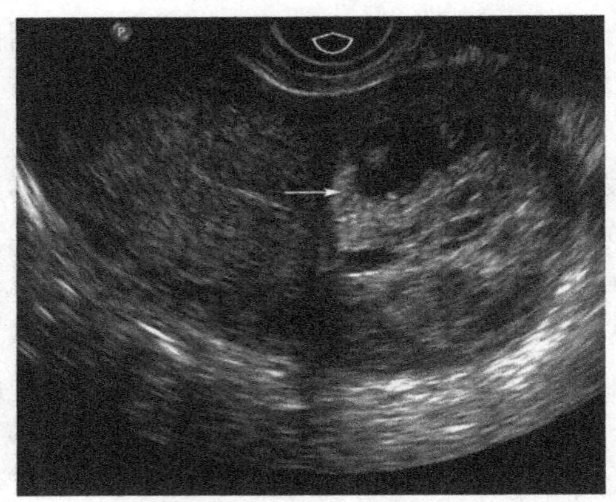

图 9-18　宫角妊娠

左侧宫角膨隆外突,可见 3.8 c m×3.2 cm 混合回声包块(箭头),边界清晰,内回声不均。病理证实为左子宫角凝血、坏死物及破碎的平滑肌组织呈现慢性炎性病变,其中可见退变的绒毛

宫角妊娠声像图表现可分为孕囊型及包块型。孕囊型较易诊断,超声可见妊娠囊明显偏于宫角一侧,周边无蜕膜环绕,与宫腔蜕膜之间可见肌层回声。包块型宫角妊娠见于一次或多次宫角妊娠清宫后的患者或宫角妊娠胚胎发育不良时。包块型宫角妊娠的声像图表现如下。

(1)子宫略饱满,未清宫者内膜稍增厚,已行清宫者内膜可不厚。

(2)子宫底部横切面上可见一侧宫角增大,明显外突。

(3)一侧宫角处可见混合回声包块,以中低回声为主,内部及周边可见不规则无回声区,包块形态较规则,边界尚清。

(4)包块周边探及丰富血流信号,可探及低阻动脉血流。病灶同侧子宫动脉增粗,阻力指数降低。

(三)鉴别诊断

包块型宫角妊娠需与妊娠滋养细胞肿瘤相鉴别,包块位置、边界及血流特点是鉴别要点。宫角妊娠包块位于子宫角部,包块与子宫肌层分界较清楚,血流以周边分布为主;妊娠滋养细胞肿瘤可发生于子宫肌层的任何部位,大部分病灶与子宫肌层分界不清,血流信号丰富且极其紊乱。

十一、瘢痕妊娠

(一)病理与临床

瘢痕妊娠是指胚胎种植于子宫前壁下段剖宫产瘢痕处。近年来,随着剖宫产率的上升,其发生率也逐渐上升。瘢痕妊娠的临床表现包括停经后不规则阴道出血及下腹痛,部分患者为早孕常规超声检查时偶然发现。

(二)声像图表现

瘢痕妊娠的声像图表现可分为孕囊型及包块型;孕囊型又分为瘢痕处孕囊型及宫腔下段孕囊型。

孕囊型的声像图表现:①瘢痕处孕囊全部或部分位于子宫前壁瘢痕处肌层内(图 9-19A)。

②CDFI于孕囊周围可探及滋养层低阻血流。③瘢痕处的肌层明显变薄。④宫腔下段孕囊型表现为孕囊大部分位于宫腔下段甚或宫腔中上段，少部分位于瘢痕处，孕囊常变形，如拉长、成角等（图 9-19B）。⑤瘢痕处孕囊型较易诊断，而宫腔下段孕囊型由于孕囊大部分位于宫腔下段甚或宫腔中上段，少部分位于瘢痕处，易误诊。需引起足够重视。

包块型瘢痕妊娠常见于瘢痕妊娠误诊为宫内妊娠进行一次或多次清宫后的患者。其声像图表现（图 9-19C）：①子宫前壁下段处可见混合回声包块，以中低回声为主，内部可见不规则无回声区，包块形态多较规则，边界清或不清。②包块向子宫前方膀胱方向突出。③包块周边探及丰富血流信号，可探及低阻动脉血流。

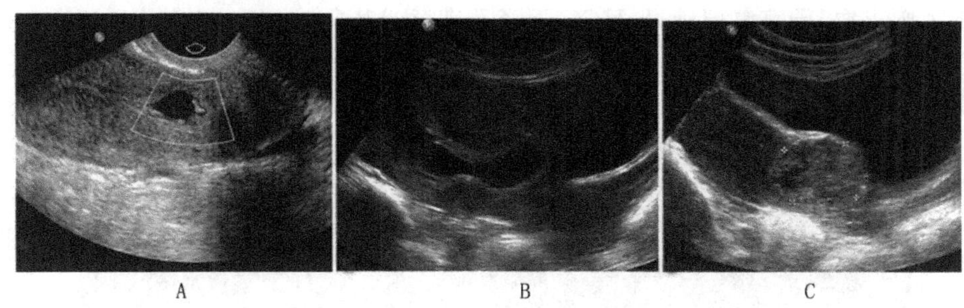

A　　B　　C

图 9-19　瘢痕妊娠

A.孕囊型瘢痕妊娠：孕囊型大部分位于子宫前壁瘢痕处肌层内；B.孕囊型瘢痕妊娠：孕囊大部分位于宫腔中下段，少部分位于瘢痕处，前壁下段肌层明显变薄；C.包块型瘢痕妊娠：子宫前壁下段处可见混合回声包块，边界较清晰

（三）鉴别诊断

包块型瘢痕妊娠需与妊娠滋养细胞肿瘤相鉴别，包块位置、边界及血流特点以及临床资料是鉴别要点。瘢痕妊娠包块位于子宫前壁下段，包块与子宫肌层分界较清楚，血流以周边分布为主。妊娠滋养细胞肿瘤可发生于子宫肌层的任何部位，大部分病灶与子宫肌层分界不清，血流信号丰富且极其紊乱，且临床上常有 HCG 值的明显升高等。

十二、葡萄胎

（一）病理与临床

葡萄胎亦称水泡状胎块，是指妊娠后胎盘绒毛滋养细胞异常增生，终末绒毛转变成水泡；水泡间相连成串，形如葡萄而得名。葡萄胎分为完全性葡萄胎和部分性葡萄胎两类，其中大多数为完全性葡萄胎，且具较高的恶变率，少数为部分性葡萄胎，恶变罕见。葡萄胎的真正发病原因不明。临床表现包括停经后阴道流血，子宫异常增大、变软等。目前多数患者为在无临床症状时，因停经常规行超声检查而诊断。

（二）声像图表现

（1）子宫增大，宫腔扩张，肌层变薄。

（2）宫腔内充满混合回声，以中等回声为主，其内弥散分布大小不等的小囊状无回声，与子宫肌层分界尚清。

（3）宫腔积血征象：宫腔内可见不规则液性暗区或低回声。

（4）部分可合并双侧卵巢的黄素化囊肿。

(三)鉴别诊断

葡萄胎声像图具有特征性,较易诊断。但仅依据声像图表现较难区分完全性葡萄胎和部分性葡萄胎,需依靠清宫后的病理诊断确诊。

十三、侵蚀性葡萄胎

(一)病理与临床

侵蚀性葡萄胎是指葡萄胎组织侵入子宫肌层内,少数转移至子宫外,因具恶性肿瘤行为而命名。侵蚀性葡萄胎来自良性葡萄胎,多数在葡萄胎清除后 6 个月内发生。临床表现为葡萄胎清除后阴道不规则出血,子宫复旧延迟,HCG 下降不满意或升高。

(二)声像图表现

见图 9-20。

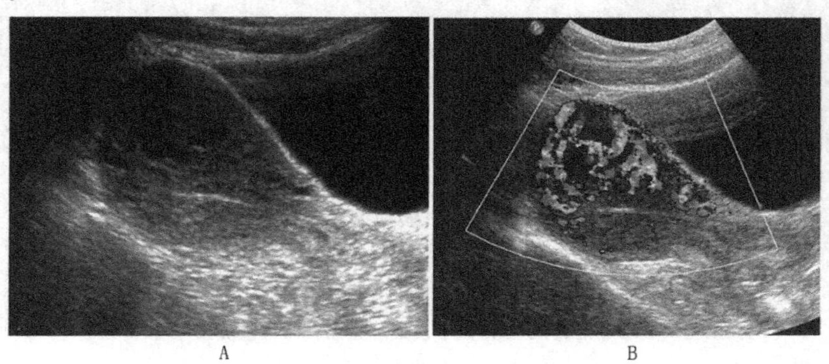

A　　　　B

图 9-20　**侵蚀性葡萄胎**

A.子宫前壁增厚,肌层回声不均;B.CDFI 其内见异常丰富的血流信号,部分区域血流紊乱

(1)子宫增大,肌层回声不均。

(2)子宫肌层内见不规则中等回声或低回声区,内部回声不均,可见裂隙状或不规则状无回声区,病灶区与正常肌层分界不清。部分体积较大者病灶内部可见多个小囊状无回声区。病灶处正常肌层变薄,部分病灶可穿破浆膜层。

(3)CDFI 显示子宫肌层及宫旁血流信号增加,病灶周边探及丰富而紊乱的血流信号,病灶内部裂隙状无回声内充满血流信号,体积较大者病灶内部的小囊状无回声内无血流。频谱多普勒显示病灶侧子宫动脉阻力指数减低,病灶周边及内部血窦内均可探及低阻动脉血流。

(4)部分可合并双侧卵巢黄素化囊肿。

(三)鉴别诊断

1.妊娠物残留

妊娠物残留病灶位于宫腔,附着处肌层血流可较丰富。

2.包块型宫角妊娠

宫角妊娠包块位于子宫角部位,包块与子宫肌层分界较清楚,血流以周边分布为主。妊娠滋养细胞肿瘤可发生于子宫肌层的任何部位,大部分病灶与子宫肌层分界不清,血流信号丰富且极其紊乱。

十四、绒毛膜癌

(一)病理与临床

绒毛膜癌是一种高度恶性肿瘤,早期就可通过血行转移至全身,破坏组织及器官,引起出血坏死。妊娠绒癌可继发于葡萄胎,也可以发生于流产或足月产后。临床表现为不规则阴道出血,以及其转移灶的相应临床表现,伴有 HCG 显著升高。组织学上绒癌与一般癌肿有很大区别,绒癌没有固有的结缔组织性间质细胞,也没有固有的血管。镜下见增生的滋养细胞和合体滋养细胞侵犯子宫肌层和血管。在癌灶中心部,往往找不到癌细胞,为大量出血坏死。边缘部可见成团滋养细胞,但不能找到绒毛结构。

(二)声像图表现

(1)子宫增大,肌层回声不均。

(2)子宫肌层内见不规则中等回声或低回声区,内部回声不均,可见不规则无回声区,病灶区与正常肌层分界不清。部分体积较大或化疗后的病灶可与肌层分界较清晰,内部回声较均匀。病灶后方回声增强。病灶处正常肌层变薄,部分病灶可穿破浆膜层。

(3)CDFI 显示子宫肌层及宫旁血流信号增加,病灶周边探及丰富紊乱血流,病灶内部不规则无回声内充满紊乱的血流信号,体积较大者病灶中心部分可无明确血流。频谱多普勒显示病灶侧子宫动脉阻力指数减低,病灶周边及内部血窦内可探及低阻动脉血流。

(4)部分可合并双侧卵巢黄素化囊肿。

(三)鉴别诊断

1.妊娠物残留

妊娠物残留病灶位于宫腔,附着处肌层血流可较丰富。

2.包块型宫角妊娠

宫角妊娠包块位于子宫角部,包块与子宫肌层分界较清楚,血流以周边分布为主。妊娠滋养细胞肿瘤可发生于子宫肌层的任何部位,血流信号丰富且极其紊乱。

十五、宫内节育器

(一)病理与临床

我国约 70%的妇女选用宫内节育器(IUD)作为避孕方法,约占世界 UD 避孕总数的 80%。IUD 一般是采用防腐塑料或金属制成,部分 IUD 附加有避孕药物(如可释放出女性激素或吲哚美辛等)。目前,国内外现有的 IUD 30~40 种,我国临床常用的 IUD 形态各异,有 T 形、V 形、γ 形、宫型等10 余种形态。

(二)声像图表现

正常 IUD 位置为近宫底的宫腔中上部内,其下缘在宫颈内口之上。经阴道超声较经腹超声能更清晰地显示子宫腔与 IUD 的关系以及各类型 IUD 的形态。

(1)IUD 的共同特点为强回声区,但不同类型的 IUD 回声水平不同。含金属的 IUD 回声最强,后方伴有彗星尾征或伴有声影;而塑料材质 IUD 回声强度稍减弱,无明显彗星尾征及声影。

(2)宫内节育器位置下移表现为:IUD 未位于宫腔的中上部,IUD 上缘不贴近宫腔底部,其上方可见子宫内膜线回声,IUD 下缘达宫颈内口以下(图 9-21)。

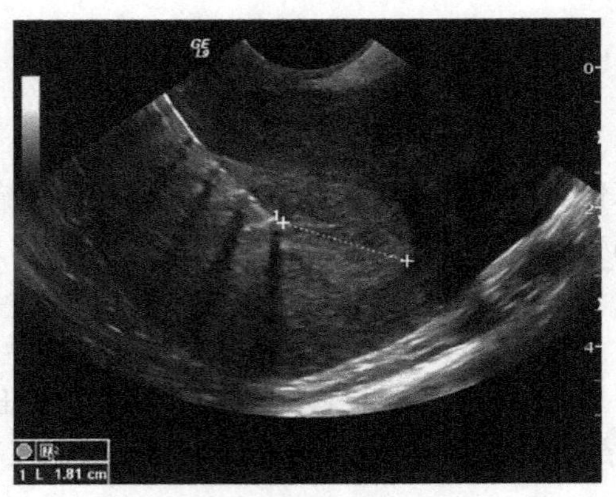

图 9-21　宫内节育器位置下移

宫内节育器主要位于宫腔下段，上端距离宫腔底部约 1.8 cm

(3)宫内节育器肌层嵌顿表现为：IUD 位置偏于一侧；IUD 周边未见内膜回声，可见肌层环绕。

（李　婧）

第三节　卵巢疾病

卵巢疾病主要包括卵巢瘤样病变和卵巢肿瘤。

卵巢瘤样病变又称卵巢非赘生性囊肿，包括卵巢生理性囊肿、黄素化囊肿、多囊卵巢综合征和卵巢子宫内膜异位症。

卵巢肿瘤种类繁多，根据其来源可分为上皮性肿瘤、性索间质肿瘤、生殖细胞肿瘤和转移性肿瘤。其中主要良性肿瘤包括卵巢浆液性/黏液性囊腺瘤、卵巢成熟性畸胎瘤、卵巢泡膜细胞瘤-纤维瘤。主要恶性肿瘤包括卵巢浆液性/黏液性囊腺癌、卵巢子宫内膜样癌、卵巢透明细胞癌、卵巢颗粒细胞瘤、卵巢未成熟畸胎瘤、卵巢无性细胞瘤、内胚窦瘤和卵巢转移癌。

各类卵巢肿瘤均可并发肿瘤蒂扭转，出现妇科急腹症。

一、卵巢生理性囊肿(滤泡囊肿、黄体囊肿)

(一)病理与临床

本病常见于生育年龄段妇女，通常无症状，少数病例可出现一侧下腹部隐痛。多数生理性囊肿可在1～3 个月内自行消失，无须特殊治疗。滤泡囊肿是最常见的卵巢单纯性囊肿，为卵泡发育至成熟卵泡大小时不破裂，且其内液体继续积聚所致，囊内液体清亮透明，直径一般小于5 cm，偶可达7～8 cm，甚至10 cm。一般无症状，多在 4～6 周内逐渐消失。正常排卵后形成的黄体直径一般为1.5 cm左右。当黄体腔内积聚较多液体或卵泡壁破裂引起出血量较多而潴留于黄体腔内，形成直径达 2.5 cm 以上的囊肿时，称为黄体囊肿，也有称黄体血肿、出血性黄体囊肿等。黄体囊肿的直径可达到 4 cm 左右，一般不超过5 cm，偶可达 10 cm。较大的黄体囊肿破裂时可出现腹痛、腹膜刺激征等急腹症症状，是妇科较常见的急腹症之一。

(二)声像图表现

1.滤泡囊肿

于一侧卵巢内见无回声区,壁薄而光滑,后方回声增强,一侧或周边可见少许卵巢回声(图 9-22)。

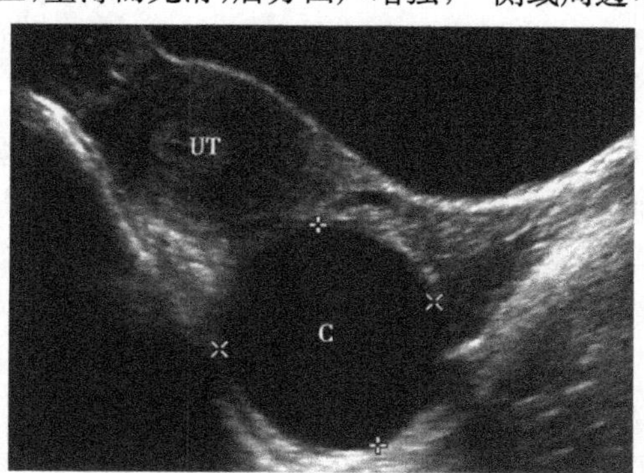

图 9-22　卵巢滤泡囊肿

纵切面显示子宫(UT)左后方无回声(C),壁薄而光滑、透声好

2.黄体囊肿

其超声表现在不同病例中变化较大,与囊内出血量的多少、残余卵泡液的多少以及机化血块的大小和形成时间长短等相关。早期,急性出血可表现为强回声,可能被误认为实性肿物;此后囊内血液机化形成不规则中低或中高回声;后期血块溶解时可以见到低回声网状结构。囊肿壁塌陷时则形成类圆形实性中等或中高回声。CDFI 表现为囊肿周边有环绕血流,频谱呈低阻型。而囊内包括机化的血块等则均不显示血流信号(图 9-23)。

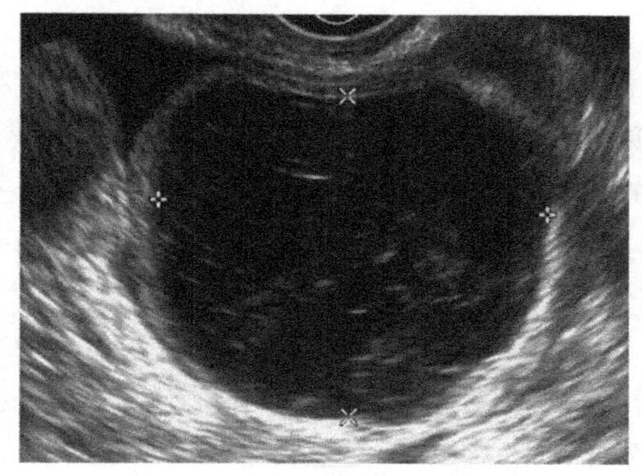

图 9-23　卵巢黄体囊肿

卵巢内见混合回声,类圆形,内见网状中等回声

(三)鉴别诊断

黄体囊肿的超声表现多样,应与卵巢肿瘤相鉴别。囊壁上有血块附着时,可能被误认为是卵巢囊性肿瘤壁上的乳头;囊内较多急性出血或囊肿壁塌陷时可能被误认为是卵巢实性肿瘤或卵巢子宫内膜异位囊肿。鉴别要点包括:①滤泡囊肿和黄体囊肿为单侧、单发囊肿,多于 1～3 个月自行消失;而巧克力囊肿可多发、双侧,不会自行消失。随诊复查,可帮助两者的鉴别。②黄体囊肿周边有环绕血流信号,走行规则,频谱呈低阻型,内部未见血流信号,而卵巢实性肿瘤的实性成分内可见血流信号,必要时进行微泡超声造影剂的超声造影检查,有助于明确诊断。

黄体囊肿破裂需与宫外孕破裂相鉴别,前者常发生在月经周期的后半段,表现为一侧卵巢增大、结构模糊，卵巢内见不规则囊性包块。后者多有停经史，超声表现为一侧附件区包块，多位于卵巢与子宫之间，形态不规则，双侧卵巢均可见。

二、黄素化囊肿

（一）病理与临床

见于促排卵治疗时出现的卵巢过度刺激综合征（外源性 HCG 过高）患者和滋养细胞疾病（内源性 HCG 过高）患者。临床症状表现为恶心、呕吐等，严重者可伴有胸腔、腹水，出现胸闷、腹胀症状。卵巢过度刺激综合征患者停促排卵药物后囊肿缩小、症状逐渐消失；滋养细胞肿瘤患者化疗后 HCG 水平下降、囊肿也随之缩小。

（二）声像图表现

卵巢过度刺激综合征患者双侧卵巢呈对称性或不对称性增大，内见多个卵泡回声，体积较正常卵泡大；另子宫直肠陷凹可见少量至中等量的积液。滋养细胞肿瘤的黄素化囊肿可出现在单侧，囊肿数目通常并不多。

（三）鉴别诊断

此类疾病的诊断主要依靠病史和声像图特点，多数情况下容易诊断。当因黄素化囊肿而增大的卵巢发生扭转时，患者可出现一侧下腹部剧痛等急腹症症状，此时需与其他妇科急诊相鉴别，如卵巢黄体囊肿破裂、宫外孕破裂、卵巢畸胎瘤扭转等。根据其声像图特点并结合病史，可资鉴别。

三、多囊卵巢综合征

（一）病理与临床

本病由于女性内分泌功能紊乱导致生殖功能障碍、糖代谢异常，体内雄激素增多，卵泡不能发育成熟，无排卵。临床表现为月经稀发或闭经、不孕，多毛、肥胖、胰岛素抵抗等。本病常见于青春期女性，关于其发病机制至今尚不十分清楚。大体病理上，60%～70%的多囊卵巢综合征患者表现为双侧卵巢对称性增大，少数病例卵巢无增大或仅单侧增大；切面显示卵巢白膜明显增厚，白膜下排列多个卵泡，数个至数十个不等，直径 0.2～0.6 cm。

（二）声像图表现

典型病例中，子宫略小于正常水平；双侧卵巢增大，长径大于 4 cm，卵泡数目增多，最大切面卵泡数≥10 个，沿卵巢周边分布（图 9-24）；卵泡直径较小，平均在 5 mm，无优势卵泡；卵巢髓质部分增多、回声增强。不典型病例中，卵巢体积可在正常范围内，或仅一侧卵巢体积增大，卵泡数目、大小和分布特点同上，超声发现卵巢的卵泡数目增多时，应提示卵巢的卵泡数目增多或卵巢多囊样改变，请临床注意除外多囊卵巢综合征。

（三）鉴别诊断

根据其临床表现、实验室激素水平检测结果，结合超声声像图特点，不难对本病做出判断。但仍应注意与其他因素引起的卵巢多囊性改变相鉴别，如慢性盆腔炎时卵巢的多囊性改变等。

四、卵巢子宫内膜异位症

（一）病理与临床

卵巢子宫内膜异位症是指具有生长功能的子宫内膜组织异位到卵巢上，与子宫腔内膜一样发生周期性的增殖、分泌和出血所致的囊肿，临床上本病又称“巧克力囊肿”，简称巧囊。巧克力囊肿是子宫内膜异位症最常见的类型之一。卵巢子宫内膜异位症的发生学说包括子宫内膜种植、体腔上皮化生、转移等，其中以种植学说得到最为广泛认同，认为子宫内膜及间质组织细胞随月经血通过输卵管逆流进入盆腔，种植到卵巢和盆腔腹膜上，经过反复增生、出血形成囊肿，囊内液通常呈暗褐色、黏稠。由于子宫内膜异位症导致盆腔粘连，卵巢可固定于盆壁或子宫后方。临床表现主要有继发性、渐进性加重的痛经和不孕，部分患者痛经于月经来潮前即出现，来潮后2～3 天即缓解；部分患者还有月经失调的表现。约有 25％的患者可无任何症状。卵巢内异症囊肿破裂或合并急性感染时亦可引起急腹症。

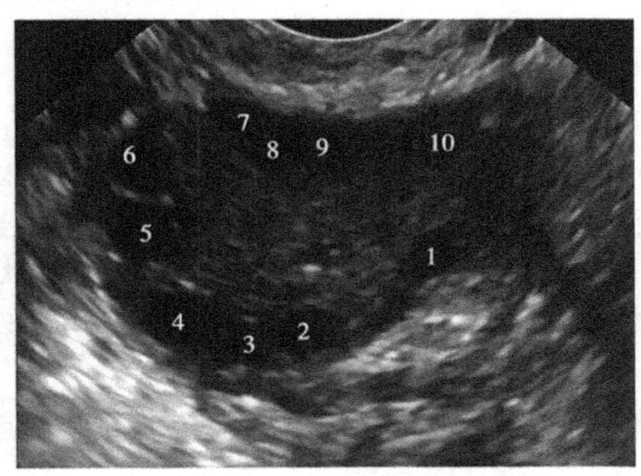

图 9-24　多囊卵巢综合征

卵巢内可见多个小卵泡，沿卵巢周边分布(数字标示 1～10 为卵泡)

(二)声像图表现

子宫内膜异位症的声像图表现多样，典型的子宫内膜异位囊肿特点包括以下几点。

(1)囊肿内充满均匀的点状低回声。

(2)有时囊内可见不规则中等回声或网状回声，为出血机化表现(图 9-25)。

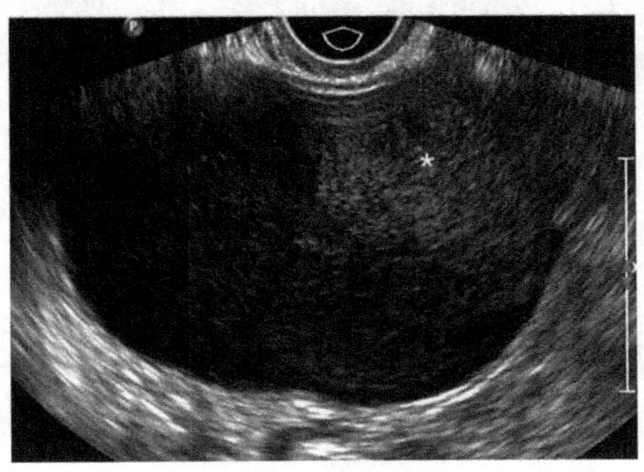

图 9-25　卵巢子宫内膜异位症

病变内见均匀点状低回声，一侧可见不规则中等回声(＊)

(3)囊肿壁较厚。有时一侧卵巢内出现多个囊肿，聚集而形成一个较大的多房性囊肿，之间有厚的分隔。

(4)1/3～1/2 的病例呈双侧性发生，囊肿出现于双侧卵巢。

(5)含有巧克力囊肿的卵巢与周围组织粘连，可固定于子宫的后方。

(6)CDFI：囊肿壁上可探及少许血流信号。

(三)鉴别诊断

卵巢子宫内膜异位症虽有较特异的超声声像图特点，多数病例诊断并不困难。但少数不典型病例的卵巢内异症囊肿内血液完全机化，可出现实性不规则的中等或中高回声，或出现厚薄不均的网状分隔，应注意与卵巢肿瘤、卵巢黄体囊肿等相鉴别。CDFI 肿物内部是否探及血流信号是鉴别诊断的关键，巧克力囊肿内不论是否存在实性回声均不出现血流信号；鉴别困难时，可行静脉超声造影检查明确肿物内血供情况，对鉴别诊断帮助很大。经腹超声检查时，应注意调高仪器 2D 增益，使用仪器的谐波功能或观察囊内有无密集的点状低回声，以与卵巢的滤泡囊肿相鉴别。

五、卵巢冠囊肿

(一)病理与临床

卵巢冠囊肿并不直接来自卵巢，而是来源于卵巢系膜里的中肾管。以生育年龄妇女多见，通常囊肿直径在 3～5 cm，但也可像卵巢囊腺瘤一样大。少数情况下，囊肿合并囊内出血；极少数情况下，囊内有分隔。囊肿体积较小时患者通常无明显不适症状，当囊肿长大到一定程度时，患者可出现腹部隆起、腹胀或一侧下腹隐痛的症状；当其合并囊肿蒂扭转时，则出现急性腹痛等症状。

(二)声像图特点

卵巢冠囊肿表现为一侧附件区的囊性肿物，壁薄、透声好，最主要的特点是同侧卵巢形态完整，位于其旁(图 9-26)。

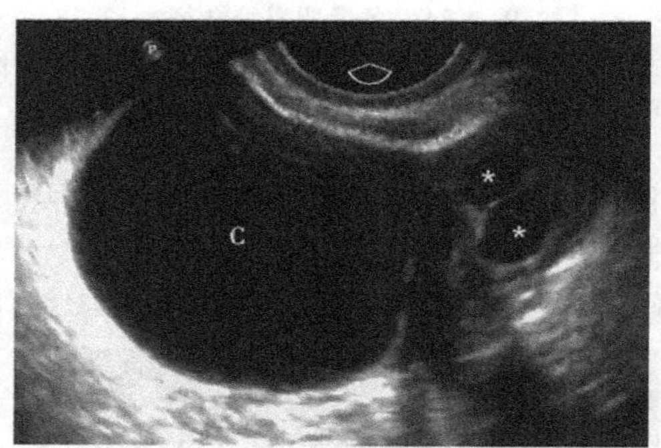

图 9-26　卵巢冠囊肿

卵巢的一侧可见薄壁无回声(C)，类圆形，内部无分隔，透声好，其旁可见卵巢回声(*：卵巢内的卵泡)

(三)鉴别诊断

本病应与卵巢生理性囊肿和卵巢内异症囊肿等相鉴别，能够观察到卵巢的完整结构位于其旁是鉴别的关键。

六、卵巢囊腺瘤

(一)病理与临床

卵巢囊腺瘤是最常见的卵巢良性肿瘤之一，分为浆液性囊腺瘤和黏液性囊腺瘤。浆液性肿瘤大体病理上为囊性肿物，大多单侧发生，直径 1～20 cm，单房或多房；囊内壁及外壁均光滑，多数囊内含清亮的浆液，少数也可能含较黏稠液；囊内壁有乳头者为乳头状囊腺瘤。黏液性囊腺瘤大体病理上为囊性肿物，多呈圆形、体积巨大；表面光滑，切面常为多房性，囊壁薄而光滑，有时因房过密而呈实性。囊腔内充满胶冻样黏稠液，但少数囊内为浆液性液；较少出现乳头。卵巢囊腺瘤早期体积小，多无症状。中等大的肿瘤常引起腹胀不适。巨大的肿瘤占据盆、腹腔出现压迫症状，腹部隆起，可触及肿块。合并感染时出现腹水、发热、腹痛等症状。黏液性囊腺瘤可发生破裂，种植于腹膜上形成腹膜黏液瘤病，肿瘤体积巨大，压迫但不侵犯实质脏器。

(二)声像图表现

浆液性和黏液性囊腺瘤超声特点有所不同。

(1)浆液性囊腺瘤：中等大小，外形呈规则的类圆形，表面光滑，内部呈单房或多房囊性，分隔薄而规则，囊内透声好。浆液性乳头囊腺瘤囊内见单个或多个内生性和(或)外生性乳头，乳头形态较为规则(图 9-27)；CDFI 乳头内可见血流信号。少数病例发生于卵巢冠，仍可见部分正常卵巢组织的回声。

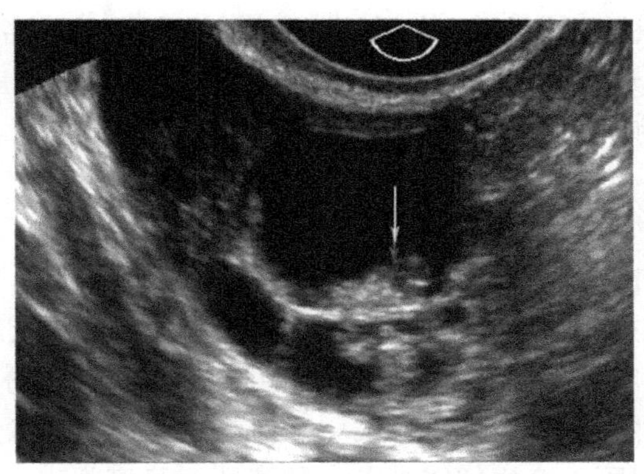

图 9-27 卵巢浆液性乳头状囊腺瘤

卵巢内见无回声，内含网状分隔，隔上可见多个乳头样中高回声(箭头所指为乳头)

(2)黏液性囊腺瘤：常为单侧发生，常呈多房性囊肿，体积通常较大，直径可达 15～30 cm；分隔较多而厚(图 9-28)，内部可见散在的点状回声，为黏液性肿瘤的特征性表现；本病较少出现乳头。

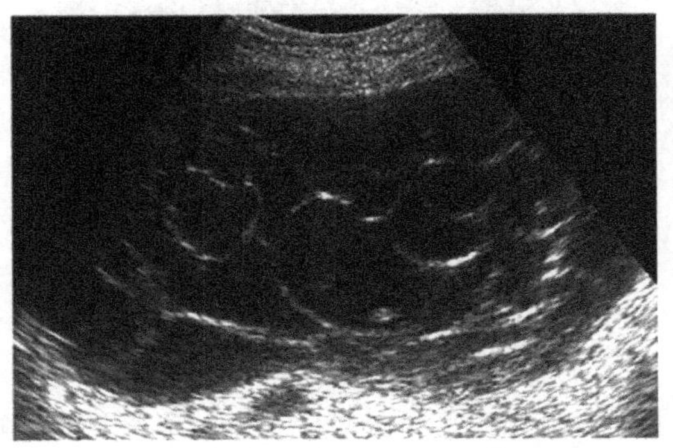

图 9-28 卵巢黏液性乳头状囊腺瘤

附件区见多房性无回声，大小约 20 cm×18 cm×9 cm，内含较密集的网状分隔，内部可见散在的点状回声

(3)腹膜黏液瘤病表现为腹腔内见多个病灶，回声表现与单发病变相似，分隔更多、囊腔更小。

(4)交界性囊腺瘤的表现与上述相似，但乳头可能更多、更大，CDFI 可能显示乳头上较丰富血流信号。

(三)鉴别诊断

注意与卵巢生理性囊肿、卵巢子宫内膜异位症、输卵管积水及炎性包块等疾病相鉴别。

七、卵巢囊腺癌

(一)病理与临床

卵巢囊腺癌是卵巢原发的上皮性恶性肿瘤,包括浆液性囊腺癌和黏液性囊腺癌,其中浆液性囊腺癌是最常见的卵巢恶性肿瘤。浆液性囊腺癌肿瘤平均直径 10～15 cm,切面为囊实性,以形成囊腔和乳头为特征,有多数糟脆的乳头和实性结节,囊内容为浆液性或混浊血性液;黏液性囊腺癌切面呈多房性,囊腔多而密集,囊内壁可见乳头及实性区,囊液为黏稠黏液或血性液,但有约 1/4 囊内为浆液性液。组织学可分为高、中、低分化三级。卵巢囊腺癌患者早期多无明显症状。出现症状时往往已届晚期,迅速出现腹胀、腹痛、腹部肿块及腹水。预后较差。目前筛查卵巢肿瘤的主要方法是盆腔超声和肿瘤标志物 CA125 的检测,两者联合应用,可提高诊断准确性。

(二)声像图特点

(1)肿物通常体积巨大,外形不规则。

(2)可双侧发生,双侧等大或一侧大而另一侧小。

(3)肿物表现为混合回声,常为一个巨大的肿物内部可见低回声及无回声与分隔。当肿物以低回声为主时,低回声内部明显不均匀、不规则(图 9-29)。以囊性成分为主时,肿瘤内可见多个厚薄不均、不规则的分隔,并可见乳头样中等或中高回声,数目多、体积大、形态不规则,乳头内有圆形无回声区域。囊内有时可见充满细密光点。黏液性囊腺癌超声表现与浆液性囊腺癌相似,不同的是黏液性囊腺癌的无回声区内常见充满密集或稀疏点状回声,为黏液的回声。

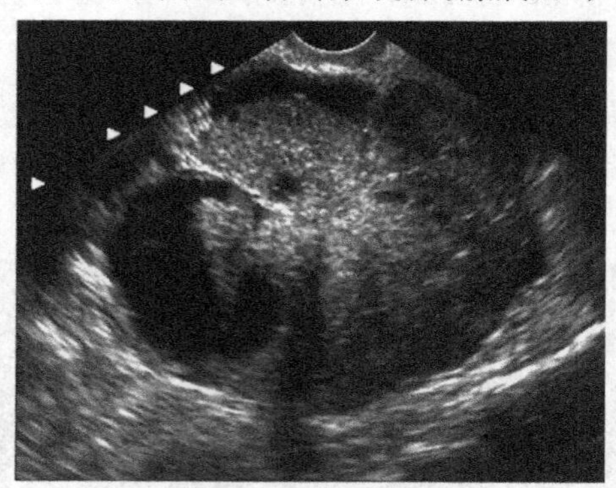

图 9-29　卵巢浆液性乳头状囊腺癌

附件区可见巨大混合回声,形态不规则,内部以不规则中等回声为主,间以不规则无回声区

(4)CDFI:分隔、乳头及肿瘤内低回声区可见较丰富条状血流信号,频谱呈低阻型(RI<0.5)。

(5)常合并腹水。

(三)鉴别诊断

超声检查通常难以在术前确定卵巢恶性病变的病理类型,主要的鉴别诊断包括良性病变与恶性病变的鉴别、卵巢肿瘤与炎性包块的鉴别。鉴别要点如下。

(1)二维形态:①有实性成分的单房或多房囊肿,乳头数目较多、不规则时要考虑到恶性病变。②以实性为主的囊实性病变，或回声不均匀的实性肿瘤则大多为恶性。恶性肿瘤较大时形态不规则、边界欠清、内部回声明显不均，可见厚薄不均的分隔，多合并腹水。③良性肿瘤多表现为囊性或以囊性为主的混合性包块，如单房囊肿、无实性成分或乳头，或多房囊肿，有分隔，但无实性成分或乳头，且分隔薄而均匀时，一般为良性；有乳头但数目少且规则，也多为良性。④盆腔炎性包块的二维及 CDFI 特征与卵巢恶性肿瘤有不少相似之处，是超声鉴别诊断的难点。通过仔细观察输卵管炎症的腊肠样回声，以及是否有正常的卵巢回声结构是鉴别诊断的关键，若在附件区域或病灶内见到正常卵巢结构，则首先考虑为炎性病变。当然，盆腔炎症明显累及卵巢（如输卵管-卵巢脓肿）时，单凭超声表现是很难确定的，必须密切结合临床病史、症状及体征进行综合判断。

(2)CDFI 对卵巢肿瘤良恶性鉴别的帮助也是肯定的。恶性肿瘤由于其大量新生血管及动静脉瘘形成、血管管壁缺乏平滑肌，CDFI 可见丰富血流信号，动脉血流多呈低阻型，多数学者认为 RI＜0.4可作为诊断恶性卵巢肿瘤的 RI 阈值。

因卵巢肿瘤组织学的种类繁多，除典型的畸胎瘤、浆液性囊性瘤和黏液性囊腺瘤外，超声检查通常无法判断其组织学类型。根据卵巢肿物二维声像图上的形态学特点，可以对一部分肿瘤的性质做出良恶性鉴别。但是非赘生性囊肿合并出血、不典型的卵巢子宫内膜异位症囊肿以及盆腔炎时声像图变异很大，给良恶性肿瘤的鉴别诊断带来困难。

八、卵巢子宫内膜样癌

（一）病理与临床

卵巢子宫内膜样癌为卵巢上皮来源恶性肿瘤，大体病理上，肿物为囊实性或大部分为实性，直径为10～20 cm，囊内可有乳头状突起。部分肿瘤为双侧性。镜下组织结构与子宫内膜癌极相似。临床表现包括盆腔包块、腹胀、腹痛、不规则阴道出血、腹水等。本病可能为子宫内膜异位囊肿恶变，也可与子宫内膜癌并发，因此当发现囊实性类似囊腺癌的肿块时，若有内膜异位症病史，或同时发现子宫内膜癌，应注意卵巢子宫内膜样癌的可能性。

（二）声像图特点

本病声像图特点类似卵巢乳头状囊腺癌，呈以中等回声为主的混合回声，或无回声内见多个乳头状中等回声或形态不规则的中等回声（图 9-30）。

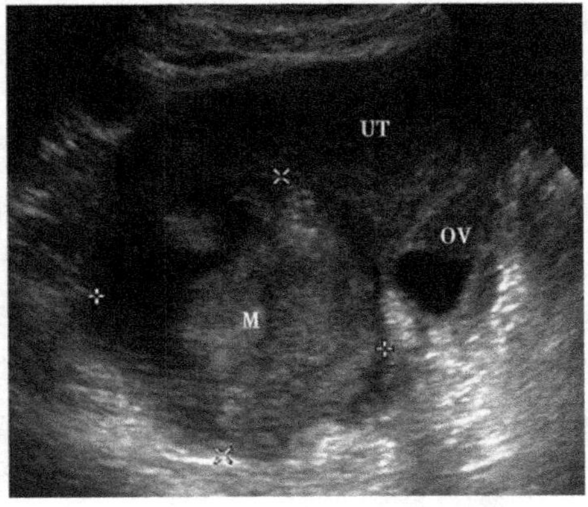

图 9-30　卵巢子宫内膜样癌

附件区可见混合回声包块，部分边界不清、形态欠规则，内见不规则中高回声（M：肿物；UT：子宫；OV：另一侧的卵巢）

(三)鉴别诊断

见卵巢囊腺癌。

九、卵巢颗粒细胞瘤

(一)病理与临床

卵巢颗粒细胞瘤为低度恶性卵巢肿瘤，是性索间质肿瘤的主要类型之一；75%以上的肿瘤分泌雌激素。自然病程较长，有易复发的特点。大体病理上，肿瘤大小不等，圆形、卵圆形或分叶状，表面光滑；切面实性或囊实性，可有灶性出血或坏死；少数颗粒细胞瘤以囊性为主，内充满淡黄色液体，大体病理上似囊腺瘤。颗粒细胞瘤可分为成人型及幼年型，成人型约占95%，而幼年型约占5%。幼年型患者可出现性早熟症状。成人患者好发年龄为40～50岁妇女及绝经后妇女，主要临床症状包括月经紊乱、月经过多、经期延长或闭经，绝经后阴道不规则出血；高水平雌激素的长期刺激使子宫内膜增生，或出现息肉甚至癌变，还会出现子宫肌瘤等。其他临床症状包括盆腔包块、腹胀、腹痛等。

(二)声像图特点

(1)颗粒细胞瘤可以为实性、囊实性或囊性，因而声像图表现呈多样性。小者以实性不均质低回声为主，后方无明显声衰减。大者可因出血、坏死、囊性变而呈囊实性或囊性，可有多个分隔而呈多房囊实型，有时表现为实性包块中见蜂窝状无回声区；囊性为主包块可表现为多房性甚或大的单房性囊肿。

(2)CDFI：由于颗粒细胞瘤产生雌激素，使瘤体内部血管扩张明显，多数肿瘤实性部分和分隔上可检出较丰富血流信号。

(3)子宫：肿瘤产生的雌激素可导致子宫内膜增生、息肉甚至内膜癌表现。

(三)鉴别诊断

实性卵巢颗粒细胞瘤需与浆膜下子宫肌瘤鉴别；多房囊实性者需与其他卵巢肿瘤如浆液性囊腺癌、黏液性囊腺瘤/癌等相鉴别；囊肿型颗粒细胞瘤内含清亮液体回声且壁薄，需与囊腺瘤甚或卵巢单纯性囊肿鉴别。鉴别困难时，需密切结合临床资料综合判断。

十、卵泡膜细胞瘤-纤维瘤

(一)病理与临床

卵泡膜细胞瘤和卵巢纤维瘤均为性索间质肿瘤，为良性肿瘤。前者可与颗粒细胞瘤合并存在，分泌雌激素，出现子宫内膜增生症、月经不规律或绝经后出血等相关症状。后者不分泌激素，但有时并发腹水或胸腔积液，此时称 Meigs 综合征。卵泡膜细胞瘤与卵巢纤维瘤常混合存在，故有泡膜纤维瘤之称。病理检查前者由短梭形细胞构成，细胞质富含脂质，类似卵巢卵泡膜内层细胞；后者瘤细胞呈梭形、编织状排列，内含大量胶原纤维。卵泡膜细胞瘤好发于绝经前后，约65%发生在绝经后；卵巢纤维瘤也多发于中老年妇女。卵泡膜细胞瘤的临床症状包括月经紊乱、绝经后阴道出血等雌激素分泌引起的症状及腹部包块等。卵巢纤维瘤的主要临床症状包括腹痛、腹部包块以及由于肿瘤压迫引起的泌尿系统症状等。卵巢纤维瘤多为中等大小、光滑活动、质实而沉，很容易扭转而发生急性腹痛。也有相当的病例并没有临床症状，于体检及其他手术时发现，或因急性扭转始来就诊。

(二)声像图表现

两者均为单侧实性肿物,肿物类圆形、边界清晰,内部回声均匀或不均匀。泡膜细胞瘤表现为中高或中低水平回声区,透声性尚好,后方回声可轻度增强(图 9-31)。CDFI:内可见散在血流信号。少数病例呈囊实性表现。卵巢纤维瘤特点为圆形或椭圆形低回声区(回声水平多较子宫肌瘤更低),边界轮廓清晰,常伴后方衰减,此时后方边界不清(图 9-32)。有时难与带蒂的子宫浆膜下肌瘤或阔韧带肌瘤鉴别。

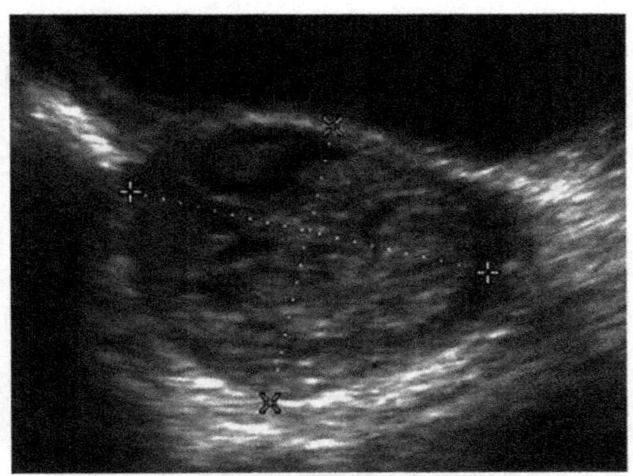

图 9-31　卵泡膜细胞瘤

病变呈混合回声,类圆形、边界清晰,内见中等回声及少许无回声

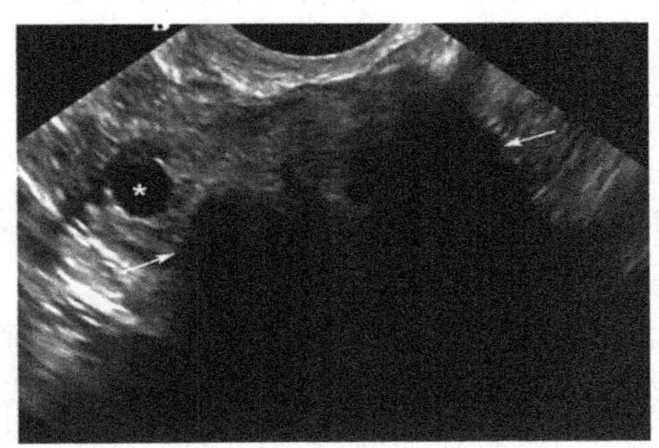

图 9-32　卵巢纤维瘤

病变呈低回声(箭头),后方回声衰减,其旁可见卵巢回声(*:卵泡)

(三)鉴别诊断

应与浆膜下子宫肌瘤、卵巢囊肿等相鉴别。多数情况下,可以发现浆膜下肌瘤与子宫相连的蒂,鉴别较易;不能观察到蒂时,若见双侧完整、正常的卵巢结构,则有助判断为浆膜下子宫肌瘤,若同侧的卵巢未显示或不完整,则卵巢纤维瘤可能性大。少数质地致密的纤维瘤,声像图上回声极低,尤其经腹扫查时可表现为类似无回声样的包块,可能误诊为卵巢囊肿,经阴道超声仔细观察囊肿后方回声增强的特征及病灶内有否血流信号可帮助明确诊断。

十一、成熟性畸胎瘤(皮样囊肿)

(一)病理与临床

成熟性畸胎瘤即良性畸胎瘤,肿瘤以外胚层来源的皮肤附件成分构成的囊性畸胎瘤为多,故又称皮样囊肿,是最常见的卵巢良性肿瘤之一。大体病理上,肿瘤最小的仅 1 cm,最大可达

30 cm或充满腹腔，双侧性占 8%～24%；肿瘤为圆形或卵圆形，包膜完整光滑；切面单房或多房。囊内含黄色皮脂样物和毛发等。囊壁内常有一个或数个乳头或头结节。头结节常为脂肪、骨、软骨，有时可见到一个或数个完好的牙齿。成熟畸胎瘤可发生在任何年龄，但 80%～90%为生育年龄妇女。通常无临床症状，多在盆腔检查或影像检查时发现。肿瘤大者可及腹部包块。并发症有扭转、破裂和继发感染。由于肿瘤成分多样、密度不一，易发生蒂扭转，扭转和破裂均可导致急腹症发生。

（二）声像图表现

由于本病组织成分多样，其声像图表现也多种多样，诊断主要依靠以下特征性表现（图 9-33）。

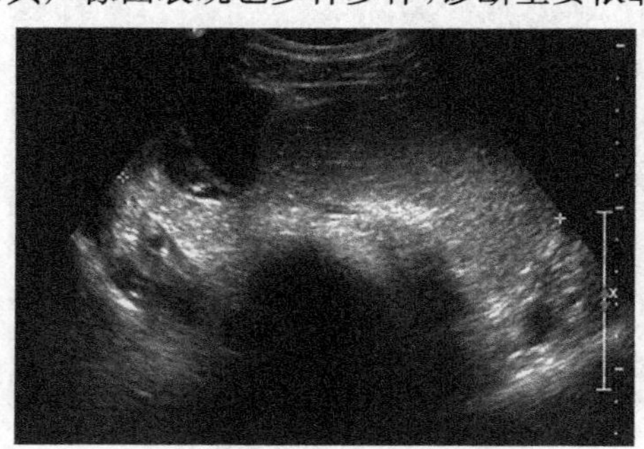

图 9-33　卵巢成熟畸胎瘤

腹盆腔巨大混合回声，内部可见点状回声、线状回声、无回声以及强回声光团后伴声影

（1）为类圆形混合回声，边界较清晰，外形规则。

（2）内部可见散在点状、短线样强回声（落雪征），为毛发的回声。

（3）内有多发强回声光团后伴声影，其组织学类型为毛发和油脂，有时几乎充满整个囊腔，易被误认为肠道气体造成漏诊。

（4）脂-液分层征，高回声油脂密度小而浮在上层、含有毛发和上皮碎屑的液性成分密度大而沉于底层。两者之间出现分界线，此界线于患者发生体位变化时（平卧、站立和俯卧等）随之变化。

（5）囊壁上可见强回声，后方声影明显，此为壁立结节征，其成分为骨骼或牙齿。

（6）杂乱结构征：肿瘤内因同时含有多种不同成分而同时出现落雪征、强光团和脂液分层征象。

（三）鉴别诊断

成熟性畸胎瘤的声像图表现较典型，鉴别较易。但仍需与巧克力囊肿、黄体囊肿、肠管等相鉴别。畸胎瘤内密集点状回声的回声水平常高于巧克力囊肿，且常见有后方声影的团状强回声；黄体囊肿囊内回声水平较畸胎瘤低。特别需要注意的是与肠管及肠道胀气相鉴别，应仔细观察肠管蠕动，必要时嘱患者排便后复查。此外，还应注意有无畸胎瘤恶变及畸胎瘤复发。

十二、未成熟性畸胎瘤和成熟畸胎瘤恶变

（一）病理与临床

少见的卵巢恶性肿瘤，好发于儿童和青年女性。成熟畸胎瘤恶变发生率为 1%～2%，主要发生于年龄较大妇女。可出现血 AFP 升高。大体病理上，大多数肿瘤为单侧性巨大肿物。瘤体包含三个胚层来源的组织。未成熟畸胎瘤中除三胚层来的成熟组织外还有未成熟组织，最常见的成分是神经上皮。肿瘤多数呈囊实性，实性部分质软，肿瘤可自行破裂或在手术中撕裂。可见

毛发、骨、软骨、黑色脉络膜及脑组织等，但牙齿少见。未成熟畸胎瘤多见于年轻患者，平均年龄为17～19岁。常见症状为腹部包块、腹痛等；因腹腔种植率高，60%有腹水。血清AFP可升高。

(二)声像图表现

肿瘤结构杂乱，以囊实性表现为主，声像图与其他卵巢癌无特征性差异(图9-34)。有时可见伴声影的团状强回声。

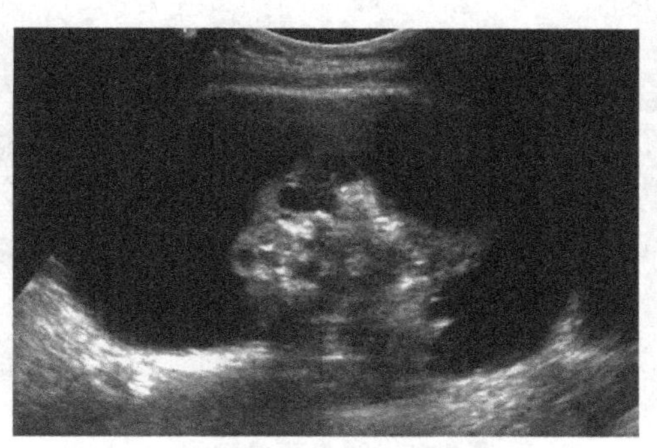

图9-34　未成熟畸胎瘤

盆腹腔巨大混合回声，边界尚清、外形欠规则，内可见不规则中高回声、分隔及无回声

(三)鉴别诊断

本病超声表现与其他原发卵巢癌相似，鉴别依靠病理。

十三、卵巢转移癌

(一)病理与临床

卵巢转移癌的原发部位主要是胃和结肠，其次还有乳腺、肺、泌尿道、淋巴瘤、生殖器官(子宫、阴道、宫颈、对侧卵巢等)。通常发生在生育年龄妇女。60%～80%为双侧发生。库肯勃瘤(Krukenburg's Tumor)特指内部含有"印戒"细胞的卵巢转移性腺癌，原发于胃肠道，肿瘤呈双侧性、中等大小，多保持卵巢原状或呈肾形。一般与周围组织无粘连，切面实性、胶质样、多伴腹水。镜下见典型的印戒细胞，能产生黏液；周围是结缔组织或黏液瘤性间质。本病预后差。

(二)声像图表现

双侧卵巢增大，但多保持原有形状，有时外缘不规则呈结节状，有清晰轮廓。为以实性成分为主的实性包块，或间以囊性成分的囊实性包块(图9-35)，内部呈中高、中等或低回声，后方回声可衰减；CDFI显示瘤内血流丰富。常伴腹水。

(三)鉴别诊断

卵巢原发肿瘤和继发肿瘤的鉴别相当重要，因为两者的临床治疗方式和预后有很大差别。本病的主要特点是双侧、以实性为主、具有一定的活动度的附件区肿物。如患者有消化道、乳腺等部位的恶性肿瘤病史或有不适症状，应考虑到转移性卵巢癌的可能。

十四、卵巢肿瘤蒂扭转

(一)病理与临床

卵巢肿瘤蒂扭转是常见的妇科急腹症，单侧常见。卵巢畸胎瘤、卵巢冠囊肿以及卵巢过度刺激综合征等是造成扭转的常见病因，卵巢体积增大导致其蒂部相对变细而使卵巢易发生扭转；正常卵巢发生扭转少见。蒂由输卵管、卵巢固有韧带和骨盆漏斗韧带组成。急性扭转发生后，静脉、淋巴回流受阻，瘤内有出血，瘤体急剧增大，可导致卵巢发生坏死。慢性扭转症状不明显，间歇性或不完全扭转时，卵巢明显水肿。急性扭转的典型症状是突然发生一侧下腹剧痛，常伴恶心呕吐甚至休克。妇科检查可触及张力较大的肿块，压痛以瘤蒂处最为剧烈。卵巢蒂扭转一经确诊应立即手术。

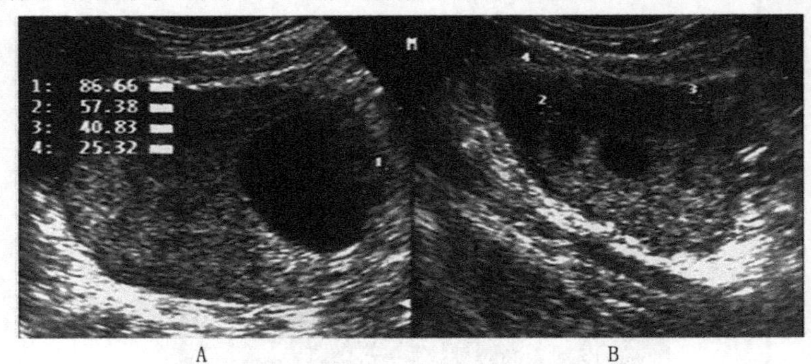

图 9-35　卵巢库肯勃瘤

右侧(A)及左侧(B)附件区混合回声，边界尚清，均呈类圆形、以中等回声为主

(二)声像图表现

卵巢蒂扭转的声像图表现取决于扭转发生的时间、扭转的程度(完全性扭转、不完全性扭转)、伴发的肿瘤或卵巢内出血的情况，所以在扭转的早期声像图无特征性表现，往往给早期诊断带来困难。典型的病例声像图特征包括以下几点。

(1)扭转的卵巢多位于子宫的上方、靠近中线的部位。

(2)扭转的卵巢体积弥散性增大，并包含一个或多个出血性坏死导致的低回声或中等回声区(图 9-36)。

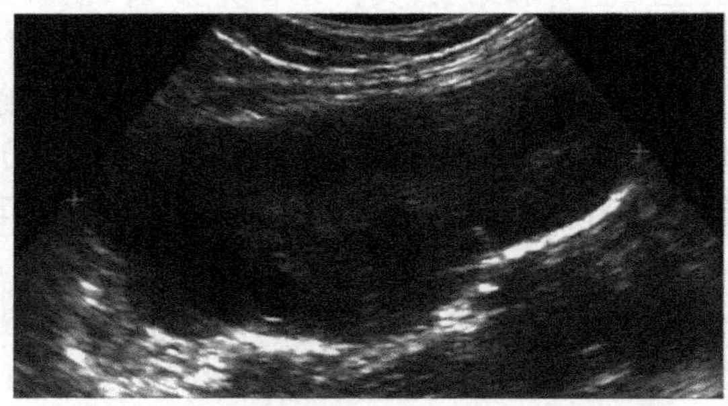

图 9-36　卵巢刺激综合征合并卵巢蒂扭转

患者曾行 IVF-EP，后行减胎术。患侧卵巢增大(卡尺之间)，边界尚清，形态不规则，内部多个低-无回声，边界模糊；卵巢实质回声普遍减低

(3)在蒂部有时可以见到低回声的缠绕的血管结构，由多普勒检查可以沿卵巢韧带和漏斗韧带显示卵巢血供，如果检测到高阻动脉或动静脉血流缺失，可以帮助超声做出特异性诊断。

(4)非特异性表现：附件区无回声、混合回声，壁厚，内部有出血，盆腔积液。

(三)鉴别诊断

本病多出现于妇科急诊患者，临床症状对于诊断非常有帮助。超声医师往往由于卵巢的肿瘤性疾病容易为超声所观察到，而忽略本病的存在导致漏诊。因此，应提高对本病的认识。

(李　婧)

第十章

产科疾病超声诊断

第一节 早　　孕

一、妊娠囊

妊娠囊是超声首先观察到的妊娠标志。随着超声仪性能的不断提高，从早先经腹壁超声最早观察到妊娠囊约在末次月经后 6 周，至现在经阴道超声最早在末次月经的 4 周 2 天就能观察到 1～2 mm 的妊娠囊。宫内妊娠最初的声像图表现为在增厚的子宫蜕膜内见到一无回声结构，即妊娠囊（图 10-1～图 10-3）。妊娠囊的一侧为宫腔，此时，内膜的回声也较强（图 10-4、图 10-5）。早期妊娠囊的重要特征是双环征（图 10-6），与其他宫腔内囊性改变不同。其他宫腔内囊性改变如出血或宫外孕时，被描述为假妊娠囊的蜕膜样反应，一般表现为单个回声增强环状囊性结构，位于宫腔中央，有时可能会误诊为宫内妊娠。

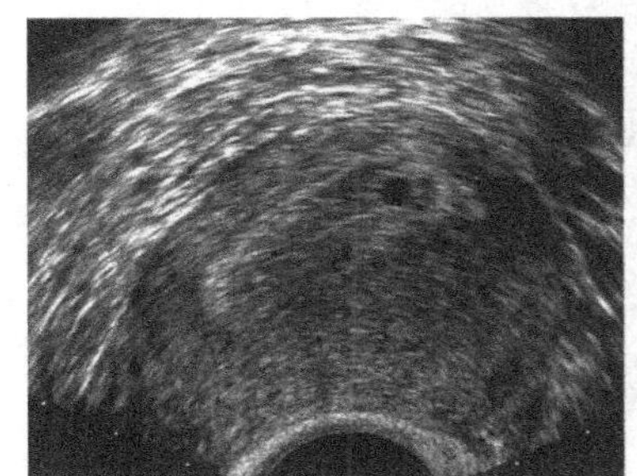

图 10-1　早期妊娠囊（一）

妊娠 4^{+} 周，子宫内膜内见较小的妊娠囊，呈圆形无回声区。子宫内膜及宫腔线清晰可见

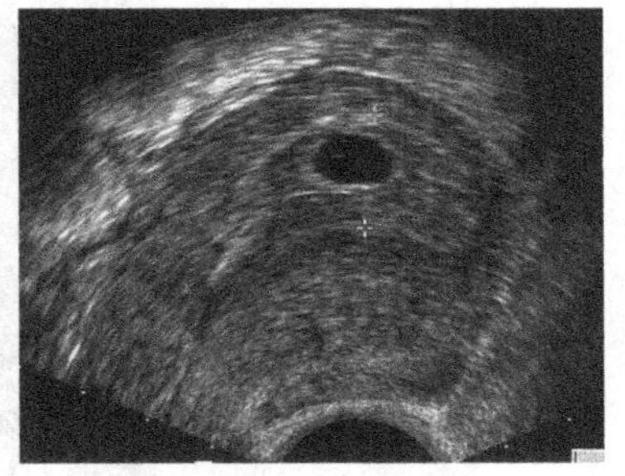

图 10-2　早期妊娠囊（二）

妊娠 5^{+} 周，妊娠囊位于子宫前壁内膜内，内膜较厚（测量键）

有学者认为，妊娠囊双环征的成因可能是迅速增长的内层细胞滋养层和外层合体滋养层，也有学者认为，内环绝大多数由强回声的球形绒毛组成，包绕妊娠囊外层的那个低回声环，则可能是周围的蜕膜组织。随着妊娠周数的延长，妊娠囊的增大，内层强回声环的厚薄开始变得不均匀，通常在底蜕膜处出现渐渐增厚改变，形成最早期的胎盘。强回声环的其余部分则逐渐变薄，以后形成胎膜的一部分（外层平滑绒毛膜）（图 10-7）。

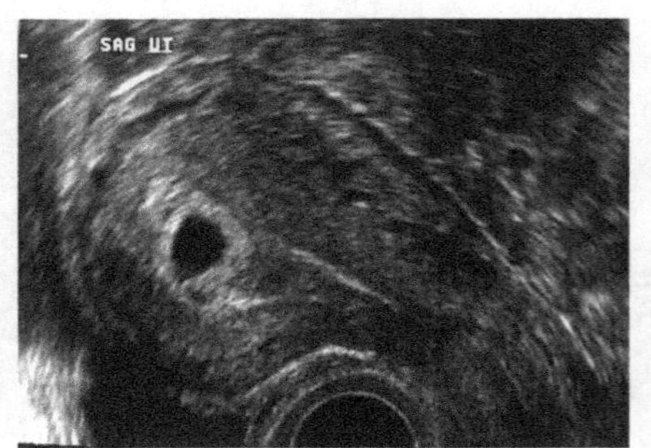

图 10-3　早期妊娠囊(三)

妊娠 5^+ 周，妊娠囊近宫底部。妊娠囊呈强回声环，其外缘与内膜相接触处回声偏低，呈"双环"征

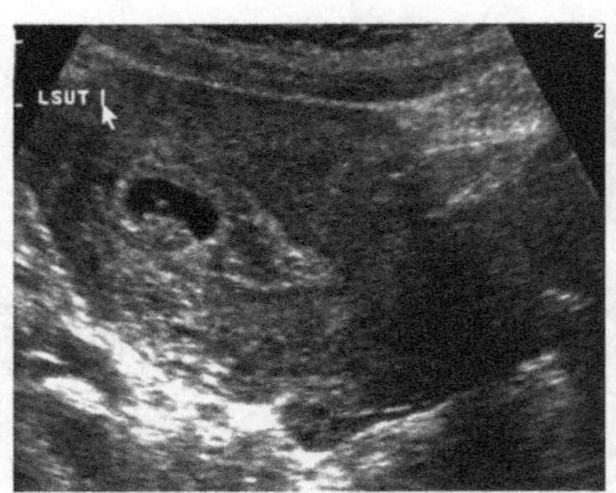

图 10-4　早期妊娠囊(四)

妊娠 5^+ 周，妊娠囊位于近宫底部的内膜内，内膜较厚，回声偏强

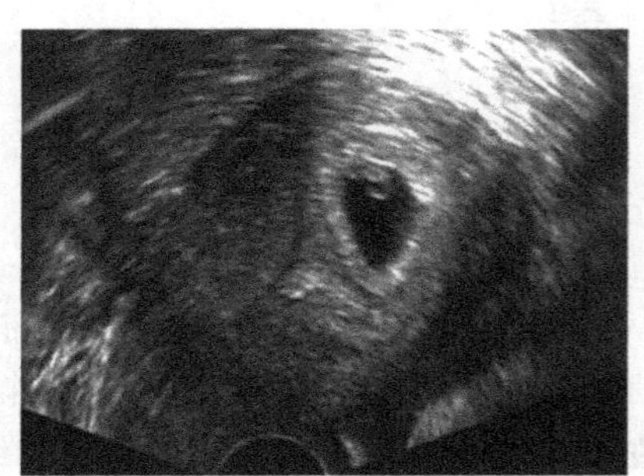

图 10-5　早期妊娠囊(五)

妊娠 6^+ 周，妊娠囊的"双环"征清晰可见，内圈呈强回声环，外圈呈低回声环。宫腔内膜回声也偏强

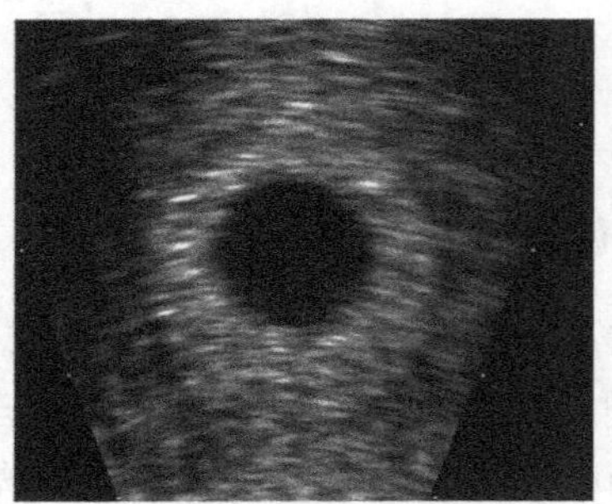

图 10-6　早期妊娠囊(六)

妊娠 6 周，典型的妊娠囊"双环"征，内圈呈强回声环，外圈呈低回声环

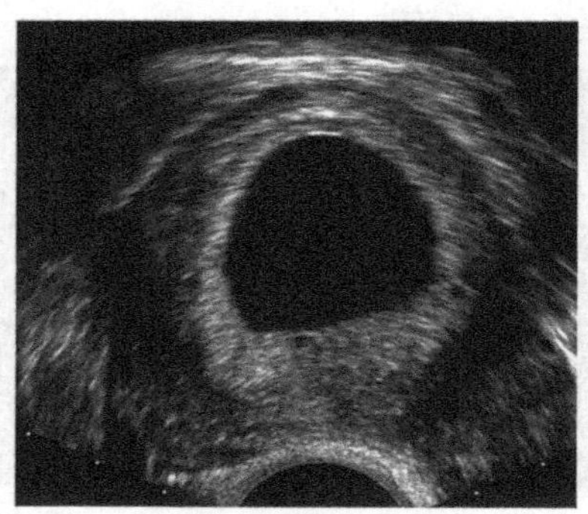

图 10-7　早期妊娠囊(七)

妊娠 7 周，妊娠囊强回声环的一侧明显增厚(下方)，而对侧则较薄(上方)。增厚部分为早期胎盘

最初妊娠囊的形态都为圆形，以后可以为椭圆形、腰豆形或不规则形。早期可以看到的宫腔，随着妊娠囊的增大，包蜕膜和真蜕膜紧密相贴，宫腔不能再被观察到。

同时，一侧的卵巢内可见妊娠黄体(图 10-8、图 10-9)。

二、卵黄囊

卵黄囊的特点是一个亮回声环状结构，中间为无回声区，位于妊娠囊内(图 10-10～

图 10-12)。从末次月经第一天算起,5～6 周时经阴道超声可以获得显示,约 12 周时开始不明显,14 周后完全消失。卵黄囊大小为 3～8 mm,最大尺寸是在妊娠 7 周,平均 5 mm。最初的卵黄囊大于胚胎本身,经阴道观察时好像胚胎"贴"在卵黄囊上。以后卵黄囊以一条细带与胎儿脐部相连,而本身则游离于胚外体腔(亦称绒毛膜腔)内。如前所述,早期胚胎发育过程中,卵黄囊是属于胚胎组成复合体的一部分(胚盘、羊膜囊、卵黄囊),卵黄囊位于羊膜囊外,并通过卵黄管与胎儿相连。

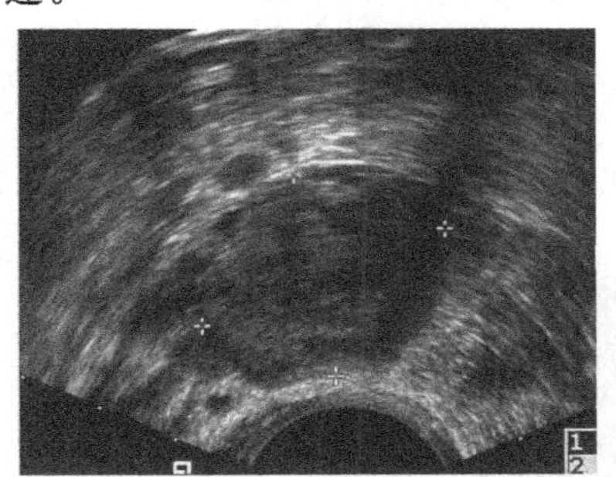

图 10-8　妊娠黄体

妊娠 7 周,一侧卵巢内见妊娠黄体,呈中低回声结构(测量键所示)

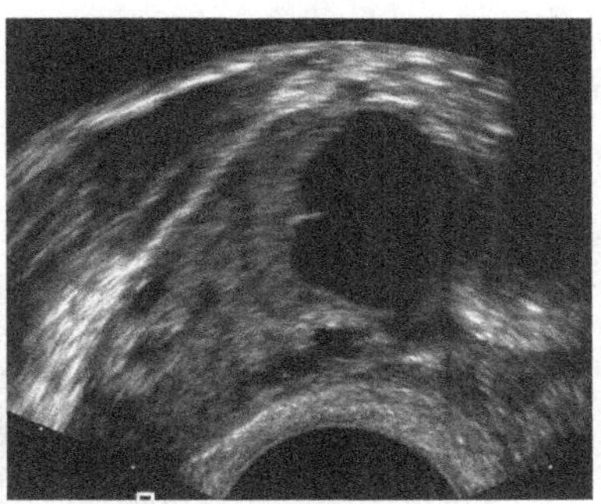

图 10-9　妊娠黄体囊肿

妊娠 6^{+} 周,一侧卵巢内见黄体囊肿,呈无回声囊性结构

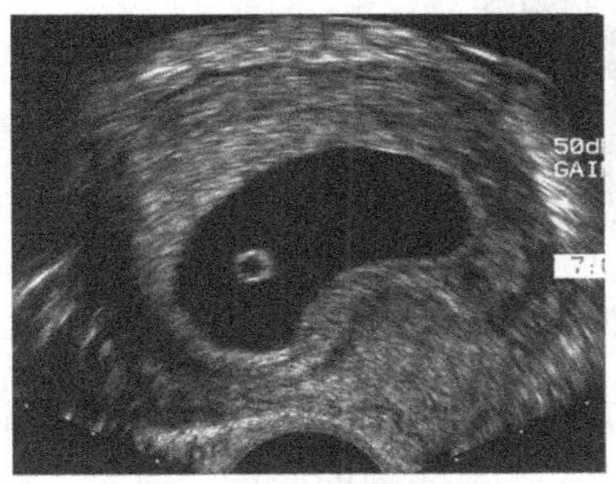

图 10-10　卵黄囊(一)

妊娠 8^{+} 周,卵黄囊呈一小强回声圆环,位于妊娠囊中

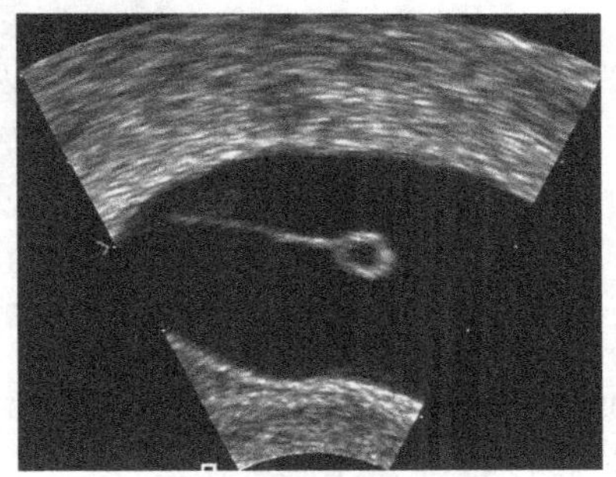

图 10-11　卵黄囊(二)

妊娠 8^{+} 周,妊娠囊内见卵黄囊以及卵黄蒂

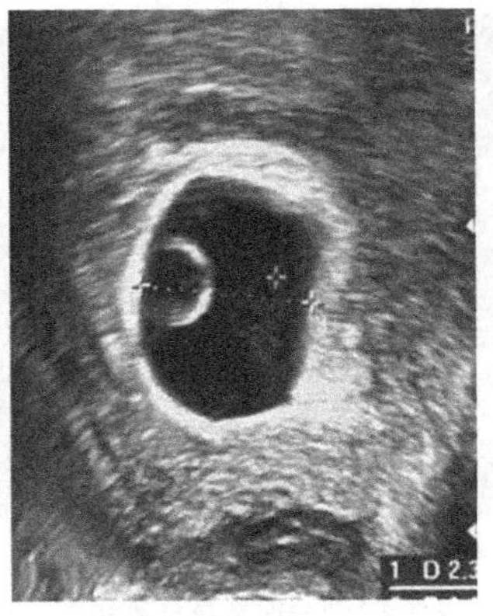

图 10-12　卵黄囊(三)

妊娠 5^{+} 周,经阴道超声。卵黄囊清晰可见

卵黄囊是宫内妊娠的标志,它的出现可以排除宫外妊娠时宫内的假妊娠囊。在自然妊娠的

情况下，宫内妊娠同时合并宫外妊娠的可能性极小(发生率为 1/30 000)。有报道，正常妊娠 6～10 周卵黄囊的显现率为 100％，妊娠囊大于 20 mm 而未见卵黄囊或胎儿，可能是孕卵枯萎，属于难免流产。系列超声始终不见卵黄囊或胚胎，提示预后差。

在此，总结卵黄囊的特点有：①首次被发现时为妊娠 5 周，6～10 周一定能见到；②肯定为宫内妊娠；③大小介于 3～8 mm，平均 5 mm；④14 周消失；⑤正常妊娠时，妊娠囊径线 20 mm 或以上时，总能见到卵黄囊；⑥卵黄囊消失、不规则或太大(≥10 mm)与预后不良有关。

三、胚芽

胚芽径线在 2 mm 时常能见到原始心管的搏动，而此时的胚芽在声像图上表现为卵黄囊一侧的增厚部分，就像贴在卵黄囊上(图 10-13)。

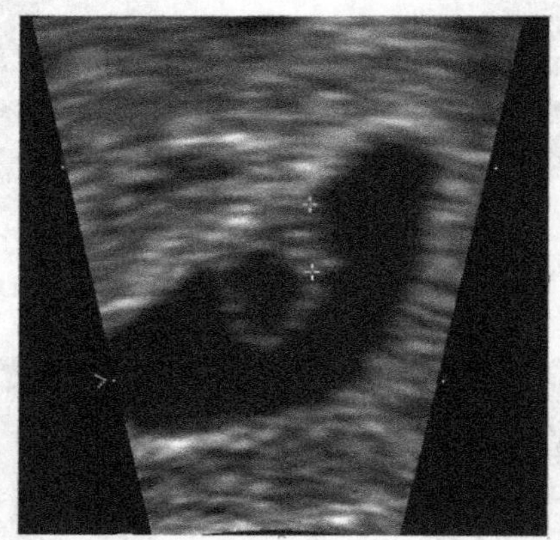

图 10-13　早期胚胎(一)

妊娠 6 周，胚芽"贴附"在卵黄囊上(测量键所示)

6 周左右时，胚芽头臀长(crown-rumplength，CRL)约与卵黄囊径线相等(图 10-14)，以后胚芽头臀长超过卵黄囊(图 10-15)。声像图上的胚胎也越来越清晰，7 周的胚芽已与卵黄囊分开，多能分出头尾，矢状切面上胎体由原来的平直变为向腹侧弯曲(图 10-16)，8 周时肢芽冒出。随着妊娠的延续，胚胎增长，声像图上的胚胎初具人形(图 10-17、图 10-18)。

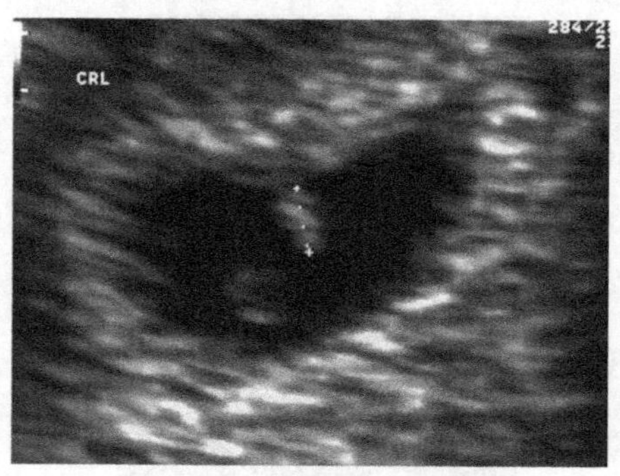

图 10-14　早期胚胎(二)

妊娠 6 周，胚芽头臀长(测量键)约与卵黄囊径线相等。胚芽左下方见卵黄囊

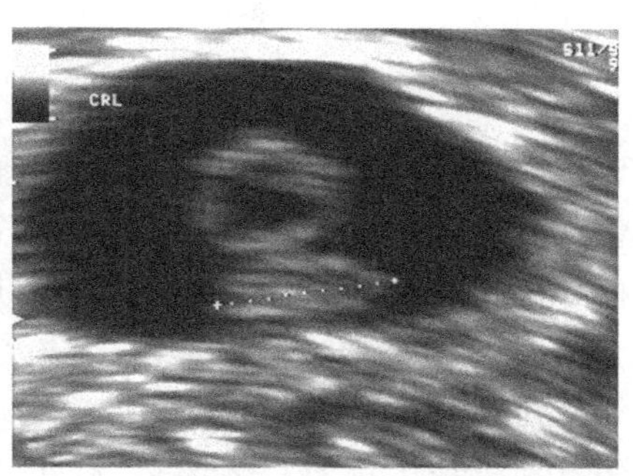

图 10-15　**胚胎(一)**

妊娠 6⁺ 周,胚胎清晰可见(测量键),头臀长超过卵黄囊

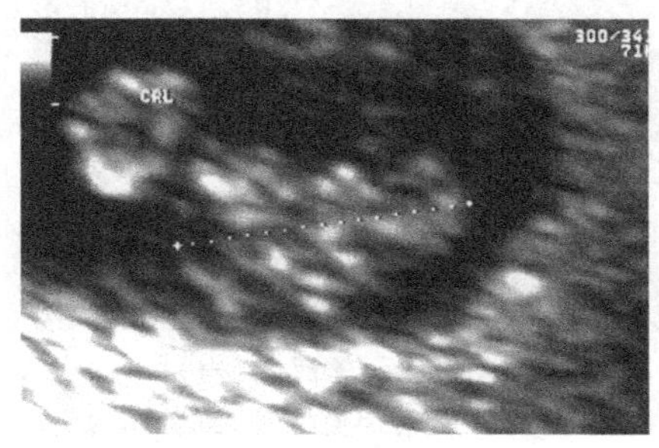

图 10-16　**胚胎(二)**

妊娠 7 周,胚胎(测量键)已能分出头尾,左侧为头端,右侧为尾端。卵黄囊位于胚芽左上方

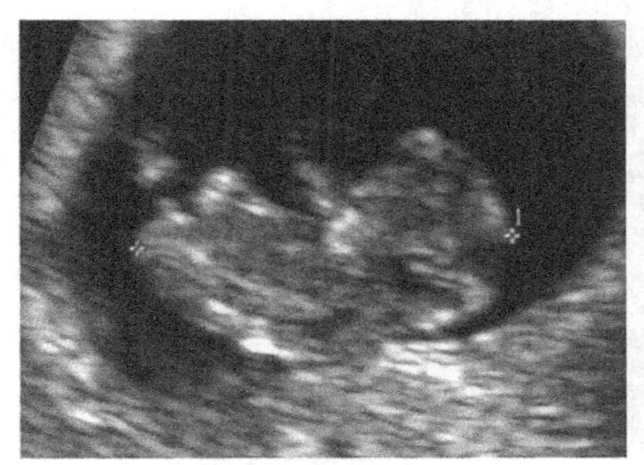

图 10-17　**胚胎(三)**

妊娠 9 周,胚胎初具人形,向腹侧自然弯曲

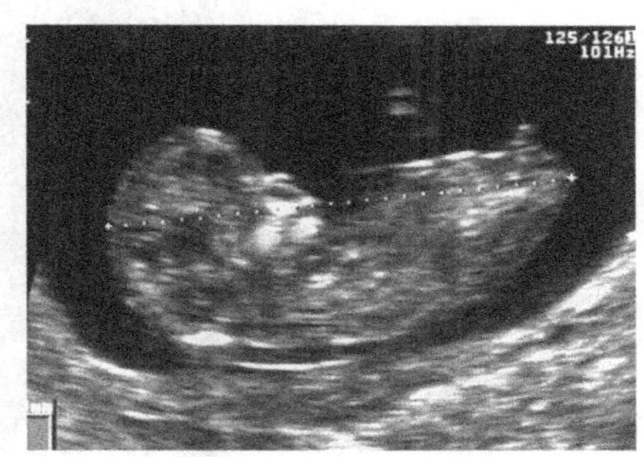

图 10-18　**早期胎儿**

妊娠 11⁺ 周,胎儿侧面轮廓清晰,向腹侧自然弯曲

妊娠 8～11 周,胎儿腹壁的脐带附着处可见少量肠管样结构,位于腹腔外,为生理性腹壁缺损,称生理性中肠疝。

早在 1972 年 Robinson 就报道了超声观察胎心搏动。从末次月经算起,最早在妊娠 6 周 2 天就能观察到。自从有了阴道探头后,超声发现胎心搏动的时间又被提前了一些。正常妊娠 6 周2 天,胚芽头臀长 5～6 mm 时,总能见到胎心搏动。并且,常在胚芽 2～3 mm 时就能见到(5 周末)原始心管搏动。有学者报道,经腹壁超声 95%的妊娠在末次月经后 54 天(7 周 5 天)可见胎心搏动;而经阴道超声,胎心搏动的观察比经腹壁超声提前 5～7 天。

通过 M 型超声或多普勒超声可测得胎心搏动率。妊娠 6 周时约 100 次/分,8～9 周时约 140 次/分。

四、羊膜囊

羊膜囊也是妊娠囊内的一个结构，胎儿位于其中。最初，羊膜囊比卵黄囊小，以后超过卵黄囊。但羊膜囊不如卵黄囊容易观察，可能是其壁薄的缘故，经腹壁超声很少能在一个切面上见到壁薄、完整的羊膜囊。羊膜囊内部为羊膜腔，亦即胚胎所在之处。其外侧为胚外体腔，亦称绒毛膜腔，卵黄囊位于胚外体腔（图 10-19、图 10-20）。羊膜囊渐渐增大，渐渐与绒毛膜靠近并融合，胚外体腔消失。这一过程一直延续到妊娠 14 周。

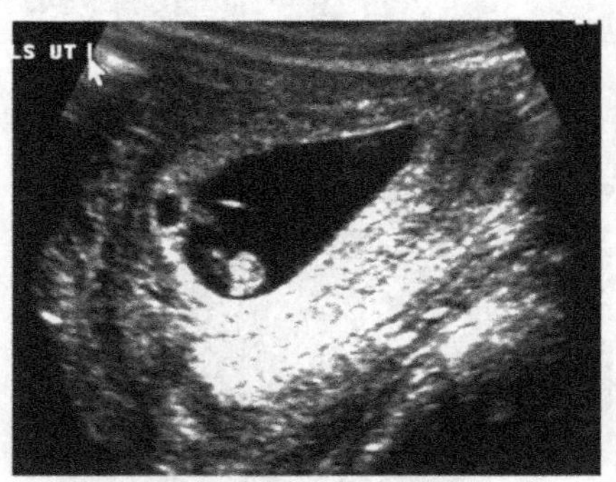

图 10-19　羊膜囊(一)

妊娠 8⁺ 周，妊娠囊内左侧见壁薄的羊膜囊（箭头所示），胚胎位于羊膜囊中

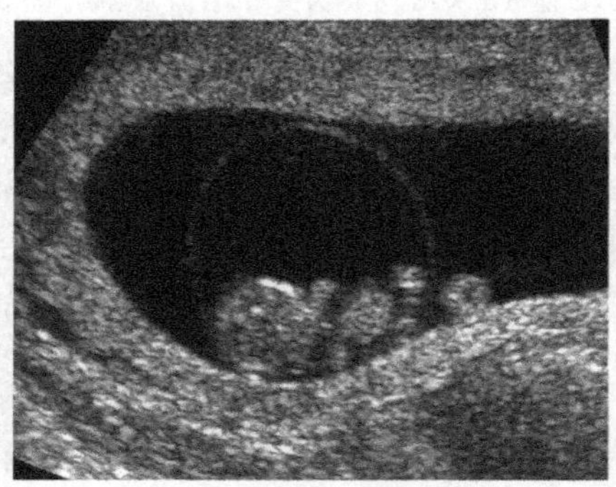

图 10-20　羊膜囊(二)

妊娠 9⁺ 周，妊娠囊内见完整的圆形羊膜囊，胚胎位于羊膜囊中，卵黄囊位于羊膜囊外（羊膜囊右侧）

五、胎盘

当胚泡植入子宫内膜后，胚泡周围的滋养层细胞侵入子宫内膜。参与这个过程的绒毛累及整个胚泡的表面，被侵蚀的内膜包括包蜕膜和底蜕膜。随后，植入底部（即底蜕膜处）的妊娠囊滋养层越来越增生，称为致密绒毛膜。以后，形成早期胎盘（placenta，PL）。而近宫腔处（包蜕膜）的绒毛渐渐稀疏变薄，成为平滑绒毛膜。

声像图上，最早见到的是妊娠囊周围的绒毛膜环，即双环征的内环，其回声较强。开始时，内环周壁的厚度差不多，因为绒毛膜囊四周都有绒毛。8 周后部分表面的绒毛（包蜕膜处）开始退化，强回声环变薄，而其余部分则出现增厚改变。到 10～12 周，超声就能显示较明显的胎盘声像图了，呈均匀的回声较强的新月形结构。

此外，早孕期超声还能发现双胎或多胎妊娠；鉴别绒毛膜性；观察双胎或多胎妊娠的转归；诊断异位妊娠及葡萄胎；早期发现某些胎儿异常和观察卵巢情况等。

（李　婧）

第二节　异位妊娠

当孕卵在子宫体腔以外的部位着床发育，称异位妊娠，着床在子宫以外的部位，也叫宫外孕。包括输卵管妊娠、卵巢妊娠、宫角妊娠、宫颈妊娠、腹腔妊娠、残角子宫妊娠、剖宫产瘢痕妊娠等。异位妊娠的发生率为 1∶300～1∶50，其中，以输卵管妊娠最为常见，占 95%～98%。

一、病因及病理

各种原因引起的输卵管功能性或器质性病变，如慢性输卵管炎、输卵管发育不全、发育异常、输卵管手术后和盆腔子宫内膜异位症等，使受精卵经过输卵管时受到阻碍、时间延长，不能按时将受精卵运送到宫腔而在输卵管内种植着床。宫内放置节育器后也可能引起慢性输卵管炎。一侧的卵巢排卵后未向同侧输卵管移行而向对侧移行，称孕卵游走。移行时间的延长使孕卵发育到着床阶段时仍未抵达宫腔，便就地着床，引起了输卵管妊娠、腹腔妊娠、对侧卵巢妊娠等。

病理上，输卵管妊娠最为常见。其中，尤以输卵管壶腹部居多，壶腹部约占 70%，其次是峡部约占 22%，伞部及间质部约 5%。

孕卵着床于输卵管后，由于输卵管黏膜不能形成完整的蜕膜层，孕卵的滋养层便直接侵蚀输卵管肌层和肌层微血管，引起局部出血。输卵管管壁薄弱，管腔狭小，不能适应胚胎的生长发育，发展到了一定程度即可发生输卵管妊娠流产或输卵管妊娠破裂。

输卵管妊娠流产是指妊娠囊向管腔突出并突破包膜，妊娠囊与管壁分离，落入管腔，经输卵管逆蠕动排至腹腔。输卵管妊娠流产有完全及不完全两种，完全流产时腹腔内出血不多，不完全流产时由于滋养细胞继续侵蚀管壁形成反复出血。由于输卵管肌层的收缩力较差，开放的血管不易止血，盆腔内形成血肿。偶尔，输卵管妊娠流产至腹腔内后，胚胎仍然存活，绒毛组织附着于腹盆腔内的其他器官重新种植而获得营养，胚胎继续生长，最终形成腹腔妊娠。

输卵管妊娠破裂是指妊娠囊向管壁方向侵蚀肌层及浆膜，最后穿通浆膜而破裂，往往出血量很大。若短时间内大量出血患者则可迅速陷入休克状态；若反复出血则在盆腔内形成血肿。血肿可机化吸收，亦可继发感染化脓。

壶腹部妊娠当以流产为多见，一般发生在妊娠第 8～12 周。峡部妊娠因管腔狭小，多发生破裂，而且时间较早，大多数在妊娠第 6 周左右出现体征。间质部妊娠与宫角妊娠的部位相当接近，且相对少见，但后果很严重，其结局几乎都是破裂。由于该处肌层较厚，故破裂较迟，多在妊娠 4 个月时发生。又因周围血供丰富，故破裂后出血甚多，往往在极短时间内发生致命性腹腔内出血。

剖宫产瘢痕妊娠破裂的机会极高，可发生在任何孕周。

二、临床表现及检查

宫外孕临床表现主要有停经、腹痛及阴道流血。早期宫外孕可能无症状，一般腹痛及阴道流血多发生在妊娠6～8周。输卵管妊娠流产、破裂等都可引起腹痛，还可伴恶心、呕吐、肛门坠胀感等。腹腔内急性大量出血往往由宫外孕破裂造成，血容量的急剧减少可引起昏厥，甚至休克。患者可有阴道流血，但一般不很多。有时虽然宫外孕已破裂，腹腔内出血也很多，但阴道内流血仍为少量，与内出血量及症状不成比例。

妇科检查子宫饱满，但小于停经周数。宫颈举痛明显，一侧附件可触及软包块。腹盆腔内出血时，腹肌紧张，附件触痛明显，子宫有漂浮感，移动性浊音阳性。出血较多时患者呈贫血貌，大量出血时面色苍白，表现出休克症状。

三、诊断

目前，超声是诊断宫外孕的主要方法，声像图上，宫外孕的特征有以下几种。

(一)宫腔空虚

宫腔内未见妊娠囊，内膜较厚。经阴道超声一般在末次月经后5周就能见到宫内妊娠囊，尽管此时还不能见到妊娠囊中的胚芽和胎心搏动。但若见到卵黄囊，就可以肯定宫内妊娠的诊断(自然妊娠者宫内、宫外同时妊娠的机会极小)。宫外孕时子宫内膜呈蜕膜样反应，有时高分泌型的内膜可分泌少量液体积聚在宫腔内，或是宫腔内存有少量血液，此时声像图上也可显现一小囊状结构，称假妊娠囊。有报道，异位妊娠时，宫腔内假妊娠囊的出现率高达10%～12%及13%～48%。真假妊娠囊的鉴别要点：真妊娠囊位于子宫内膜内，假妊娠囊位于宫腔内；真妊娠囊周围有发育良好的绒毛，呈“双环”征，假妊娠囊的囊壁是子宫内膜，无典型双环征；真妊娠囊为独立的囊，与颈管不通，假妊娠囊是游离液体，其形态常取决于宫腔的形态，有时可一直延续至颈管内。然而，有时真、假妊娠的鉴别仍不容易，尤其是较小的假妊娠囊。

(二)附件包块

子宫外、附件处、卵巢旁发现包块回声，多数为混合性包块。如果异位妊娠尚未发生流产或破裂，有时在包块内能见到妊娠囊，甚至卵黄囊、胚芽及胎心搏动。有人描述输卵管妊娠的妊娠囊呈“甜圈圈”(donut)样，其特征是较厚的中强回声环围绕着一个小的无回声区，有一定的立体感。若输卵管妊娠流产或破裂，混合性包块往往较大，包块内主要是血块、流产或破裂后的妊娠组织，以及输卵管、卵巢结构。输卵管妊娠的附件包块经阴道超声检查比经腹超声检查更易观察。宫外孕包块的径线常很不一致，在早期未流产未破裂病例中包块可小至仅1 cm左右。当大量血块与附件交织在一起时，包块可达10 cm以上。

间质部妊娠或宫角妊娠时胚囊多位于一侧宫角处，表现为妊娠囊远离宫腔，妊娠囊与宫腔之间有肌层相隔，有时肌层内的弓状动脉也能清晰显示。但是妊娠囊周围的子宫肌层则很薄。

(三)盆腹腔游离液体

异位妊娠流产或破裂后，血液积聚在盆腹腔内。声像图上可见子宫直肠陷凹游离液体。若出血量较多，子宫及包块周围出现大量游离液体，患者仰卧位时，游离液体出现在腹腔内。

有报道，86%的宫外孕患者第一次超声检查就能做出明确诊断，经过一次或多次超声检查95%的宫外孕患者都能获得检出。超声诊断异位妊娠的特异性为99.7%。另一组一次或数次经阴道超声检查，诊断异位妊娠的敏感性可达100%，特异性98.2%，阳性预测值98%，阴性预测值

100%。其中,未破裂宫外孕占66%,其内见胎心搏动的宫外孕占23%。可见,超声是发现及诊断宫外孕的极好手段,但也常常需要一次以上的复查。

腹腔镜下超声,可以发现极早期的异位妊娠。有报道,利用腹腔镜超声探头(7.5 MHz),成功诊断出了非常早期的输卵管壶腹部妊娠。

血β-HCG是辅助诊断宫外孕的一个有效方法。虽然大多数病例经超声检查,特别是经阴道超声检查可清楚地识别宫内妊娠或宫外妊娠,但还有一小部分患者超声检查后既不能肯定宫内妊娠,也不能排除宫外妊娠。这些患者中多数孕周界于4~6周,有人称这段时期为"妊娠盲区"。处于这段时期有时超声不能识别和做出妊娠诊断。而血β-HCG定量分析可相对准确地判断孕龄。停经4~6周超声宫内未见妊娠囊,妊娠试验阳性、血β-HCG>750 mIU/mL、有腹痛、阴道流血者,须高度怀疑异位妊娠,尤其是当超声提示可疑有附件肿块存在时。早期宫内妊娠流产,妊娠囊变形塌陷时声像图也难以识别,24~48小时后重复β-HCG定量测定,如果测值呈上升趋势并超过750 mU/mL,不管超声是否见到异位妊娠,都应当考虑进行腹腔镜检查。这里需要指出,很多即将流产的宫内妊娠β-HCG可呈下降趋势,少数异位妊娠β-HCG也呈下降趋势,这可能与种植在输卵管内的妊娠囊绒毛发育不良,或与输卵管妊娠流产型(胚胎死亡)有关。

血孕酮有时也用来判断异位妊娠。与正常妊娠相比,宫外孕患者和异常妊娠患者的血孕酮水平明显偏低。正常妊娠者以孕酮值63.6 nmol/L(20 ng/mL)或以上作为标准,其敏感性为92%,特异性为84%。血孕酮测定对鉴别正常妊娠和有并发症的妊娠,其阳性预测值为90%,阴性预测值为87%。若用血孕酮值低于47.7 nmol/L(15 ng/mL)作为界限,所有异位妊娠患者(28例)血孕酮都低于47.7 nmol/L(15 ng/mL),所有正常宫内妊娠者都高于47.7 nmol/L(15 ng/mL),大部分都高于63.6 nmol/L(20 ng/mL)。94%的异常宫内妊娠者血孕酮含量界于47.7~63.6 nmol/L(15~20 ng/mL)。

子宫直肠陷凹游离液体是诊断宫外孕的一个标志。输卵管妊娠流产或破裂时,血液积聚在盆腹腔内,最容易积聚的部位是子宫直肠陷凹。有人注意到异位妊娠中,81%的患者可检测到子宫直肠陷凹积液。然而,正常宫内妊娠者中也有22%可以检出到子宫直肠陷凹积液。阴道后穹隆穿刺抽取子宫直肠陷凹内游离液体可证实其是否为不凝固血液,将有助于做出异位妊娠的诊断和鉴别诊断。

腹腔镜目前已被广泛用来诊断及治疗异位妊娠。腹腔镜下可直接观察输卵管是否增粗肿大,盆腔内有无不凝固血液,卵巢等盆腔脏器是否正常。同时,对很多超声已诊断的异位妊娠病例,也可在腹腔镜下进行手术治疗,如输卵管切开去除妊娠物或输卵管切除术等。

四、鉴别诊断

异位妊娠时的宫内假妊娠囊要与宫内妊娠的真妊娠囊相鉴别。前面已经提到鉴别方法是观察囊的位置、有无双环征、囊的形态结构。但是,当宫内妊娠流产时,妊娠囊也会失去张力、双环征不明显等,此时鉴别有一定困难。

异位妊娠的附件包块或附件包块合并子宫直肠陷凹积液,要与其他非异位妊娠如卵巢内卵泡、卵巢肿瘤、盆腔炎性包块和黄体破裂等的附件包块相鉴别。后者临床表现及声像图酷似异位妊娠破裂。仔细询问病史、测定血β-HCG含量可以协助做出诊断与鉴别诊断。但在急性内出血时,腹腔镜是一项快速诊断及治疗的方法。

有时,宫内妊娠早孕的妊娠囊偏于宫腔一侧,甚至偏于宫角处,与间质部妊娠或宫角妊娠相似。鉴别要点是妊娠囊内侧与子宫内膜紧贴,之间无肌层相隔(图 10-21)。

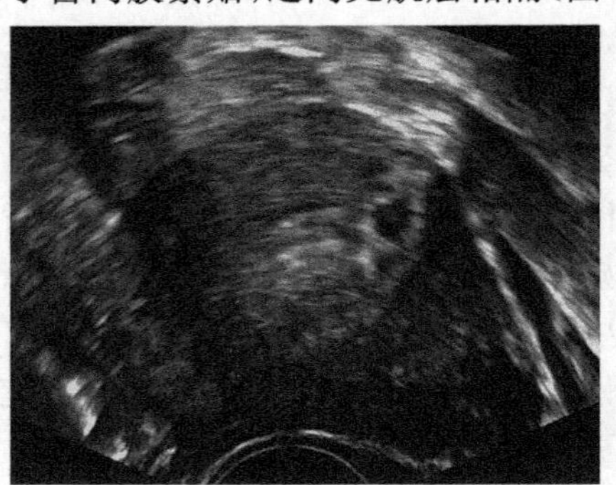

图 10-21　宫内早孕

停经 6 周,妊娠囊位于宫腔偏左宫角处

五、预后

异位妊娠若早发现早处理,预后均很好。处理方法可以在腹腔镜下或剖腹手术中切开输卵管,刮除妊娠物或行输卵管切除术。有时,早期未流产未破裂的输卵管妊娠,或宫角妊娠、剖宫产瘢痕妊娠及宫颈妊娠,也可全身应用甲氨蝶呤(MTX),配合超声监视下向妊娠囊内或胚体内注射氯化钾或 MTX,但一般仅用于血 β-HCG 偏低,估计胚胎已经死亡的病例。之后,还必须密切随访超声及血 β-HCG,观察有无异位妊娠破裂的迹象。保守治疗成功与否与操作技术、术后观察治疗经验密切相关。

宫外孕破裂大量内出血若不及时手术,患者将很快进入休克状态,严重者可以致死,故及时诊断迅速处理非常重要。

陈旧性宫外孕患者如无明显腹痛症状,血 β-HCG 下降至正常,月经恢复正常,则无须特殊处理,仅需定期随访包块吸收情况。

(李　婧)

第三节　胎 盘 异 常

一、胎盘大小异常

(一)胎盘过小

胎盘过小是指成熟胎盘厚度小于 2.5 cm,见于 FGR、染色体异常、严重的宫内感染、糖尿病、羊水过多等。胎盘变薄或过小,羊水过多时常可见胎盘受压呈很薄一层。FGR 者,胎盘多显示小于正常。

(二)胎盘过大

胎盘过大是指成熟胎盘厚度大于 5.0 cm(图 10-22)。分为两类:①非均质型见于水泡状胎块、三倍体、胎盘出血、间质发育不良等。②均质型见于糖尿病、贫血、水肿、感染、非整倍体等。

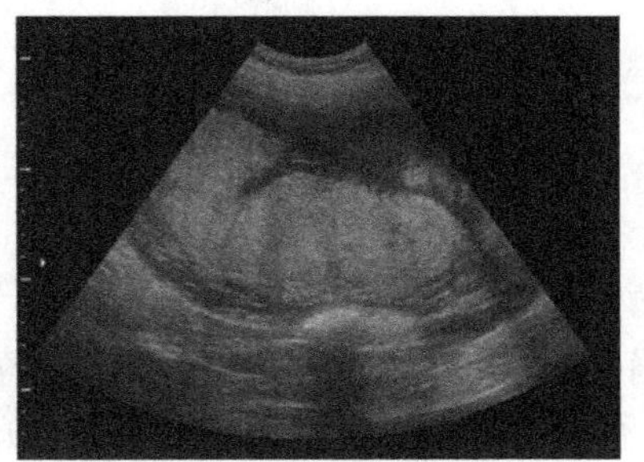

图 10-22 胎盘过大
胎盘增厚与母亲糖尿病、贫血、水肿、胎盘出血、宫内感染、肿瘤、畸胎瘤、染色体异常有关

(三)胎盘水肿

胎盘厚度>5 cm,见于 Rh 血型不合和非免疫性胎儿水肿(图 10-23)。

二、胎盘形状异常

(一)副胎盘

发生率 3%,在离主胎盘的周边一段距离的胎膜内,有一个或数个胎盘小叶发育(图 10-24)。副胎盘与主胎盘之间有胎儿来源的血管相连。跨过宫颈内口到对侧的副胎盘可能出现血管前置。

(二)轮廓胎盘

胎盘子面比母面小,子面周边由双折的羊膜和绒毛膜形成环。大血管中断于环的边缘(图 10-25)。轮廓状胎盘与胎盘早剥、早产、FGR、围生儿死亡增加有关。副胎盘、轮廓状胎盘可增加胎儿死亡和母亲出血的危险。

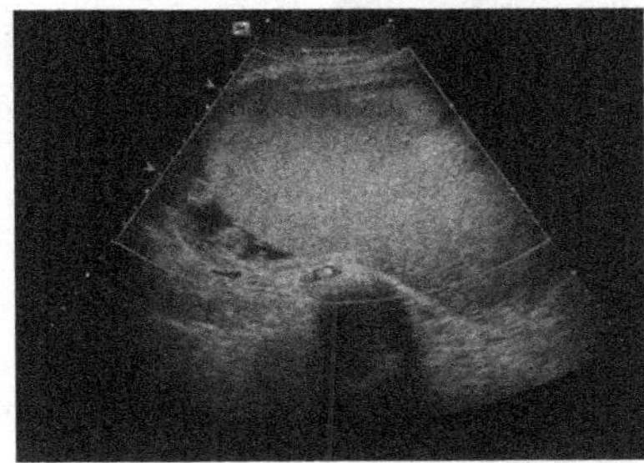

图 10-23 胎盘水肿

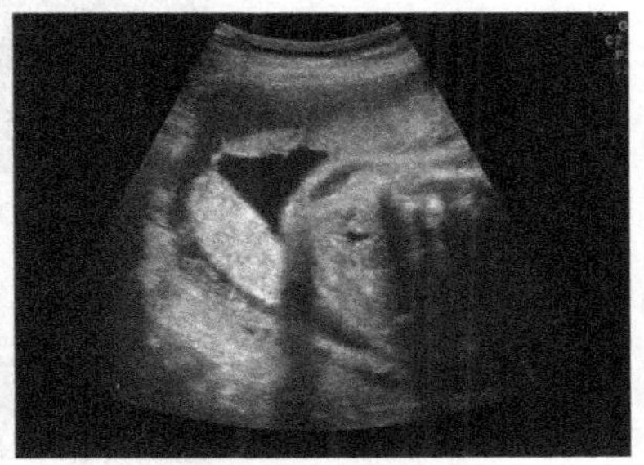

图 10-24 副胎盘

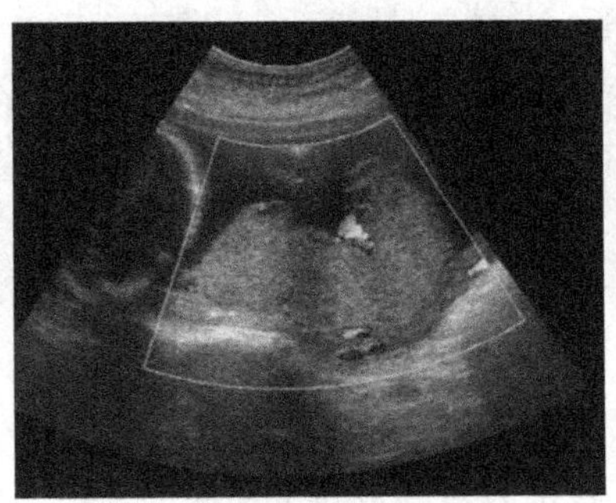

图 10-25 轮廓状胎盘

三、胎盘异常

(一)前置胎盘

1.检查方法

前置胎盘是晚期妊娠出血的常见原因之一,中孕期发生率为5%,而足月为0.5%,一般在晚孕期经腹部二维超声检查可明确诊断。检查前要求孕妇适度充盈膀胱,超声诊断通过观察胎盘与宫颈内口的关系来做诊断,以子宫颈内口与胎盘最低点为准,测量宫颈内口与胎盘下界之间的距离。

超声诊断前置胎盘准确性较高,但也有假阳性或假阴性。妊娠中期因胎盘分布相对较大,子宫下段又未完全形成,容易造成胎盘低置假象。膀胱充盈过度可致假阳性。胎盘附着在子宫后壁时也常使探查困难,用手轻轻将儿头向上推,可能有助于观察。此外,子宫下段肌瘤或子宫下段收缩时,常被误诊为前置胎盘。建议中晚期孕妇应当有一次检查胎盘,对严重的前置胎盘应密切随访。

2.前置胎盘的分型

据胎盘下缘与子宫内口关系分三型。

(1)完全性前置胎盘(中央性前置胎盘):胎盘完全覆盖子宫颈内口(图10-26)。

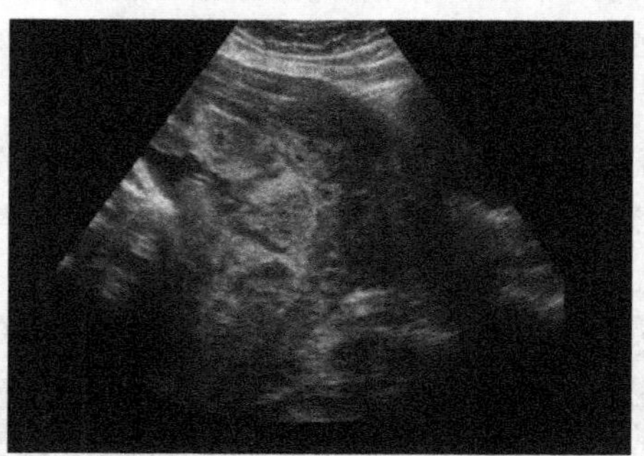

图10-26 **完全性前置胎盘**

(2)部分性前置胎盘:胎盘部分覆盖子宫颈内口(图10-27)。

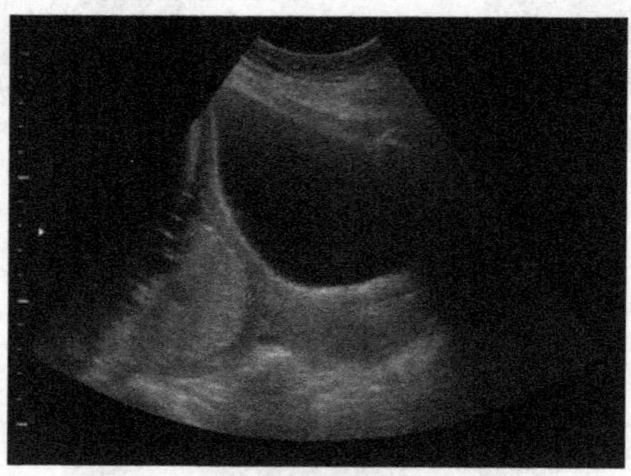

图10-27 **部分性前置胎盘**

(3)边缘性前置胎盘:胎盘下缘达子宫颈内口(图10-28)。

(4)低置胎盘:胎盘下缘距离宫颈内口3 cm以内者,还有学者认为胎盘下缘距宫颈口2 cm以内者(图10-29)。

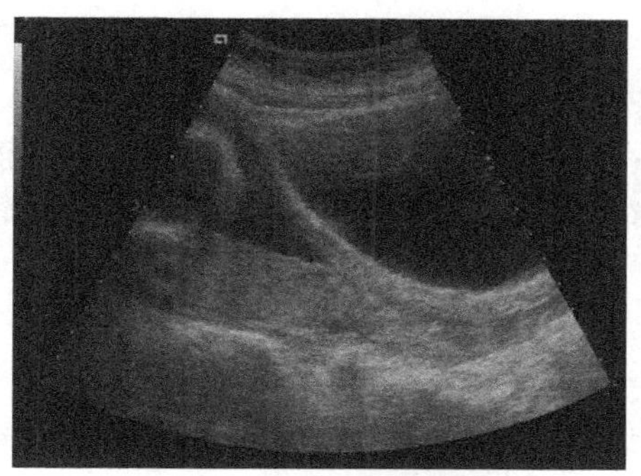

图 10-28　边缘性前置胎盘

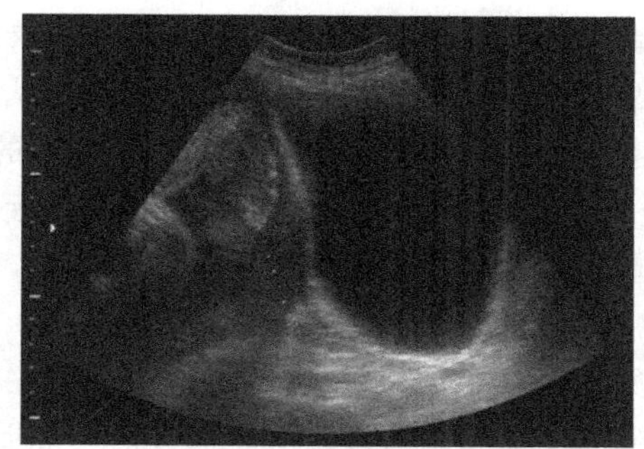

图 10-29　低置胎盘

(二)血管前置

指胎膜血管位于胎儿先露前方跨越宫颈内口或接近宫颈内口，是绒毛的异常发育所致。发生率为1/5 000～1/2 000。

(三)胎盘早剥

1.定义

晚期胎盘早剥的发生率为0.5%～1.3%。植入位置正常的胎盘在胎儿娩出前部分或全部从子宫壁剥离。

2.分型

分为显性(胎盘剥离血液经阴道流出)、隐性(胎盘剥离血液积聚在子宫和胎盘之间)、混合性(出血多时积聚在子宫和胎盘之间的血液冲开胎盘边缘外流)三种。根据剥离面积分型：①轻度，外出血为主，剥离面<1/3，多见于分娩期；②重度，以隐性、混合性为主，剥离面>1/3，同时有较大的血肿。

3.超声表现

胎盘早剥时胎盘后方可出现不规则暗区，其大小、形态视出血及发病缓急和时间长短而异，表现多种多样。声像图表现为正常胎盘与子宫肌层之间均匀一致低回声网状结构消失，胎盘及子宫肌壁间出现不规则无回声或低回声，或局部增厚(图 10-30、图 10-31)。

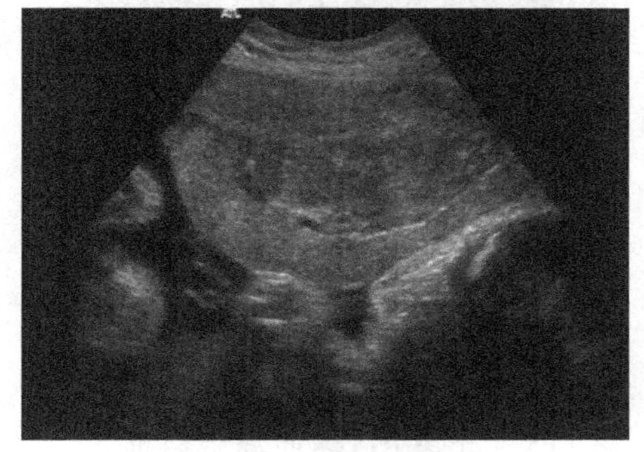

图 10-30　胎盘早剥

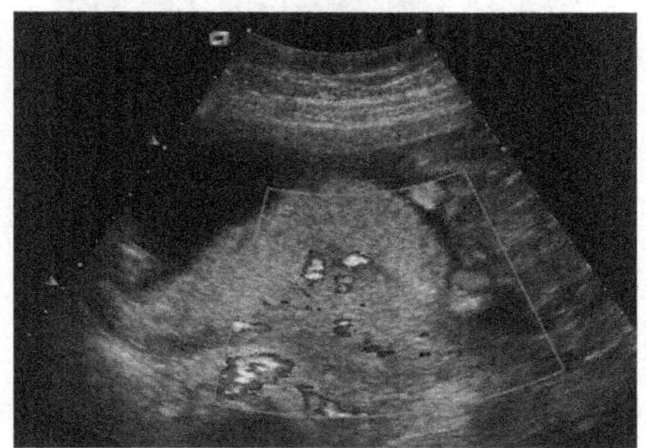

图 10-31　子宫收缩

异常回声范围的大小与剥离程度有关，若大部或全部剥离，则胎盘增厚明显。少量小范围出血可在胎盘后形成出血灶。轻型的胎盘早剥，由于剥离面小，出血量少，超声检查易出现假阴性。局部底蜕膜回声增强，呈眉线样改变，为胎盘早剥的早期征象；胎盘与宫壁之间出现局限性无回声或低回声区，为胎盘早剥的典型声像；胎盘非均质增厚是胎盘早剥的明显图像；当二维图像不典型或诊断困难时，可采用彩色多普勒显像及频谱探查帮助诊断(胎盘后方血流信号消失)；无明显原因的胎儿脐动脉血流异常可能是胎盘早剥直接迹象，需提高警惕。

超声在胎盘早剥的诊断中也存在一定的局限性，胎盘早剥诊断困难，且常易与胎盘后的静脉丛、血管扩张等相混，有时变性的肌瘤也可致误诊。应结合临床情况分析，也可用彩色多普勒探测血流帮助诊断。

(四)胎盘植入

发生率为(1～500)/70 000 妊娠。既往有剖宫产史；前壁胎盘合并前置胎盘时应警惕。

超声表现：胎盘植入声像可表现为：在胎盘与子宫浆膜、膀胱壁之间看不到低回声带或只有极薄层回声带，胎盘后方子宫肌层消失或变薄≤2 mm；子宫与膀胱壁的强回声线变薄、不规则或中断；胎盘组织的强回声超越过了子宫浆膜，甚至侵入邻近器官如膀胱壁；胎盘内常存在多个无回声腔“硬干酪”(图 10-32)。

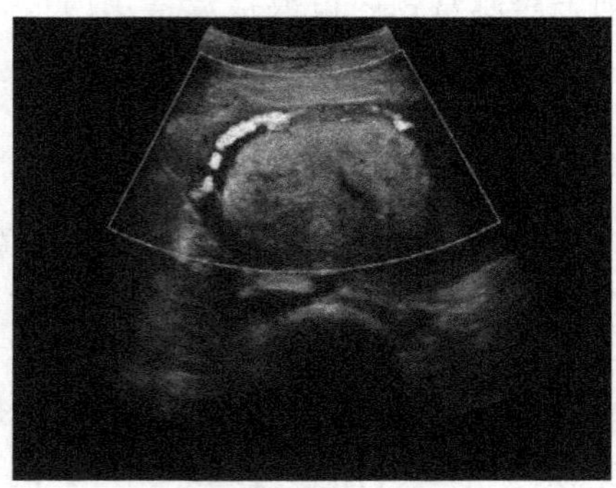

图 10-32 胎盘植入

(五)胎盘血肿

胎盘血肿分为羊膜下、绒毛下、胎盘内、胎盘后的血肿(图 10-33、图 10-34)。

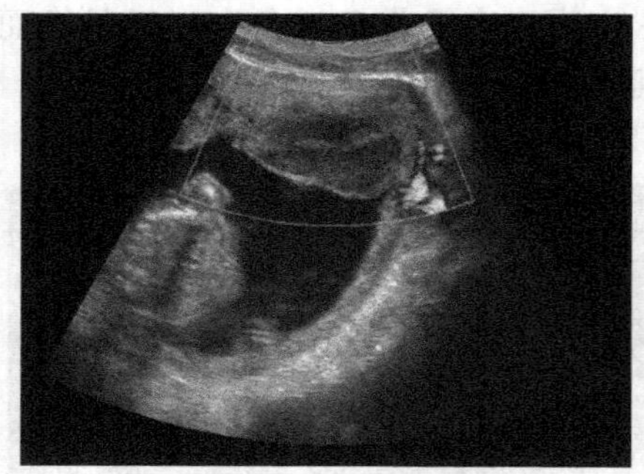

图 10-33 胎盘内血肿

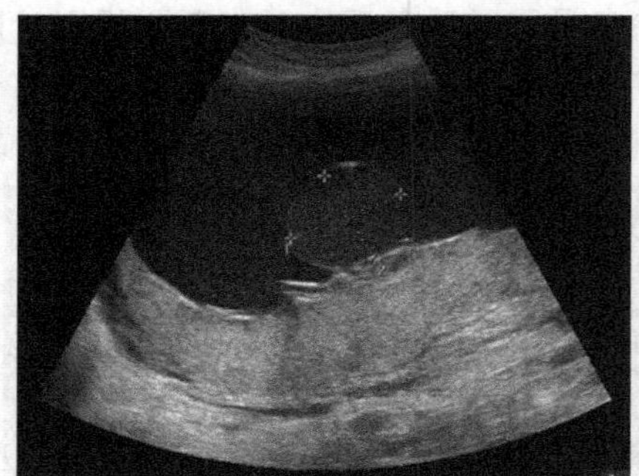

图 10-34 胎盘羊膜下积血

(六)胎盘内绒毛膜下血池

10%～15%的妊娠合并胎盘内绒毛膜下血池(图 10-35)。正常中、晚期妊娠时胎盘内常见形态各异的无回声区或低回声区，原因各异，可为正常胎盘内血窦。胎盘实质小叶内无回声为螺旋动脉射血的部位，边缘为血窦，中心血窦可较大延伸到基底，与胎盘或胎儿异常无关，当受累范围增大，影响胎儿发育时有意义。如果很明显直径大于 3 cm，或 5 个以上的胎盘内无回声灶可能与 Rh 血型不合，或母体 AFP 升高有关。

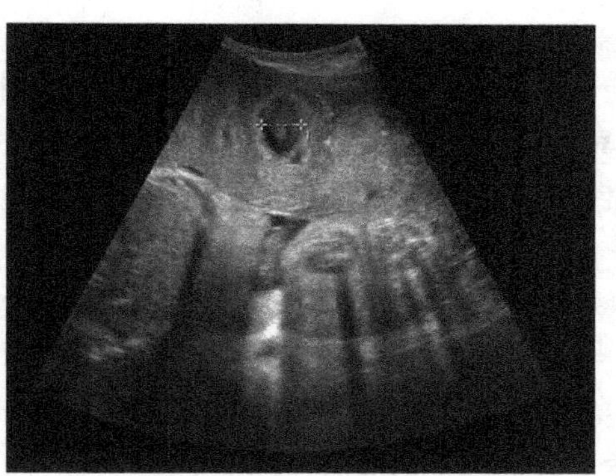

图 10-35　胎盘内绒毛膜下血池

(七)胎盘肿瘤

常见的为绒毛膜血管瘤，多呈实性、边界清楚的肿块，可位于胎盘内任何部位，但多向羊膜腔突出(图 10-36A、B)。有的可合并羊水过多或 AFP 升高，肿瘤较大者可致胎儿发育不良。其他如畸胎瘤多呈半囊半实性，极为罕见。乳腺癌、黑色素瘤等也可转移至胎盘内。

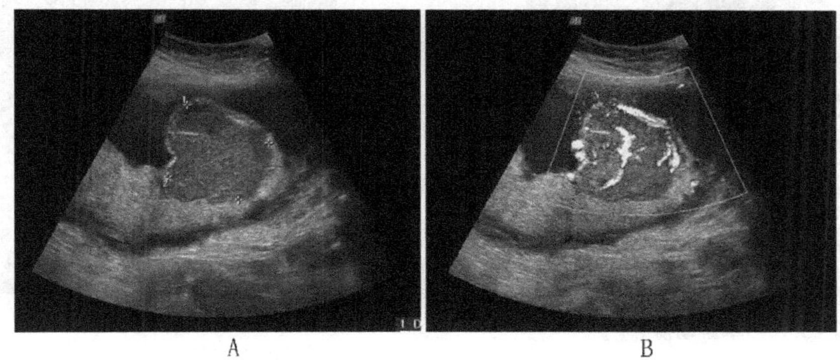

A　　B

图 10-36　胎盘肿瘤

A：胎盘内绒毛膜血管瘤；B：胎盘内绒毛膜血管瘤

(李　婧)

第四节　脐带异常

一、单脐动脉

正常脐带内有一条脐静脉及两条脐动脉。单脐动脉(single umbilical artery，SUA)是指脐动脉只有一条，是脐带异常中最常见的一种。发生率约为 1%，其中左侧缺失约占 70%，右侧缺失占 30%。

单脐动脉可以是单发性的，但也可合并其他部位的畸形。合并的畸形多为泌尿道及心血管畸形，如肾盂积水、马蹄肾、多囊性肾发育不良、单侧肾缺如、膀胱输尿管反流、法洛四联症、左心发育不良、主动脉缩窄、三尖瓣闭锁、室间隔缺损、心内膜垫缺损等。消化道、中枢神经系统、呼吸道畸形以及染色体异常(多为18-三体综合征、13-三体综合征、染色体易位)也较为常见。单脐动脉合并畸形的病例中染色体异常占23%,而且大部分为左脐动脉缺失。

除了合并胎儿畸形及染色体异常,单脐动脉病例中早产、胎儿生长受限、胎儿死亡的发生率也高于正常。

声像图特征是在脐带横断面仅见到两个管腔,其中较大的一个为脐静脉,另一个稍小的为脐动脉(图10-37～图10-39)。与正常脐动脉相比,单脐动脉的管腔稍大,可能是因为集中了本来应该两条脐动脉所容纳的血量。在脐带长轴断面观上,正常时所见的一条脐静脉与两条脐动脉相互缠绕的结构,变成了一条脐静脉与一条脐动脉相间(图10-40)。在盆腔膀胱水平横切面上能鉴别缺失的脐动脉方位,正常情况下膀胱左右各见一条脐动脉(图10-41),而单脐动脉者仅见一侧显示脐动脉,另一侧缺如(图10-42)。如果合并胎儿畸形,超声也能显示相应的畸形改变。有人发现,单脐动脉脐带内华通胶减少,胎儿异常的概率增高。偶尔,脐动脉在发出胎体时有两条,但在中途两条脐动脉融合成一条,近胎盘端成了单脐动脉脐带。单脐动脉的多普勒测定显示血管阻力与正常相似。

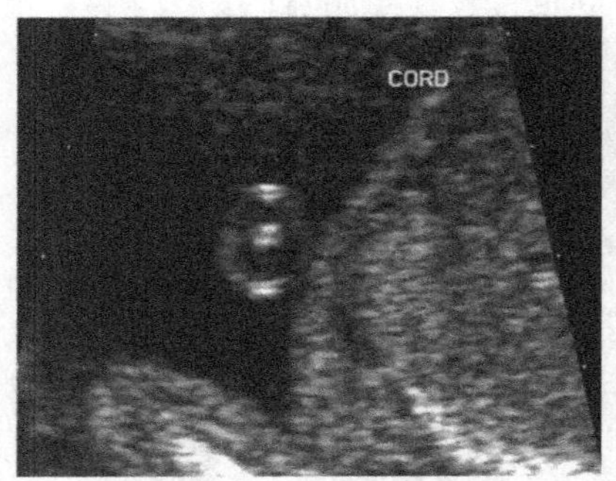

图10-37　单脐动脉(一)

妊娠20⁺周,脐带横断面显示只有两个血管管腔

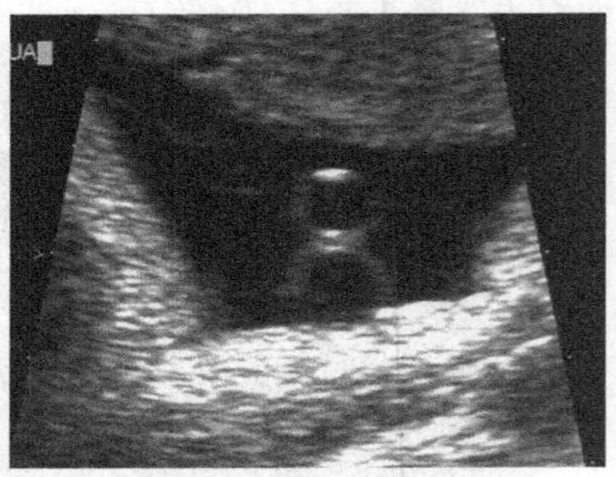

图10-38　单脐动脉(二)

妊娠37⁺周,脐带横切面显示只有两个血管管腔,较大的一个为脐静脉(下方),较小的一个为脐动脉(上方)

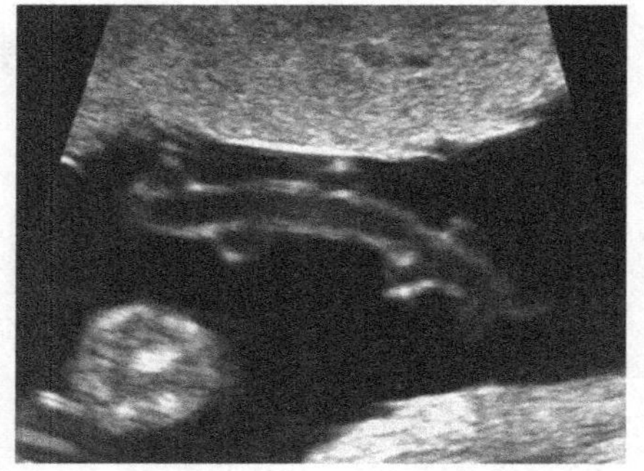

图10-39　单脐动脉(三)

妊娠21⁺周,脐带纵切面观,见一条脐动脉围绕脐静脉旋转

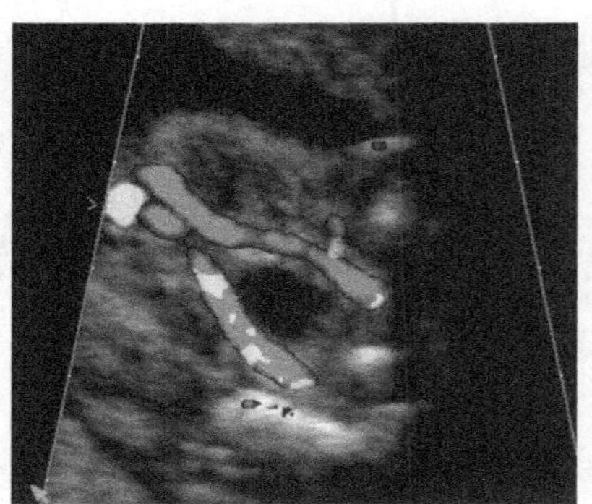

图10-40　盆腔内脐动脉

盆腔横切面观,正常脐动脉位于膀胱两侧,向前向上行走,经过腹壁脐孔进入脐带

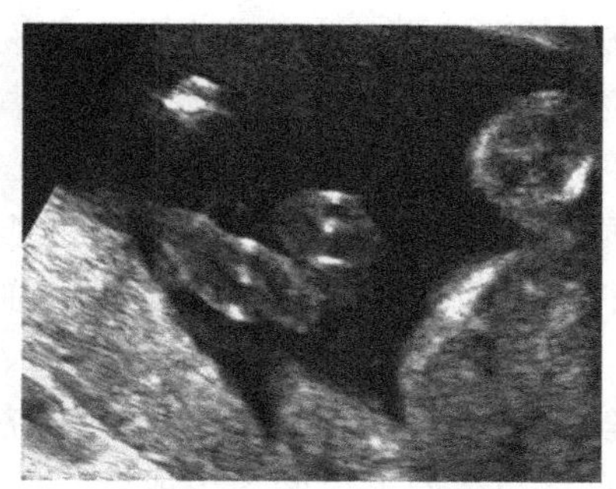

图 10-41　单脐动脉(四)

妊娠 20^{+} 周,脐带横切面观仅见两个血管管腔

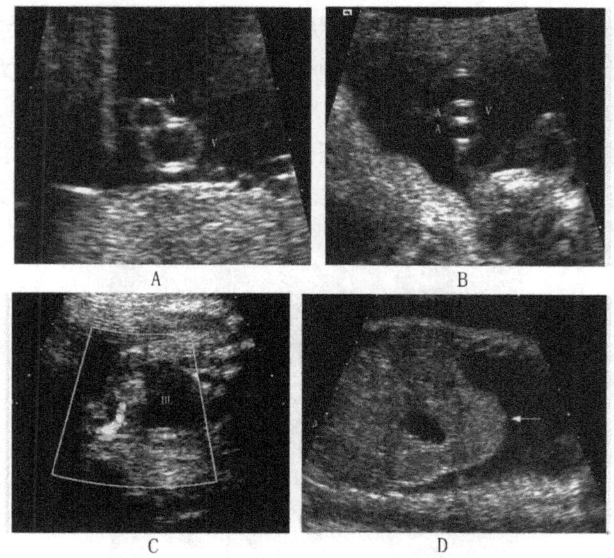

图 10-42　"部分性"单脐动脉

A.脐带近胎盘端仅见一条脐动脉(A)及一条脐静脉(V);B.同一病例,脐带近胎儿端声像图显示两条脐动脉(A)及一条脐静脉(V);C.同一病例,盆腔彩超示膀胱(BL)两侧均有脐动脉回声;D.同一病例,声像图显示膈膨升(箭头)及胸腔积液(箭头所在位置)

有学者报道,孕中期胎儿畸形筛选超声时对单脐动脉检出的敏感性为36%,特异性为99%,阳性预测值为32%,阴性预测值为99%。

单纯性单脐动脉预后良好。合并畸形者预后视畸形情况而定。常规超声发现单脐动脉,应仔细检查其他各个器官。若合并畸形或见染色体异常标记(如颈项软组织层增厚、鼻骨缺失等),应建议抽羊水排除染色体异常。

二、脐带肿块

脐带肿块不常见,但可有以下几种:脐带真结或假结、脐带血肿、脐带假囊肿、尿囊囊肿、脐带赘生物等。

脐带真、假结是由于胎儿在宫腔内运动时形成脐带打结,一旦拉紧(胎动或临产后胎体下降),胎儿死亡率很高。脐带血肿的原因可能是机械因素,如外伤、牵拉、脐带绕颈绕身过紧或先天性脐静脉壁薄弱，引起脐静脉破裂，胎儿死亡率也很高。脐带假囊肿是指局部脐带增粗，呈囊肿样改变，但并不是脐肠系膜及尿囊的遗迹，被认为可能与局部华通胶退行性变或水肿、液体积聚有关。20%以上的脐带假囊肿合并染色体异常，其中尤以18-三体综合征为常见。尿囊囊肿是胚胎发育过程中，尿液积聚在尿囊内形成的囊肿，可与膀胱相通或不相通。即使是较大的尿囊囊肿，一般也不影响脐带的血液循环。脐带赘生物极少见，可有血管肌瘤、肌肉瘤、畸胎瘤、血管瘤等。

通常，脐带真、假结超声很难观察到，因为超声是切面成像，脐带在宫腔内行走迂回弯曲，方向不定；也常常被胎体所遮挡。只有当孕妇诉说胎动少或胎心监护（NST、CTG）异常疑及有脐带问题时，超声检查者才会刻意去寻找脐带有无打结。此时可能发现一团缠绕较紧的脐带，反复观察始终不见散开。然而，观察到这一现象也只能是高度怀疑，最终诊断要靠产后检查脐带。脐带血肿声像图表现为脐带内混合性或囊性包块状结构，如果出血不止，该包块可有进行性增大改变。脐带假囊肿则显示为局部脐带增粗，假囊肿边界清晰或欠清晰、无张力，有些内有稀疏点状回声（图10-43～图10-45）。若合并胎儿畸形，超声也能见到相应的表现，多见于18-三体综合征。尿囊囊肿为脐带根部边界清晰、圆形或椭圆形、有一定张力的囊肿，内部无回声。与膀胱相通的尿囊囊肿会随膀胱的排空或充盈而缩小或增大，有时还能见到两者之间的交通通道。脐带赘生物则是脐带上的实质性肿块。

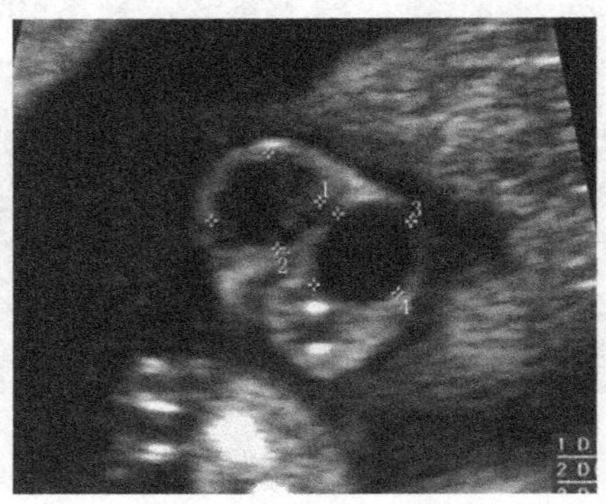

图10-43　脐带假囊肿(一)

妊娠20⁺周，脐带横切面观显示两个低回声圆形结构(测量键)，其下方三个横切面的小管腔为脐动脉与脐静脉。该处的脐带直径显著增大

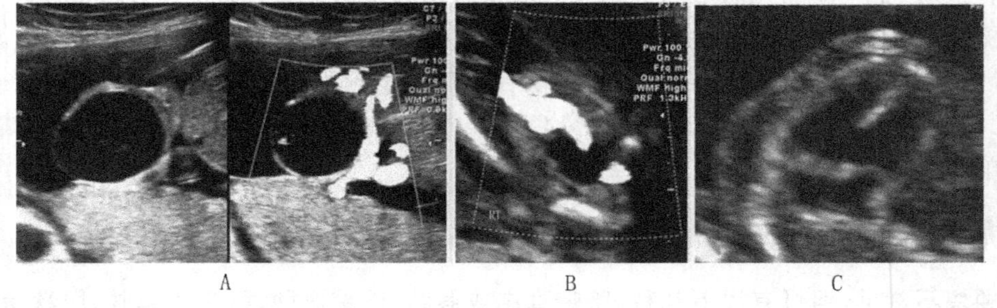
A　B　C

图10-44　脐带假囊肿(二)

A.妊娠20⁺周，脐带横切面观，见一较大脐带假囊肿，脐带血管位于囊肿一侧；B.同一病例，胎儿盆腔彩超显示膀胱右侧脐动脉缺失；C.同一病例，胎儿心脏四腔心观，见大型室间隔缺损

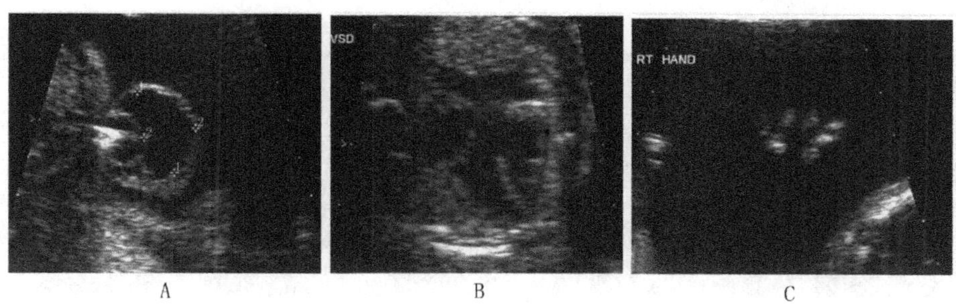

图 10-45　**脐带假囊肿(三)**

A.妊娠 25⁺周,示脐带假囊肿(测量键);B.同一病例,胎儿室间隔缺损;C.同一病例,手指重叠。本例无染色体核型检查,但从声像图表现分析,18-三体综合征可能性极大

脐带打结一旦拉紧,胎儿死亡率很高。如果超声怀疑脐带打结,应密切随访 NST、CTG,根据孕周决定是否立即娩出胎儿。进行性增大的脐带血肿若不及时分娩,胎儿死亡率也很高。发现有脐带假囊肿时,要特别仔细检查胎儿是否合并畸形,而对合并畸形者应进行染色体检查。通常,尿囊囊肿的预后均较好。

三、脐静脉扩张

脐静脉扩张本身不是一种疾病,而是一个症状,一种超声所见。脐带内脐静脉,有时包括肝内脐静脉可发生扩张,其管径大于正常。此现象常见于胎儿严重贫血(α-地中海贫血纯合子、ABO 溶血、Rh 溶血等)、胎儿血容量过大(双胎输血综合征中的受血儿、胎盘绒毛膜血管瘤)等病症。

α-地中海贫血纯合子、严重 ABO 溶血及 Rh 溶血等都是因为胎儿严重贫血、组织缺氧、血液稀释、血容量增加,引起心力衰竭而继发脐静脉扩张。双胎输血综合征中的受血儿,因接受了过多的血液,血容量的增加造成心脏不胜负荷。胎盘绒毛膜血管瘤则是因为发生微血管内溶血、胎母出血及大量胎儿胎盘血流使回心血量增加引发心力衰竭。

脐静脉扩张很容易在声像图上被观察到,无论在脐带纵切面或横断面上均可见到脐静脉充盈,管径明显大于正常测值。正常时,妊娠 20 周左右的脐静脉横径小于 5 mm;晚期妊娠的脐静脉小于 8 mm。如果脐静脉扩张合并胎儿水肿、胸腔积液等,超声也能显示相应图像(图 10-46、图 10-47)。双胎输血综合征则会发现羊膜腔不等大,一胎过小另一胎过大。绒毛膜血管瘤患者胎盘内可见到实质实性肿块。有时,脐带内的脐静脉管径正常,而腹腔内脐静脉扩张,较常见的部位是刚进入腹腔的那段脐静脉(图 10-48、图 10-49)。

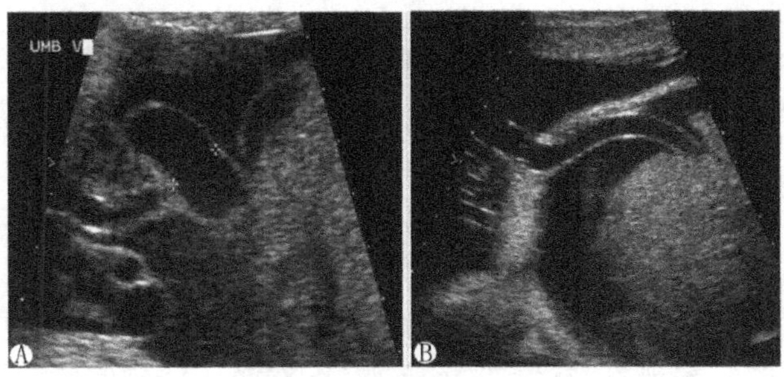

图 10-46　**脐静脉扩张(一)**

A.妊娠 31⁺周,α-地中海贫血纯合子,脐静脉明显扩张(9.9 mm);B.同一病例,同时发现胎体水肿和胎儿腹水,脐静脉经过脐孔进入腹腔后先经过腹水再进入肝脏

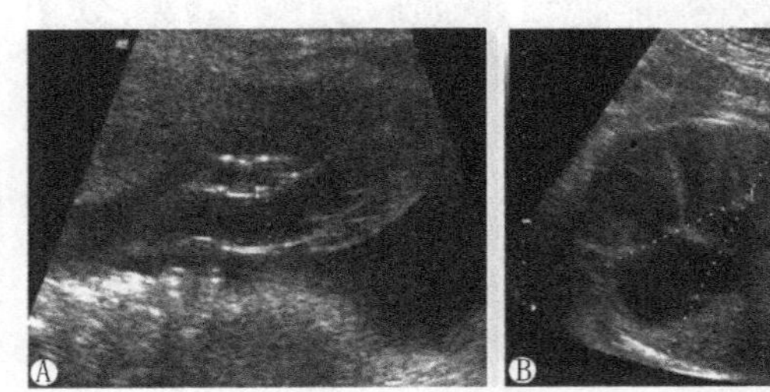

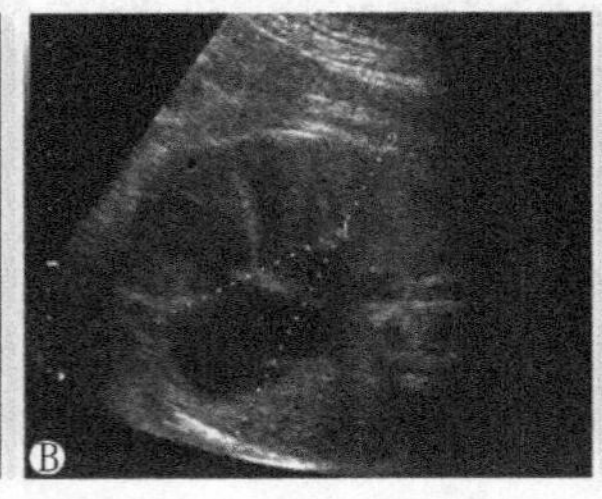

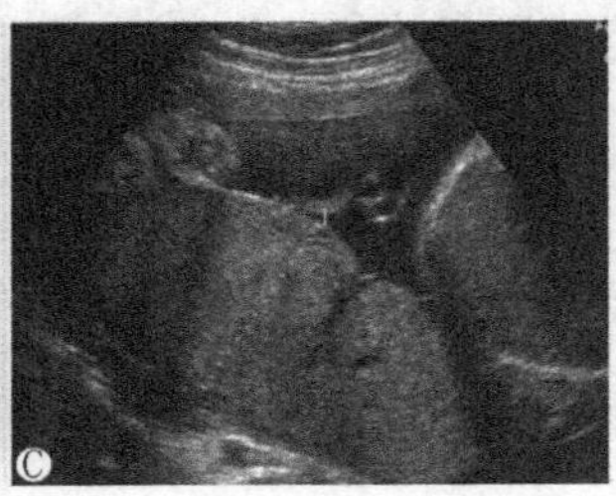

图 10-47　脐静脉扩张(二)

A.妊娠 31^{+}周,α-地中海贫血纯合子,脐静脉明显扩张(9.4 mm);B.同一病例,心胸比率明显增大(58%);C.同一病例,胎盘增厚(59 mm)

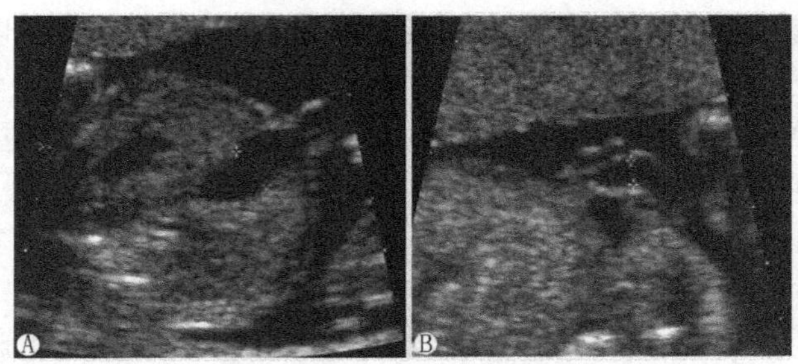

图 10-48　腹腔内脐静脉扩张(一)

A.妊娠 20^{+}周,腹围平面略低,显示腹腔内脐静脉扩张(8.4 mm);B.同一病例,脐带内脐静脉宽度正常(4.2 mm)

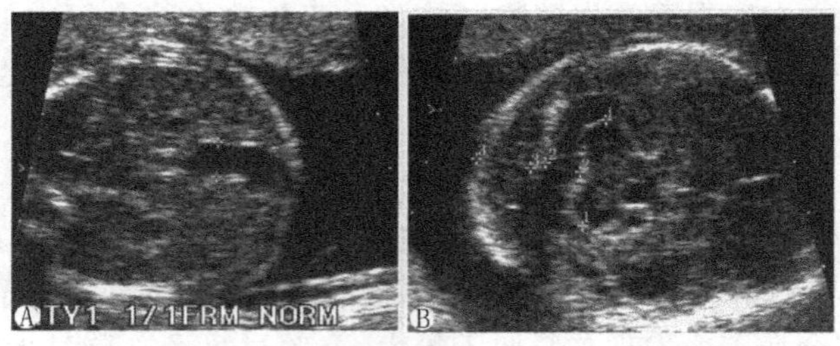

图 10-49　腹腔内脐静脉扩张(二)

A.妊娠 21^{+}周,腹腔内脐静脉轻度扩张(6.2 mm);B.同一病例,颈项软组织层增厚(9.8 mm)。染色体检查证实为唐氏综合征

脐静脉扩张的预后视合并疾病的严重程度而定。超声发现脐静脉扩张应特别注意检查胎儿有无畸形、水肿、腹水和胎盘有无包块等。必要时应选择适当的实验室检查,包括胎儿脐血穿刺以确定是否存在合并上述疾病。

单纯腹腔内脐静脉扩张大部分预后良好,但有报道,少数宫内死亡或产科不良结局。

四、脐带绕颈

脐带绕颈是很常见的一种现象,发生率为 15.8%～34%。绕颈的脐带可以一圈、两圈、三圈,甚至四圈。

脐带绕颈一至两圈,较松的,一般不影响胎儿血液循环,不引起胎儿缺血缺氧。但绕颈两圈以上且缠绕较紧时，一旦临产胎头下降，脐带会因此而拉得更紧，造成脐带血流减少，胎儿缺血缺氧，发生胎儿窘迫，甚至死亡。有研究发现，产时胎心异常的病例中脐带绕颈占 17%，羊水胎粪污染、异常胎心心动描计(CTG)、阴道分娩助产(产钳、头吸)、低 Apgar 评分的发生率明显升高。

脐带绕颈的超声诊断并不困难。当作胎儿颈部纵切面观时，声像图可见脐带横断面位于胎儿颈部，如果绕得较紧，还能见到颈部皮肤软组织受压切迹。绕颈一圈的声像图显示脐带横断面呈"U"形，两圈则呈"W"形。在胎儿颈部横切面上，有时能见到长条状脐带回声。彩超检查可以更清晰地显示胎儿颈部周围环绕的脐带彩色血流信号。

对于超声发现脐带绕颈的处理，学术界的意见不完全一致。有人认为，脐带绕颈会增加胎儿窘迫的风险率，因此，建议一旦超声发现，就应通知孕妇，密切随访，必要时改变产科处理方案(如选择剖宫产结束妊娠)。但也有人认为一旦通知孕妇或予以报告，会引起孕妇不必要的紧张，也可能会增加不必要的产科干涉，引起剖宫产率上升。晚孕期只要按常规进行产科监护，孕妇自数胎动，定期胎心率监护等，就能及时发现脐带缠绕过紧或受压。

五、脐带先露及脐血管前置

脐带先露是指脐带低于胎儿的先露部。如果胎膜破裂，脐带进一步脱出于胎先露之下或脱出于阴道内，称为脐带脱垂，对胎儿危害极大。球拍状胎盘若脐带连接于胎盘下缘，就有可能发生脐带先露。脐血管前置是指脐带附着在胎膜上，即帆状胎盘，裸露的脐血管通过羊膜与绒毛膜之间进入胎盘，当这些血管穿过子宫下段或跨过子宫颈内口时，称脐血管前置。如果胎膜破裂造成经过该处的脐血管破裂，对胎儿的危害是极大的。双叶胎盘、多叶胎盘、副胎盘、胎盘低置等都可能造成脐血管前置。

脐带先露的原因包括头盆不称、胎位异常、脐带过长及破膜时脐带滑落。临产后的宫缩、胎先露下降，脐带受压于先露部与骨盆之间，很快引起胎儿缺氧、胎心率改变，甚至胎儿死亡(脐带血循环阻断超过8 分钟，即可发生胎死宫内)。

脐血管前置的病例临产后前置的血管被胎先露压迫时，可致循环受阻而发生胎儿宫内窘迫。一旦胎膜破裂撕裂了脐血管，临床上可出现无痛性阴道流血、胎心不规则或心搏停止。脐带帆状附着或球拍状胎盘破膜后还可出现脐带脱垂。

脐带先露时超声可见脐带位于胎先露下方，脐血管前置若不注意较易漏诊，彩超能显示前置的脐血管及其走向，因此，彩超检查有助于明确诊断。脐血管前置易合并低置胎盘、副胎盘及脐带先露等。有人建议，每位孕妇在妊娠 20 周左右时都应检查胎盘、脐带与胎盘的连接部位，以及早发现脐带帆状附着、副胎盘等情况，跟踪脐血管走向，明确有无脐血管前置。孕周越大，超声越难发现脐带与胎盘的连接部位。

脐带先露及脐血管前置一旦发生脐带受压、脱垂或脐血管破裂，情况都很紧急，若不及时抢救，胎儿死亡率极高。因此，临产前超声发现脐带先露或脐血管前置，应密切监护胎心情况。如已足月或近足月，应以剖宫产结束妊娠。

(李　婧)

第五节 羊 水 异 常

一、羊水过多

当最深羊水平段≥8 cm或羊水指数≥25 cm时即可诊断为羊水过多。凡可造成羊水产生过多或羊水吸收障碍的任何因素，都可导致羊水过多。消化道梗阻如食管闭锁、十二指肠狭窄或闭锁、小肠狭窄或闭锁等，使羊水吞咽量减少；口腔异常如严重唇裂腭裂、口腔寄生胎（畸胎瘤）等造成羊水吞咽障碍；中枢神经系统异常包括某些染色体异常，可引起中枢性吞咽障碍；开放性神经管缺陷，如脑膜脊膜裸露，使渗出液增加；肺部病变、胸腔占位、纵隔移位、胸腔狭小、胸腔积液、横膈抬高都可因压迫食管而减少羊水的吞咽；宫腔感染早期羊膜渗出增加也可出现暂时性羊水过多；各种原因引起的心脏过度负荷，如α-地中海贫血纯合子、双胎输血综合征的受血儿因肾脏血流量增加而排尿增加、糖尿病孕妇的胎儿可能因血糖过高产生宫内多尿；母儿血型不合时胎儿贫血以及绒毛水肿，影响液体交换，也可产生羊水过多。但是，有时羊水过多的原因不明。

除了子宫大于孕周，子宫张力高外，声像图上可见大片羊水池，测量最深羊水平段或羊水指数大于正常值。同时，一部分病例还可能见到相应的结构异常，或发现羊水过多的原因（图10-50～图10-54）。但另一部分胎儿畸形可能难以被超声发现，如腭裂、下消化道梗阻、中枢性吞咽障碍、染色体异常等。另外，羊水过多的病例在声像图上胎儿往往沉搁在大片羊水池的底部，胎儿远离探头，使显像清晰度下降。

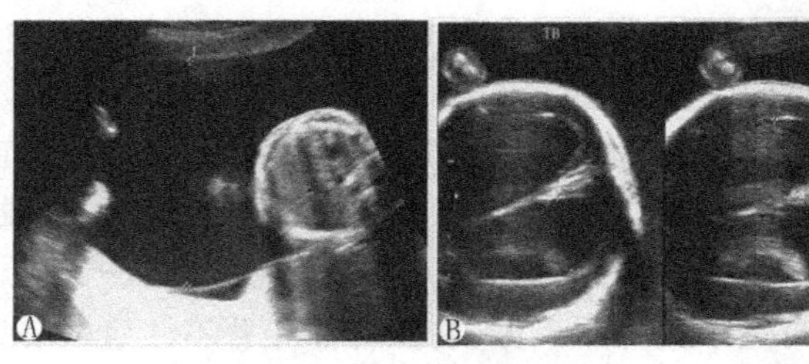

图10-50 羊水过多(一)

A.单绒毛膜囊双羊膜囊双胎妊娠，妊娠25⁺周，其中一胎羊水过多，最大平面深度83 mm（测量键）；B.同一胎儿，双侧脑室明显扩张（测量键）

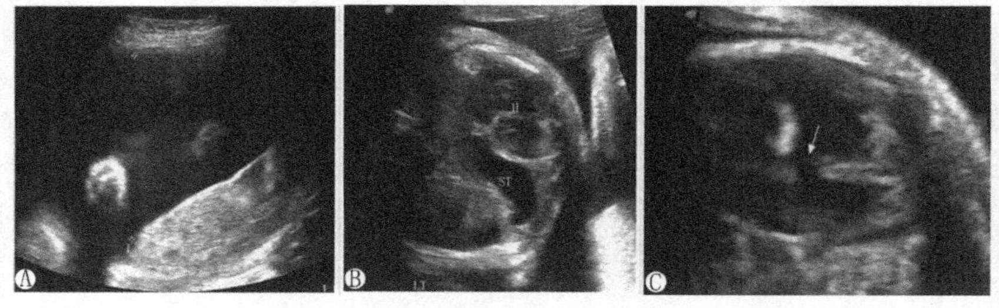

图10-51 羊水过多(二)

A.羊水最大平面深度96 mm（测量键）；B.同一病例，胸腔横切面观，见胃泡位于左侧胸腔内（ST），心脏被推向右侧（H）。为左侧膈疝；C.同一病例，侧面四腔心观显示室间隔缺损（箭头所示）

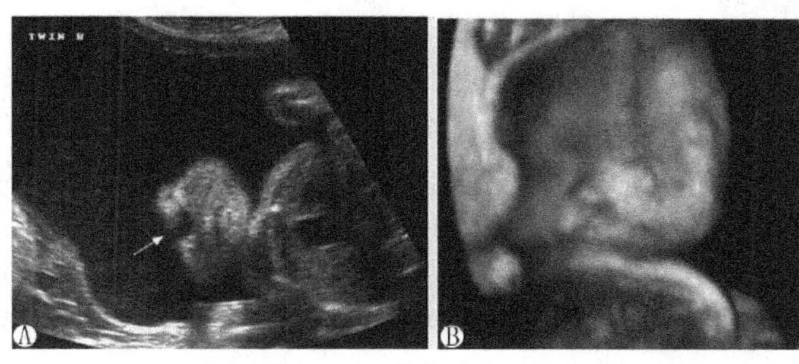

图 10-52 羊水过多(三)

A.妊娠 27^{+}周，胎儿口部冠状切面观，显示上唇右侧连续性中断(箭头)，同时显示羊水过多；B.同一病例，胎儿面部三维表面成像，右侧唇裂清晰可见

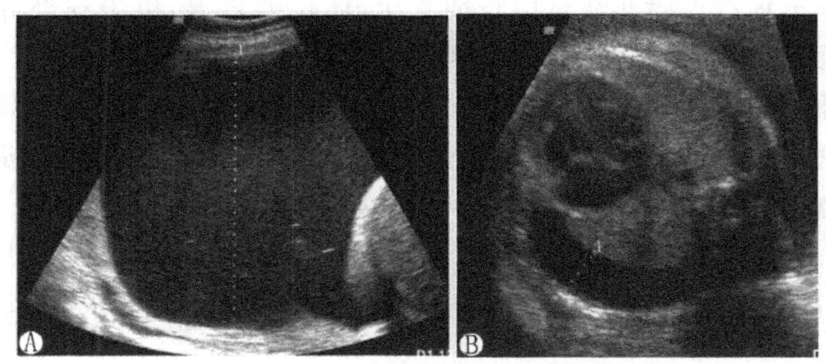

图 10-53 羊水过多(四)

A.妊娠 30^{+}周，羊水最大平面深度 140 mm(测量键)；B.同一病例，右侧胸腔内见积液(测量键)

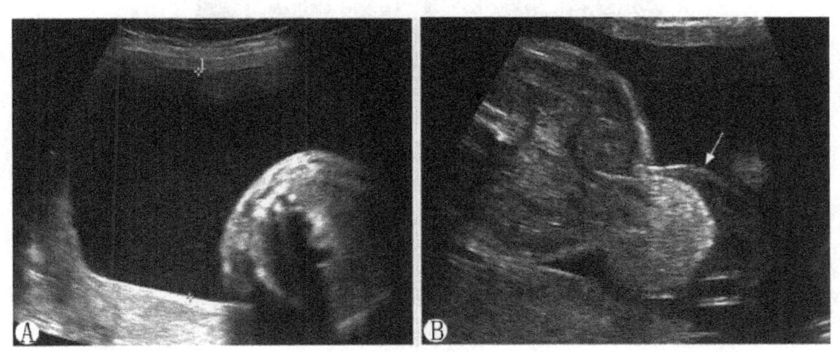

图 10-54 羊水过多(五)

A.妊娠 25^{+}周，羊水最大平面深度 89 mm(测量键)；B.同一病例，腹部脐孔水平横切面观，见脐膨出(箭头所示)。产后诊断为 Pierre Robin 综合征

羊水过多合并胎儿畸形或存在其他产科异常的处理原则根据各具体情况而定。继续妊娠者为预防子宫张力过高而早产，可在超声监视下定期做羊水减量术，其他需要特别内科处理的病症，如糖尿病孕妇血糖的控制问题等也不能忽视。此外，临产后应预防破膜时羊水突然大量流出，导致子宫腔压力迅速减低而发生胎盘早剥。

二、羊水过少

当最深羊水平段≤3 cm 或羊水指数(AFI)≤5 cm 时，可认为是羊水过少。凡羊水产生受阻或羊水去路加速，都可出现羊水过少。有报道，11.1%的羊水过少病例存在先天性胎儿畸形，包括双肾缺如、胎儿型多囊肾、双侧多囊性肾发育不良、双侧囊性发育不良肾等，这些畸形都使肾脏产生尿液大大减少或无尿液产生，往往出现严重羊水过少；双输尿管梗阻或尿道梗阻使尿液无法排出也可发生羊水过少；有些胎儿异常如染色体异常，可能同时伴有羊膜发育异常或功能异常导致羊水产生减少；还有可能是羊膜薄弱羊水渗漏至胚外体腔，使羊膜腔内羊水减少。另外，在55.6%的病例中可见胎儿生长受限(fetal growth restriction，FGR)。FGR胎儿由于肾血流量减少，尿液产生也减少。过期妊娠时因胎盘老化，胎盘缺血引起胎儿缺氧和肾血流量减少；胎儿宫内死亡，则不再产生羊水，原有的羊水又被慢慢吸收。约10%的病例见于胎膜早破，大量羊水外漏宫内羊水显著减少。

已知妊娠期胎儿吸入适量羊水有助于胎肺的膨胀和发育。羊水过少时，胎儿面部前方可能缺少羊水池，严重羊水过少胎儿胸部受压，影响肺膨胀，肺泡也因无羊水刺激而发育受到抑制，引致肺发育不全。严重羊水过少胎儿在宫内长期受压，体位强直，还可出现外界机械压迫性畸形，如骨骼肢体的畸形、面部因受到挤压而出现的特殊面容(Potter面容)。

羊水过少者声像图显示羊水少或无羊水。严重羊水过少时胎儿与胎盘、宫壁紧贴，体位强直且长期无改变，胎动极少或无胎动。由于胎儿躯干、肢体挤成一团，使超声能见度大大降低，很难观察清楚胎儿解剖结构细节，有时需在超声引导下羊膜腔内注射生理盐水后，再进行畸形筛选检查。若合并胎儿畸形，超声可能发现相应畸形(图10-55～图10-58)，若为胎儿生长受限，除了胎儿径线小于正常，多普勒超声显示脐动脉阻力指数升高。出现肺发育不良时，超声测量肺径线也可显示小于正常。

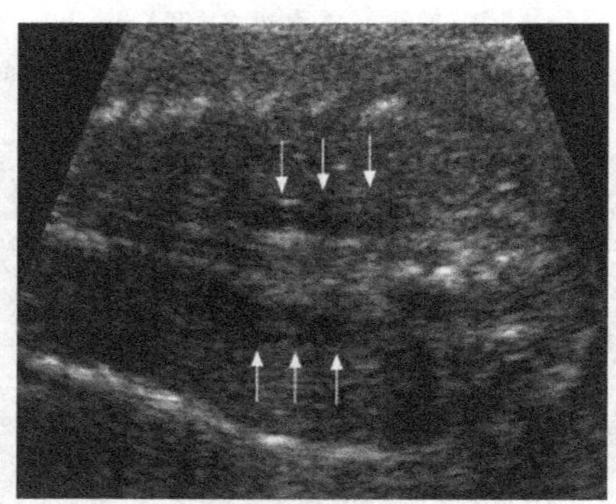

图10-55 羊水过少(一)

妊娠23⁺周，胎体近脊柱冠状切面观，双侧肾区未显示正常肾脏，见双侧肾上腺平躺(箭头)，同时发现严重羊水过少

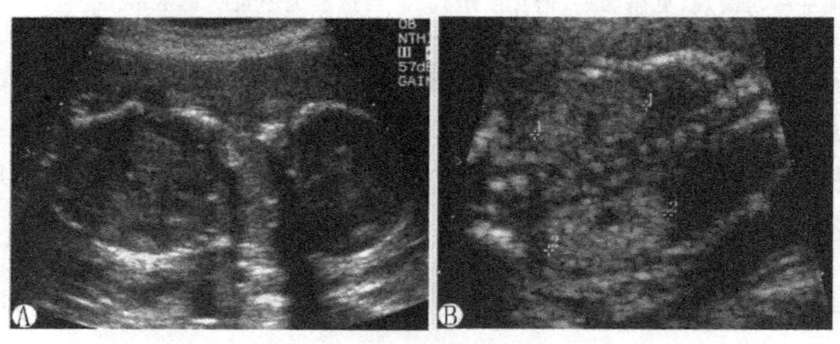

图10-56 羊水过少(二)

A.妊娠21⁺周，严重羊水过少；B.同一病例，双侧肾脏冠状切面观，示双肾偏大，回声增强

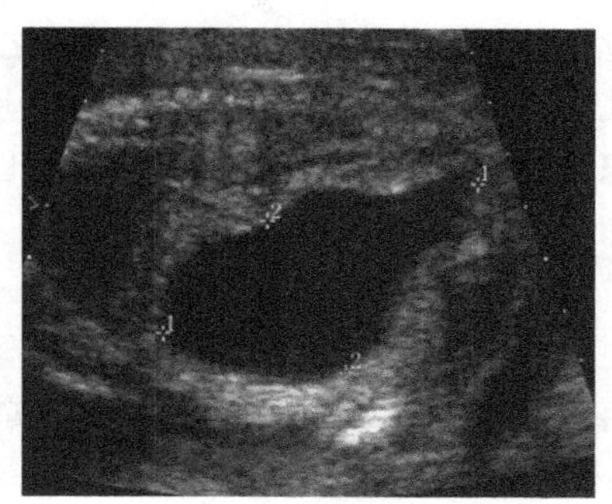

图 10-57　羊水过少(三)

妊娠 19^{+}周,三绒毛膜囊三胎妊娠,胎儿 C 羊水过少,膀胱明显增大(测量键)。新生儿死亡,尸检证实尿道后瓣膜

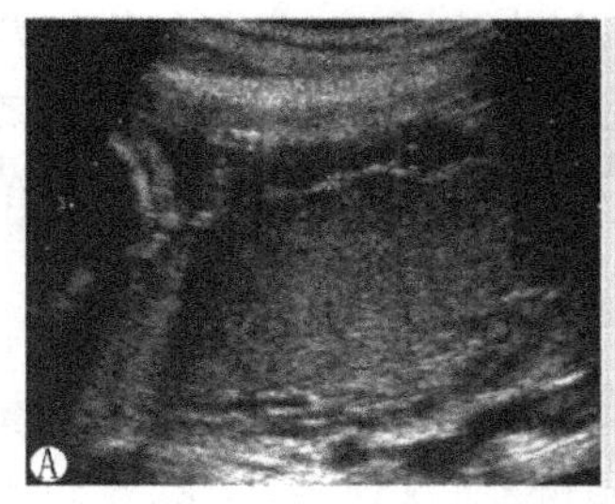

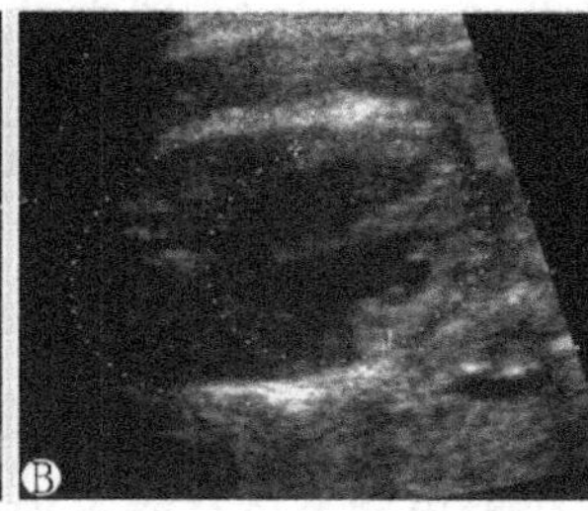

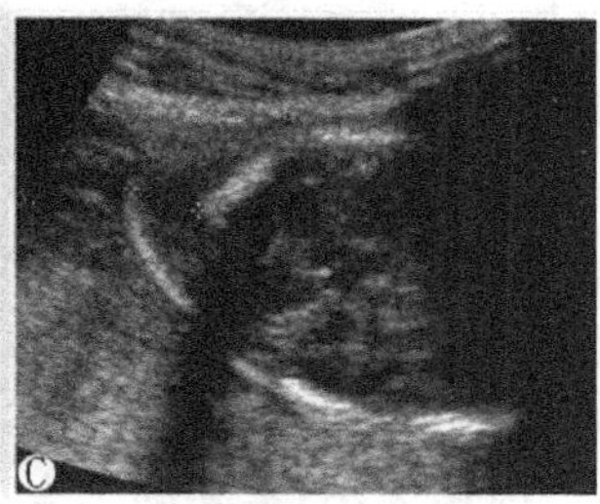

图 10-58　羊水过少(四)

A.妊娠 23^{+}周,羊水过少合并胎盘增厚(测量键);B.同一病例,胸部四腔心观平面,显示心脏明显增大,心胸比例 0.82;C.同一病例,颈项软组织层增厚,11.8 mm。胎儿 DNA 检查证实 α-地中海贫血纯合子

羊水过少发生越早则预后越差,严重羊水过少产后新生儿常因肺发育不全、呼吸窘迫综合征而死亡。羊水过少合并的畸形越严重,预后也越差,如双肾缺如、胎儿型多囊肾、双侧多囊性肾发育不良等本身就是致死型畸形。羊水过少合并严重胎儿生长受限及新生儿死亡率都有明显增高。同样,羊水过少临产后极易发生胎儿宫内窘迫和新生儿窒息。胎膜早破有时细菌从破口进入羊膜腔引起宫腔感染,处理也很棘手。因此,一旦发现羊水过少,首先要明确有无合并畸形,寻找羊水过少的原因。对检出的合并畸形按畸形处理原则处理,FGR 者若胎儿有生存机会应在促使肺成熟治疗后尽早娩出胎儿,必要时予以剖宫产,胎膜早破者不宜等待太久,除非有迹象显示羊膜破口被修复(阴道不再流水、羊膜腔内羊水量增加),才能在定期随访下继续妊娠。

(李　婧)

第六节　胎儿心功能异常

一、概述

(一)胎儿心功能评价

胎儿超声心动图不仅能够发现胎儿心脏畸形,而且在评价胎儿心脏功能方面具有不可替代的作用。胎儿心功能不全是高危妊娠胎儿宫内死亡的重要原因之一。一些妊娠期合并症、并发症及胎儿自身因素均可导致胎儿心功能异常。如妊娠期糖尿病、胎儿心律失常、心脏畸形、先天性膈疝等心外畸形、胎儿贫血、双胎输血综合征等。早期发现胎儿心脏功能异常,对指导临床确定产前的护理方案、及时采取有必要的保护及治疗措施均有很大帮助,对优生优育具有重要意义。

评价胎儿心脏功能的方法主要源于成人超声心动图,包括M型超声、二维超声、三维或四维超声、彩色及频谱多普勒超声,由于这些技术的原理、方法不同,其临床应用的价值及局限性亦有一定差别。

由于胎儿心脏在解剖结构和血液循环方面存在很多和成人心脏的不同之处,因此,在胎儿期对心功能的评价更为复杂。首先,因在解剖结构上卵圆孔和动脉导管持续开放,使得胎儿期的心排血量为体循环和肺循环联合输出量、胎儿的心脏收缩和舒张功能相互影响。其次,由于胎儿肺循环具有高阻力、低血流量的特点,胎儿期肺动脉压始终高于主动脉压,右心室后负荷高于左心室,心脏做功呈右心优势型。最后,随着孕期的进展,胎儿心室顺应性及外周阻力亦随之发生改变,胎儿心脏功能在整个妊娠期是一个动态变化过程。因此,对胎儿心脏功能的评估需结合不同时期胎儿心脏的生理特点加以综合评价。

(二)胎儿心脏收缩功能

目前评价胎儿心脏收缩功能的主要方法包括采用M型、二维、三维/四维超声观察室壁运动、测量心腔内径大小;多普勒结合二维超声测量房室瓣及半月瓣血流速度、动脉直径大小计算心功能参数。

1.心排血量

心排血量为每搏量与心率乘积,即CO=SV×HR。左、右心室每搏量的计算为分别测量主动脉和肺动脉血流速度和管腔内径,根据公式 $SV=VTI\times\pi\times(d/^2)2$(d为主动脉或肺动脉直径)。SV也可通过M型超声测量左、右心室舒张末期和收缩末期内径后根据仪器所具备公式自动算出。多数基于二维或M型超声研究表明胎儿期左、右心排血量随着孕周的增加而增长,但右心排血量高于左心,右心排血量占整个心排血量的2/3。而近年采用四维时间-空间关联成像和虚拟器官计算机辅助分析的研究提出:胎儿期右心室舒张期和收缩期的容量均高于左心室,但左右心室之间的每搏量和心排血量无明显差别。不同的研究方法和结果不尽相同,胎儿左右心排血量的差异还有待于进一步研究证实。基于胎儿期为左右心联合供血的特点,采用左右心室联合输出量较为合理。计算公式:CCO=RVCO+LVCO。CCO正常范围:400~500 mL/(kg·min),平均425 mL/(kg·min)。

2.射血分数和缩短分数

采用M型或二维超声在四腔心切面测量心室舒张末期内径(EDD)和收缩末期内径(ESD),仪器根据公式:EF=SV/EDV可自动得出EF值。胎儿心腔内径较小,M型方法通常高估心室容积,所得EF值较高,因此EF值并不能真正反映胎儿心脏功能。缩短分数计算公式:SF=EDD-ESD/EDD。SF应用较EF更为广泛。SF在中孕期较为稳定,左、右心室SF值约为31%。Huhta报道胎儿期心功能正常时SF值大于28%。因其为无心电图引导下的单平面测量,以及切面的获得受胎位影响等因素,并非所有研究对象都可检测到,应用有一定限制。

(三)胎儿心脏舒张功能

胎儿心脏舒张功能评价主要通过频谱多普勒超声检测房室瓣口、静脉系统的频谱形态和组织多普勒技术评价心肌运动进行分析。

胎儿期房室瓣口舒张期血流频谱呈双相波：心室舒张早期 E 峰和心室舒张晚期（心房收缩）A 峰。由于胎儿的心肌僵硬度较高，心房的收缩功能对心室充盈具有更加重要意义，整个孕期表现为 E/A 比值＜1。随着孕周的增长，E/A 比值随之增加，由妊娠早期的 0.53±0.05 增加至妊娠晚期 0.70±0.02。随着孕周增长 E/A 比值增加，表明心肌顺应性不断完善，胎盘血管阻力降低。正常二尖瓣口血流频谱为双峰，三尖瓣血流频谱可为双峰也可表现为单峰。当双侧房室瓣口血流频谱均为单相波改变时，表明心脏舒张明显受限。另外胎儿心动过速时表现为 E 峰、A 峰融合，呈单峰。

胎儿静脉血流能够客观、非特异性的用于评价心脏功能。对静脉系统频谱波形的分析主要包括近心水平的静脉导管、下腔静脉、肝静脉、肺静脉；远心水平的腹内段脐静脉。与心房紧密相关的近心端静脉血流频谱正常均表现为多相血流波形。远心端脐静脉表现为无波动性的、低阻力连续静脉频谱波形（图 10-59）。当上述静脉系统波形异常时，表明胎儿心脏舒张或收缩功能异常、心脏后负荷增加（图 10-60）。

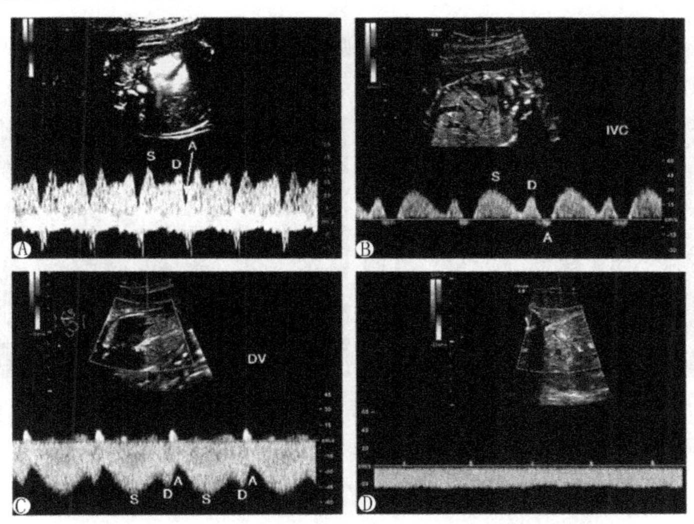

图 10-59　胎儿近心端及远心端静脉血流频谱

A.肺静脉血流频谱；B.下腔静脉血流频谱；C.静脉导管血流频谱；D.脐静脉（腹内段）血流频谱。IVC：下腔静脉；DV：静脉导管

（四）Tei 指数对胎儿心脏功能综合评价

Tei 指数不受心腔几何形态改变和心率的影响，是一项检测心功能异常的敏感指标。胎儿心脏收缩和舒张功能处于一个动态发展、相互关联的过程，心功能异常时两者相互影响，因此综合评价两者比较合理。Tei 指数＝（ICT＋IRT）/ET（ICT 为心室等容收缩时间，IRT 为心室等容舒张时间，ET 为心室射血时间）。以频谱多普勒取二尖瓣、三尖瓣、主动脉、肺动脉的血流频谱代入公式进行计算（图 10-60）。Tei 指数在整个孕周中保持相对稳定范围内，各孕期间无明显差别，正常 Tei 指数＜0.50，Tei 指数＞0.60 为异常。

二、临床所见

胎儿超声心动图检查所见：胎儿心脏位置正常，心脏比例增大：心脏横径 41 mm，胸廓横径 56 mm。心内膜回声增强。房室比例正常，室壁厚度正常，运动幅度减低。M 型超声测左、右心室射血分数分别为20%和30%。心脏十字交叉存在，三尖瓣增厚，回声增强。CDFI：收缩期三尖瓣房侧见大量反流信号，TRVmax为308 cm/s。二尖瓣房侧见少量反流信号。大动脉连接关系及比例正常，动脉导管正常。心包腔内探及液性暗区，最深处为2.5 mm。

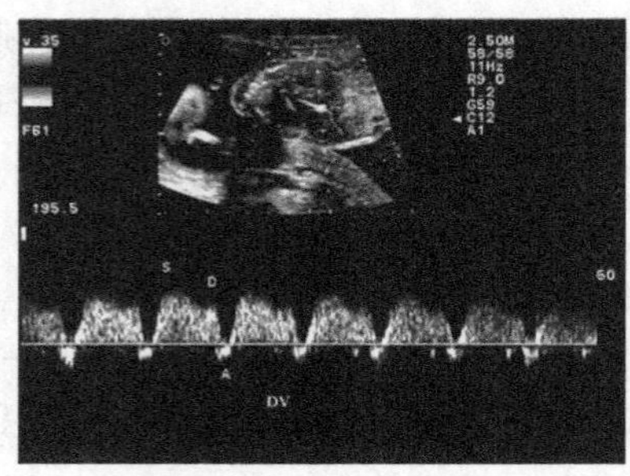

图10-60　静脉导管频谱异常，静脉导管舒张晚期A波倒置

DV：静脉导管；S：收缩期峰值；D：舒张早期峰值；A：舒张晚期峰值

超声提示：胎儿心脏比例增大；左、右心功能减低；三尖瓣反流(重度)；二尖瓣反流(轻度)；心包积液(少量)(图10-61～图10-64)。

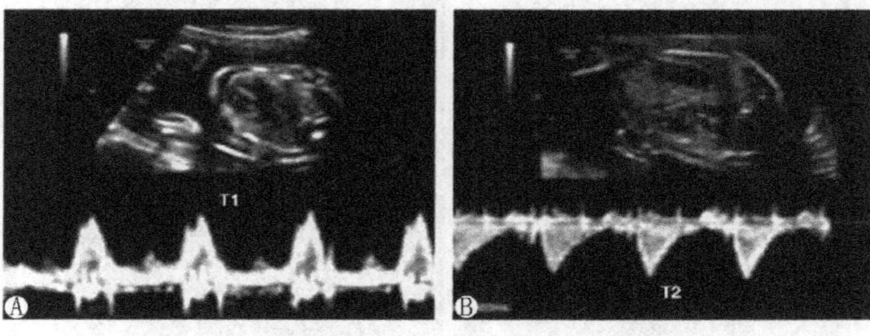

图10-61　右心室MPI计算方法

A.三尖瓣血流频谱；B.肺动脉血流频谱。T_1：两个三尖瓣血流频谱间期；T_2：肺动脉射血时间；$MPI(RV)=(T_1-T_2)/T_2$

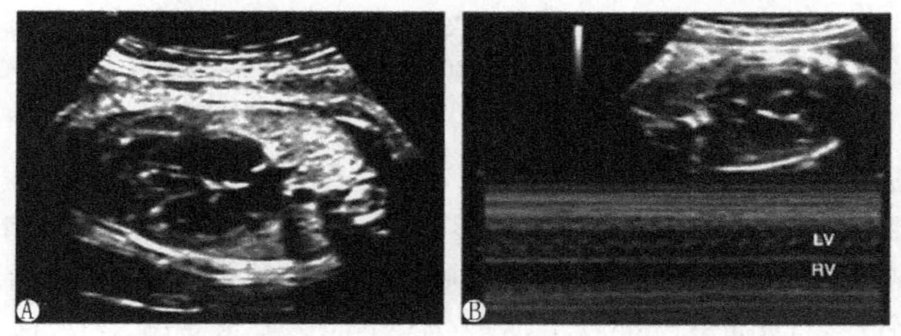

图10-62　胎儿心功能不全：心脏增大、室壁运动减低

A.二维超声显示心脏与胸腔比例明显增大；B.M型超声显示左、右室壁运动减低。RV：右心室；LV：左心室

三、超声诊断要点

胎儿心功能不全是组织灌注不足或高充盈压下维持排出量的状态。早期识别胎儿心功能不全对及时进行宫内干预、采取合理分娩方案等至关重要。目前，可用于评价胎儿心功能的方法较

多。虽然在二维和彩色多普勒超声表现正常时，并不对每个胎儿都进行心功能评价，但当胎儿出现病理结构或血流动力学异常时，应选择性的采用相关评价方法对胎儿心脏功能进行评估。每种心功能的评价方法均有各自优点和局限性，互相间不能完全取代。

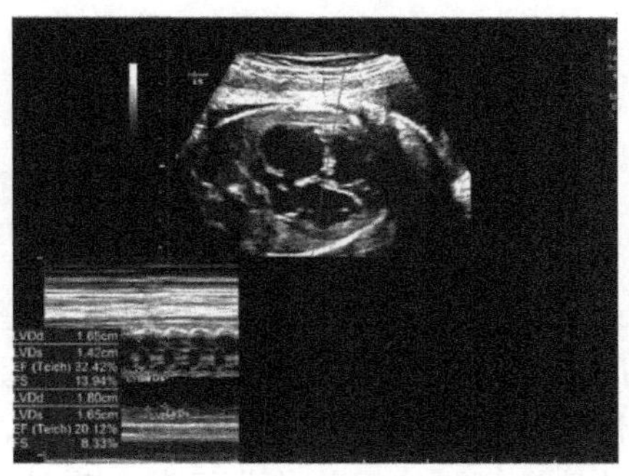

图 10-63　胎儿心功能不全：左、右室射血分数减低

M 型超声测量左心室射血分数 32%，右心室射血分数 20%

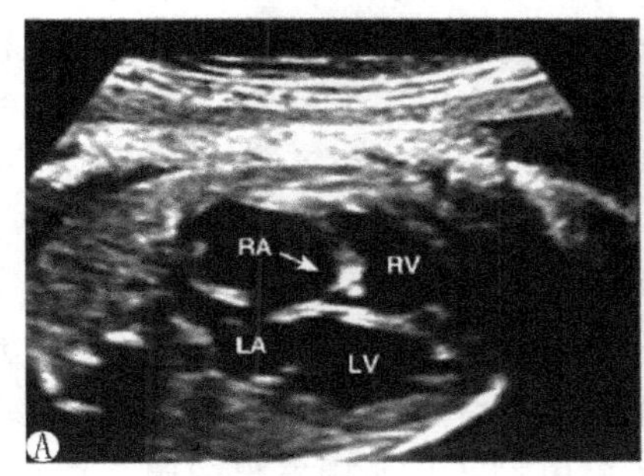

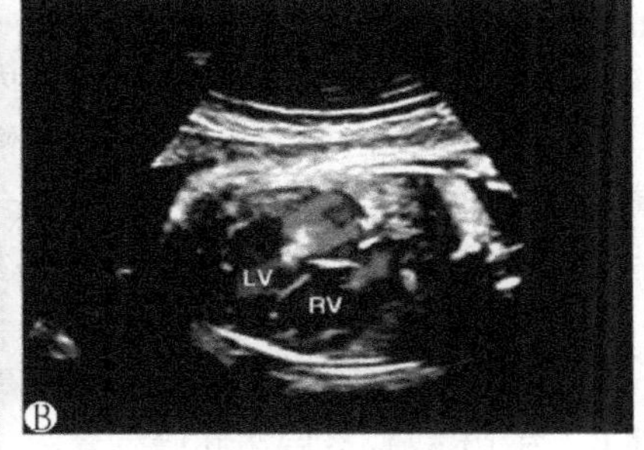

图 10-64　胎儿心功能不全：三尖瓣大量反流，二尖瓣少量反流

A.四腔心切面显示三尖瓣叶增厚、回声增强(箭头所示)；B.CDFI 显示收缩期三尖瓣大量反流信号，二尖瓣少量反流信号。LV：左心室；RV：右心室；LA：左心房；RA：右心房

胎儿心功能可受心脏以外因素或本身结构异常的影响，如心脏前、后负荷的增加，心肌病变，心律失常等。心脏前负荷增加时见于产生高输出量性心力衰竭的动-静脉畸形、静脉导管缺如、双胎反向动脉灌注综合征(TRAP)、双胎输血综合征(TTTS)；也可见于 Ebsteins 畸形和三尖瓣发育异常产生的三尖瓣反流。后负荷增加主要见于腹主动脉狭窄和尿路梗阻、动脉导管提前闭合、主动脉缩窄、肺动脉狭窄或闭锁，以及胎儿宫内发育迟缓(IUGR)等。在上述因素存在时，应对胎儿心功能进行详细评价。

胎儿心功能不全除包括心室收缩或舒张功能减低，以下征象的出现也表明胎儿心力衰竭：心脏扩大、房室瓣反流、静脉血流频谱异常、心脏输出量重新分配(大脑中动脉舒张期血流速度增快和搏动指数减低、脐动脉舒张期血流消失或呈反向波)、胎儿水肿。

测定胎儿心功能的准确性受很多因素的影响，如超声诊断仪器的因素、对胎儿心脏较成人心脏测量距离的增加、无心电图引导、胎儿活动、较快的心率等。另外，检查者自身经验和技术也是不可忽视的因素。尽管胎儿超声心动图在评价心功能方面存在以上的局限性，但随着超声分辨率的提高和对评价方法的不断探索，对胎儿心功能评价的认识将会更加深入。

(李　婧)

第七节　胎儿心脏室间隔缺损

一、概述

（一）定义

室间隔缺损（ventricular septal defect，VSD）是胚胎时期心脏室间隔部位发育不全形成异常通道导致缺损，在左、右心室之间出现异常分流的先天性心脏病。室间隔缺损是最常见的先天性心脏病。室间隔缺损约为先天性心脏病总数 20%，它可单独存在，也可是某种复杂心脏畸形的组成部分。本节内容只叙述单纯性室间隔缺损的胎儿超声心动图诊断。

（二）胚胎发育

胚胎发育的第 4～5 周，在原始心管中出现一条矢状走形的肌肉嵴，称为室间隔嵴，此嵴是构成左、右心室的原始分界，中间的圆形孔洞为第一室间孔（图 10-65）。室间隔嵴向上生长，形成室间隔的光滑部，其前后端分别与房室前后端心内膜垫融合。下方随着心室内壁的海绵样吸收，向下加深形成室间隔的小梁化部。与此同时，圆锥部的两条圆锥嵴互相对合形成圆锥间隔，即漏斗部室间隔，漏斗部室间隔与肌部室间隔相融合，使第一室间孔后缘消失，称为第二室间孔（图 10-66）。室间隔的漏斗部与室间隔的光滑部构成室间孔的上缘及前缘.房室管的上（前）下（后）心内膜垫汇合后形成中心心内膜垫（即心室十字交叉结构）将房室管分为左右房室孔，并形成室间孔的后缘，此后肌部室间隔、漏斗部室间隔及中心心内膜垫共同生长靠拢形成一完整的环，即第三室间孔（图 10-67），最后在胚胎发育第 7 周由室间孔四周发出的膜样组织将室间孔闭合，即称为室间隔的膜部，至此室间隔已发育完成。

在心室间分隔发育过程中，任何因素影响细胞移行、增殖、分化及死亡，均可使参与形成室间隔的各种胚胎组织发育停滞或发育不良，或在肌部小梁部室间隔形成过程中吸收过多能使相应的室间隔部位导致缺损。

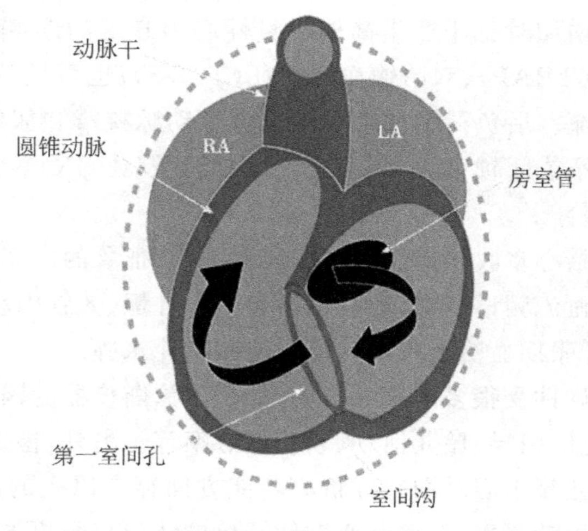

图 10-65　第一室间孔

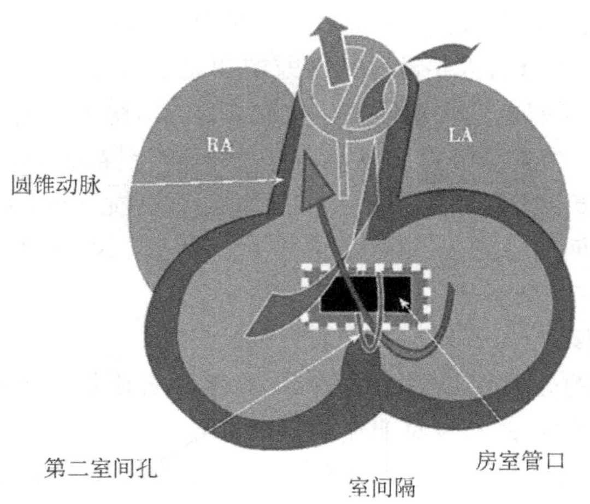

图 10-66　**第二室间孔**

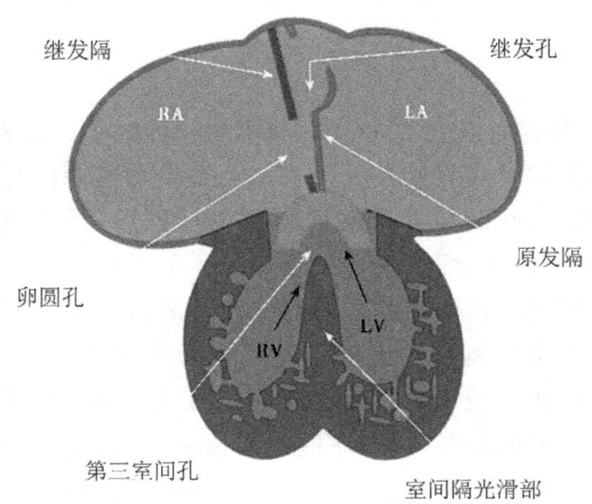

图 10-67　**第三室间孔**

(三)病理分型

室间隔缺损可发生于室间隔的任何部位,因此,室间隔缺损的病理类型较多,其分类及命名方法尚未完全统一,多数学者主张将室间隔缺损根据其缺损部位分为膜周部缺损、漏斗部缺损和肌部缺损三类,再根据临床实际应用情况将膜周部和漏斗部两种类型分出 5 个亚型,即分别为膜周型、单纯膜部型、隔瓣下型、嵴下型、嵴内型、干下型、肌部型。

室间隔缺损通常发生于 4 个位置,已有很多学者对其加以描述和定义。对室间隔缺损的命名尽管意见不一,但依据胚胎学和解剖学命名原则仍属经典和存在一定共识。Ⅰ型 VSD:也称为圆锥隔型、室上嵴上型、漏斗隔型、动脉下型,起因于球干系发育不良,常为圆形,位于右心室流出道漏斗部,肺动脉瓣正下方,上缘与主动脉右冠瓣直接相连。缺损上方常无肌性组织,是肺动脉瓣环和主动脉瓣环间的纤维条带。缺损的下缘是肌性的,处于室上嵴内或上方。偶尔Ⅰ型 VSD 周缘全是肌性,又称之为流出道肌性 VSD,如果有主动脉瓣叶脱入 VSD 会导致主动脉瓣关闭不全。传导束离缺损边缘较远,在西方国家发生率小于 10%,在亚洲法洛四联症占 VSD 的 10%。Ⅱ型 VSD:最常见的膜旁 VSD,命名来源于缺损近室间隔膜部。这里需要指出的是“膜部缺损”和“膜周缺损”的含义分别为“在膜部”和“围绕膜部”，用词上均有一定的不确切性。Ⅱ型VSD位于室上嵴的后下方，上缘邻近主动脉瓣右冠瓣和无冠瓣，向下延伸至肌嵴和圆锥乳头肌，传导束走行于其后下缘，右侧邻近三尖瓣隔瓣。Ⅲ型VSD：即房室通道型或流入道型VSD，意指缺损位于室间隔流入道和三尖瓣隔瓣后下方，缺损上缘延伸至隔瓣瓣环或之间有细肌束隔开，一般认为是由于胚胎期心内膜垫发育停止所致。传导束位于缺损下缘，术中有损伤的危险。Ⅳ型VSD：即肌型VSD，位于室间隔小梁部，可单发或多发。由于VSD的边缘处于不同的平面，形状不一，手术时较难暴露。

(四)发病率、合并畸形

室间隔缺损是最常见的先天性心脏病之一，发病率常居首位，占全部先天性心脏病患者的20%～30%，约占出生人口的0.2%，没有明显的性别差异。

室间隔缺损多数为单纯性，也可与一些复杂先天性心脏病合并存在，合并畸形包括：法洛四联症、共同动脉干、心内膜垫缺损、完全型或矫正型大动脉转位、肺动脉闭锁、心室双出口、主动脉缩窄、房间隔缺损、动脉导管未闭、肺动脉瓣下狭窄、主动脉瓣下狭窄和二尖瓣狭窄等。

二、临床所见

超声是根据声像图室间隔连续线中断做出室间隔缺损诊断的。流入道或近流入道的膜周室缺在声像图上表现为：在心尖四腔心观或心底四腔心观上显示室间隔近心内膜垫处出现回声中断改变。由于超声的界面效应，在缺损处呈现一强回声反光点(图10-68)。该声像图表现在心尖四腔心观比心底四腔心观更清晰，因为后一平面的显示易受胎儿脊柱、肋骨、肩胛骨等遮挡和干扰。对于近流出道的膜周室缺，在四腔心平面上往往不易被显示，必须在左室流出道(即左心长轴平面)上仔细观察并寻找室间隔至流出道的连线有无中断(图10-69、图10-70)。彩色超声有助于室缺的诊断，可见彩色血流经过缺损部位或左向右或右向左分流(图10-71)，多为双向分流。然而，由于受超声仪分辨率的限制，单纯室缺的漏诊率很高，尤其是那些位于流出道处小的膜周缺损或肌部室缺，二维声像图上难以显示，有时彩色分流也不明显，如果不合并其他心内或心外畸形，极易漏诊。有文献报道，其漏诊率高达75%～100%。

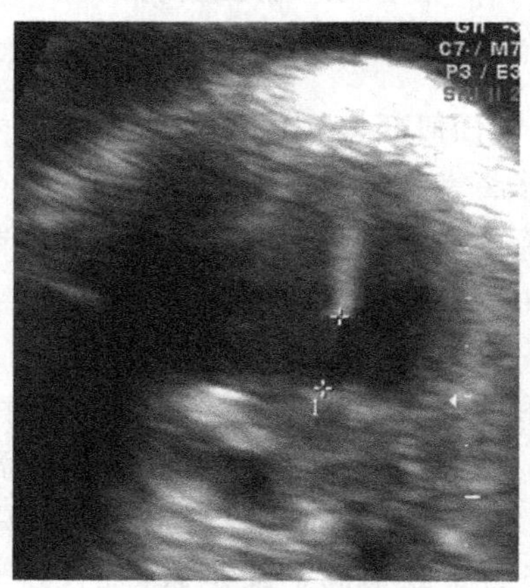

图10-68　室间隔缺损(一)

妊娠34^{+}周，心尖四腔心观，显示室间隔膜周连续性中断7.4 mm(测量键)。染色体检查证实为18-三体综合征

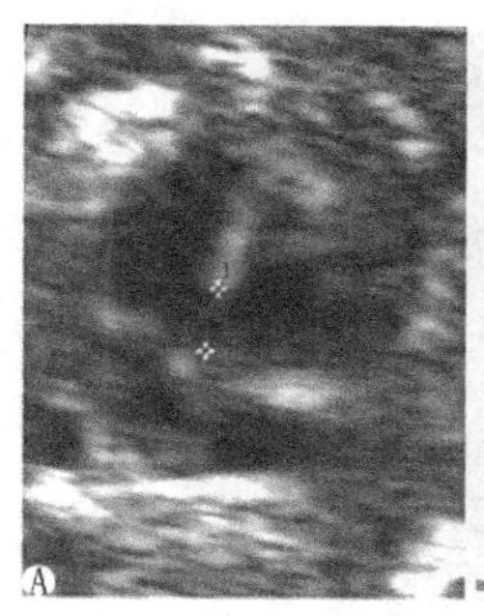
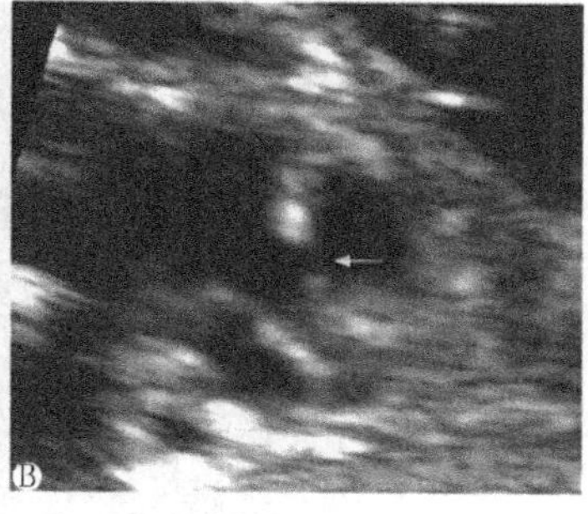

图 10-69　室间隔缺损(二)

A.妊娠 20⁺周,心尖四腔心观,室间隔膜周连续性中断 3.5 mm(测量键);B.同一病例,左室流出道平面,显示室间隔至升主动脉的连线中断(箭头所示)。产后心超未见明显室间隔缺损

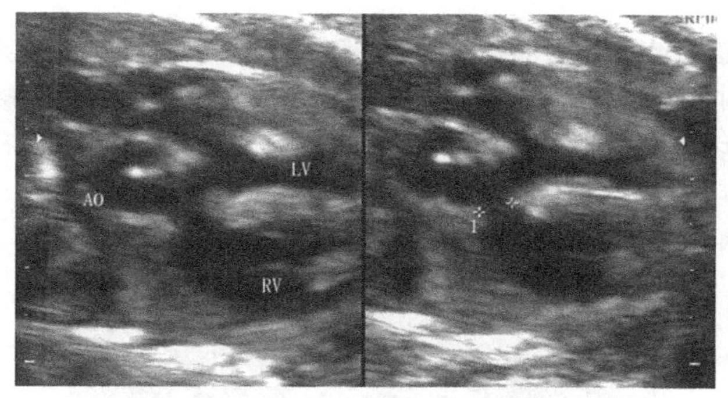

图 10-70　室间隔缺损(三)

妊娠 32⁺周,左室流出道平面,显示室间隔至升主动脉的连线中断 3.5 mm(测量键)。LV:左心室;RV:右心室;AO:主动脉

大型的肌部室缺声像图表现为肌部室间隔回声中断和缺损(图 10-71),但有时也可能表现为室间隔不规则增厚,其表面失去光滑平整的心内膜回声;室间隔内部回声不均,甚至出现回声紊乱或低回声区(图 10-72)。如果存在左右心室分流,超声显示室间隔随心脏搏动而左右摆动,彩超能观察到不同心动周期时段内方向相反的分流血流信号。小型多发性肌部室缺产前漏诊率极高。

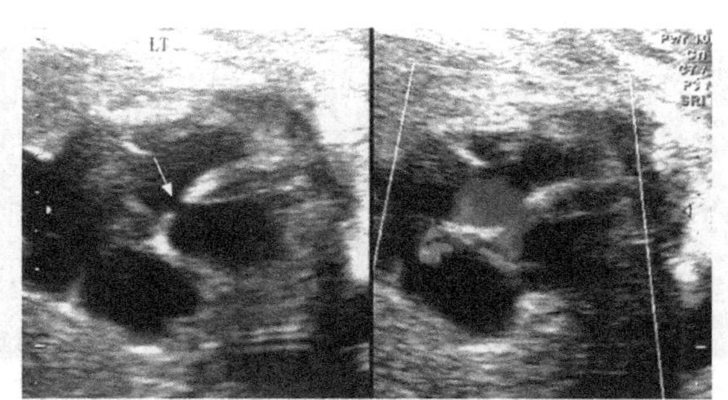

图 10-71　室间隔缺损(四)

妊娠 28⁺周,侧面四腔心观,显示室间隔膜周及肌部交界处连续性中断(箭头所示),彩超显示左向右分流(蓝色)。LT:胎儿左侧。染色体检查证实正常核型,46,XY

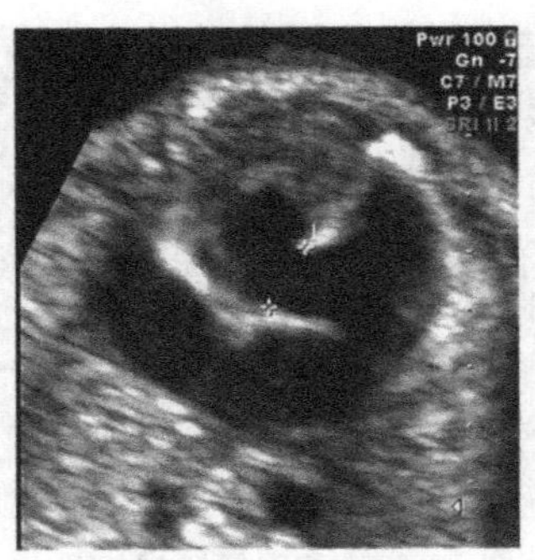

图 10-72　室间隔膜部及肌部缺损

妊娠 27⁺周，心尖四腔心观，显示室间隔膜部及部分肌部缺损 6.0 mm(测量键)

三、超声诊断要点

(一)二维超声切面对胎儿单纯性室间隔缺损分型定位

(1)采用标准四腔心切面定位隔瓣后室间隔缺损及流入道肌部室间隔缺损。

(2)左心室流出道切面定位膜部、膜周部室间隔缺损及流出道肌部室间隔缺损。

(3)右心室流出道切面定位干下室间隔缺损。

(4)大动脉短轴切面定位嵴下、嵴内室间隔缺损(图 10-73～图 10-77)。

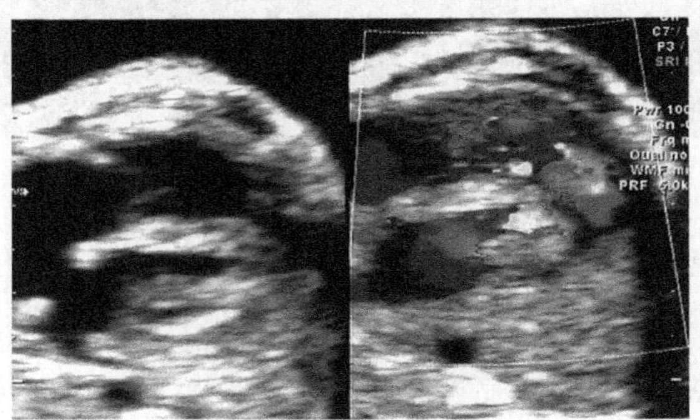

图 10-73　室间隔肌部缺损

妊娠 24十周，侧面四腔心观，左侧图像上隐约可见室间隔近心尖部欠规则，回声低，右侧图像彩色超声显示血流通过近心尖部的室间隔(蓝色)

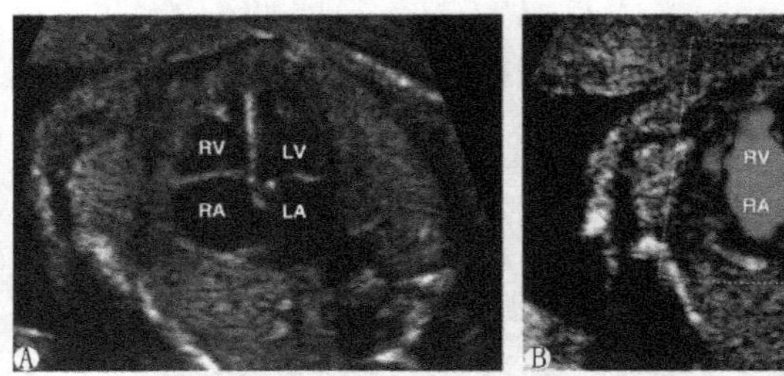

图 10-74　胎儿超声心动图四腔心切面

A：二维显像；B：彩色多普勒显像。LA：左心房；LV：左心室；RA：右心房；RV：右心室

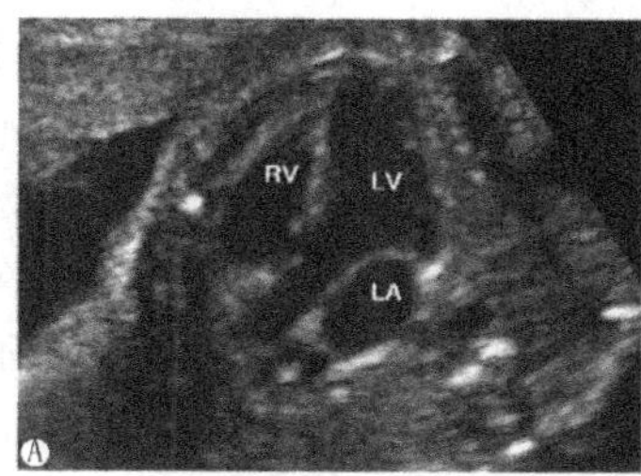

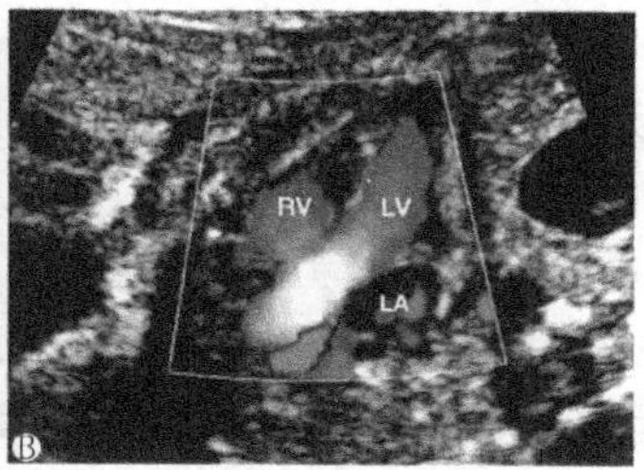

图 10-75　胎儿超声心动图左心室流出道切面

A:二维显像;B:彩色多普勒显像。LA:左心房;LV:左心室;RV:右心室

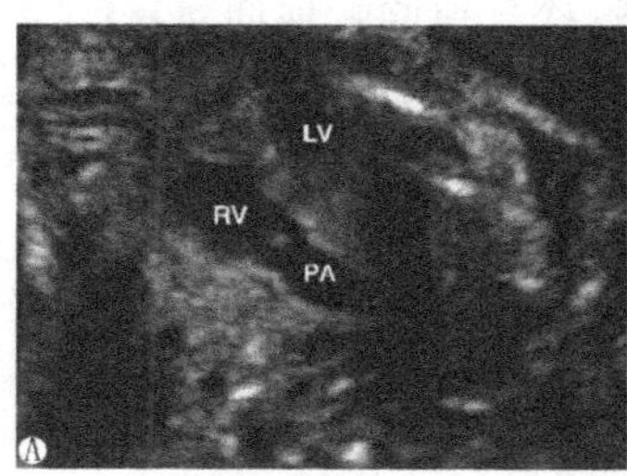

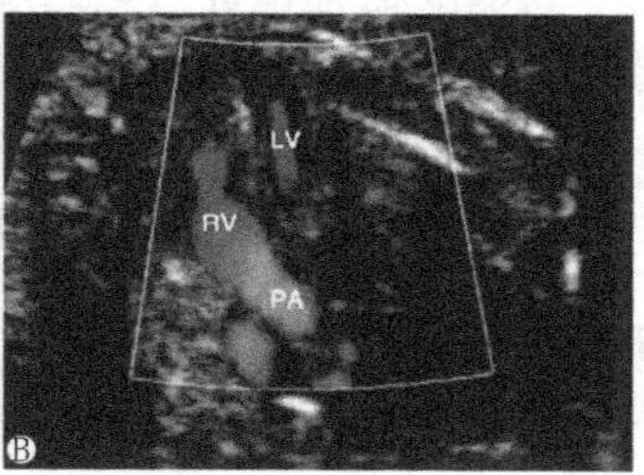

图 10-76　胎儿超声心动图右心室流出道切面

A:二维显像;B:彩色多普勒显像。LV:左心室;RV:右心室;PA:肺动脉

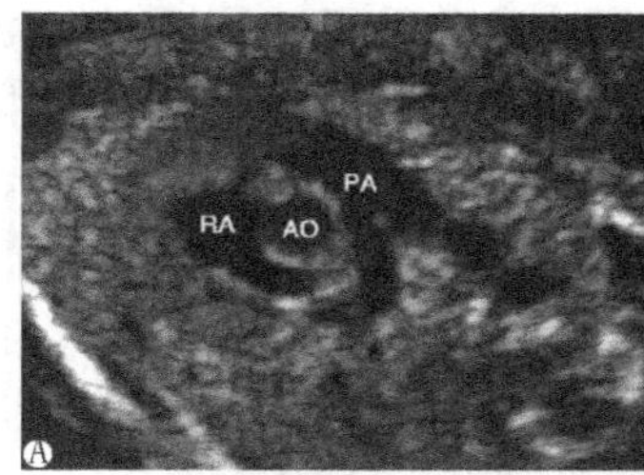

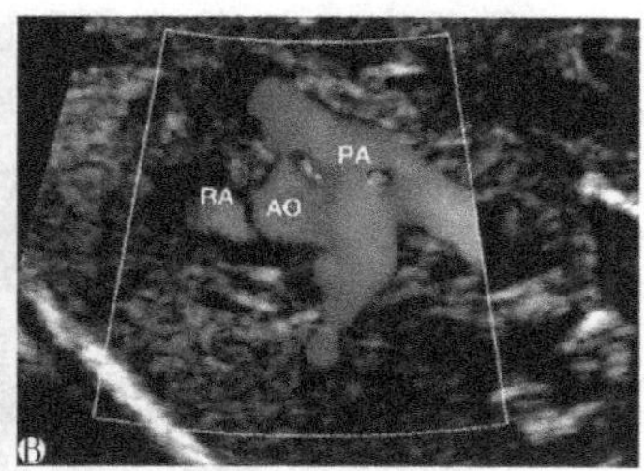

图 10-77　胎儿超声心动图大动脉短轴切面

A:二维显像;B:彩色多普勒显像。RA:右心房;AO:主动脉;PA:肺动脉

由于室间隔缺损常常合并心内其他部位畸形及心外畸形,所以仔细观察整个心脏及胎儿全身结构尤为重要。这些畸形包括法洛四联症、大血管错位、右室双流出道、二尖瓣关闭、主动脉缩窄、三尖瓣关闭不全、肺动脉闭锁和房室通道等。心外畸形可有中枢神经系统、泌尿系统、消化系统等的畸形。

(二)二维超声心动图对胎儿单纯性室间隔缺损分型定位诊断标准

膜周型:单纯性室间隔缺损膜部室间隔可能部分存在,构成缺损的后下缘,也可能完全缺如,紧邻三尖瓣隔瓣,累及范围较大,常可累及肌部间隔的一部分,可在超声心动图的左心室流出道切面、大动脉短轴切面、心尖五腔心切面定位膜周部室间隔缺损;单纯膜部型:临床上单纯膜部型室间隔缺损非常少见,缺损局限于膜部室间隔,范围较小,在超声心动图大动脉短轴、左心室长轴、心尖五腔心切面定位膜部室间隔缺损;隔瓣下型:缺损大部分位于三尖瓣隔叶下方,三尖瓣隔瓣附着处构成缺损的上缘,距主动脉壁较远,位于流入道,可在超声心动图的标准心尖四腔心切面定位隔瓣下型室间隔缺损;嵴下型:缺损位于室上嵴的下方,与三尖瓣隔瓣之间有室间隔组织,在超声心动图的大动脉短轴切面上定位,显示缺损位于9～11 点,断端回声增强;嵴内型:缺损位于室上嵴之内，缺损口周围有肌肉组织，在超声心动图大动脉短轴切面上定位，显示缺损位于12点位置；干下型：缺损位于肺动脉瓣下，在超声心动图大动脉短轴切面及右心室流出道切面上定位，在大动脉短轴切面上，缺损位于12点至1点间；肌部型：缺损位于心尖部和调节束后方的心肌组织内，位置较低，显示切面为心尖四腔心切面，心尖五腔心切面，左心室短轴切面及左心室长轴切面。二维声像图多难以显示其室间隔回声中断征象，而彩色多普勒血流成像可显示2～3 mm小的室间隔缺损，在双心室短轴切面可以更好地观察。

(三)胎儿单纯性室间隔缺损定量诊断方法

室间隔缺损的面积大小与肺循环相对阻力是室间隔缺损胎儿出生后血流动力学与病理生理改变的关键因素。①室间隔缺损直径近似主动脉瓣环直径或缺损面积>0.1 cm/m^2 体表面积诊断为大室间隔缺损，缺损大小对于左向右分流已无限制作用，为非限制性室间隔缺损；②室间隔缺损直径<1/3 主动脉瓣环直径或缺损面积<0.1 cm/m^2 体表面积诊断为小室间隔缺损，缺损大小对左向右分流起限制作用，为限制性室间隔缺损。

四、鉴别诊断及预后

(一)鉴别诊断

室间隔缺损不易与其他心脏畸形相混淆。但在心尖四腔心平面上，室间隔回声与超声声束平行，近心内膜垫处的室间隔较薄，超声的侧壁效应使该处回声失落，酷似缺损改变(图 10-78)，真正的室缺在缺损处显示有一强回声光点，这在鉴别诊断中尤为重要。另外，左室流出道膜部也常常因探头角度关系造成回声失落，调整探头声束可显示连续的室间隔流出道膜部(图 10-79)。

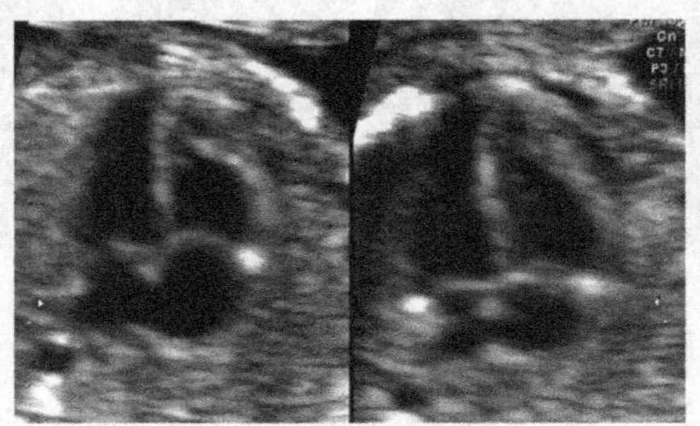

图 10-78 假性室间隔缺损

妊娠 20^{+} 周，心尖四腔心观，左侧图像显示室间隔膜周似连续性中断(箭头)；右侧图像为调整探头角度后，显示室间隔完整

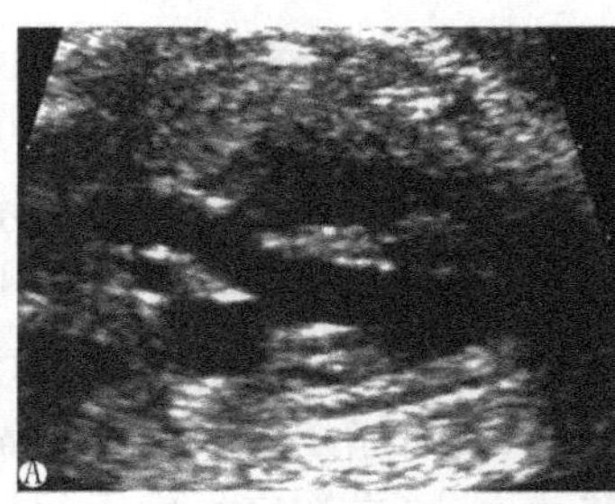

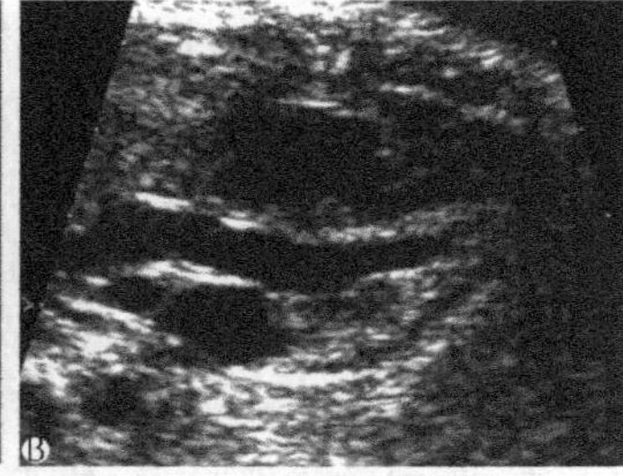

图 10-79 假性室间隔缺损及主动脉骑跨

A.左心长轴切面因回声失落使室间隔主动脉壁的连线出现回声中断，犹如室间隔缺及主动脉骑跨；B.同一胎儿，调整声束方向后获得标准左心长轴平面，显示正常的室间隔及左室流出道

(二)预后

前面已经叙述了室间隔缺损产后的疾病转归情况。单纯小型室缺预后很好,产后大部分婴儿无症状。一组大样本的观察提示 46%的室缺宫内自行关闭,23%的室缺一年内自行关闭,31%持续存在。仅一部分大型室缺因充血性心力衰竭而需要手术治疗。也有少数因心排血量不足,引起脑缺氧而导致癫痫发作或心律失常,如束支传导阻滞等。

产前超声发现室间隔缺损者,除了仔细检查整个心脏及心外结构外,还应建议做染色体检查。继续妊娠者产科处理无特殊,大型室缺或合并其他心内心外异常者分娩时应有小儿心脏科医师在场,以便处理可能发生的紧急情况。

(栾兆娜)

第八节　胎儿法洛四联症

一、概述

(一)定义

法洛四联症(tetralogy of Fallot,TOF)是以室间隔缺损、主动脉骑跨、漏斗部肺动脉狭窄和右室肥厚为特征的一组先天性心脏畸形。

(二)胚胎发育

TOF 的胚胎基础是圆锥动脉干发育异常。胚胎发育第五周时,圆锥动脉和心球内出现螺旋形嵴,并继之形成主-肺动脉隔,将动脉干和心球分隔为主动脉和肺动脉。之后圆锥动脉逆时针旋转,主动脉瓣下圆锥旋至左后方,逐渐吸收后与二尖瓣前叶呈纤维连续。当该发育期异常时,导致螺旋形主-肺动脉间隔异常右移,圆锥动脉干扭转不充分,主动脉不能充分向左后移位,而骑跨于室间隔之上。漏斗部发育不良,圆锥间隔前移,室间隔不能与心内膜垫融合封闭室间孔而形成主动脉瓣下 VSD。右心室肥厚是继发性改变,在胎儿期表现不明显。

(三)病理解剖与分型

(1)伴肺动脉狭窄的典型 TOF:肺动脉狭窄可位于漏斗部、肺动脉瓣、肺动脉瓣环、肺动脉干及左右分支。漏斗部狭窄较局限时,漏斗腔和肺动脉发育较好。漏斗部呈弥散狭窄时,漏斗腔和肺动脉多发育不良。绝大多数病例均有肺动脉瓣狭窄,表现为肺动脉瓣增厚、粘连,开放受限。典型 TOF 的 VSD 位于主动脉瓣下,大多数为膜周部 VSD。当漏斗间隔缺损时,VSD 可延伸至肺动脉瓣下,为双动脉下 VSD。主动脉骑跨一般为 50%左右(图 10-80)。

(2)伴 VSD 的肺动脉闭锁:以往称之为重症 TOF。表现为肺动脉瓣闭锁、肺动脉系统发育不良、漏斗部或膜部 VSD、主动脉骑跨。由于肺循环严重发育不良,其肺部血供完全来自体循环,包括来自动脉导管和体-肺之间的循环(图 10-81)。

(3)伴肺动脉瓣缺如的 TOF:又称为肺动脉瓣缺如综合征,是一种罕见的心脏畸形,以肺动脉瓣缺如、发育不良或未完全发育为特征,伴有流出道 VSD 和主动脉骑跨。常归为 TOF 的一个亚类。肺动脉干和左右肺动脉明显扩张,肺动脉瓣环水平狭窄并伴有严重关闭不全(图 10-82)。

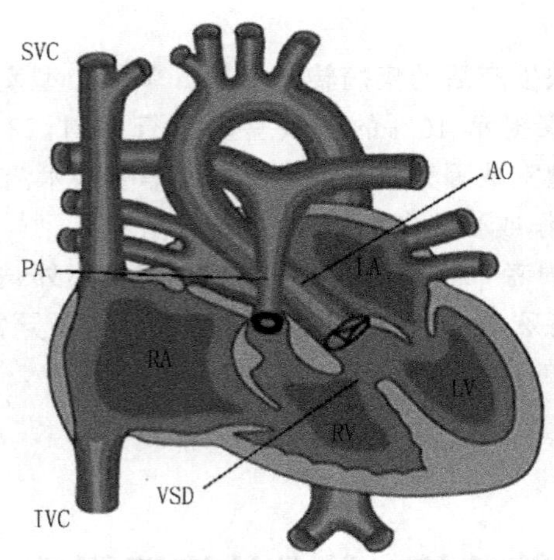

图 10-80 典型伴肺动脉狭窄的法洛四联症

图中所示：较大室间隔缺损位于主动脉瓣下，主动脉内径增宽骑跨于室间隔之上，肺动脉瓣及漏斗部狭窄。AO：主动脉；PA：肺动脉；VSD：室间隔缺损；SVC：上腔静脉；IVC：下腔静脉；RA：右心房；RV：右心室；LA：左心房；LV：左心室

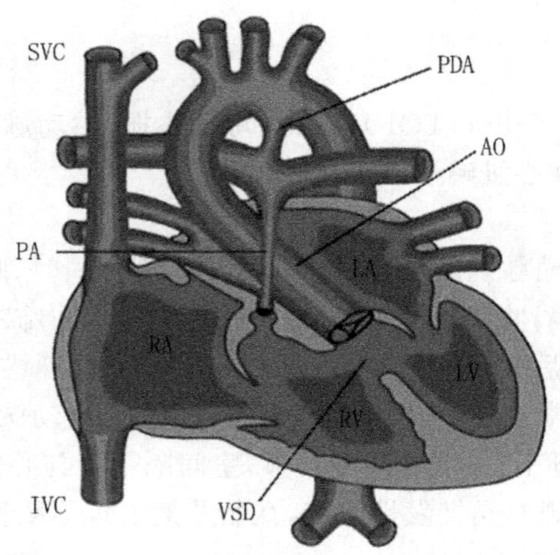

图 10-81 法洛四联症伴室间隔缺损的肺动脉闭锁

图中所示：主动脉瓣下室间隔缺损，主动脉骑跨，漏斗部呈弥散重度狭窄，漏斗腔发育不良，主肺动脉闭锁，肺循环依靠较粗大动脉导管供血。AO：主动脉；PA：肺动脉；VSD：室间隔缺损；PDA：动脉导管；SVC：上腔静脉；IVC：下腔静脉；RA：右心房；RV：右心室；LA：左心房；LV：左心室

(四)发病率、合并畸形

经典伴肺动脉狭窄的 TOF 占所有 TOF 的 80%，伴 VSD 的肺动脉闭锁占所有 TOF 约 20%，伴肺动脉瓣缺如的 TOF 占 3%～6%，但在胎儿期较高，占出生前 TOF 的 15%～20%。约 57%的 TOF 患者可合并其他心脏畸形，较常见的畸形有右位主动脉弓、房间隔缺损、卵圆孔未闭、永存左上腔静脉、房室间隔缺损、冠状动脉循环异常等。TOF 胎儿有更高的心外畸形、染色体异常和遗传性综合征的发生率，大多数病例中为 21-三体、13-三体和 18-三体综合征。

二、临床所见

法洛四联症有以下几个声像图特点。

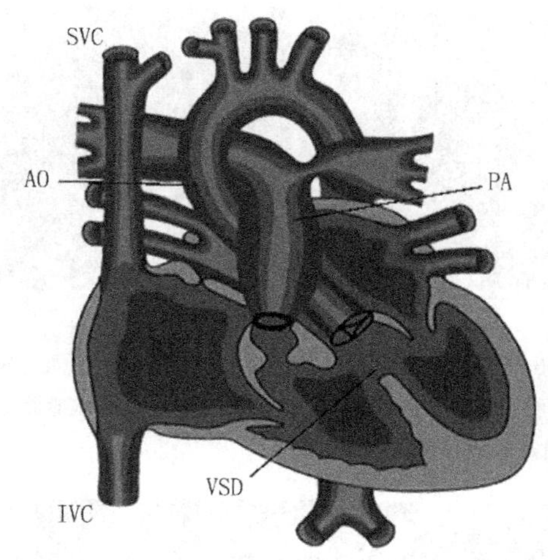

图 10-82　伴肺动脉瓣缺如的法洛四联症

肺动脉瓣缺如，瓣环水平狭窄，肺动脉主干及左右肺动脉明显扩张。室间隔缺损，主动脉骑跨，漏斗部狭窄。AO：主动脉；PA：肺动脉；VSD：室间隔缺损；SVC：上腔静脉；IVC：下腔静脉；RA：右心房；RV：右心室；LA：左心房；LV：左心室

(一)室间隔缺损

由于相当一部分患儿的室间隔缺损不很大，因此心脏四腔心观往往不易观察到室缺回声。此时，略倾斜探头使声束对向左室流出道，或者改用左心长轴切面进行寻找，就可能发现室间隔连续线回声出现中断。室缺的大小因人而异。

(二)主动脉骑跨

左心长轴平面上除了可观察室间隔缺损外，还能显示宽大的主动脉骑跨于室间隔上。

(三)肺动脉狭窄

无论是右室流出道、心脏短轴切面，还是三血管平面都能发现肺动脉狭窄的证据，主要表现为肺动脉管径明显小于主动脉管径(图 10-83、图 10-84、图 10-85)，而正常情况下肺动脉主干横径与升主动脉横径基本相等或略大于主动脉。

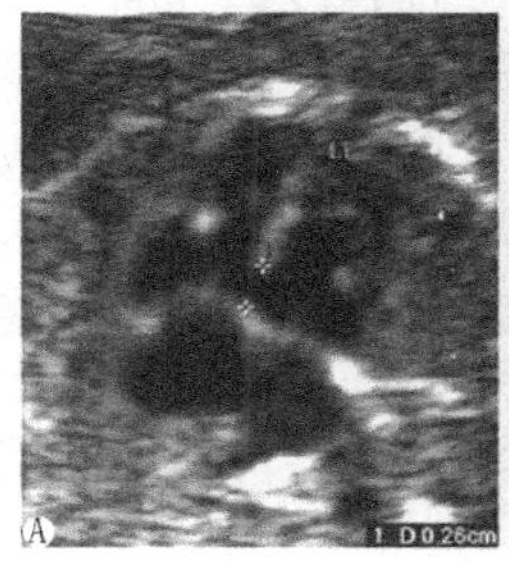

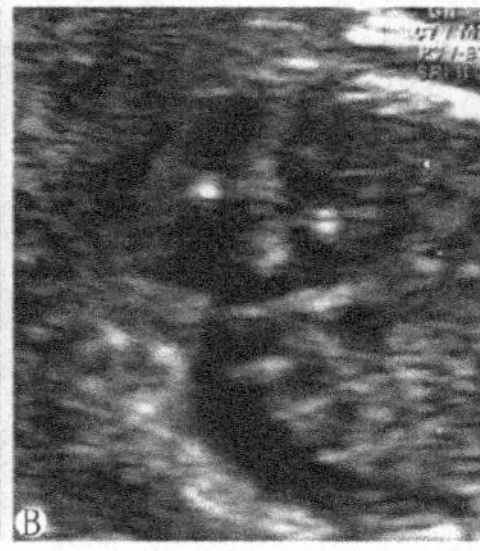

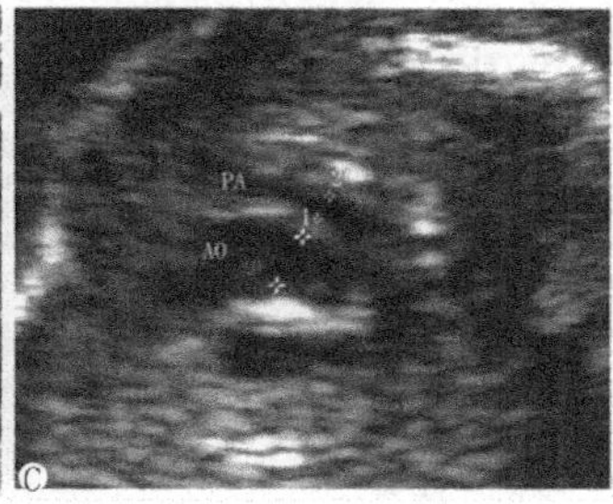

图 10-83　法洛四联症(一)

A.妊娠 19^{+}周，心尖四腔心观，显示室间隔膜周连续线中断(测量键)，为室间隔缺损；B.同一病例，左室流出道，显示主动脉增宽并骑跨在室缺部位；C.同一病例，心脏短轴平面，显示肺动脉明显狭窄(PA，测量键 2)

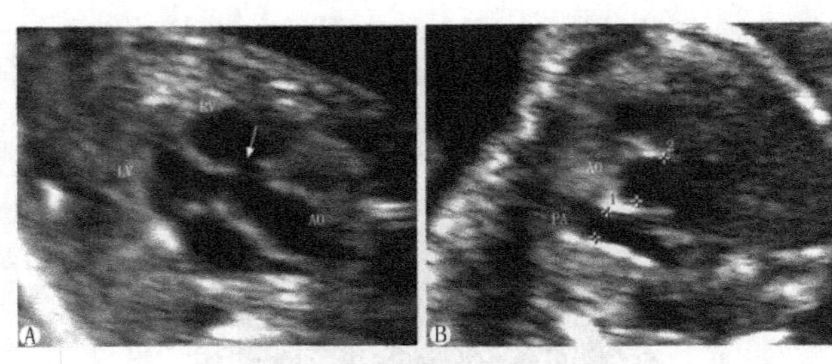

图 10-84　法洛四联症(二)

A.妊娠 19^+ 周，左室流出道，见室间隔缺损(箭头)及主动脉骑跨；B.同一病例，心脏短轴平面，肺动脉(PA，测量键 1)明显小于主动脉(AO，测量键 2)。染色体检查示正常核型 46，XY，合并 DiGeorge 综合征，引产尸解证实法洛四联症

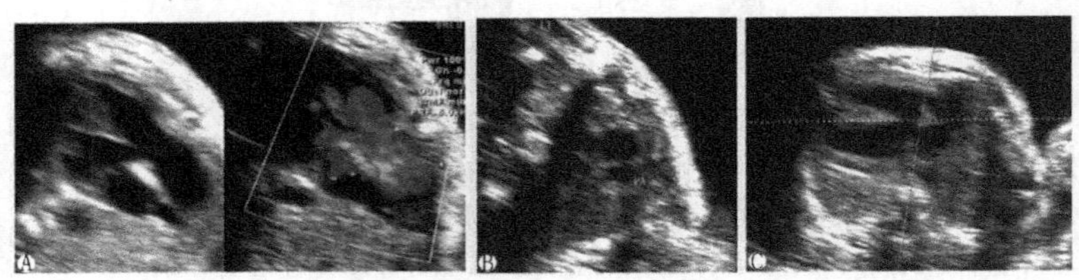

图 10-85　法洛四联症(三)

A.妊娠 28^+ 周，左室流出道，左侧图像示室间隔缺损及主动脉骑跨，右侧彩色超声示左右心室的血液均流向主动脉(蓝色)；B.同一病例，心脏短轴平面，示肺动脉明显狭小(PA)，未见胸腺；C.同一病例，心轴严重左移。产后心超证实为法洛四联症合并肺动脉闭锁、DiGeorge 综合征

在严重肺动脉狭窄时，二维声像图上不能显示肺动脉，仅在彩色血流图上见极细的肺动脉血流，同时，主动脉血流图有明显增宽改变。少数法洛四联症合并肺动脉闭锁胎儿可显示动脉导管反流信号。法洛四联症合并肺动脉瓣缺失者，声像图表现为肺动脉主干及左右肺动脉瘤样扩张。除了合并肺动脉瓣缺失，一般来说，法洛四联症在胎儿期间不会出现右心室肥大改变。

在圆锥动脉干缺损病例的声像图上，往往可见到心轴左移。

如前所述，法洛四联症可合并肺动脉瓣闭锁和肺动脉瓣缺如，而且也有可能合并其他心内畸形如心内膜垫缺损、肌部室间隔缺损、大血管位置异常、右位心等，同时，也可能合并心外畸形及其他异常，如 DiGeorge 综合征。

虽然法洛四联症在声像图上心脏有多项异常表现，但有些不典型或不严重的病例仍然产前不易诊断。尤其是肺动脉狭窄不很严重的法洛四联症，声像图上能清晰地显示双侧流出道、室间隔缺损较小、主动脉骑跨也不严重，在中孕中期时极易漏诊。国外有报道，法洛四联症的产前诊断率为 43%～55.6%。

三、超声诊断要点

(一)伴肺动脉狭窄的典型 TOF

胎儿 TOF 在四腔心切面表现为四腔心对称，右心室壁厚度正常，VSD 较大时可在此切面显示，多因 VSD 位置较高，四腔心显示为室间隔连续完整。因为标准四腔心切面扫查多显示 VSD 流入道部分，因而易造成 TOF 漏诊，故应从短四腔心向五腔心进行动态扫描，以免漏诊 VSD。五腔心切面、大动脉短轴切面或左心长轴切面可显示主动脉瓣下 VSD 伴主动脉增宽、骑跨于室间隔之上。CDFI 显示收缩期左、右心室血流均进入主动脉内。三血管切面及右室流出道切面可显示漏斗部狭窄和肺动脉内径明显窄于主动脉的典型 TOF 特征。合并肺动脉瓣狭窄时，表现为肺动脉瓣增厚、回声增强、活动受限。CDFI 漏斗部及肺动脉瓣口可探查到彩色混叠的湍流信号，但频谱多普勒所测的流速可轻度增快也可正常。对于部分病例在妊娠早期至中期初诊断 TOF 有一定困难，因一些轻型的 TOF 在妊娠早中期肺动脉干和主动脉之间大小差异和主动脉骑跨并不明显，随着孕周的增长上述差异会逐渐增加。五腔心切面二维和彩色多普勒成像显示主动脉根部的增宽和/或细小的肺动脉可为诊断提供线索。三维超声的断层模式可显示 VSD、主动脉骑跨和肺动脉狭窄。STIC 玻璃体模式的彩色多普勒可在三血管气管切面显示病变血管。

(二)伴 VSD 的肺动脉闭锁

与经典 TOF 的区别为无右室流出道，右心室与肺动脉无连接征象。五腔心切面显示大的膜周部 VSD，主动脉根部宽大，骑跨于 VSD 之上。CDFI：收缩期右心室血流完全通过 VSD 进入主动脉内。当肺动脉瓣或肺动脉主干近端闭锁时，肺动脉主干呈细小的管状结构，远端管腔存在并与左、右肺动脉相连，三血管切面可见发育不良的细小肺动脉。部分病例表现为肺动脉血管发育严重不良，闭锁的肺动脉呈纤维条索状，并与左、右肺动脉和动脉导管相连。三血管切面显示动脉导管内径通常宽于闭锁的肺动脉，尤其当其为肺循环的血供来源时，内径通常扩张。CDFI：可探查到动脉导管逆向血流信号及在主动脉长轴切面可显示起源于降主动脉的主动脉-肺动脉间侧支循环动脉的血流信号。

(三)伴肺动脉瓣缺如的 TOF

四腔心切面显示右心室扩张。五腔心切面可显示 VSD 和主动脉骑跨，与经典 TOF 不同，主动脉根部并不增宽。大动脉短轴切面或三血管切面可显示明显扩张的肺动脉和左右分支、肺动脉瓣环狭窄、无肺动脉瓣启闭活动。大多数病例合并动脉导管缺如，在三血管-气管切面不能显示肺动脉与降主动脉相连接征象。CDFI：收缩期和全舒张期跨肺动脉瓣的高速射流和反流信号。同时伴有三尖瓣反流。

四、鉴别诊断及预后

(一)鉴别诊断

如果发现室间隔缺损且疑有主动脉骑跨而又未见肺动脉，或存在两条大血管但其中一条狭窄时，应注意与以下几种疾病相鉴别。

1.永存动脉干

永存动脉干也表现为室间隔缺损、“主动脉骑跨”和肺动脉不显示。但是，如经仔细观察若能发现肺动脉出自骑跨的“主动脉”这一特征，就可以做出永存动脉干的诊断。然而因肺动脉分支的变异很大，有时产前超声鉴别很困难。

2.右室双流出道

右室双流出道必定合并室间隔缺损，且两条流出道往往一大一小，其中一条可能骑跨在室缺上。若骑跨的是主动脉，声像图酷似法洛四联症。但是，右室双流出道的两条大血管更明显地应该是发自右心室，临床上以骑跨的百分比来区分法洛四联症或右室双流出道；也有人通过观察主动脉根部是否与二尖瓣相连来鉴别，但产前超声判断仍然相当困难。

3.大血管错位

前后关系的大血管错位合并室间隔缺损同时其中一条血管又有狭窄时，与法洛四联症不易鉴别，因为此时很容易观察到“大血管骑跨”。鉴别要点是仔细识别主动脉与肺动脉。

4.单纯室间隔缺损

室缺在左室流出道平面上可显示室间隔与主动脉连续线的中断，比较像主动脉骑跨。但不存在肺动脉狭窄。

5.其他

如正常心脏若因切面关系出现室间隔膜部回声失落，声像图表现犹如室间隔缺损及主动脉骑跨。检查时，只要适当移动探头改变扫描平面即可避免误诊。

(二)预后

自手术方法改进后，法洛四联症的预后大为乐观。新的手术方法分两步完成，第一步先做一个简单的分流手术以保证肺部有相对充足的血流。这种分流手术吻合了锁骨下动脉和肺动脉，被称为 Blalock-Taussing 分流。第二步的手术较复杂。必须在体外循环下进行，手术包括关闭室间隔缺损、重建右室流出道，以及纠正解剖学上的缺陷。现在，法洛四联症的术后存活率可高达 85%，大部分存活者无症状且活动正常。

然而，法洛四联症合并肺动脉闭锁或肺动脉瓣缺失时，预后就较差。尤其是合并肺动脉瓣缺失可引起胎儿或新生儿充血性心力衰竭和肺动脉及其分支的瘤样扩张，造成新生儿呼吸窘迫。有报道，出现严重呼吸困难者虽经治疗死亡率仍高达 76%，其中，经手术治疗的死亡率为 41%，那些仅有轻微呼吸道症状患儿的手术后死亡也近 1/3。若合并 DiGeorge 综合征，预后也很差。

产前超声发现法洛四联症，应仔细观察有无合并其他的心内或心外畸形。并且应当作染色体检查，有条件时还应检查 22q11 有无微缺失。有生机儿前可考虑终止妊娠；对继续妊娠者，应咨询小儿心外科医师，根据当地的儿科心脏手术水平做决定。而且，分娩时应有儿科、心脏科医师在场。

(栾兆娜)

第十一章

新生儿科疾病超声诊断

第一节　新生儿脑损伤

新生儿常见颅内病变,除了先天性颅脑畸形外,其他病变主要为新生儿脑损伤。新生儿脑损伤的原因错综复杂,由于神经影像学和实验室诊断技术的不断进展,这些原因已越来越多被揭示。大多数脑损伤是代谢性的,由暂时性缺血再灌注损伤或由遗传性代谢通路缺陷所致。对这些机制越来越多的认识提供了对新生儿进行治疗干预的机会。新生儿常见脑损伤主要为颅内出血和缺氧缺血性脑病。随着产科水平的显著提高和围生保健的广泛开展,因窒息产伤所导致的新生儿脑损伤发生率逐年降低,而主要发生在早产儿的脑损伤则跃升为新生儿脑损伤的主要类型,尤其新生儿重症监护室(NICU)在我国的广泛建立、早产儿抢救存活率普遍提高的情况下,在存活早产儿中发生脑损伤并导致后遗症的问题就更为普遍,成为影响我国人口质量的严重隐患。

一、新生儿颅内出血

新生儿颅内出血是严重的新生儿临床问题,可导致神经系统后遗症甚至死亡。新生儿颅内出血临床主要分为 5 种类型:①生发基质-脑室内出血。②脑实质出血。③原发性蛛网膜下腔出血。④小脑出血。⑤硬膜下出血。由于现代新生儿重症监护室的不断发展,早产儿,尤其是极低出生体重儿存活率明显提高,早产儿颅内出血(主要是生发基质-脑室内出血)发生率明显增加,是新生儿颅内出血最常见类型;同时由于产科医疗质量提高,因损伤引起的新生儿颅内出血(如硬膜下出血)发生率则明显下降。

早产儿由于大脑解剖构造不成熟,在各种疾病状态下,易导致出血。影像学检查是确诊颅内出血的方法,颅脑超声检查对出血有较高的敏感性,可提供出血的部位、程度,并可动态观察出血的变化及并发症的发生,给临床诊治提供依据。

颅内出血超声图像特征随出血时间而变化。出血早期,血凝块边缘回声强度低于中部;2～7 天,血凝块稳定表现为边界清晰的强回声团块;7～10 天,出血开始吸收,回声强度逐渐减弱,如强回声团消失则提示出血被完全吸收,如出血不能被完全吸收,则形成大小不等的囊腔。出血常位于侧脑室前角附近。脑室内出血,常可见局限性脑室壁回声增强,脑室内可见到强回声团块和隔带状回声。脑实质出血中范围较大者可形成孔洞脑。室管膜下出血和脑室内出血的并发症包括脑室梗阻性脑积水(通常在室间孔或中脑水管)和脑室外梗阻性脑积水(通常在蛛网膜粒)。脑实质内出血的并发症是永久性的脑损害,即脑坏死继而形成脑穿通囊肿和脑积水(图 11-1)。不同部位颅内出血的超声诊断详述如下。

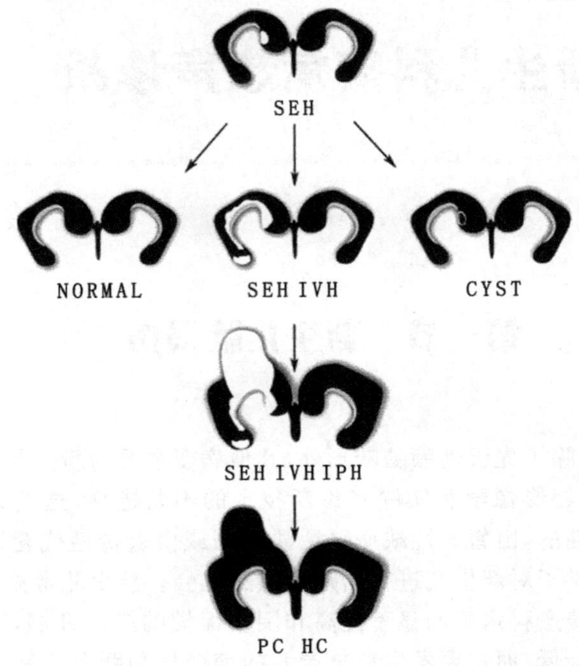

图 11-1 室管膜下出血发展结局

室管膜下出血(SEH)可吸收变为正常(NORMAL),也可液化变为小囊肿(CYST),也可进一步发展破裂入脑室内导致脑室内出血(IVH),或者延伸入脑实质内导致脑实质出血(IPH),最后结局可出现脑穿通畸形(PC)和脑积水(HC)

(一)生发基质-脑室内出血

生发基质-脑室内出血也称脑室周围-脑室内出血,是新生儿颅内出血的最常见类型,多见于早产儿,是导致早产儿死亡和伤残的重要原因之一,与发育中大脑成熟度及脑血流动力学有关。

颅脑超声是新生儿颅内出血的首选检查方法,可在床边进行,是新生儿期诊断这种出血及随访的最有效手段。大部分出血(90%)发生在生命的前 7 天内,1/3 发生在第 1 天内。

早产儿颅脑超声筛查最佳时间是在出生后 1～2 周,可以发现明显的颅内出血和脑积水。如果超过最佳筛查时间,Ⅰ级较小的室管膜下出血可能已被吸收而被漏诊,这在临床上很重要。因为临床上第一次大脑扫查不能预测后期的脑积水的发生或室周囊性改变,所以应在 1 个月左右行后期超声扫查。假如后期没有筛查,可能漏掉严重的神经损害(脑室病变和脑室扩大)的预测指标。当然,也可随患者病情需要,提早做这项检查,但不能取代后期超声筛查。

Burstein 和 Papile 提出的生发基质出血分级已被广泛采纳。根据出血程度分为四级,详见表 11-1。

既往认为严重神经系统后遗症主要发生于重度颅内出血患者,而轻度出血则预后良好。但近年研究结果表明,即便是无明显临床症状的轻度(Ⅰ～Ⅱ级)出血患儿,不但在校正月龄 20 个月龄时的神经行为发育落后，其在学龄期的表现也很不理想。另外，对大脑损伤解剖位置的描述比分级更重要。神经系统预后差的主要因素是脑积水和脑实质损伤、脑室周围白质软化。

表 11-1　生发基质-脑室内出血超声分级

分级	超声表现
Ⅰ级	室管膜下生发基质出血，或极少量的脑室内出血（旁矢状切面出血量少于脑室面积的 10%）
Ⅱ级	室管膜下生发基质出血进入脑室，但无脑室扩张（旁矢状切面出血量占脑室面积的 10%～50%）
Ⅲ级	室管膜下生发基质出血进入脑室，伴发脑室扩张（旁矢状切面出血量大于脑室面积的 10%）
Ⅳ级	脑实质内出血伴或不伴脑积水

彩色多普勒超声检查可显示随着生发基质出血范围增大而引起终末血管的位移、逐渐包埋和阻塞。研究显示终末静脉的位移或闭塞可见于 50%的生发基质出血和 92%的脑室周围白质出血。这个发现也许对新生儿颅内出血恶化趋势的早期预测有用。

1.生发基质出血

生发基质出血常发生在双侧室管膜下的生发基质，尤其是尾状核头部区域，因此，生发基质出血又称脑室周围出血，或室管膜下出血，主要发生在妊娠 32 周以前生产的早产儿，发生率高达 55%。早产儿和足月儿颅内出血的部位和发生率不同。

导致这种出血的可能原因，虽然没有确定是哪一个单一因素，但和以下几种因素密切相关，包括早产儿并发症（缺氧、高血压、高碳酸血症）、快速扩容、高钠血症、气胸等。足月儿则较少发生这种出血。

生发基质位于室管膜下，由富含血管的原始神经组织组成，这些血管是一种不成熟的毛细血管网，仅由一层内皮细胞组成、缺乏肌层和结缔组织支持。因此当缺氧引起脑血流自我调节功能受损时，对血压和代谢变化非常敏感，可引起血管破裂而出血，32 周后生发基质随着妊娠进展逐渐退化缩小，36 周几乎完全退化，最后仅在丘脑、尾状核沟存在一点痕迹。所以生发基质-脑室内出血主要发生在 32 周以下的早产儿。

生发基质出血急性期超声声像图特征是均质的强回声团块，常位于丘脑尾状核沟，随着出血过程进展，血肿回声逐渐降低，中部逐渐变成无回声，之后出血开始收缩、吸收，不能被完全吸收则出现坏死（室管膜下囊肿形成，或显示为近室管膜的线状回声）。可用超声监测数周或数月以了解出血团块大小及回声变化。

生发基质出血超声图像特征见图 11-2、图 11-3。

（1）出血区域呈片状或团状强回声，可向侧脑室前角内突起，冠状切面显示出血主要位于侧脑室前角和体部下方，矢状切面显示出血主要位于丘脑尾状核沟。

（2）可单侧也可为双侧，较大的出血可压迫侧脑室前角和体部。

（3）随着出血吸收，强回声血肿中央回声逐渐减低，形成无回声的囊腔。出血病灶可存在6～8 周，持续时间的长短与出血量的多少有关。

（4）室管膜下出血常常在几天或几周内消失，有些中间出现液化，最后形成室管膜下囊肿，囊肿可持续存在达 1 年之久，这些囊肿无临床意义，但是有时很难吸收，需与感染后形成囊肿或其他囊肿鉴别。

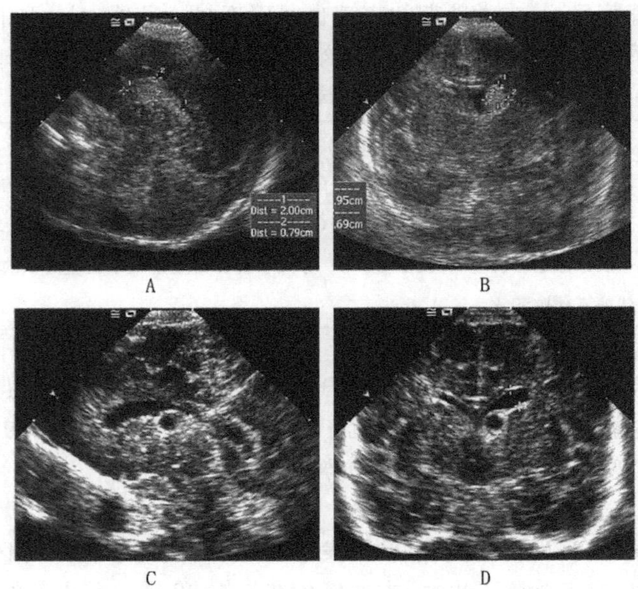

A B C D

图 11-2　早产儿生发基质出血

胎龄 31 周，出生体重 1 480 g，轻度窒息，Apger4-7-10 分/3-6-10 分钟。A，B.出生第 3 天头颅超声检查，左侧旁矢状切面及侧脑室前角冠状切面显示左侧丘脑尾状核沟处有一强回声区（"＋ ＋"），部分突入脑室内；C，D.第 14 天复查，左侧旁矢状切面及侧脑室前角冠状切面显示左侧丘脑尾状核沟处呈一无回声小囊肿

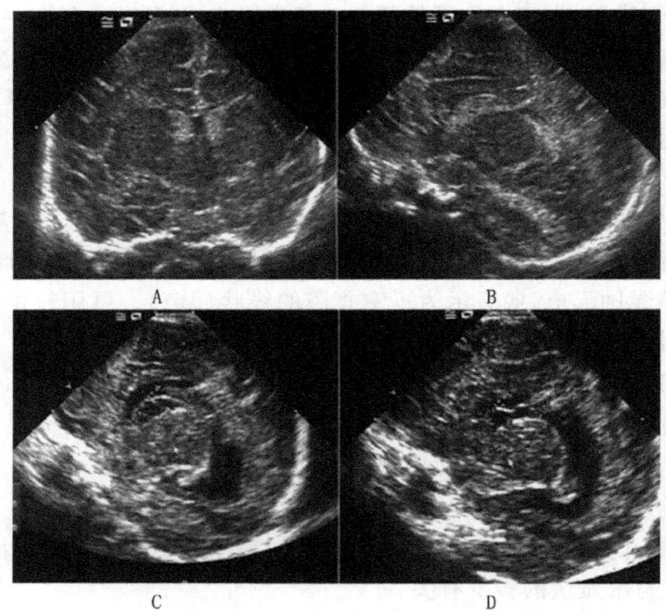

A B C D

图 11-3　早产儿生发基质出血

胎龄 30 周，出生体重 1 384 g，轻度窒息，Apger2-6-10 分/3-6-10 分钟。A，B.出生后第 3 天颅脑超声检查，侧脑室前角冠状切面及右侧旁矢状切面显示双侧丘脑沟尾状核处均有一强回声区，部分突入脑室内；C，D.出生后第 14 天复查，左侧旁矢状切面及右侧旁矢状切面显示双侧丘脑沟尾状核处各出现有分隔无回声小囊肿（"＋ ＋"），双侧侧脑室轻度扩张

(5)注意与侧脑室内脉络丛出血相鉴别,脉络丛出血主要表现为脉络丛回声增厚增强,外形不规整,或在局部可见突出的强回声,两者虽均为强回声,但是后者出血位置固定,一般不会在侧脑室前角内显示。如果冠状切面怀疑出血,需做矢状扫查,因为冠状切面可出现假阳性,可将不对称的脉络丛强回声误认为出血。

2.脑室内出血

室管膜下出血量较大时,可由原发部位破入同侧侧脑室内,发展为脑室内出血,侧脑室随出血量增多而扩大,可单侧或双侧,左侧多于右侧,原因尚不清楚。可分为脑室内出血不伴脑积水(Ⅱ级出血)和脑室内出血伴脑积水(Ⅲ级出血)。

脑室内出血可引起化学性脑室炎,产生脑脊液免疫球蛋白,导致脑室膜壁回声增厚增强;脑积水如果有扩大趋势则需要引流。部分血凝块可随头部位置变化而移动,经后囟扫查可发现隐匿在脑室枕角处出血。

脑室内出血的超声图像特征见图 11-4。

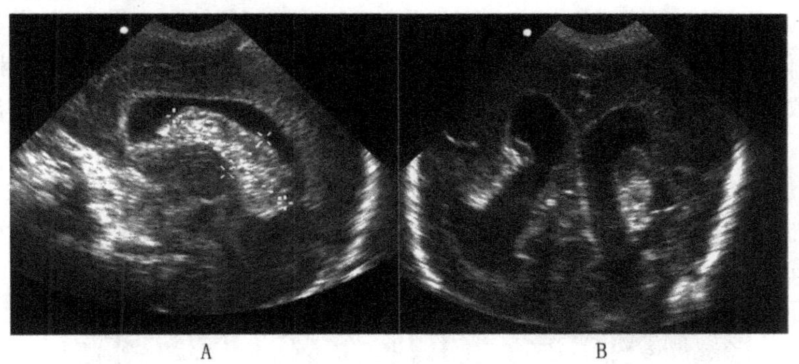

图 11-4 脑室内出血

28 周胎龄,出生体重 1 100 g,重度窒息,Apger2-4-6 分/1-5-10 分钟,频发性呼吸暂停,机械通气。A.右侧旁矢状切面显示尾状核头部周围区及脉络丛表面可见一强回声团块("++"之间),其内可见不规则低回声区,伴脑室扩张;B.冠状切面,双侧脉络丛表面均可见不规则的强回声团块,伴双侧脑室扩张

(1)侧脑室内可见团块状强回声,占据侧脑室的一部分或充满整个侧脑室,强回声团块可粘贴在脑室壁上或漂移在脑室内。急性 IVH 发生短时间内为无回声,超声不能显示,稍后由于纤维蛋白沉积,显示为均匀的强回声团。

(2)少量血凝块可能位于侧脑室下垂部位,即侧脑室枕角,在矢状切面仅见枕角及三角区轻度扩张或变形,大量出血时,整个侧脑室均扩张。如果团块充填整个脑室,脑室无回声不显示,代之为与脑室形态相一致的强回声区。正常脑室内的脉络丛厚度可不对称,所以有时出血与正常不对称脉络丛难以区分。

(3)当血凝块成熟后,其中央呈无回声,此时易被发现,易和脉络丛强回声相鉴别。

(4)当脑室内的血凝块破裂后可以检查脑室内低回声漂浮物。

(5)经后囟或乳突囟可以更好显示脑室枕角和颞角,可以发现位于这些部位或漂浮在脑脊液中的小血凝块。经后囟扫查也容易发现第三和第四脑室内的出血。

(6)如果出血延伸至颅后窝池,就增加了出血后脑积水的风险。颅后窝池内血凝块是预测出血后脑积水的较好指标。室管膜下出血发生 6 个小时内出现早期脑室内出血不常见,如果发生则有可能导致认知障碍和运动障碍，包括脑瘫。

(7)脑室内出血合并脑积水时，侧脑室明显扩张，后角扩张最常见，前角圆钝呈球形；第三脑室增宽>3 mm。

除非头部增长过快或出现其他严重危险因素，一般情况下每周进行一次超声检查，可在颅内高压症状出现前及时发现梗阻征象，争取治疗时机。一般情况下脑积水在脑室内出血数周发生，脑室内出血消失后，脑室会恢复正常大小，尤其是导水管梗阻引起者。严重脑积水通常需要行脑室腹膜分流术。

3.脑实质出血

脑实质出血比较少见，但它是新生儿颅内出血最严重的类型，最常发生的部位是额叶和顶叶，其次是枕叶，有时累及丘脑。脑实质出血的主要原因是丘脑尾状核沟处室管膜下出血延伸所致，也可能是由于室管膜下出血或脑室内出血所导致的末梢静脉血栓栓塞引起，或较大的室膜下出血压迫室管膜下静脉引起室旁静脉栓塞所致。另外一种原因是出血性疾病，由此引起的脑实质出血多发生在其他不常见的部位，主要有维生素 K 缺乏、血友病、免疫性血小板减少症、高钠血症等。其他如体外膜肺氧合治疗可引起血管栓塞、局部缺血和血小板减少、肝素化或短暂性高血压等，从而导致脑实质出血。脑实质出血常表现为不对称或单侧，即使是双侧出血，两侧范围也不相同。

脑实质出血患儿一般均有轻偏瘫，不会发展为脑瘫。脑实质出血的超声图像特征如下。

(1)急性期：脑实质内局灶性均质强回声团块，形态规则或不规则，边界清晰，较大的单侧出血可导致脑中线向健侧偏移(图 11-5、图 11-6A)。

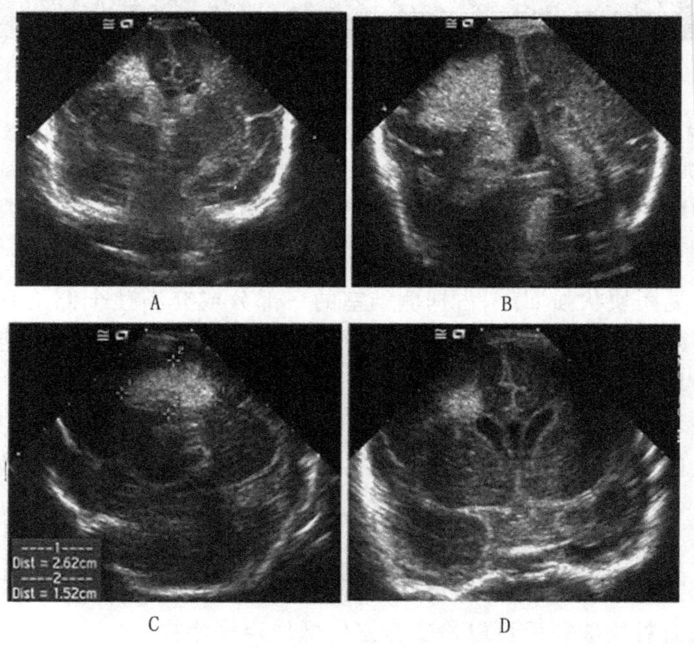

图 11-5　脑实质出血(急性期)

胎龄 29 周，出生时体重为 1 180 g，Apger3-4-6 分/1-5-10 分钟，频发性呼吸暂停，机械通气。出生后第 1 天超声检查，在不同水平的冠状切面(图 A、B、C)及大脑半球矢状切面(图 D)显示右侧顶叶脑实质有大片状强回声区，占位效应明显，脑中线稍向左侧移位

(2)出血吸收期：出血吸收早期血凝块回声减低，病灶中央液化呈无回声(图 11-6B)；出血吸收晚期血凝块萎缩，范围逐渐减小，回声更低，大部分液化呈无回声，为强回声边界包绕(图 11-6C、D)。

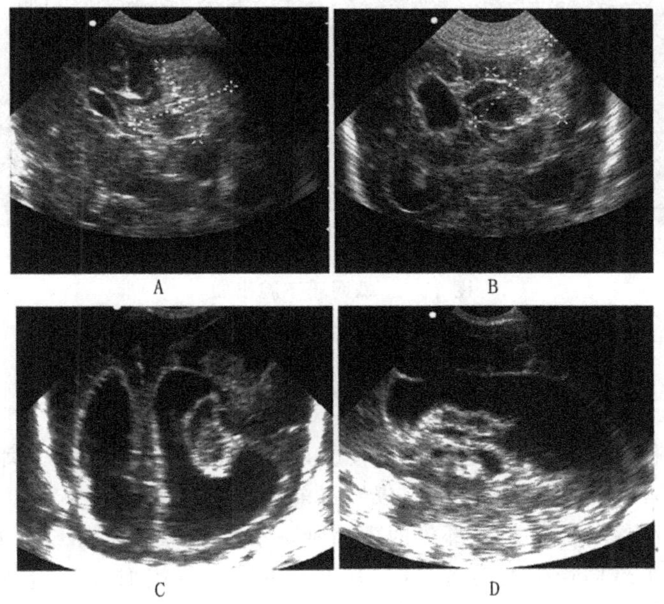

图 11-6　脑实质出血不同时期的超声表现

胎龄 28 周，出生时体重为 1 150 g，Apger2-4-6 分/1-5-10 分钟，频发性呼吸暂停，机械通气。A.出生后第 1 天超声检查，冠状切面显示左侧额顶叶脑实质强回声团("＋＋"之间)，脑室受压，无扩张；B.出生后第 7 天，冠状切面显示病灶回声明显较前次减低，其内出现不规则低回声区，双侧脑室明显扩张，左侧脑室受压；C，D.出生后第 14 天，冠状切面及旁矢状切面显示病灶已经大部分液化为无回声区，双侧脑室均明显扩张，脉络丛表面可见不规则的无回声区

(3)出血后期：2～3 个月后出血几乎完全被吸收，出血区则形成边界清晰的无回声囊肿，最终发展为孔洞脑，可与脑室相通或不相通。

(二)蛛网膜下腔出血

新生儿蛛网膜下腔出血发生的原因主要与窒息、创伤等有关，也可发生在没有生发基质出血危险的足月儿。

蛛网膜下腔出血超声声像图特征：经前囟冠状切面显示大脑纵裂或大脑外侧裂间隙增宽，呈无回声暗带，内有散在的点状强回声(图 11-7)。

因蛛网膜下腔出血大部分残留在脑的周边部位，由于颅骨和脑表面超声声像的影响，超声诊断不如 CT 和 MRI，如果发现蛛网膜下腔出血，建议 CT 和 MRI 检查。

(三)小脑出血

新生儿尸体解剖发现小脑出血发生率为 5%～10%，早产儿较足月儿多见。小脑出血的原因较多，但多数与足月儿产伤或早产儿有关的循环功能障碍有关。小脑出血多发生在出生后的第一周内需要监护的不稳定新生儿，常伴有酸中毒、低血压，一般不伴有小脑幕上出血。早产儿小脑出血预后差，足月儿预后较早产儿好，多数存活，但有后遗症，尤其是运动障碍，伴有不同程度的智力障碍，约有半数发生脑积水，需要脑室腹腔引流。

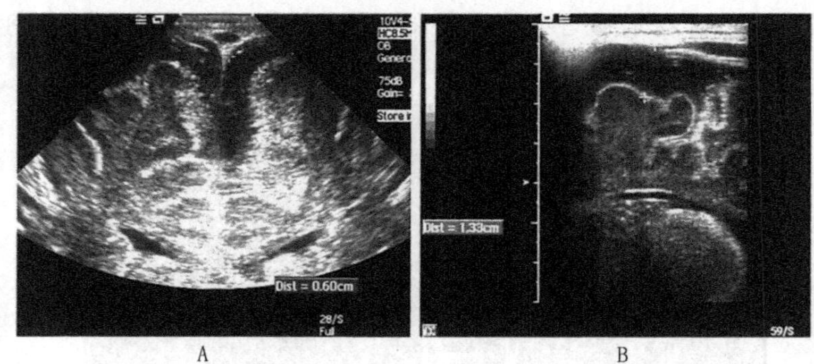

A　　　　B

图 11-7　蛛网膜下腔出血

A.冠状切面；B.矢状切面。4 个月婴儿，发热 40 ℃入院，体格检查前囟饱满，张力明显增高，腰椎穿刺抽出血性脑脊液。超声检查显示蛛网膜下腔及大脑纵裂增宽，其内可见密集点状回声

经乳突囟扫查可作为常规来检查小脑，以便发现小脑出血及评价颅后窝池。现在已经明确有很多小脑出血发生，所以颅脑超声检查仅仅经过前囟扫查已显不足。

小脑出血的超声图像特征是出血部位回声增强。小脑蚓部正常时显示为强回声，超声检查时仔细观察两侧小脑半球回声强度是否对称，有助于诊断小脑出血，应结合临床病史考虑，并进一步 CT 检查。颅后窝硬膜下出血与小脑本身出血很难通过超声鉴别。

(四)硬膜下出血(subdural Hemorrhage，SDH)

硬膜下出血主要因损伤使大脑镰或小脑幕撕裂引起，多见于足月儿，常是由巨大儿、胎位异常、难产、产钳助产所致。目前随着产科水平提高，在发达地区硬膜下出血发生率明显下降，但是边远地区仍然是新生儿颅内出血的主要类型之一。出血部位可发生在上矢状窦、下矢状窦、直窦和横窦。当大脑镰、小脑幕撕裂引起直窦、横窦出血，可很快压迫脑干，短时间内危及生命。早期诊断对治疗有重要意义，可挽救生命。应用高频探头(10～12 MHz)效果更好，但是超声诊断不如 CT、MRI。

硬膜下出血超声图像特征如下。

(1)上矢状窦出血可逐渐形成硬膜下积液，靠近大脑实质周围部位，超声显示为大脑实质周围无回声区，多呈带状，可双侧或单侧发生。由于颅骨声影的影响，少量出血超声不易显示。

(2)下矢状窦出血超声显示为跨越大脑中线的强回声团块，并常向两侧大脑半球扩展。

(3)当直窦、横窦出血时，局部脑组织水肿，中线偏移。

二、新生儿缺氧缺血性脑损伤

新生儿缺氧缺血性脑损伤(hypoxic-ischemic brain injury，HIBI)也称新生儿缺氧缺血性脑病(hypoxic-ischemi encephalopathy，HIE)，是围生期缺氧所致的颅脑损伤，是新生儿死亡和儿童伤残的主要原因，发生率约为活产儿的 6/1 000，其中 15%～20%在新生儿死亡，存活者中 25%～30%可能留有某种类型的远期神经发育后遗症如脑瘫、癫痫、智力低下、学习困难和视听障碍等，给家庭和社会带来巨大影响，因此该病一直是近年来国内外研究的热点。

缺氧是指由于许多原因所致的动脉氧浓度低于正常，缺血是指流到细胞或器官的血容量不

足以维持其正常的功能，缺氧缺血互为因果，其中缺血对脑组织带来的损伤较之单纯缺氧危害更大。当脑的灌注降低到严重影响组织从血液中提取氧气的能力时即发生缺氧缺血性脑病。缺氧缺血性脑病的发病原因包括出生前母亲因素和新生儿原因。母亲因素占20%，常见的因素包括母体慢性心肺疾病、胎盘功能不足、胎盘早剥等，这些都会引起胎儿窒息；另一个不常见的原因是母亲吸食可卡因。胎儿因素占80%，为出生时和出生后因素，主要包括难产、新生儿肺部疾病及先天性心脏病等。

缺氧缺血性脑损伤有4种基本的病理学类型：①矢状旁区损伤。②选择性神经元坏死。③脑室周围白质损伤。④局灶性和多灶性坏死。

新生儿月龄不同，发病原因不同，缺血缺氧性脑损伤的超声表现也不同。在妊娠最后3个月，随着大脑的发育其大脑动脉走行也在变化。对于早产儿，大脑动脉分布主要在室周区域，缺乏血压的自主调节功能，因此生发基质出血及室周白质损伤是常见的病理变化。而对于足月儿，因为大脑动脉分布到皮层和皮层下，因此最易受累的部位是矢状旁区，所以足月或接近足月的新生儿缺血缺氧性脑损伤常见的病理学类型主要为前两种。

早产儿缺氧缺血性脑损伤可导致存活率不高，存活者存在痉挛性四肢瘫痪、智力低下、视听障碍等。足月儿缺氧缺血性脑损伤可导致癫痫发作、运动不协调、喂养困难、智力低下等。

(一)脑水肿

缺氧缺血后所发生的病理生理过程是多重机制相互作用的共同结果，早期典型的病理改变是脑水肿，继之神经元损伤，直至脑组织发生萎缩或液化形成孔洞、囊腔。缺氧缺血性脑病的超声诊断基础是该病的病理变化过程，超声检查可显示脑损伤和病情演变过程。

脑水肿是足月儿缺氧缺血性脑病早期病理改变的主要特点，本质是脑细胞内外水分增多，伴有或不伴有蛛网膜下腔出血。脑水肿时，脑实质回声增强的原因目前还不完全了解，可能与细胞间液体增加导致回声界面增多有关。

脑水肿的超声图像特征如下。

(1)脑实质回声增强：弥漫性或局限性，以脉络丛的回声强度作为参照，当回声强度低于脉络丛，水肿的可恢复性较大，而当回声强度等于或强于脉络丛时，脑水肿完全恢复的可能性较小。脑实质回声强度越强，提示神经元损伤越严重。

(2)脑整体结构模糊：大脑整体结构模糊，甚至脑的正常结构消失，伴有大脑纵裂或大脑沟回弥漫性轮廓界限不清晰，甚至脑沟消失。

(3)脑室变化：脑水肿引起脑容积增加时，脑室因受挤压而变窄，冠状切面和矢状切面上侧脑室前角呈裂隙状或消失，第三脑室模糊；侧脑室内脉络丛周围无回声带消失，脑室旁回声异常增强，脑室边界模糊不清。矢状切面显示侧脑室窄如缝隙，有压迫感。

(4)脑水肿是缺氧缺血性脑损伤的最初表现，脑损伤越严重，脑水肿越广泛，持续时间越长。当脑水肿恶化，脑血管阻力增加，舒张期血流速度减低。脉冲多普勒频谱显示的典型波形为RI的逐步增高和颅内动脉舒张期血流逐渐减低甚至反向。

(二)脑室周围白质软化

早产儿脑损伤包括脑室周围白质软化(periventricular leukomalacia，PVL)、脑室内出血和出血后脑积水等。近年来，脑室内出血发生率呈逐渐下降趋势，因此PVL已上升为早产儿脑损伤的主要类型，正确认识及治疗PVL对降低中枢神经系统功能障碍，降低脑瘫、认知及行为后遗症的发生有重要意义。

PVL是早产儿特发性脑损伤的重要形式，受累的脑白质通常在视辐射水平的脑分水岭区，距脑室3～10 mm，主要涉及脑室周围白质的半卵圆中心（侧脑室前角和体部）、视区（侧脑室三角区和后角）和听区（侧脑室下角）。

目前认为PVL发生的主要原因是由于脑内缺血性障碍引起脑室周围白质的梗死和坏死。有心肺功能障碍者，可有低血压和严重缺氧缺血，也是引起此病的原因之一。PVL病理改变与三个因素有关：①早产儿脑室周围脉管系统发育不成熟。②早产儿，尤其有脑白质病变时，缺乏大脑血管自主调节功能。③成熟少突胶质细胞前体细胞易损性，其病理改变主要是少突胶质细胞的坏死和缺失，成熟少突胶质细胞前体细胞和未成熟少突胶质细胞是脑室周围白质软化病变的主要靶细胞，少突胶质细胞前体细胞代谢旺盛，缺氧缺血后易受到自由基攻击，同时缺氧缺血诱发颅内出血，局部Fe^{2+}浓度增加，联合自由基，加重脑白质损伤。极低体重儿（＜1 000 g），PVL的发生率以往高达25%～40%，最近报道显示降低到7%，然而Ment等也报道了伴随着极低体重儿的存活率升高，PVL引起的脑瘫发生率也呈上升趋势。这暗示着更多的存活儿伴有PVL。

研究显示，母体绒毛膜炎与PVL相关，母体绒毛膜炎时血管作用蛋白被释放进入胎儿循环，导致脑血流波动。最近的报道也显示胎儿或新生儿感染引起的炎症，激活星形细胞和小胶质细胞，也会导致PVL或PVL组织修复时的病理性反应。

PVL导致的神经系统疾病包括发育迟缓和对称性痉挛性双侧瘫，常在患儿6个月时出现临床症状，严重者会影响到上肢，导致痉挛性四肢瘫及视听障碍。

PVL超声图像特征：PVL不同时期，超声图像表现不同（图11-8、图11-9）。

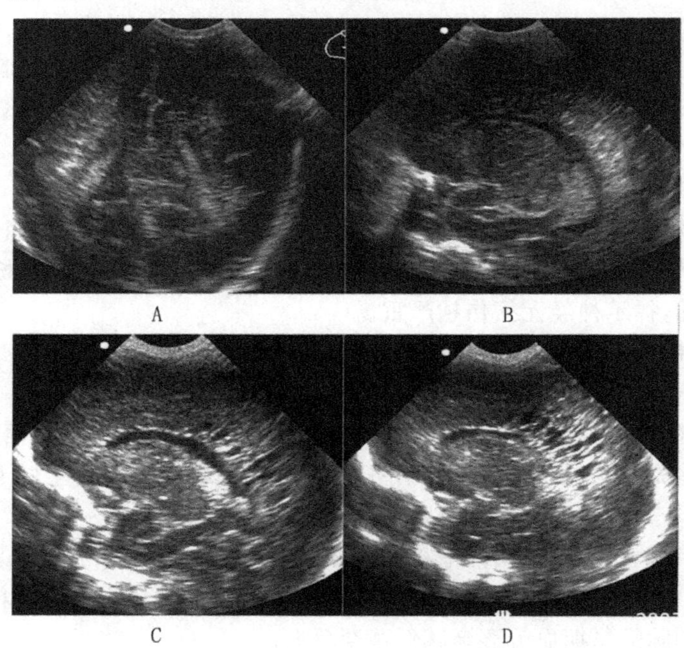

图11-8　不同时期PVL超声特征

胎龄29周，出生体重1 250 g，重度窒息，Apger2-4-6分/1-5-10分钟，出生后频发性呼吸停止，机械通气，出生后第2天头颅超声检查，枕叶冠状切面（A）及右侧旁矢状切面（B）显示右侧枕叶脑室周围白质局限性回声增强（箭头所示），回声强度高于脉络丛。出生后第7天超声检查，通过右侧旁矢状切面（C）显示病变区回声增强，内可见多个细小囊肿。出生后第14天超声检查，右侧旁矢状切面（D）显示囊肿增大

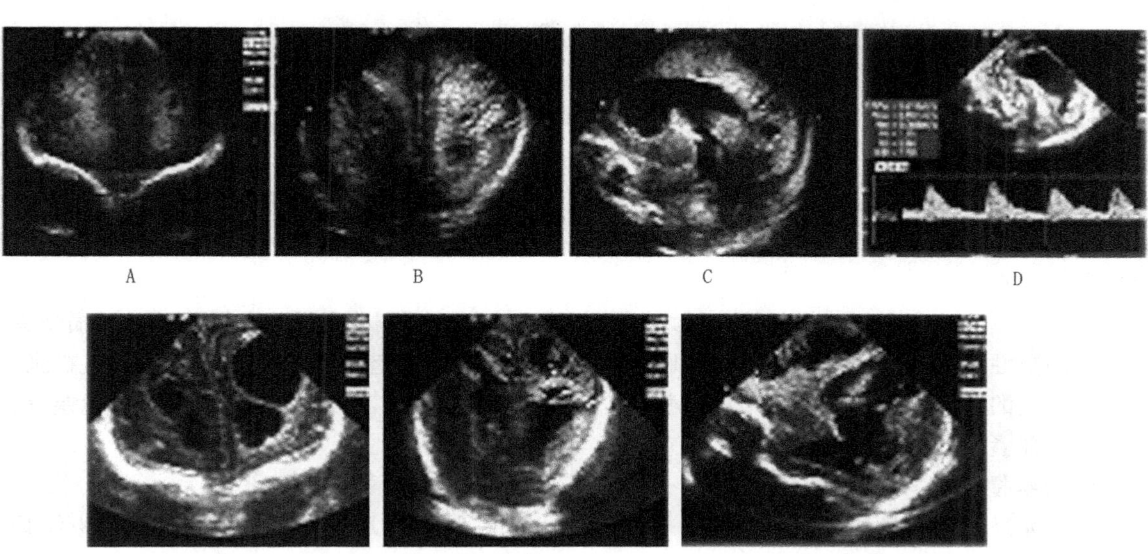

图 11-9　PVL 并脑穿通囊肿形成

胎龄 29 周，出生体重 1 280 g，重度窒息，Apger2-4-6 分/1-5-10 分钟，出生后频发性呼吸停止，机械通气，出生后第 10 天超声检查，额叶冠状切面（图 A）、枕叶冠状切面（图 B）及右侧旁矢状切面（图 C）显示额叶、枕叶及脑室周围白质回声增强，内部可见多个细小囊肿（箭头所示）。大脑前动脉血流频谱（图 D）显示大脑前动脉阻力指数增高。出生后第 20 天复查，额叶冠状切面（图 E）、枕叶冠状切面（图 F）及右侧旁矢状切面（图 G）显示病灶区囊肿明显增大，右侧顶叶脑室旁白质内囊肿与右侧侧脑室相贯通，形成脑穿通囊肿

1.PVL 早期

脑白质回声逐渐增强，多为局限性，可以多个部位同时发生，有对称发生倾向，强回声范围随损伤范围增大而扩大，可直至皮质下。这些强回声通常是由梗死引起的组织水肿或出血所致。以前囟冠状切面表现最明显，常见部位在侧脑室前角、后角、三角区附近及侧脑室外侧。

根据脑室周围白质回声增强的程度不同，Hashimotok 等将其分为三度。

PVLⅠ度：脑室周围实质回声增强，但回声强度低于脉络丛。

PVLⅡ度：脑室周围实质回声增强，回声强度与脉络丛相同。

PVLⅢ度：脑室周围实质回声增强，回声强度高于脉络丛或与其相同，但范围超过侧脑室三角区。

早期诊断时注意与早产儿未成熟脑白质相鉴别，损伤后的 PVL 回声不均，粗糙，边界欠清晰，范围更大。

2.PVL 囊肿形成期

损伤 2～4 周后异常的脑实质回声强度逐渐减弱，出现囊性改变，囊肿可以为一个或多个，规则或不规则，囊肿大小可从数毫米到 1～2 cm 不等，通常是双侧和对称的，也可为单侧。如果严重，在以后的一段时间内囊肿会逐渐增加，侧脑室也会相应增大，预示患儿预后不良。

有学者研究了 51 例尸体解剖证实 PVL 病例，发现 44%的病例颅脑超声不能做出囊肿的诊断。主要有两个原因，最常见的是在一个月龄前行超声扫查而错过了 PVL 的囊肿期；另一个是因为病变是微囊肿，超声不能显示。MRI 可能是 PVL 诊断的最佳方式，可预测有关运动方面的不良后果，髓鞘延迟形成、侧脑室扩张、脑外间隙增宽等都预示不良预后可能大。

3.PVL 后期(囊肿增大或消失)

此时期可显示囊肿吸收或增大,较大的、多发的白质软化灶难被胶质细胞完全充填,导致囊肿长期存在。无论超声或 CT,诊断 PVL 的最佳时间是脑损伤后 3～4 周,太早、太晚都会漏诊。MRI 比 CT 和超声更敏感,可用于长时间随访皮质病变。

对于有明显缺氧缺血的胎儿,如果第一次超声扫查是正常的,再次超声扫查应当在出生后 4 周进行以排除 PVL,以防漏诊。PVL 需与生发基质出血引起的脑实质出血相鉴别,然而两者可以同时存在。

新生儿颅脑超声尽管对局灶性 PVL 诊断可靠性高,但对检测非囊性的弥漫性脑白质损伤有一定的局限性。另外,颅脑超声有助于预测 PVL 的远期预后,脑室周围检测到囊腔和脑室扩张,与以后发生的痉挛性双侧瘫及其他神经管缺陷有强烈的相关性。广泛的顶、枕部囊腔预后差,而单纯的额部囊腔预后较好。

(三)脑梗死

脑梗死是新生儿最严重的脑损伤之一,常为某一条动脉或某几条动脉分布区域的脑组织缺血性损害。早产儿脑梗死发生率高于足月儿。新生儿高危因素包括严重窒息、早产、先天性心脏病、血栓形成与栓塞、脑膜炎、红细胞增多症、创伤及脑血管畸形等。

1.大脑梗死

大脑中动脉分布区域是最常发生脑梗死的部位,发生在大脑前后动脉分布区域也有报道。脑梗死的临床症状变化很大,从无症状到癫痫发作、嗜睡和昏迷。足月儿常见单个部位的脑梗死,而早产儿常见多发部位的脑梗死。应用彩色多普勒和能量多普勒可评价大脑血流信号,尤其对不稳定的新生儿有用。大脑梗死在 2 周后则逐渐进入吸收期。

大脑梗死的超声图像特征(图 11-10)。

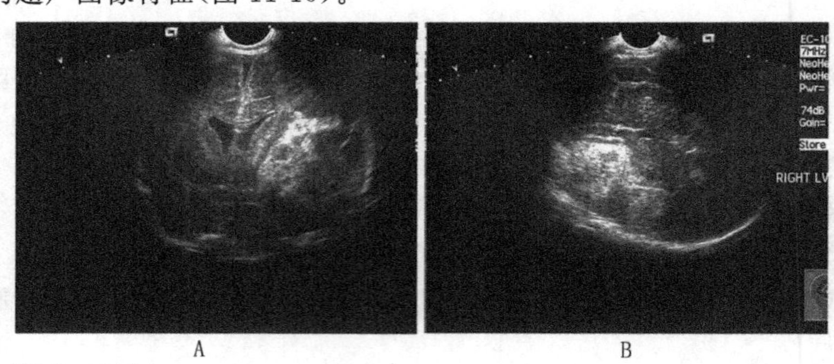

A　　　　B

图 11-10　大脑梗死

A.经前囟冠状切面;B.经乳突囟横切面。胎龄 36 周,体重 3 000 g,轻度窒息,Apger4-7-10 分/1-5-10 分钟,出生后第 11 天出现呼吸暂停,双侧瞳孔不等大,前囟张力高。超声检查显示左侧基底节部位大片状强回声区(箭头所示),脑中线向右侧移位,双侧侧脑室前角不对称

(1)大脑梗死早期,病变区域处于水肿状态,脑实质回声增强,局灶性者呈新月形或三角形,也可为广泛性回声增强。与缺氧缺血性脑病,早产儿脑室旁白质损伤早期相似,轻者脑水肿可逆,一周左右超声图像基本恢复正常,重者病变区呈典型的“楔形”图像特征,窄的一端指向脑中心部位。

(2)由于出血梗死产生占位压迫效应,侧脑室变窄,尤其是病变侧侧脑室明显变窄,两侧脑实质回声不对称。实时超声可显示病变侧血管搏动减弱。

(3)梗死灶吸收期:①在原梗死灶强回声部位出现无回声囊腔,与PVL所形成的囊腔不同,前者囊腔通常为单个、较大,后者通常较小、多发、且常常双侧对称。②脑室扩大及脑萎缩。③脑动脉主要分支搏动逐渐恢复。

(4)彩色多普勒在病变区不能检测出彩色血流信号,脉冲多普勒不能检出动脉血流频谱。

2.小脑梗死

小脑梗死比大脑梗死少见,小脑损伤可能是弥漫性缺血损伤引起。因为小脑蚓部正常即为强回声,因此小脑水肿、梗死或出血很难诊断。

小脑梗死超声图像特征:

(1)小脑梗死初期,小脑皮质回声增强、缺少动脉搏动、多普勒血流信号消失、小脑沟回减少。

(2)两周后,异常病变区回声减低,开始显示囊性改变及脑萎缩带来的同侧脑室增大,同时逐渐恢复血液供应,主要从邻近的动脉周围区开始恢复动脉波动。

(四)缺氧缺血性脑病脑血流改变

用脉冲多普勒研究脑血流动力学的变化,近年来在新生儿领域获得了广泛应用,为新生儿提供了简便无创伤性临床诊断手段,对HIE的早期诊断、病情判断、预后评估和指导治疗均具有重要价值。

HIE脑血流动力学的超声多普勒异常表现:①脑血流速度减慢,以舒张期血流速度减慢显著,当血流速度低于正常值的两个标准差时,常发展为HIE。②舒张期无血流灌注,即舒张末期血流速度下降至零,血流频谱呈单峰型,为脑血流速度减慢的严重型,见于重度HIE。③脑血流过度灌注,脑血流速度增快,如果高于正常值的2～2.5个标准差时,提示存在脑血流的过度灌注。④舒张期逆灌注,此异常血流信号常为脑死亡的征兆。⑤RI增大或减低,RI＞0.75或≤0.55提示存在HIE。低RI较高RI预后差,RI≤0.5时血流速度也明显减低,提示低灌注。RI＜0.5而且血流速度显著增高,提示高灌注,RI越低预后预差。但当RI＞0.9时,提示脑血管严重痉挛,脑血流灌注显著减少,可能预后不良,见于重度HIE。⑥如果收缩期峰值流速(PSV)、舒张末期血流速度(EDV)和平均流速(TMV)成比例一致减慢,RI也可能不增大甚至降低≤0.55,轻、重度患儿可见此类频谱表现。

(姚洁瑾)

第二节　新生儿先天性颅脑畸形

一、脑损伤性病变

(一)脑穿通畸形

脑穿通畸形,也称孔洞脑,分为先天性和获得性两种。先天性脑穿通畸形为胚胎6周前发生畸形造成脑组织的局部缺失,局部脑损伤会以发育不良的脑灰质来修复。获得性脑穿通畸形主要是因为出生后,继发于脑实质内出血、感染或创伤。CT和超声可以确诊。

脑穿通畸形超声图像特征为脑实质内大的囊腔,可单侧或双侧,囊壁光滑,不规则或规则,囊腔内一般无分隔,与脑室或蛛网膜下腔相通,不延伸至脑皮质表面,同侧脑室扩张。进展性囊腔需行分流术，预后不良，少数患儿仅遗留轻微的神经体征，智力可正常。

（二）水脑畸形

水脑畸形即为积水性无脑畸形，两侧大脑半球全部或大部分为充盈液体的囊腔。过去认为水脑畸形是由胎儿发育阶段颈内动脉的双侧闭塞引起的。但现在认为它可能由任何一种颅内病变引起（如颈内动脉梗死或感染）。这种畸形可以看作脑积水最严重的类型，也就是说这是大脑皮质的完全损害。这些胎儿在出生时令人惊奇的正常，但在早期阶段就会出现发育迟缓，一般在出生 1 年内死亡。

水脑畸形的超声图像特征：双侧侧脑室极度扩张，双侧大脑皮质严重破坏，脉络丛悬挂在侧脑室内，颅内为脑脊液充盈，造成巨头畸形。而接受大脑后动脉和椎动脉血液供应的结构，包括丘脑、小脑、脑干、后脉络丛仍可存在但显示不清晰或缺失。颈内动脉的多普勒血流信号消失。颅内可发现不完整或完整的大脑镰。大脑镰可鉴别本病和无叶型前脑无裂畸形，后者无大脑镰；另外水脑畸形患儿颜面部结构正常，而前脑无裂畸形患儿常合并颜面部中线结构畸形。水脑畸形和严重的脑积水很难鉴别，但在脑积水中超声可以见到皮层薄的边缘。

（三）囊性脑软化症

脑软化症是局部脑损伤的结果，病理上是星形胶质细胞再生和神经胶质的分隔。在弥漫的脑损伤中，可出现大面积的囊性脑软化症。在新生儿，感染或缺氧能导致广泛的损伤，而血栓可导致局部损伤。损伤的位置由损伤的类型决定。超声图像显示为脑实质内无回声的囊腔。

二、脑积水

脑积水是活产儿中最常见的先天异常，在活产儿中脑积水总的发生率是 1∶1 000。当脑脊液产生和蛛网膜微粒引流二者不平衡时即出现脑积水。脑积水的发生主要有三个原因：脑脊液的引流梗阻、吸收减少和产生过多。表现为脑室扩张，脑脊液压力增高等。

（一）正常脑脊液的产生和循环

脑脊液主要由侧脑室脉络丛产生，室管膜和脑实质也产生，并提供一个化学环境来保护脑神经组织。脑脊液通过蛛网膜下腔的蛛网膜微粒吸收，进入静脉系统。脑脊液在颅内的循环途径为（图 11-11）：侧脑室内脉络丛等产生脑脊液，经室间孔流入第三脑室，与第三脑室内脉络丛产生的脑脊液一起经中脑导水管流入第四脑室，再汇合第四脑室内脉络丛产生的脑脊液经第四脑室正中孔和外侧孔流入蛛网膜下腔，然后经蛛网膜颗粒渗透至硬脑膜窦内，回流入血液。一小部分循环进入脊髓蛛网膜下间隙。

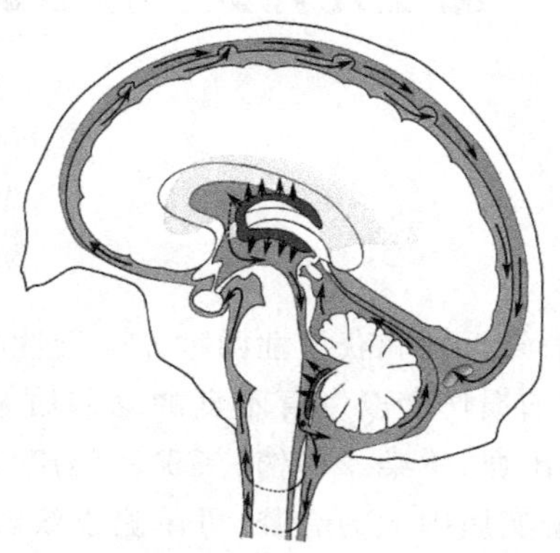

图 11-11　脑脊液在颅内的循环途径

(二)脑积水病因学

脑积水多由脑室内梗阻或脑室外梗阻引起。后一种情况通常发生在蛛网膜下间隙或继发于矢状窦的重吸收障碍。不常见的原因包括脉络丛乳头状瘤导致脑脊液的过度产生、静脉梗阻或静脉畸形(盖伦静脉畸形)。

(三)脑积水超声诊断

新生儿侧脑室测量方法报道不一,目前常用的侧脑室测量方法,一般采用 Levene 推荐的以旁矢状切面测量侧脑室体部的测量法:即在旁矢状切面由顶到底测量侧脑室体部的纵径,若＞6 mm为脑室扩张,6～10 mm为脑室轻度扩张;11～15 mm 为脑室中度扩张;＞15 mm 为脑室重度扩张。

(1)侧脑室扩张,正常情况下脑室壁环抱脉络丛,脉络丛周围没有或仅有少量脑脊液;在明显脑室扩大时,脉络丛一侧的脑脊液明显增多,脉络丛向下悬挂在侧脑室内,不接触侧脑室壁(图 11-12)。

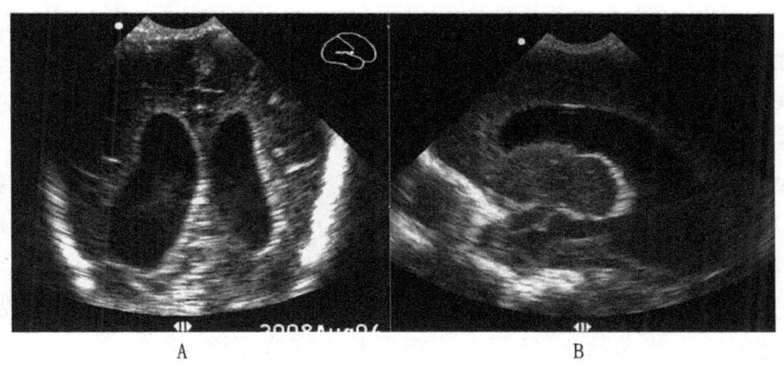

A　　B

图 11-12　25 天新生儿轻度脑积水

A.经前囟冠状切面,双侧侧脑室(LV)明显扩张;B.经前囟旁矢状切面,侧脑室明显扩张

(2)前角或后角扩张可能是脑积水的早期征象。因为新生儿常处于仰卧位,液体易沉积在侧脑室三角区及后角,故侧脑室三角区和后角较体部先扩大,在旁矢状切面易显示此特征,侧脑室后角＞14 mm 为脑室扩张。仅出现第三脑室和侧脑室扩张,第四脑室大小正常,提示中脑导水管的狭窄或闭塞。

(3)冠状切面可以对左右侧脑室扩张情况进行比较,也可观察颞角尖端、第三脑室、第四脑室的扩张情况。

(4)正中矢状切面可以对第三脑室和第四脑室扩张的情况进行评估。第三脑室＞2 mm 为扩张。

(5)脑积水时大脑多普勒频谱特征,严重脑积水时脑血管舒张期前向血流降低,阻力指数和搏动指数(PI)增高。用超声探头在前囟分级加压引起脑血管的血流动力学反应,即加压使脑积水及脑水肿患者的 RI 显著增加,但是正常婴儿 RI 不增加,这种方法可作为一种无创方法来预测脑积水的预后,有研究者建议在前囟用探头加压法可筛选出行脑积水分流术有效的脑积水患者。

(6)超声监视引导神经外科医师行脑室分流装置的放置,也可对分流效果进行评价。

三、脑血管畸形

新生儿时期最常见的颅内血管畸形是 Galen 静脉畸形。Galen 静脉畸形(vein of Galen malformation,VGM)是一种罕见的先天发育异常,本质上是一种特殊类型的颅内动静脉瘘。有这种畸形的胎儿通常发生充血性心力衰竭。在儿童的后期,症状包括抽搐、颅侧杂音、脑积水和心脏肥大。人群中发病率低于 4/10 万,约占颅内血管畸形的 1%。具有很高的死亡率。

VGM 通常因先天发育异常而缺乏正常的 Galen 静脉,由于此处胚胎时期残留下来的前脑中央静脉与大脑后动脉或胼周动脉形成动静脉瘘,动脉血直接流入静脉内,从而使前者在高压下呈囊性瘤样扩张,其管壁亦逐渐动脉化。VGM 引流静脉因直窦缺失而通过扩大的大脑镰窦向上矢状窦后 1/3 汇入已动脉化的血流。根据 VGM 血管的构建方式,VGM 可分为脉络膜型和漏斗型。脉络膜型是一种非常原始的情况,其特点是异常的脉络膜动脉在进入瘤样扩大的 Galen 静脉前形成复杂的血管网络。这种类型大多见于临床得分低的新生儿中,通常表现为心力衰竭。漏斗型是瘘口位于前脑中央静脉壁上,多见于其下侧缘,其特点是有一到数支动脉直接流入 Galen 静脉形成动静脉瘘。供血动脉主要为大脑后动脉,瘘口多为多发。临床上主要表现为婴幼儿巨头,一般无心脏症状。由于大部分血液经由低阻力畸形结构,破坏了正常的脑循环,发生盗血现象,其他大部分脑组织血流减少甚至缺失。

Galen 静脉畸形超声表现:在中线处可见无回声囊性包块,位于室间孔后方,第三脑室上方。这种囊性包块很容易和其他囊肿鉴别开,因为其有大的血管进入,且为脉搏性包块,彩色多普勒血流成像可以证实诊断。可伴或不伴有脑积水,有血栓形成时可出现钙化。如果考虑治疗血栓,血管造影必须做。彩色多普勒血流成像可用于鉴别 Galen 静脉畸形的两种最常见的类型。频谱多普勒可显示典型静脉血流动脉化、低阻血流频谱及血流速度增加。

(姚洁瑾)

第三节　新生儿其他颅脑病变

一、新生儿中枢神经系统感染

颅内感染包括脑膜炎、脑炎、脑室炎或者三者合并存在,先天性感染会给胎儿成长带来很严重的后果,可导致死胎、先天畸形、智力障碍或发育迟缓、抽搐、癫痫。颅脑超声在鉴别和随访出生后情况以及新生儿感染后并发症中有重要作用。

弓形虫、风疹病毒、巨细胞病毒、单纯疱疹病毒 2 型、梅毒等感染是宫内感染最常见的原因。其中,巨细胞病毒感染发生率居第一位,大约占所有出生儿的 1‰,其次是弓形虫感染。这些感染大多是从母体经胎盘传播到胎儿,单纯性疱疹除外,75%的单纯性疱疹病毒感染是在出生时通过产道获得感染。梅毒能引起急性脑膜炎,在新生儿一般不引起皮质病变。

在出生时或出生后感染巨细胞病毒,一般没有或仅有轻微后遗症,但在出生前感染巨细胞病毒,会引起大脑的严重损伤。巨细胞病毒或弓形虫引起感染的严重程度取决于胎儿感染时孕周。早期感染,即20～24孕周前感染,会产生很严重的后果,主要包括小头畸形、脑软化、异常髓鞘形成、小脑发育不全、多小脑回和皮质发育不全、脑穿通畸形、多囊性脑软化症。在 24 周以后的感染则极少导致严重的神经损害。围生期死亡儿一般是早期严重感染所致。智力障碍、发育迟缓、抽搐和癫痫发作都是潜在的后遗症。

颅内感染超声图像特征如下。

(1)脑内钙化包括脑室周围钙化和脑实质钙化。钙化是感染后神经元死亡的最终结局。钙化灶大小不等,以小点状多见,偶有稍大斑块状强回声,形态不规则,边界清晰,可伴有或不伴有声影。脑实质钙化常呈现出无规律性。巨细胞病毒感染钙化典型者是脑室周围钙化,弓形虫会引起脑内分散钙化,好发于基底神经节,然而这两种形态钙化在这两种病中都会出现。严重者可显示弥漫的脑实质感染,必须注意的是,明显的宫内或出生后细菌、病毒、真菌感染,合并有严重的后遗症,但可能没有任何超声表现。有报道先天性弓形虫感染治疗后颅内钙化和预后相关。

(2)脑室增大是因为脑容量减少。所有的颅内感染,不管是产前宫内感染、出生时感染还是出生后颅内感染,都可能引起脑室扩张,并有脑室内强回声点或强回声带、脑室周围腔隙、室管膜表面不规则、脑实质内囊腔或脓肿。

(3)严重的化脓性脑膜炎超声表现为脑沟回声增强、粗糙(图 11-13),这是由于脓性分泌物沉积于脑沟的缘故。另外,脑室内有脓性分泌物时,脑室透声性差,回声不均,脑室内有强回声带和碎片状强回声,随头部运动而移动。

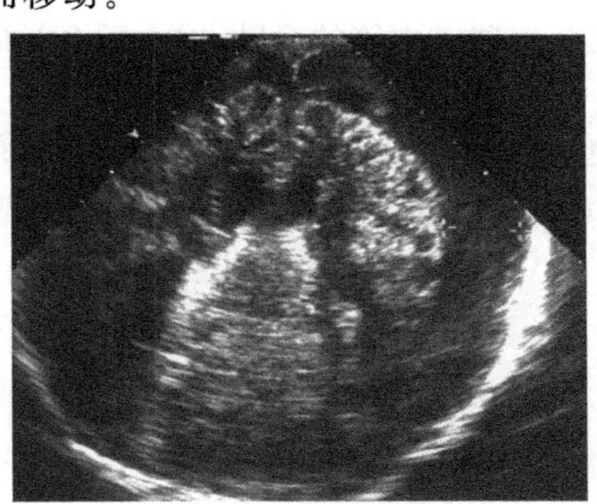

图 11-13　化脓性脑膜炎

1 岁婴儿,发烧 39 ℃入院,体格检查前囟饱满,张力明显增高,腰椎穿刺引流出混浊的脑脊液。经前囟冠状切面显示颅内回声紊乱,蛛网膜下腔明显增宽,内有密集点状回声,脑沟回声增强

(4)近年来报道较多的与感染有关的超声声像表现为丘脑内单个或多个线状或点状强回声,无特异性,与宫内感染如巨细胞病毒、风疹、梅毒等感染以及细菌性脑膜炎、宫内可卡因和其他药物的应用有关。

二、新生儿颅脑肿瘤

只有 11%脑肿瘤发生在 2 岁前,通常都是先天性的。脑肿瘤在新生儿期很难诊断,常因肿瘤导致脑水肿,出现颅内压增加的症状和体征如头围增大、呕吐、行为改变才被诊断。肿瘤所在位置不同,症状和体征也不同。

对于有临床症状和体征者,MRI 和 CT 一般作为首选影像学诊断方法。但是对于没有典型的临床症状和体征者,可以优先选择超声检查,超声可以观察肿瘤所在的位置、大小、囊性或实性。

(一)颅脑实质性肿瘤

颅脑肿瘤的超声图像特征最初常表现为颅内出血声像。实际上,新生儿颅内出血比肿瘤更常见。鉴别单纯血肿还是肿瘤出血非常困难,因为两者在超声图像上均表现为相似强回声,因此任何发生在不常见部位的出血都应该用增强CT或增强对比MRI检查以发现潜在肿瘤的存在。

对于不常见部位的出血,随访非常必要,因为单纯出血的血凝块会随着时间的推移而吸收,而肿瘤则不会。脉冲多普勒和彩色多普勒血流成像可鉴别肿瘤内的血管成分。MRI和CT随访可用来评价肿瘤的扩展程度、帮助鉴别诊断及评价治疗效果。

1岁内的儿童最常见的脑肿瘤主要有畸胎瘤、蝶鞍上星形细胞瘤、杆状或棒状细胞瘤、室管膜瘤、脉络丛肿瘤。

(二)囊性病变

颅内囊性病变很常见,超声是首选方法。颅内囊性病变被Harwood Nash和Fits定义为"邻近大脑或在大脑内的充满液体的腔,有实质性肿物的占位效应",颅后窝池增大不是真正的囊肿。脑室囊性病变包括脉络丛囊肿、室管膜下囊肿、脑穿通囊肿等。

蛛网膜囊肿是脑内最常见的真性囊肿,但它只占儿童所有占位性病变的1%。它是发生在两层蛛网膜之间的间隙里包含脑脊液的囊肿。原发性和继发性蛛网膜囊肿有不同的发病机制。原发性囊肿是由蛛网膜的异常分裂及两层间的脑脊液聚积引起。继发性囊肿是脑脊液积聚在蛛网膜的粘连处。蛛网膜囊肿,尤其那些在中线的囊肿,增大后会导致脑室系统的梗阻。蛛网膜囊肿常见于胎儿脑积水病例。

蛛网膜囊肿超声显示为有独立包膜的无回声区域,边界清晰,形态规则。蛛网膜囊肿的部位(以好发部位排序):颅中窝前部、蝶鞍区、颅后窝、四蝶体区、大脑镰、大脑纵裂。

(姚洁瑾)

第十二章

浅表器官疾病超声诊断

第一节　涎 腺 疾 病

一、概述

分泌唾液进入口腔的腺体被称之为涎腺，属外分泌腺，是消化腺，又称唾液腺，除了许多位于唇、颊、舌、腭等处的黏膜固有层及黏膜下层的小唾液腺外，三对大涎腺为腮腺、颌下腺和舌下腺。涎腺由实质和间充质两部分组成。实质部分包括腺泡和导管系统，是分泌单位，分泌腺液进入润管；腺泡分为浆液腺泡、黏液腺泡和混合腺泡，小唾液腺属黏液性腺，腮腺属浆液性腺，颌下腺属以浆液性为主的混合性腺，舌下腺则属以黏液性为主的混合性腺；导管按顺序分闰管、纹管和排泄管，直径由细变粗，呈树枝状，分支末端的闰管与腺泡相连，终末开口于口腔。间充质为结缔组织，内含神经和血管，组成间隔和腺体的被膜，伸入腺体内，将腺体分隔成腺叶和腺小叶。腺体的分泌活动主要受神经支配，有些小的腺体有自主的分泌活动。唾液有润滑食物、湿润口腔黏膜的作用，并含有消化酶，协助完成食物的咀嚼、吞咽及消化的功能。涎腺随年龄的增长会有一定变化，以 70 岁以后明显，腺泡细胞萎缩、变性，数量减少，导管扩张、增生，腺实质为纤维组织和脂肪组织所取代。

二、正常涎腺的解剖位置和分布

(一)腮腺的解剖

腮腺是人体唾液腺中最大的一对，位于包括颧弓以下、下颌支及其后缘深侧的下颌后窝的腮腺区，由于受邻近结构的影响，形态不规则，大致呈楔形，底朝外，尖向前内，底略呈三角形。质软，呈浅黄色，长4～5 cm，宽 3～3.5 cm，厚 2～2.5 cm，重 15～30 g。腮腺的大小因人而异，但就同一个体而言，左右两侧的腮腺基本是对称的。腮腺可分上、下两端，深浅两叶和前、后、内三缘。深浅两叶是由于腮腺前部被咬肌、下颌支和翼内肌嵌入所致，前叶位于咬肌后部的表面，又叫面突，形似倒置的锥体，其浅面宽而平；深叶位于下颌支后内侧，为腮腺突入下颌后窝的部分，其深部突向咽侧壁，又称咽突；深浅两叶于下颌支后缘以腮腺下部相连。腮腺有来自颈部深筋膜浅层的腮腺囊(腮腺鞘)包绕，与腮腺紧密相连，向腮腺实质内发出小隔，将腮腺分成无数小叶，其浅面部分的腮腺囊致密，向上附于颧弓，向前续于咬肌筋膜，向后续于胸锁乳突肌筋膜；腮腺深面的部分腮腺囊较薄弱，在茎突与翼内肌之间有一间隙。腮腺导管可分单干型、双干型和三干型，以单干型多见；导管长 3.5～5 cm，直径约 0.3 cm，管壁厚 0.3～0.4 cm，内径0.1～0.15 cm，粗细较为均匀，开口于上颌第二磨牙相对处的颊内膜上，开口处的黏膜隆起，状似瓣膜叫颊泌涎乳头，是腮腺导管最狭窄处，易有结石潴留。腮腺的毗邻关系主要是，浅叶上邻颧骨下缘，下邻下颌支、二腹肌后缘、颈内外动脉和颈内静脉，前邻咬肌的后部，后邻胸锁乳突肌前缘；深叶上面临外耳道软骨和下颌关节后面，前面内侧邻咬肌后部、下颌支后缘和翼内肌；后内侧面邻乳突前缘、胸锁乳突肌前缘、茎突，并隔薄层腮腺囊与咽旁间隙相邻。在腮腺的后缘上端有颞浅静脉、颞浅动脉、耳颞神经穿出；前缘和下端有面神经及分支和面动脉穿出；整个腮腺的浅面有皮肤、皮下组织、耳大神经分支、淋巴结和部分颈阔肌遮盖，腮腺内还有血管神经通过，也有淋巴结位于腺体内。腮腺的血供来自颈外动脉，具体由穿行于腮腺内的颞浅动脉的分支以及耳后动脉的分支供应，其静脉血主要通过面后静脉回流至颈外静脉。腮腺的淋巴结约有 20 个，分深浅两群，浅群位于咬肌筋膜和腮腺的浅面，主要有耳前淋巴结和耳下淋巴结；深群位于深层腮腺实质内，集中分布在面后静脉和神经周围。

（二）颌下腺的解剖

颌下腺为第二对大唾液腺，位于以下颌骨下缘、二腹肌前腹及后腹围成的颌下三角内，呈扁椭圆形，约如核桃大小，长 2～2.5 cm，宽 1～2 cm，厚 1～1.5 cm，重 10～20 g；组织结构与腮腺相近；分浅深两叶，浅叶较大，邻近皮下，深叶较小，又称延长部，位于浅叶的深面，浅深两叶在下颌舌骨肌后缘处相互延续。浅叶向前达二腹肌的前腹，向后借茎突下韧带与腮腺分隔，向上延伸到下颌骨体的内侧，向下常覆盖二腹肌中间腱。颌下腺浅叶的下面有皮肤、皮下组织、颈阔肌及颈深筋膜覆盖，有面前静脉及面神经的颈支、下颌缘支横过；浅叶的外面是下颌骨的颌下窝；内面与下颌舌骨肌、舌骨舌肌、茎突舌肌相邻，有舌神经、血管伴行。深叶位于下颌舌骨肌与舌骨舌肌之间，与舌下腺的后端相邻。由颈深筋膜浅层包绕腺体形成颌下腺鞘，鞘的浅层较致密，深层较疏松，均与腺体连接不紧密。颌下腺导管长约 5 cm，直径0.2～0.4 cm，管壁较腮腺导管薄，导管开口于口底舌系带两侧的舌下肉阜。颌下腺的血供来自颌外动脉及舌动脉的分支，静脉与动脉伴行，经面前静脉及舌静脉回流到颈内静脉。颌下淋巴结位于腺体表面或腺体与下颌骨之间。

（三）舌下腺的解剖

舌下腺在三对大唾液腺中是最小者，位于舌系带两侧，口底黏膜与下颌舌骨肌之间，形如杏仁，长4～4.5 cm，宽 2～2.5 cm，重 3～4 g；腺体外侧是下颌骨体内面的舌下腺窝，内侧是颏舌肌，在腺体与颏舌肌之间有舌神经通过；与腮腺和颌下腺不同，舌下腺的导管有 20 余条，开口于口底的黏膜上；由于腺体表面仅有薄层口底黏膜覆盖，形成舌下皱襞，超声一般看不到正常的舌下腺。舌下腺的血供来自舌动脉的分支及颌外动脉的分支颏下动脉，静脉与动脉伴行，经面总静脉或舌静脉回流颈内静脉；淋巴回流直接入颈上深淋巴结。

三、使用仪器和检查方法

由于超声波显像具有无创性、可重复进行的特点，是临床较为方便、理想的检查方法。适应证主要有：确定有无占位性病变、确定囊性肿块、初步判断肿瘤的性质、超声引导下肿块活检等。检查前患者无需做特殊准备，患者平卧于检查床上，采取仰卧位或头侧向一边。由于涎腺位置表浅，有条件者应选择高频线阵探头，探头频率 7.5～12 MHz，小器官的扫查条件。若采用间接探测法加用水囊或隔离垫时，探头频率可为 3.5～5 MHz。扫查方法有直接探测法和间接探测法，前者是将高频探头直接置于要检查区域的皮肤之上；后者是在探头与皮肤之间加一透声的隔离物体，如水囊、高分子块状胶冻等，以增加皮肤与探头间的距离，减少近场声波的干扰，有利于浅表器官的清楚显示，对于较大肿块或所用探头频率较低者，这种方法可改善检查效果，观察范围也可扩大。检查时要注意所检涎腺的形态、大小、边缘、血管及导管等，并与对侧比较；注意肿块与涎腺的位置关系，是位于腺体内、还是位于腺体外。注意涎腺病变与周围组织、邻近结构的关系以及周围有无肿大淋巴结。

四、正常涎腺的超声表现

（一）腮腺

在两侧耳前及耳下的腮腺区扫查可见腮腺图像。正常腮腺位于皮肤及浅筋膜的深面，纵切面呈倒三角形，横切面形态欠规则。腮腺的表面光滑、整齐，表面有一层薄膜，内部实质回声呈分布均匀的中低回声点，较周围软组织的回声稍强，边缘回声尚清晰，后面回声不甚清晰；超声图像尚不能分辨出腮腺的深浅叶，也因下颌骨升支的遮挡，声像图难以观察到正常腮腺的全貌；腮腺导管表现为腺体实质内的一高回声的管状结构；CDFI 显示腮腺血流不丰富，内部可见散在的点状血流信号。

（二）颌下腺

在颌下三角区扫查可以观察到完整的颌下腺，位于下颌骨体与二腹肌之间，表面有皮肤及皮下组织、颈阔肌等，深部有二腹肌等肌群，其大小约为腮腺的一半，呈杏形或椭圆形，内部回声与腮腺近似，为均匀的中低回声，较周围软组织回声略强，后方回声无衰减，边缘更清楚，较腮腺显示更充分，导管一般不能显示；CDFI 显示颌下腺的血流信号不丰富。

（三）舌下腺

在下颌骨与颏面肌之间，口腔底部扫查舌下腺，位置较深，腺体较薄，一般正常的舌下腺超声不能看到，只有当舌下腺肿大或有病变时方可观察到。

五、常见疾病的超声表现

（一）多形性腺瘤

1.病理与临床

唾液腺多形性腺瘤（即唾液腺混合瘤）含有肿瘤性上皮组织和黏液样组织，组织学上呈混合性。该病是最常见的唾液腺良性肿瘤，占唾液腺良性肿瘤的 90%以上，主要发生于腮腺。临床主要表现为无痛性、生长缓慢的唾液腺肿物。触诊肿物呈圆形或不规则形，表面结节状，边界清晰，质地中等，可活动。该肿瘤可局部浸润性生长，手术切除不彻底时极易复发。

2.声像图表现

声像图上肿瘤位于腮腺腺体内，以浅叶多见，肿物为圆形、椭圆形或分叶状低回声，边界光滑，与周围组织分界清晰，内部回声明显低于正常腺体回声，多回声均匀，较大肿瘤内部可见无回声、分隔等表现，肿瘤后壁回声可增强（图 12-1）。CDFI 可见提篮样血流信号，部分肿瘤内部血流信号较少。

3.报告书写举例

右侧腮腺下极内见 3.1 cm×2.6 cm×2.5 cm 低回声，边界清，内回声欠均匀，CDFI：内部可见少许血流信号，可探及动脉频谱。腺体其余部分回声未见明显异常。腮腺周围未见异常肿大淋巴结。

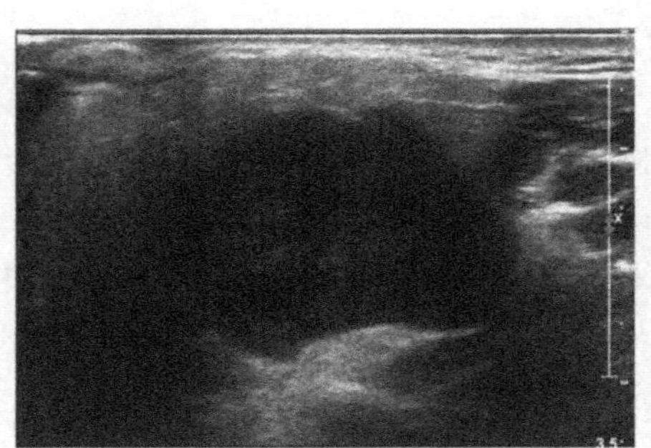

图 12-1 腮腺混合瘤

肿瘤位于右侧腮腺内，边界清晰，内为低回声，可见多处无回声区，最大约 1 cm×0.4 cm

超声提示：右侧腮腺实性占位，混合瘤可能性大。

4.鉴别诊断

(1)良性与恶性混合瘤的鉴别：如肿瘤生长较快，伴有疼痛，声像图上肿瘤边界不规则，内部回声不均，血流信号紊乱，探及高速低阻血流时，应考虑恶性的可能。颈部淋巴结肿大有助于恶性混合瘤的诊断。

(2)与唾液腺炎症的鉴别：少数慢性唾液腺炎可以表现为唾液腺区无痛性、局限性肿块，但病变区声像图上无明显边界，回声不均匀，结合临床症状可以和混合瘤鉴别。

(二)腺淋巴瘤

1.病理与临床

腺淋巴瘤又名乳头状淋巴囊腺瘤，主要发生于腮腺，体积一般在 3～4 cm，镜下可见肿瘤由上皮和淋巴样组织组成，前者形成不规则大腺管或囊腔。临床主要表现为无痛性唾液腺肿块，生长缓慢。

2.声像图表现

肿物位于腮腺内，多数位于腮腺下极，圆形或卵圆形，边界清晰，内部为低回声，回声较均匀，部分内可见无回声区，后壁回声增强。彩超可见与淋巴结相似的门样血流进入瘤内(图 12-2)。

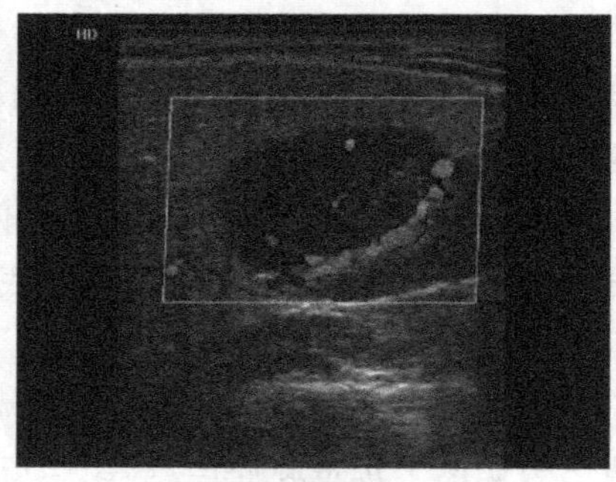

图 12-2 腮腺腺淋巴瘤

肿瘤位于右侧腮腺下极边缘，边界清晰，后方回声略增强，可见血流从一侧穿入

3.报告书写举例

右侧腮腺下极内见 2.1 cm×1.2 cm×1 cm 低回声，边界清，内回声均匀，后方回声略增强；CDFI：瘤体中下部可见穿入血流，频谱为动脉波形。腺体其余部分回声未见明显异常。腮腺周围未见异常肿大淋巴结。

超声提示：右侧腮腺下极实性占位，不除外腺淋巴瘤。

4.鉴别诊断

(1)腺淋巴瘤与混合瘤的鉴别：腺淋巴瘤和混合瘤都具有良性肿瘤的特点，但腺淋巴瘤回声较混合瘤更低，后壁回声增强更明显，多位于腮腺下极，很少超过 4 cm，其门性血流表现较特异，与混合瘤血供特点明显不同。

(2)腺淋巴瘤与腮腺区淋巴结的鉴别：淋巴结肿大时也表现为低回声结节，但临床上有感染史，结节时大时小，体积变化快，与腺淋巴瘤不同。^{99m}Tc 检查也是鉴别方法之一，腺淋巴瘤^{99m}Tc 浓度聚集较其他肿瘤明显。

(三)脂肪瘤

腮腺脂肪瘤较少见，声像图上与其他部位脂肪瘤相似，呈圆形或椭圆形低回声，边界清，内部可见条状、线状中强回声，肿瘤有一定的压缩性，内部一般无血流信号。

(四)血管瘤

腮腺血管瘤主要见于儿童，声像图上表现为边界不清的中等回声，可压缩，内部为蜂窝状低回声，内可探及低速静脉血流信号。

(五)唾液腺恶性肿瘤

黏液表皮样癌是最常见的唾液腺恶性肿瘤，多发生于腮腺。高分化型病理表现与混合瘤相似，大部分有不完整的包膜；低分化型切面以实性为主，完全缺乏包膜，低分化者预后较差。声像图上高分化型病灶多较小，呈均匀低回声，边界尚清晰，与腮腺良性肿瘤难以鉴别，低分化者肿瘤呈浸润性生长，边界不规则，与周围组织界限不清，内部回声不均，血流丰富，流速较高。

腺样囊腺癌也是较常见的唾液腺恶性肿瘤，生长缓慢，易浸润神经。肿瘤较小时声像图表现与良性肿瘤相似，较大时与唾液腺其他恶性肿瘤相似，如侵犯面神经出现面瘫，应考虑到本病的可能。

唾液腺恶性混合瘤多由良性混合瘤复发而来，两者的鉴别见本节前述混合瘤部分。

(六)唾液腺化脓性炎症

唾液腺化脓性炎症通常只累及一侧腺体。急性唾液腺炎常伴有高热、病变区肿胀、疼痛等症状，声像图上表现为唾液腺增大，脓肿形成时可见腺体内无回声区伴点状、絮状回声，边界不规则。慢性唾液腺炎可由急性唾液腺炎转变而来或因结石、异物梗阻所致。常表现为局部肿大、反复肿痛、不适、唾液量减少。

声像图上可表现为腺体均匀性增大，回声减低并伴有条索状强回声，导管不均匀扩张。病变也可局限于腮腺的一部分，呈腺体内局限的低回声区，需与肿瘤鉴别。

(七)唾液腺淋巴上皮病

唾液腺淋巴上皮病包括 Mikulicz 病和 Sjögren 综合征，关于二者是否是同一疾病的不同阶段尚无定论。病理改变主要为唾液腺内淋巴组织增生，中老年女性多见。临床表现主要为唾液腺无痛性肿大，多为双侧受累。常伴有口干、眼干等症状。

早期声像图上主要表现为腺体增大，回声减低，腺体内可见多个相邻的结节状低回声区，其内可见扩张的腺管呈无回声区(图 12-3)，随病情进展，低回声结节可增大、融合，腺体回声明显不均，后期由于纤维化和炎性改变，腺体可萎缩，回声明显减低、不均匀。

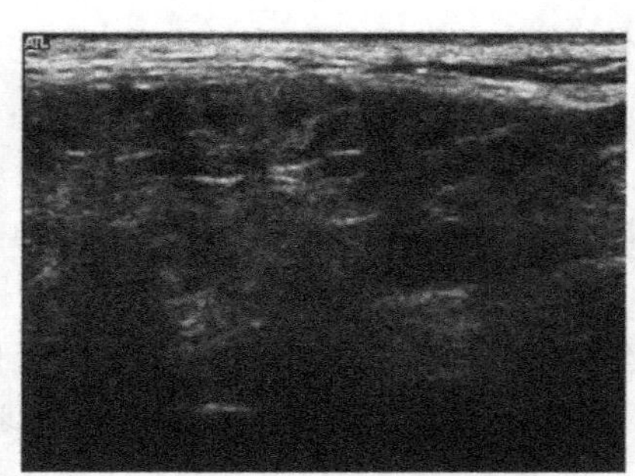

图 12-3 Sjögren 综合征腮腺病变

腮腺弥漫性回声减低，与皮下脂肪的回声相近，内部见多个小结节状低回声

(八)涎石症

因涎管内结石形成而导致的一系列病理改变，发生于下颌下腺者占 80%，其次为腮腺。中年男性多见，当结石引起梗阻时，可出现进食后唾液腺区疼痛、肿大，涎石症常伴有腺体慢性炎症，表现为肿大、质硬、压痛等。根据临床表现和 X 线表现能较好地诊断阳性结石，对于腮腺内容易出现的阴性结石，超声检查是行之有效的诊断方法。

涎石在声像图上表现为点状、条状或团状强回声，后方伴声影。其旁可见扩张的涎管，呈低回声或无回声。唾液腺实质可均匀性增大，呈慢性炎症表现。

六、临床价值

腮腺和下颌下腺位置浅表，超声容易显示，高频探头的应用极大地提高了超声对唾液腺内细微结构的分辨能力，彩色多普勒超声的应用则增强了超声对唾液腺疾病的鉴别诊断能力，超声技术的改进和完善使超声对唾液腺疾病的诊断能力不断提高，目前超声可以检查绝大多数唾液腺疾病，其方便、安全、无创的优势使其在唾液腺各种疾病的诊断中发挥着越来越重要的作用。

（刘晓华）

第二节 淋巴系统疾病

一、正常淋巴结的解剖和功能意义

淋巴系统由淋巴管、淋巴组织和淋巴器官组成。淋巴器官分中枢淋巴器官和周围淋巴器官。淋巴结属周围淋巴器官，主要由淋巴组织组成。淋巴结呈圆形或类圆形，大小不一，长径为 0.1～2.5 cm，多在0.2～0.5 cm。新鲜的淋巴结呈灰黄色，质地柔软，边缘清晰。淋巴结一侧凹陷，一侧凸隆；凹陷处有 1～2 条输出管、小动脉、小静脉及神经进出，称之为淋巴结门；凸侧则可有数条称之为输入管的小淋巴管进入。因为有的淋巴管在行进的途中串联数个淋巴结，故一个淋巴结的输出管也可能是另一个淋巴结的输入管。淋巴结的表面包有致密结缔组织构成的被膜，输入管穿入被膜后与被膜下淋巴窦相通。被膜中的结缔组织纤维束排列不规则，有些胶原纤维与弹性纤维束伸入淋巴结内形成粗细不等、相互连接的小梁，构成淋巴结的网状支架，小梁内有血管和神经穿行。淋巴结被膜内面为淋巴结实质，主要由淋巴组织和淋巴窦构成。周围靠近被膜下的部分称为皮质，皮质区的淋巴组织较为致密，染色深；中央部分称为髓质，其内的淋巴组织较疏松、染色浅，两部分之间无明显界限。

皮质区主要由间质性结缔组织和各类型的细胞构成，包括皮质淋巴窦、副皮质区和淋巴小结区。皮质区的纤维参与淋巴结的网状支架构成。皮质淋巴窦包括被膜下淋巴窦、皮质间小梁淋巴窦和副皮质区淋巴窦，这些淋巴窦相互通连并与髓质淋巴窦相通。淋巴小结也称为淋巴滤泡，位于皮质浅层，呈圆形结构，由密集的淋巴细胞、巨噬细胞和较少的浆细胞组成。淋巴小结的中央部分染色较浅，是B淋巴细胞的主要分化增殖区，又称之为生发中心；由于B淋巴细胞的生长发育依赖于腔上囊同类器官和抗原的作用，故也称为腔上囊依赖区。淋巴小结的周围是弥散的淋巴组织，存有T淋巴细胞。副皮质区位于皮质深层，成纤维细胞和网状细胞较多，由胸腺迁移而来的T淋巴细胞在此区分化增殖，因而又称为胸腺依赖区。

髓质位于淋巴结的中央，主要由髓索和髓质淋巴窦组成。髓索是由淋巴组织构成的条索状结构，相互连接成网，淋巴细胞和成纤维细胞较少，主要由B淋巴细胞、浆细胞和巨噬细胞构成。当抗原引起淋巴结的体液免疫反应后，其中的B淋巴细胞可转化为浆细胞，产生抗体。髓质淋巴窦，即髓窦，位于髓索之间，结构与皮质窦基本相似，腔隙比皮质窦宽阔，由皮质窦处延续而来。

淋巴结的血液由1～2条进入淋巴结门的小动脉供应，动脉的分支部分走入皮质，部分进入髓质，形成毛细血管网，营养皮质区、副皮质区、淋巴小结及髓质，然后在近髓质处形成毛细血管后静脉，再汇合成小静脉经淋巴结门走出淋巴结。

青春期以前的淋巴结多呈圆形或卵圆形，且较宽大，淋巴细胞密集，青春期发育到达高峰，成人之后，淋巴结逐渐变小，淋巴细胞排列稀松，淋巴结呈不整圆形，淋巴小结和髓索变细变小，网状纤维变粗，出现结缔组织增生，在淋巴结门和被膜下出现脂肪化，即出现逐渐退化现象，有些出现残余缺损。

淋巴细胞从淋巴结经淋巴窦、输出管走出淋巴结，进入淋巴干，然后经胸导管或右淋巴管进入静脉加入血液循环。血液循环中的淋巴细胞沿各级动脉分支再回到淋巴结，然后穿过结内的毛细血管后微静脉到达胸腺依赖区和囊位依赖区，此后重新进入淋巴窦，经过淋巴管，汇入血液循环，此过程称为淋巴细胞的再循环。再循环的淋巴细胞主要是T淋巴细胞和少量B淋巴细胞，其意义是将全身的免疫器官联系成一个整体，把免疫信息传递给全身各淋巴器官中的淋巴细胞和其他有关细胞，激活这些细胞，共同参与免疫反应。

淋巴结的主要功能是滤过淋巴、产生淋巴细胞和参与免疫反应。异物、毒素、细菌可经过起自全身皮肤和黏膜的毛细淋巴管带入机体，它们流经结构迂曲、流速缓慢的淋巴窦时，被巨噬细胞清除处理，使淋巴得到滤过；侵入淋巴结的癌细胞也可被阻留，通过免疫反应将癌细胞清除或使其扩散速度变慢，但当癌细胞在结内增殖到一定程度时，仍可沿着输出淋巴管继续扩散，侵入其他淋巴结或直接进入血液循环，累及全身器官。淋巴结的淋巴小结是产生B淋巴细胞和浆细胞的生发中心，淋巴小结的周围和副皮质区的胸腺依赖区是T细胞的增殖部位，这些淋巴结经淋巴窦进入输出管，最终汇入血液循环。免疫反应分为先天性(非特异性)和后天性(特异性)免疫，是一个复杂的生物学过程，主要通过吞噬、体液免疫和细胞免疫的作用来完成。实现特异性免疫的主要细胞是B淋巴细胞和T淋巴细胞，其免疫特点是具有抗原专一性，且排斥作用强。B淋巴细胞主要参与体液免疫，T淋巴细胞主要参与细胞免疫，达到消灭、抑制或排斥抗原的作用。

由于淋巴结具有滤过淋巴的功能，也是阻截癌细胞在体内扩散的屏障和转移的主要途径，因此身体各部位的病变(如炎症、恶性肿瘤)均可引起局部淋巴结的形态、大小及结构的变化,而表现为一定的体征。临床可通过体格检查、影像检查及组织活检来及时发现肿大的淋巴结,明确其病变的性质,了解其收受淋巴的范围及与邻近器官的关系,同时结合全身情况,做出正确的诊断。

二、正常淋巴结位置和分布

淋巴结数目较多,在成人,总数为200~600个,个体之间有差异,儿童淋巴结数量较多,老年人的有些淋巴结钙化纤维化,淋巴结少量减少,淋巴结多集合成群,全身约有50多个淋巴结群,沿血管周围分布,范围广泛,主要分布在脉管分叉、躯体和关节的凹陷处等淋巴回流的路径上,例如腋窝、腘窝、腹股沟部,以及胸、腹、盆腔脏器的"门"和大血管附近,并多依据其所在的部位和伴随血管来命名,即淋巴结的名称可以反映其位置关系。身体各部位和各器官的淋巴引流多遵守就近引流的原则,通过淋巴管引流注入附近的淋巴结,然后再经过数个淋巴结或直接注入淋巴干与淋巴导管。局部区域或器官的集合淋巴管直接注入的淋巴结称为局部淋巴结,也可称为该器官的一级淋巴结。局部淋巴结的输出管再进入的淋巴结称为二级淋巴结、三级或四级淋巴结。通过的淋巴结屏障越多,越有利于机体消灭病菌和阻止其在体内的扩散。虽然有些淋巴管在行走中经过一些有无不定、位置也不定的小淋巴结,但多数局部淋巴结的位置恒定,接受一定部位和一定器官的淋巴管。了解局部淋巴结的位置、收受淋巴的范围及其淋巴流向,对原发病变的判断有重要意义。

(一)头颈部淋巴结

由面部的淋巴结群和颈部的淋巴结群组成。头面部的淋巴结沿头颈交界处环形排列,从正中向两侧依次为颏下淋巴结、下颌下淋巴结、腮腺淋巴结、乳突淋巴结和枕淋巴结等。面部淋巴结较小而分散,扁椭圆形,不恒定,多沿面部动、静脉分布,引流面部皮肤和空腔部分黏膜的淋巴。

1.颏下淋巴结

位于下颌舌骨肌的表面,两侧二腹肌前腹与舌骨体之间的三角区内,每侧3~5个,长径0.2~0.6 cm,收纳颏部、下唇皮肤、舌前部和下颌前部牙龈淋巴,其输出管沿颏下动脉走行,注入下颌下淋巴结或颈内静脉淋巴结。

2.下颌下淋巴结

位于下颌下三角内,下颌下腺与下颌骨体之间,有3~10个,长径0.2~0.7 cm,收集眼眶内、鼻、口腔等部位皮肤、黏膜和腺体的淋巴管,其输出管多注入颈内静脉淋巴结和颈外侧淋巴结,少数可注入颈静脉肩胛舌骨肌淋巴结。

3.腮腺淋巴结

可分为腮腺浅和腮腺深淋巴结两群,腮腺浅淋巴结位于腮腺表面,有3~5个,长径0.5~1 cm,卵圆形,按位置又分为耳前淋巴结和耳下淋巴结。耳前淋巴结位于耳屏的前方、腮腺的表面,沿颞浅动、静脉分布,收纳额部、顶前部及颞部皮肤和耳郭、外耳道、颧部及眼睑外侧的淋巴,其输出管注入腮腺深部淋巴结、颈外侧深淋巴结群的颈内静脉淋巴结。耳下淋巴结位于腮腺下部的表面,沿面后静脉排列,收纳骨膜、耳郭前下部及颊部的淋巴管,其输出管注入腮腺深淋巴结、颈外侧浅淋巴结及颈内静脉淋巴结。腮腺深淋巴结位于腮腺实质内,腺小叶之间,有1~10个,接受腮腺浅淋巴结的输出淋巴管,其输出管注入颈内静脉淋巴结。

4.面淋巴结

面淋巴结位于面部皮下,面肌的浅侧,位置比较分散,淋巴结细小,不恒定,有1~3个,只有在炎症或肿瘤的情况下才能查到，多沿面动脉的走行方向分布，包括下颌淋巴结、鼻唇淋巴结、颊淋巴结和颧淋巴结，收纳眼睑、眶、鼻、颊、唇、口腔黏膜及下颌部位的淋巴，其输出管注入下颌淋巴结、腮腺淋巴结或颈内静脉淋巴结。

5.乳突淋巴结

乳突淋巴结也称耳后淋巴结，位于耳郭的后方，多在耳后肌的深侧、胸锁乳突肌止点处的表面，有 1～3 个，呈扁椭圆形，长径 0.5 cm 左右，收纳枕顶后部、颞部皮肤和耳郭后面、外耳道的淋巴，其输出淋巴管注入颈内静脉淋巴结和副神经淋巴结及颈外侧淋巴结。

6.枕淋巴结

枕淋巴结有浅、深两群，前者位于枕部皮下，后者位于头夹肌的深面，有 1～3 个，长径 0.5～1 cm，收集枕、项部皮肤、肌肉和骨膜的淋巴，其输出管注入颈外浅淋巴结、颈外深淋巴结及副神经淋巴结。

7.颈前淋巴结

颈前淋巴结位于颈前正中部，分为颈浅淋巴结和颈深淋巴结。颈浅淋巴结沿颈前浅静脉排列，有 1～2 个，较小且不恒定，收集舌骨下颈前浅层结构的淋巴管，其输出管注入颈内静脉淋巴结或颈横淋巴结。颈深淋巴结位于颈部器官如喉、气管、甲状腺附近，包括喉前淋巴结、甲状腺淋巴结、气管前淋巴结及气管旁淋巴结，有5～13 个，长径 0.1～0.8 cm，收集喉、气管、甲状腺的淋巴，其输出淋巴管注入颈内淋巴结。

8.颈外侧淋巴结

颈外侧淋巴结可分为颈外侧浅淋巴结和颈外侧深淋巴结，沿局部两侧颈静脉分布。颈外侧浅淋巴结位于皮下组织深层，沿颈外静脉排列，其上部淋巴结位于腮腺后缘与胸锁乳突肌前缘之间，下部淋巴结位于胸锁乳突肌的表面，有 1～5 个，收纳枕淋巴结、乳突淋巴结及耳下淋巴结的输出管。颈外侧深淋巴结也称颈深淋巴结，其内侧群沿颈内静脉和颈总动脉排列，称为颈内淋巴结，其外侧群沿副神经和颈横动脉排列，称为副神经淋巴结和颈横淋巴结；有 25～65 个，长径 0.2～2.2 cm，收集颈外侧浅淋巴结、颈前淋巴结、乳突、腮腺、颏下、下颌下等淋巴结的输出管，流向颈锁淋巴干、胸导管、骨下干和右淋巴导管。

9.咽后淋巴结

咽后淋巴结分咽后内侧淋巴结和咽后外侧淋巴结两组，分别位于咽上部正中缝附近和咽部外后方，有1～3 个，小而不恒定，收集鼻腔、腭部、咽鼓管、扁桃体等处的淋巴，其输出管注入颈外侧深淋巴结。

(二)上肢淋巴结

上肢淋巴系有深、浅淋巴管和淋巴结组成。浅淋巴管引流皮肤的淋巴，与浅静脉伴行，深淋巴管引流肌肉、肌腱、骨、关节等处的淋巴，深浅淋巴管之间有交通，注入局部淋巴结。上肢的淋巴结多位于掌侧面与内侧面的凹陷处，如手掌侧、肘窝、臂部和腋窝，按解剖部位分为手部淋巴结、前臂淋巴结、肘淋巴结、上臂淋巴结及腋淋巴结。

1.手部及前臂的淋巴结

小而不恒定，一般沿桡、尺动脉及分支配布。肘淋巴结分为浅、深两群，肘浅淋巴结位于内髁上方，深筋膜浅面，沿贵要静脉分布，也称为滑车上淋巴结，有 1～2 个，平时很小，收纳手和前臂尺侧浅层的淋巴；肘深淋巴结沿肱动脉的末端、桡尺动脉的起始部分布，位于肘窝深筋膜的深面，有 2～5 个，接受手和前臂深部的淋巴，两组的输出管均注入手臂淋巴结或腋淋巴结外侧群。

2.上臂淋巴结

位于肘深淋巴结的上方,有1～5个沿肱动脉分布,收纳前臂、上臂深部的淋巴,接受来自肘浅、肘深淋巴结、前臂淋巴结的输出管的淋巴,其输出管注入腋淋巴结尖群、外侧群及锁骨上淋巴结。

3.腋淋巴结

腋淋巴结是上肢最大的一群淋巴结,位于腋窝腔内,沿血管和神经排列,数目较多,按分布的部位和收纳淋巴的范围,可分为以下几类。

(1)外侧淋巴结群位于腋窝的外侧壁,胸小肌下缘,沿腋静脉的前、内侧分布,有2～3个,收纳上肢大部分淋巴,其输出管注入中央群和尖群。

(2)前群又称为胸肌淋巴结群,位于胸大肌下缘的深面、腋窝内侧壁,沿胸外侧动、静脉排列,大致在第2～6肋,有1～6个,接受脐以上的腹前壁、侧壁与胸前外侧壁及乳房中央、外侧部的淋巴,其输出管注入中央群和腋尖群。

(3)后群又称为肩胛下淋巴结,位于腋窝后壁,沿肩胛下动静脉分布,有3～4个,接纳脐水平以上腹、胸后壁浅层淋巴,其输出管注入中央淋巴结和腋尖淋巴结群。

(4)中央群位于腋窝中央的脂肪组织内,有3～5个,为腋淋巴结中最大的淋巴结群,接受腋淋巴结前群、外侧群及肩胛下淋巴结群的淋巴,也可直接收纳乳房的部分集合淋巴管,其输出管注入尖群淋巴结。

(5)尖群位于腋窝的尖部,在胸小肌和锁骨下肌之间,也称为锁骨下淋巴结,沿腋静脉的前面和下面分布,有2～4个,接受腋淋巴结前群、外侧群、后群及中央群的输出淋巴管,并直接收纳乳房的集合淋巴管,乳腺的大部分淋巴都引流入该淋巴结,其输出管组成锁骨下淋巴干。

(三)下肢淋巴结

按解剖位置,下肢淋巴结分为小腿淋巴结、腘淋巴结、股淋巴结和腹股沟淋巴结,主要沿下肢深静脉配布,以腘窝和腹股沟部位的淋巴结数目较多且较恒定。

腘淋巴结位于腘窝内.分为浅、深两群。腘浅淋巴结位于小隐静脉与腘静脉的汇合处,筋膜的深面,有1～3个,收集足外侧、小腿后面浅层淋巴,其输出管注入腘深淋巴结,部分沿静脉上行注入股深淋巴结或腹股沟淋巴结。腘深淋巴结位于腘窝深部,沿动、静脉排列,有1～6个,接受浅淋巴结的输出淋巴管、小腿深部的集合淋巴管,其输出管沿腘静脉、股静脉上行汇入大腿深部的集合淋巴管,注入腹股沟淋巴结。

腹股沟淋巴结位于腹股沟韧带的下方,大腿根部的前面,股三角内,分为浅、深两群。腹股沟浅淋巴结是人体最大的一群淋巴结,位于阔筋膜浅面的皮下组织内,容易扪及,分上群和下群,上群沿腹股沟韧带的下方水平排列,有2～7个,收纳腹前壁下部、臀部、外阴部、会阴浅层、肛管皮肤部及子宫底部的淋巴;下群沿大隐静脉上端纵形排列,有2～6个,收纳除足外侧缘和小腿后外侧部以外的整个下肢的浅淋巴;腹股沟浅淋巴结的输出管注入腹股沟深淋巴结。腹股沟深淋巴结位于股静脉根部的周围,有1～6个,接受下肢深部、外阴区的淋巴和腹股沟浅淋巴结的输出管,其输出管注入髂外淋巴结。

(四)胸内淋巴结

胸内淋巴结包括纵隔前淋巴结、纵隔后淋巴结和气管支气管淋巴结,主要收纳胸腔内器官的淋巴。

纵隔前淋巴结分为上、下两群,位于主动脉弓的前上壁和前下壁、上腔静脉与左、右无名静脉的汇合处及心包的前面，有1～6个，收纳肺上叶、气管、心包及心脏的输出淋巴管，其输出管一部分合成纵隔前淋巴干，一部分注入颈静脉内淋巴结。

纵隔后淋巴结位于上纵隔的后部和下纵隔的后部，在心包后方、食管胸段和胸主动脉前方及两侧，相互连接成为两条纵行的淋巴链，数目较多，分布较广，主要包括位于食管胸段与胸主动脉之间的食管旁淋巴结和位于左、右肺韧带两层胸膜之间的肺韧带淋巴结，收纳胸段食管、后面心包、纵隔后部、两肺下叶及食管下段的淋巴，其输出管注入气管旁淋巴结或直接注入胸导管。

（五）腹腔的淋巴结

腹腔的淋巴结可分为两群：①位于腹后壁腹膜后间隙内、腰椎前与两侧、沿腹主动脉及下腔静脉周围配布的壁侧淋巴结，共有30～50个，又称腰淋巴结。②沿腹主动脉不成对的三大分支，即腹腔动脉、肠系膜上动脉及肠系膜下动脉配布的脏侧淋巴结，也是数目较多，分布广泛。

壁侧淋巴结又可分为左腰淋巴结、右腰淋巴结和中间腰淋巴结，主要收纳左右髂总淋巴结的输出淋巴管、腹膜后间隙器官、组织的集合淋巴管及来自腹腔淋巴结、肠系膜淋巴结与肠系膜下淋巴结的输出淋巴管。

左腰淋巴结包括主动脉外侧淋巴结、主动脉前淋巴结和主动脉后淋巴结，位于主动脉周围。主动脉外侧淋巴结位于腹主动脉的左侧，又称主动脉左侧淋巴结，可依左肾蒂分为上、中、下三群，借淋巴管相连形成淋巴链，其上端可达膈肌的主动脉裂孔，下端在腹主动脉分为左、右髂总动脉处与左侧髂总淋巴结连续，接受左髂总淋巴结的输出淋巴管以及左侧的肾、肾上腺、输尿管腹部、睾丸、卵巢、子宫、胰腺的淋巴，腹腔淋巴结、肠系膜上淋巴结的部分输出淋巴管也注入主动脉外侧淋巴结，其输出管形成左腰淋巴干，汇入乳糜池。主动脉前淋巴结位于腹主动脉前，部分位于胰腺的后方，在睾丸（卵巢）动脉起始部分为上下两组，接受髂总淋巴结及下组淋巴结的输出管，收纳睾丸、卵巢、输卵管、子宫、肾、肾上腺、输尿管腹部的淋巴，其输出淋巴管流向主动脉外侧淋巴结、主动脉腔静脉间淋巴结及左、右腰淋巴干。主动脉后淋巴结位于主动脉后方、腰椎的前面，接收后腹壁的深部组织肌肉的淋巴及部分主动脉外侧淋巴结的输出管，其输出淋巴管注入左腰淋巴干或乳糜池。

中间腰淋巴结位于腹主动脉与腔静脉之间，又称为主动脉腔静脉间淋巴结或主动脉右侧淋巴结，收纳睾丸、肾、肾上腺、卵巢、输卵管、子宫的淋巴及接受髂总淋巴结的输出淋巴管，并借淋巴管与左、右腰淋巴结相连，其输出淋巴管汇入右腰淋巴干和腔静脉后淋巴结。

右腰淋巴结分为腔静脉前、腔静脉外侧和腔静脉后淋巴结，位于腔静脉周围。腔静脉外侧淋巴结位于下腔静脉之右侧，腰椎体的前方，紧贴右侧的交感神经干，又称腔静脉右侧淋巴结，3～5个淋巴结借淋巴管相互连接形成右侧腰淋巴链，下端起自右髂总静脉与下腔静脉交角处的髂总淋巴结，向上止于右肾蒂上方膈肌的右内侧脚，接受右侧肾、肾上腺、卵巢、输卵管、子宫的淋巴和来自髂总静脉淋巴结、腹腔淋巴结、肠系膜上淋巴结的输出淋巴管，其输出淋巴管多注入右腰淋巴干。腔静脉前淋巴结位于下腔静脉前面，在右肾动脉起点水平以下，以肠系膜下动脉的起始处平面为界分为上、下两群，接收右侧肾、肾上腺、卵巢、睾丸的淋巴和来自髂总静脉淋巴结的输出管，其输出淋巴管汇入主动脉腔静脉间淋巴结、腔静脉外侧淋巴结。腔静脉后淋巴结位于下腔静脉与腹后壁之间，在肠系膜下动脉起始处，多分布于右肾静脉与下腔静脉起始部平面之间，收纳右侧肾、肾上腺、睾丸、卵巢、输卵管、子宫的淋巴和少数来自髂总静脉淋巴结、主动脉腔静脉间淋巴结、腔静脉前淋巴结的输出淋巴管，其输出淋巴管多注入右腰淋巴干。

脏侧淋巴结主要包括腹腔淋巴结、肠系膜上淋巴结和肠系膜下淋巴结。腹腔淋巴结位于腹腔动脉干周围，一部分常贴腹腔动脉三大分支（胃左动脉、肝总动脉和脾动脉）的根部，有1～3个，形体较大，接受沿腹腔动脉分支排列的淋巴结的输出淋巴管，即收纳胃、肝、胆囊、胰、脾的淋巴，其输出淋巴管参与组成肠淋巴干或直接注入乳糜池，部分汇入腰淋巴干，沿腹腔动脉各分支分布的腹腔淋巴结主要有位于胃小弯的胃胰淋巴结、位于贲门附近的贲门淋巴结、位于胃大弯的胃网膜淋巴结、位于幽门附近的幽门淋巴结、位于胰头与十二指肠之间的胰十二指肠淋巴结、位于小网膜两层腹膜之间与肝十二指肠韧带之间的肝淋巴结及沿脾动脉配布的脾淋巴结。肠系膜上淋巴结位于肠系膜上动脉的根部周围，部分紧贴腹主动脉的前面，接受沿肠系膜上动脉各分支排列的淋巴结输出管，即收集十二指肠下半部、空肠、回肠、阑尾、盲肠、升结肠、横结肠及胰头的淋巴，其发出的输出淋巴管参与组成肠淋巴干，沿肠系膜上动脉分支排列的淋巴结主要有位于腹膜两层之间沿空肠动脉和回肠动脉及其分支排列的肠系膜淋巴结、沿回肠动脉干排列的回肠淋巴结、沿右结肠动脉排列的右结肠淋巴结、沿中结肠动脉排列的中结肠淋巴结。肠系膜下淋巴结位于肠系膜下动脉根部周围，靠近腹主动脉前面，接受沿肠系膜下动脉分支排列的淋巴结之输出淋巴管，收集左半部横结肠、降结肠、乙状结肠和直肠壶腹部的集合淋巴管，其输出淋巴管组成肠淋巴干，沿肠系膜下动脉各分支排列的淋巴结主要有左结肠淋巴结、乙状结肠淋巴结和直肠上淋巴结。

(六)盆腔淋巴结

盆腔的淋巴结可分为位于盆壁内沿盆壁血管走行排列的壁侧淋巴结和沿盆腔脏器配布的脏侧淋巴结。盆腔的淋巴结与子宫颈癌及膀胱癌的根治手术关系密切。

壁侧淋巴结主要包括位于髂总动脉周围的髂总淋巴结、位于髂外动静脉周围的髂外淋巴结和沿髂内动脉及其分支排列的髂内淋巴结。每侧髂总淋巴结有2～6个，借淋巴管相连成链，接受髂外淋巴结、髂内淋巴结、髂间淋巴结及骶淋巴结的输出淋巴管，并直接收纳子宫颈及子宫体下部的部分淋巴，其输出淋巴管多注入主动脉外侧淋巴结和主动脉腔静脉间淋巴结。髂外淋巴结有3～10个，沿髂外动、静脉排列，接受腹股沟浅淋巴结及腹股沟深淋巴结的输出淋巴管，并收纳子宫颈、子宫体下部、阴道上部、膀胱、尿道前列腺部、前列腺、阴茎头的淋巴，其输出淋巴管注入髂总淋巴结。髂内淋巴结沿髂内动脉干及分支排列，有3～10个，包括闭孔动脉周围的闭孔淋巴结、臀上动脉周围的臀上淋巴结和臀下淋巴结，接受子宫颈、阴道上中部、膀胱以及阴蒂、阴茎头、臀部深浅层、直肠肛管黏膜部的集合淋巴管，其输出淋巴管注入髂间淋巴结、髂外淋巴结及髂总淋巴结。脏侧淋巴结沿髂内动脉的脏支配布，其位置、数目、大小不恒定，常按淋巴结所伴的内脏名称称为某器官旁淋巴结，分为膀胱淋巴结、子宫旁淋巴结、阴道旁淋巴结及直肠旁淋巴结，分别接受膀胱、子宫颈及子宫体下部、阴道上部及子宫颈、直肠壶腹部的集合淋巴管，其输出淋巴管分别注入髂内淋巴结、髂间淋巴结及肠系膜下淋巴结。

三、淋巴结疾病的检查方法

淋巴结病变常表现为淋巴结肿大，因各种不同的病因所致，从病因学和病理学上可分为良性病变和恶性病变两大类。良性病变常见有反应性增生、感染性疾病、淋巴结核等。恶性病变常见的有恶性淋巴瘤、淋巴结转移瘤。因所处的位置分布和淋巴结受累程度的不同，淋巴结的超声检查方法可有不同。头面部、颈部、腋窝、锁骨上窝、腹股沟等浅表淋巴结的超声检查一般用频率为7.5～13 MHz的线阵探头，极为浅表的淋巴结则需用更高频率的探头或在探头与淋巴结之间加一薄的水囊。腹、盆腔、腹膜后、髂窝及纵隔等部位的淋巴结依患者的体形条件可选择2.5～

5 MHz的凸阵或线阵探头。有条件时，食管旁、气管周围及纵隔内和胃、胰腺周围的淋巴结检查可选择内镜超声或经食管超声的途径。一般情况下，在检查淋巴结之前，应先找到所扫查部位的主要血管或主要解剖标志，以确定病变淋巴结的位置和分布范围及水平段，如检查颈部淋巴结时应显示颈总动脉和颈内静脉，检查腋窝淋巴结时应沿腋血管扫查，检查腹膜后淋巴结时应依据腹主动脉，下腔静脉或腹膜后器官作为判断淋巴结所处的解剖层面，并参考腹主动脉的分支或下腔静脉的属支来明确淋巴结的解剖水平段，乳腺内区域检查淋巴结则应在双侧的肋间扫查。做浅表淋巴结血流扫查时，手法要轻一些，因为即使轻微的挤压就可减弱结内低速血流信号。由于技术层面上方法学的不足和淋巴结病理学的复杂性，超声对淋巴结病变的评价一直受到限制。尽管超声仪器的空间分辨力已经得到了很大的改善，可以更深入地研究淋巴结的结构特征，CDFI、能量多普勒、声学造影提高了结内血流信号的显示率，但较低的敏感性和特异性使得超声仍无法与细针活检相媲美，后者能以微创的代价得到病变淋巴结结构特征的准确信息。因此，除了淋巴结超声图像的分析外，根据临床需要还可在超声引导下对病变淋巴结进行活检穿刺。

四、正常淋巴结的超声表现

(一)正常淋巴结超声显像

增大的淋巴结，尤其是位置浅表的肿大淋巴结，超声检查很容易检出，但由于正常结构改变的多样性和复杂性，淋巴结病理学对声像图的分析可能帮助不大。比如，临床上很难找到没有经历过淋巴结反应性变化的成年人，而另一方面，淋巴结炎症变化可以弥漫、也可以局限，有时的表现与局灶性肿瘤相似，同时微小的转移灶通常不破坏淋巴结的结构，故几乎不可能对“正常”淋巴结的超声图像标准下一个明确的定义。正常淋巴结的径线多较小，现有的超声设备难以清楚显示，但可分辨出大小 5 mm 左右的淋巴结，其长轴超声切面形态学结构类似肾脏，短轴呈“靶样”结构。淋巴结的周围部分主要为实质性组织，而皮质淋巴窦较少，内部的反射界面相对缺乏，故呈低回声带，或宽或窄，代表由淋巴结小结、副皮质区等构成的皮质区，回声较均匀，大部分淋巴结的皮质呈向心宽阔型，小部分呈狭窄型。淋巴结的中央部分为较强回声区，呈带状或团状，代表淋巴结门，有输出管、小动脉、小静脉及神经进出，并含有少许脂肪组织，同时髓质淋巴窦内有丰富的液体，与淋巴管、血管壁及脂肪构成较多的声反射界面，故回声增多。正常情况下，淋巴结门的回声也表现为宽阔型和狭窄型。正常淋巴结内也可探及血流信号，一般为少量的点状分布，淋巴结门的血流阻力指数 RI 通常在 0.6 左右。

(二)观察指标及临床意义

超声观察的指标多来自对浅表淋巴结的观测，包括淋巴结的形态学和血流信号两个方面。形态学指标中常用的有淋巴结的径线大小、纵横径比、淋巴结门、淋巴结皮质、内部回声、淋巴结之间的关系、解剖区域及与周邻组织结构的关系；血流信号包括淋巴结内部血流的分布形式、动脉血流阻力指数等。

1.淋巴结大小

要求在最大切面上测量淋巴结的纵径、横径，或长、短轴两个切面上测量长径(纵径)、厚径(横径)和宽径，一般认为横径比纵径有价值。就浅表淋巴结而言，有报道平均横径，反应性淋巴结多在(6±2.9)mm，转移性淋巴结多在(11.6±5.4)mm，恶性淋巴瘤(16.2±9.9)mm，当淋巴结横径大于10 mm时，约 80%可能是恶性淋巴结，20%是良性增生，但有报道认为仅以淋巴结的大小不能判别良、恶性淋巴结，故应建议临床做细胞学检查。

2.纵横径比(L/S)

称圆形指数(roundness index,RI),即同一长轴切面上最大纵径(L)除以最大短径(S),是目前二维声像图上鉴别良、恶性肿大淋巴结的主要指标。据报道,以 L/S≥2 作为判断反应性淋巴结与恶性淋巴结区别的指标,其敏感性为 81%～95%、特异性 65%～96%。

3.淋巴结形态

纵横径比实际上是淋巴结形态的量化指标,单就淋巴结形状可分为长圆形和圆形。肿大淋巴结中,反应性淋巴结长圆形居多,而转移性和淋巴瘤性淋巴结圆形占的比例较大。

4.淋巴结门

与淋巴结皮质同为超声描述淋巴结形态的指标,是淋巴结病变定性判别的重要线索。通常表现为淋巴结门高回声区存在或消失,可分为三种类型:①宽阔型,在长轴切面上淋巴结门的形态与淋巴结一致,呈椭圆形。②狭窄型,淋巴结门回声区呈细缝状。③缺少型,淋巴结门高回声带不能显示。

5.淋巴结皮质

皮质回声依据其厚度也可分为三型:①狭窄型,长轴切面上,淋巴结最大横径处皮质厚度小于淋巴结门直径的 1/2。②向心宽阔型,长轴切面上,淋巴结最大横径处皮质厚度大于淋巴结直径的 1/2。③偏心宽阔型,一侧皮质的厚度至少是另一侧的 2 倍。由以上标准所述,淋巴结门狭窄型的淋巴结也属皮质宽阔型,如果淋巴结门缺少,淋巴结皮质的厚度便难以评估,此两项指标要结合描述。

6.内部回声

根据病理性质的不同,淋巴结内部的回声强度可有增强或减低,内部回声光点分布也可以均匀或不均匀。正常和反应性淋巴结的内部皮质回声多是均匀的低回声区,恶性、结核和化脓性炎症性淋巴结内部回声的变化多样,可呈实质不均匀增强、局灶液性无回声区等。

7.彩色多普勒血流显像(CDFI)

因为炎症淋巴结与肿瘤淋巴结多普勒所见有明显的重叠,对于一部分患者而言,超声图像及血流分析并不能取代组织活检。CDFI 主要用于观察淋巴结内部血流信号的有、无、多少和分布情况,除了血流信号缺失之外,其血流的分布形式有多种报道,通常可见四种类型:①淋巴结门型,血流信号沿淋巴结门分布,可见单一的供血血管,或中央长轴走行的血管,或一淋巴结门血管伴有规则的、对称的由中央向外的分支。②斑片型,血管散在斑片状或血管的节段在淋巴结内杂乱分布,没有淋巴结门结构。③周边型,多条血管分布于淋巴结的周边部分,或呈提篮状,血流信号为向心性的。④混合型,为上述两种类型的混合。良性病变的淋巴结内部的血流分布多呈血流信号缺失或淋巴结门型,而恶性淋巴结则多表现为混合型、斑片型和周边型。

8.频谱分析

利用脉冲多普勒对淋巴结内的小动脉血流阻力参数进行测量,主要的观察指标有阻力指数(RI,resistive index)、搏动指数(PI,pulsatility index)、血流速度。有关的报道可能因观察样本的不同,在良、恶性淋巴结中这些指标意义有所差别。有学者认为反应性淋巴结的 RI 大多大于 0.6、恶性淋巴结的RI 多小于0.6,即反应性淋巴结的动脉血流多为高阻力型,恶性淋巴结多见低阻力型,但更多的报道指出,以结内最大流速或次最大流速处取样,良性病变淋巴结的血流多为低阻力型,其平均 RI 为 0.59±0.11、PI 为 0.90±0.23,恶性病变淋巴结的平均 RI 为 0.92±0.23、PI 为 2.66±1.59,收缩期最大血流速度两者差别不大,但舒张期末速度恶性病变淋巴结要低于良性病变淋巴结。

9.解剖区域

非特异性感染的受累淋巴结一般与感染灶在同一解剖区域或同一侧肢体，特异性感染的淋巴结核和恶性淋巴瘤及转移淋巴结多累及整个解剖区域及相邻区域，甚至身体远离病灶的部位，如面部、口腔的炎症时，颈部淋巴结肿大，结肠恶性肿瘤的淋巴结转移多见于腹腔淋巴结群，而胃癌则可出现锁骨上窝的淋巴结肿大。

10.与周邻组织结构的关系

头颈部的淋巴结对颈部血管有无压迫，管壁是否完整，食管周围淋巴结是否侵犯降主动脉，腹腔淋巴结有无包绕腹主动脉及其分支，纵隔淋巴结对心包有无挤压等。

五、常见疾病的超声表现

(一)淋巴结反应性增生

1.病理与临床

淋巴结反应性增生是造成淋巴结肿大最常见的原因。多由急慢性感染、药物、异种蛋白产生的抗原引起免疫反应。主要的病理改变是淋巴滤泡增生，最初滤泡增生仅限于皮质，严重时可发展到髓质，髓质减少。随着感染的控制，淋巴结可恢复正常形态。

2.声像图表现

超声表现为淋巴结增大，可以单发或多发，多数不发生融合。增大的淋巴结仍保持规则的卵圆形，L/S>2。淋巴结皮质呈均匀性增厚的低回声，包绕髓质，皮髓质分界清晰，髓质所占比例相对减少(图 12-4)。彩色多普勒超声显示血流增多，由淋巴门进入，呈规则分支状分布，血流指向皮质。

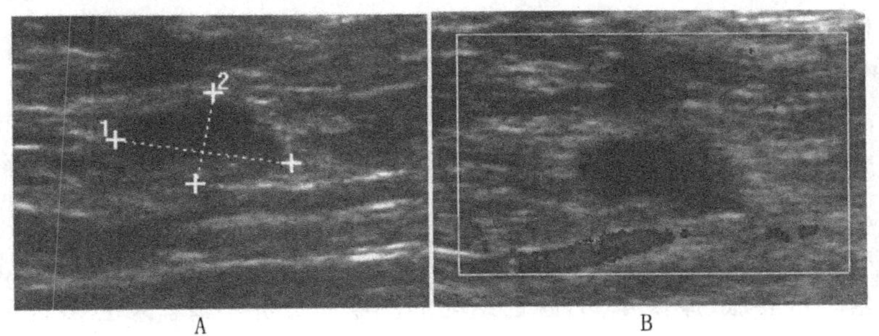

图 12-4　乳腺炎腋下淋巴结反应性增生

A.二维超声显示淋巴结皮质略增厚，皮髓质分界尚清晰；B.彩色多普勒超声显示淋巴结内未见明确血流

3.报告书写举例

右腋下可见多个淋巴结回声，呈椭圆形，其中较大者 1 cm×0.4 cm，皮髓质分界尚清晰，皮质均匀增厚，CDFI：淋巴结内未见明确血流。

超声提示：右腋下淋巴结皮质增厚，不除外反应性增生。

4.鉴别诊断

(1)与正常淋巴结鉴别：正常淋巴结呈长的椭圆形或扁圆形，皮髓质分界清晰，髓质位于淋巴结一侧，一端或中央；正常淋巴结的血流主要位于髓质内，呈点状、线状。反应性增生的淋巴结短径稍增大，仍为椭圆形，皮髓质均增宽，分界仍然清晰；其血流可增加，仍由淋巴门进入，呈规则分支状分布于髓质内。

(2)与恶性淋巴结鉴别(表 12-1)。

表 12-1 良、恶性淋巴结的超声鉴别要点

鉴别要点	良性淋巴结	恶性淋巴结
病因	急性或慢性炎性疾病	淋巴瘤或恶性肿瘤转移
淋巴结形态	扁平状或椭圆形,圆形少见	圆形或类圆形
长短径比值	≥2	<2
皮髓质	比值正常或变小,结构清晰	比值增大或髓质消失
皮质回声	正常水平,均匀	偏高不均匀(转移癌),偏低均匀(淋巴瘤)
淋巴门	居中,清晰	偏心或消失
血流信号	放射状分布,无非淋巴门处穿支血管	分布不规则,有非淋巴门处穿支血管
淋巴结融合	无	多见
	良性	恶性
V_{max}	较低	较高
RI	较低	较高

(二)结核性淋巴结炎

1.病理与临床

结核性淋巴结炎可以是全身结核的局部表现,也可以是局部感染的结果,好发于颈部。主要病理改变是淋巴结肉芽肿性炎,伴干酪样坏死,可有液化坏死,偶有钙化形成。全身症状不明显,多以淋巴结无痛性肿大为首发症状。

2.声像图表现

超声表现为淋巴结增大,以短径增大较明显(L/S<2),淋巴结呈类圆形,常为多发,肿大淋巴结之间可相互融合。淋巴结皮质呈不均质低回声,髓质受压偏向淋巴结一侧,严重者髓质显示不清(图 12-5A)。出现液化坏死时,肿大淋巴结内可出现极低回声甚至无回声。陈旧的病变以及治疗后的病变可以出现强回声钙化灶。除上述直接征象外,一些间接征象也有助于诊断,如皮肤与皮下组织受累时可肿胀、厚薄不均,淋巴结与周围组织分界不清。彩色多普勒超声显示淋巴结内部血流分布不均匀,血流信号减少。由于淋巴结髓质被挤压至一侧,所以彩色血流信号也偏于淋巴结一侧(图 12-5B)。

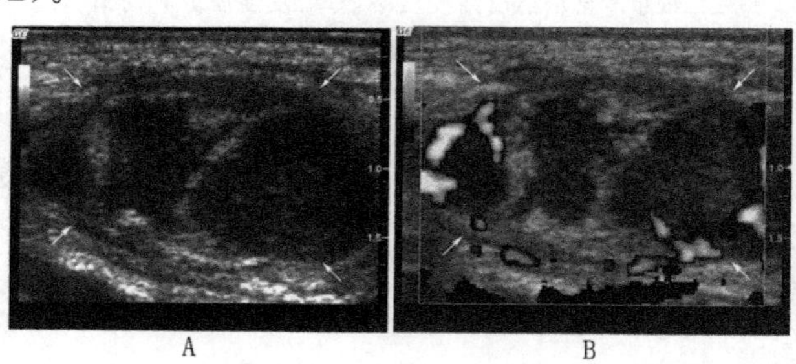

图 12-5 结核性淋巴结炎

A.二维超声显示淋巴结内部回声不均,髓质显示不清;

B.彩色多普勒超声显示淋巴结周边见较丰富血流

3.报告书写举例

左颈部可见多个明显增大淋巴结，边界不清，其中较大者 1.8 cm×1 cm，内部回声不均，髓质显示不清，CDFI：于淋巴结周边见较丰富血流。

超声提示：左颈部淋巴结肿大。

4.鉴别诊断

结核性淋巴结炎应与其他肿大淋巴结鉴别，特别是淋巴瘤。两者有很多相似之处，如 L/S 均<2，髓质可消失，肿大淋巴结相互融合较常见。正因为如此，两者的鉴别才十分重要。两者的不同之处在于：淋巴瘤皮质增宽多为非均匀性，而结核性淋巴结炎皮质增宽以均匀性多见；结核性淋巴结炎可有结内液化、坏死或钙化，结节与周边皮肤、组织有粘连，而淋巴瘤无上述改变。彩色多普勒超声显示结核性淋巴结炎的血流多位于结节周边，淋巴瘤的血流仍位于淋巴门的部位。

（三）恶性淋巴瘤

1.病理与临床

恶性淋巴瘤是原发于淋巴网状系统常见的恶性肿瘤，分为非霍奇金淋巴瘤（Non-Hodgkin's lymphoma，NHL）和霍奇金淋巴瘤（Hodgkin's lymphoma，HD）两大类。我国以 NHL 多见，国外 HD 较多见。其病因一般认为与辐射、化学致癌剂、病毒如类疱疹病毒（EB 病毒）等因素有关。本病主要侵犯淋巴结和结外淋巴网状组织。NHL 病变部位可以是全身淋巴结，也可以是结外淋巴组织。HD 病变部位主要是淋巴结，以颈部及锁骨上淋巴结最为多见，血管增生明显。

恶性淋巴瘤以男性多见，男女之比为 1.5∶1。各年龄段均可发生，国内以 50～60 岁人群发病率最高。早期无明显症状，仅以浅表淋巴结肿大为首发症状。凡淋巴结无原因渐进性持久性增大，或先有淋巴结肿大，后出现发热者均应高度警惕是否为恶性病变。

2.声像图表现

超声表现为淋巴结明显肿大，多数为多发，可仅局限于单一解剖部位，也可以多个解剖部位同时发生。对怀疑本病的患者要注意检查全身其他部位有无肿大的淋巴结及受累及的脏器，以利于临床分期及预后的判断。

常规二维超声检查可见淋巴结明显增大，形态呈卵圆形或圆形。L/S 比值<2。中央髓质强回声消失或呈细线状，皮质非均匀增厚，使髓质及门部变形偏向一侧。由于临床常见的 NHL 的病理改变主要是单一成分肿瘤细胞克隆性增生浸润，故大多数恶性淋巴瘤性淋巴结内较均匀的回声减低，仪器分辨力不够高时，显示近似于无回声，部分淋巴结有融合，融合的淋巴结之间仍能看出分界（图 12-6A）。

彩色多普勒超声显示淋巴结内血供丰富，血流信号几乎充满整个淋巴结（图 12-6B），采用多普勒能量图技术可以更加清晰地显示血管分布状态，门部血管粗大呈主干状，从主干血管发出许多分支伸向髓质和皮质，分布于整个淋巴结，其分支纤细，走行弯曲，有时非淋巴门处可见穿支血管。

3.报告书写举例

双颈部可见明显增大淋巴结，回声减低，呈类圆形，边界尚清晰，其中较大者 1.6 cm×1.4 cm，髓质显示不清，CDFI：淋巴结内可见丰富且不规则血流。

超声提示：颈部淋巴结肿大，淋巴瘤可能性大。

4.鉴别诊断

与结核性淋巴结炎鉴别：见结核性淋巴结炎部分。

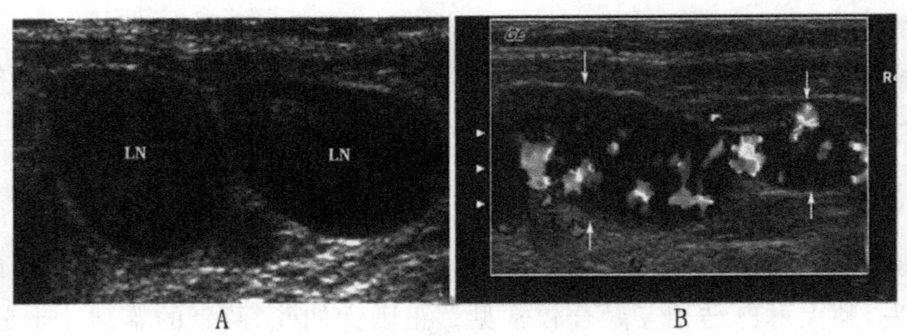

图 12-6 颈部非霍奇金恶性淋巴瘤

A.二维超声显示淋巴结回声减低，呈类圆形，边界清晰，髓质显示不清；
B.彩色多普勒超声显示淋巴结内丰富且不规则血流

(四)淋巴结转移癌

1.病理与临床

经淋巴系统转移是全身各系统恶性肿瘤转移的主要途径之一。浅表淋巴结由于位置表浅易于被发现，临床上触诊淋巴结增大，质地硬，固定，但患者可能无明显临床症状，故正确判断淋巴结病变性质，确定有无淋巴结转移，对于肿瘤的确诊、分期、治疗方案的确定、疗效观察和肿瘤进展的监控均有一定的临床意义。

颈部淋巴结转移癌的原发灶绝大多数在头颈部，尤以鼻咽癌和甲状腺癌的转移最为多见。锁骨上窝淋巴结转移癌的原发灶多在胸、腹部。腋窝淋巴结转移癌的原发灶多在乳腺。肿瘤细胞的浸润，使淋巴结内结构破坏，并有肿瘤新生血管形成，由于肿瘤组织的环绕压迫，新生血管走行迂曲，不规则。

2.声像图表现

超声表现为淋巴结肿大，外周包膜不清晰或有切迹，形态呈圆形、类圆形或分叶状，L/S 比值 <1.5，淋巴结的浸润程度与 L/S 比值的减低呈密切相关。中央髓质强回声消失，或变窄呈细线状，皮质回声为不均匀的低回声或回声增强，并可有皮质不均匀增宽，门部偏心，淋巴结融合，可有坏死或局灶性钙化，对周围组织、大血管有挤压和浸润等征象(图 12-7A)。

彩色多普勒超声显示淋巴结转移癌有多血供和少血供，多血供者居多。结内血管失去正常分布形态，血流信号分布不均匀，血管移位，分支纤细，走行迂曲、紊乱，有的沿周边走行，多普勒能量图能够更加完整、清晰地显示肿瘤血管分布形态，非淋巴门处可见穿支血管。少血供者，结内血流很少，可有 1～2 条血流信号(图 12-7B)。

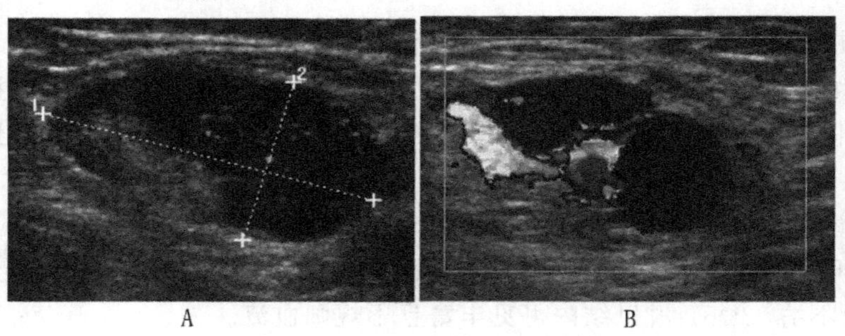

图 12-7 乳腺癌腋下淋巴结转移

A.二维超声显示腋下淋巴结皮质不均匀增厚，皮髓质分界尚清晰，髓质偏心，皮质内可见点状强回声；B.彩色多普勒超声显示淋巴结内粗大且不规则血流

3.报告书写举例

左腋下可见明显增大淋巴结，呈椭圆形，其中较大者 1.7 cm×0.9 cm，皮质不均匀增厚，皮质内可见点状强回声，髓质受压移位，CDFI：淋巴结内可见粗大且不规则血流。

超声提示：左腋下淋巴结肿大，皮质内可见点状钙化，考虑乳腺癌淋巴结转移。

4.鉴别诊断

与良性淋巴结肿大鉴别：见淋巴结反应性增生部分。

六、淋巴结超声造影

在恶性肿瘤的诊断和治疗中，对肿瘤引流区内的淋巴结进行评价是十分重要的。前哨淋巴结是最具肿瘤转移危险性的，通过对前哨淋巴结的评价能够早期发现肿瘤转移，并能预测整个淋巴引流区是否受到侵犯。此外，淋巴结肿大往往是全身疾病的局部表现，鉴别肿大淋巴结的良、恶性，对疾病的诊断和治疗有很大帮助。在高分辨率灰阶和彩色多普勒超声基础上，超声造影技术能进一步评价淋巴结的微循环情况，为明确肿大淋巴结的性质提供了更多信息。

淋巴系统的超声造影主要包括经静脉淋巴超声造影和经皮淋巴系统超声造影。当肿瘤转移到淋巴结时，肿瘤细胞会破坏其生长区域大部分微细血管。因此在灰阶超声造影上，淋巴结内部肿瘤浸润的区域常表现为低灌注区，坏死组织则表现为无灌注区。上述经静脉超声造影的特征为诊断转移性淋巴结提供了有力的依据。经皮淋巴系统超声造影可以显示从肿瘤的引流淋巴管，并追踪至前哨淋巴结。由于造影剂微泡颗粒较大，以及黏附、吞噬等因素，造影剂微泡只停留在第一级淋巴结内。这样可以准确定位前哨淋巴结，减少淋巴结清扫范围，减轻相应并发症。如果肿瘤细胞取代了正常的淋巴结内组织，则造影时显示该处充盈缺损。因此，发生转移的淋巴结常见的造影表现为不均匀增强、局灶性增强以及充盈缺损。

（刘晓华）

第十三章

周围血管疾病超声诊断

第一节　颈部血管疾病

一、颈部血管解剖

(一)颈动脉与椎动脉解剖

虽然脑的重量仅占体重的2%，但是在基础状态下，脑的血流量占心排血量的15%，整个脑的氧耗量占全身氧耗量的20%。

1.正常解剖

脑的血供主要来源于双侧颈内动脉和椎动脉这4根动脉及其近心端动脉，因为这些血管的阻塞性疾病、溃疡性斑块、血管瘤或其他异常都可能引起脑卒中或血管功能不全的症状。

头臂干、左颈总动脉(CCA)和左锁骨下动脉三根大血管发自位于上纵隔的主动脉弓。无名动脉发自主动脉弓并向右后外侧上行至右颈部，在右胸锁关节的上缘发出右颈总动脉和右锁骨下动脉，无名动脉长约3.5 cm，内径3 cm。左颈总动脉从主动脉弓发出。两侧颈总动脉近心端无分支，均在甲状软骨上缘水平分为颈内动脉和颈外动脉。

颈内动脉(ICA)是大脑的主要供血动脉。颈内动脉颈段相对较直、无分支，而颅内段走行迂曲。正常情况下，颈外动脉(ECA)主要供应颅外颜面部组织，不向颅内脑组织供血。

脑后部血液循环主要是由锁骨下动脉的分支椎动脉供应。椎动脉上行至第六颈椎时，走行于颈椎的横突孔内，蜿蜒上行，在寰椎-枕骨交界水平进入颅内。

2.重要的旁路供血途径

当颈动脉或椎动脉狭窄或闭塞时，是否会产生脑缺血及其严重程度，在很大程度上取决于颅内侧支循环的有效性。颅内侧支循环可分为三类：颅内大动脉交通(Willis环)、颅内外动脉之间的交通和颅内小动脉之间的交通。颈内动脉颅内分支(双侧大脑中动脉、大脑前动脉和后交通动脉)和基底动脉颅内分支(双侧大脑后动脉)在大脑基底部连接为动脉环，即Willis环。在正常情况下，Willis交通动脉内很少发生血液混合，在颈动脉或椎-基底动脉发生闭塞时，Willis环将开放形成重要的侧支循环通路。

(二)颈静脉解剖

颈静脉分为深、浅静脉两个系统。颈部深静脉为颈内静脉及其颅内、外属支，浅静脉为颈外静脉及其属支。

1.颈内静脉

颈内静脉包括颅内属支和颅外属支，颈内静脉为颈部最宽的静脉干，左右对称，平均宽度1.3 cm。颈内静脉伴随颈内动脉下行，向下行并与同侧的锁骨下静脉汇合成头臂静脉。颈内静脉与锁骨下静脉汇合处可有阻止血液逆流的1～2对静脉瓣膜，多数为双叶瓣，少数为单叶瓣或三叶瓣。

2.颈外静脉

颈外静脉是颈部最大的浅静脉，在耳垂下由下颌后静脉的后支、耳后静脉和枕静脉汇合而成，主要引流头皮、面部以及部分深层组织的静脉血液。颈外静脉引流入锁骨下静脉。

二、超声检查方法

（一）颈动脉与椎动脉

1.仪器条件

通常选用4～10 MHz的线阵探头。对于相对浅表的血管也可以使用7.5～12 MHz的高频线阵探头检查。颈内动脉远段、CCA起始部及右锁骨下动脉位置较深，特别是肥胖患者，也可使用凸阵探头（如2～5 MHz）检查，且效果较好。颈动脉超声检查时选择颈动脉超声检查条件，检查过程中可随时调整。检查者可以根据自己的检查习惯，建立预设条件。

2.患者体位与探头方向

检查床一般放在检查者右侧，患者取仰卧位，双臂自然平放于身体两侧。颈部或头部后方可以放一个低枕头，充分暴露颈部，同时头部偏向检查部位的对侧。嘱患者尽量放松颈部肌肉，这一点非常重要。一般纵切面检查时探头示标朝向患者头部，横切面检查时探头示标朝向患者右侧。

3.颈动脉检查方法

进行颈动脉纵切面检查时，有几种探头置放方法。一般后侧位和超后侧位是显示颈动脉分叉处及ICA最常用的位置，当然有些时候在前位或侧位检查效果最佳。颈部动脉超声检查包括纵切面和横切面扫查。①纵切面检查：观察彩色多普勒血流和采集多普勒频谱。②横切面检查：自CCA近端开始向上进行横切面扫查血管，直至ICA远端，有助于帮助了解动脉解剖、探头定位、显示偏心性斑块及管腔内径（血管无明显钙化时）。

4.椎动脉检查方法

由于椎动脉的解剖特点，只采用纵切面扫描。椎动脉的检查包括三部分：①椎前段，从锁骨下动脉发出到进入第六颈椎横突孔部分。因为大多数椎动脉狭窄发生在其起始部，所以该段是重点检查部位。②横突段，第六至第二颈椎横突孔的椎动脉的椎间段部分。③寰椎部分的椎动脉为远段。

通过正前后位获得良好的颈总动脉中段的纵切面图像，然后稍稍地向外侧摆动探头就会看到椎动脉横突段，颈椎横突表现为强回声线伴声影（图13-1），声影间的矩形无回声区内有一个无回声带，此即椎动脉。彩色多普勒显示椎动脉血流具有搏动性，在彩色多普勒引导下采集多普勒频谱。从解剖学上讲，近1/3的患者检查椎动脉起始段困难，这段位置较深，并可能受锁骨遮挡妨碍探头摆放。

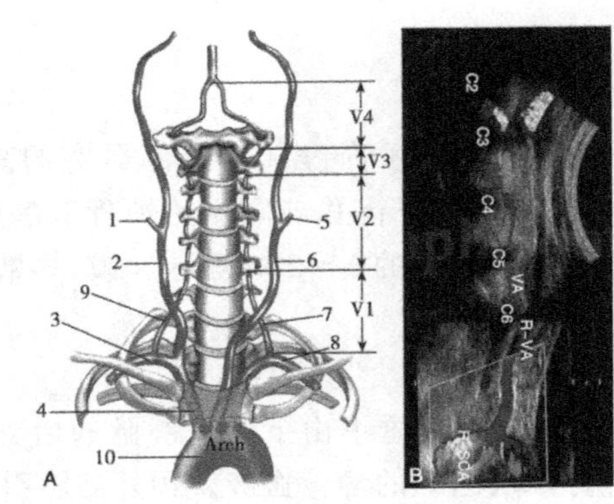

图 13-1　椎动脉解剖及彩色多普勒血流图像

A.椎动脉解剖示意图(1.右侧颈外动脉;2.右侧颈总动脉;3.右侧锁骨下动脉;4.无名动脉;5.左侧颈外动脉;6.左侧颈总动脉;7.左侧椎动脉;8.左侧锁骨下动脉;9.右侧椎动脉;10.主动脉;V1.近段或称椎前段;V2.中间部分为中段或横突段;V3.椎动脉为远段或寰椎段;V4.椎动脉颅内段至基底动脉起始端);B.椎动脉彩色多普勒血流图像,显示椎动脉的近段及横突段

(二)颈部静脉

由于颈静脉位置表浅,超声探测时通常选用 7.0～11.0 MHz 高频线阵探头。检测深度设置在3～5 cm范围;启动彩色多普勒血流图像时,彩色量程设置在 9～15 cm/s,调整探头声束方向,使之与血流方向夹角小于 60°;分别获取颈静脉血管长轴和短轴切面的二维和彩色多普勒血流图像,并在彩色多普勒血流图像的引导下对感兴趣区域进行脉冲多普勒检查。

观察内容应包括:通过灰阶超声图像,可了解血管走行、内径、腔内有无异常回声及瓣膜情况。在灰阶超声清晰的基础上,观察彩色血流的方向、性质、走行、彩色充盈情况及狭窄阻塞部位。最后进行脉冲多普勒频谱检测,观察频谱形态和流速。

三、正常超声表现

(一)颈动脉

1.灰阶超声表现

(1)颈动脉结构:超声图像能显示动脉壁的三层结构。在典型的 CCA 灰阶超声图像,正常血管壁呈双线征(图 13-2):第一条线(图 13-2,箭头 1 所指)代表血液与管壁内膜之间的界面,回声厚度要超过内膜实际厚度;第二条稍亮的线(图 13-2,箭头 3 所指)代表中层与外膜之间的界线,两条线相平行;两条线之间的低回声带(图 13-2,箭头 2 所指)为中膜。当声束与血管壁直角时,双线征最清晰;在 CCA 很容易看到双线征,正常颈动脉窦、ICA 和 ECA 近段有时也可看到双线征。

(2)内中膜厚度:一般将内膜和中层的厚度称为内中膜厚度(IMT)。通常在颈动脉短轴切面测量(图 13-3)。目前我国尚无公认的 IMT 正常值标准。根据国内外研究,以 IMT<0.9 mm 为正常值标准似乎较为合理。正常人颈总动脉 IMT 随年龄呈线性增加。

2.彩色多普勒表现

一般来讲,颈总动脉中段的血流近似于层流状态(图 13-4A)。层流时血细胞平行运动,血流为层流,近血管壁处流速较慢,血管中心流速较快,彩色多普勒显示血液呈相同的色彩。CCA 近端和远端、颈动脉窦、ICA 近端和远端迂曲段、血管接近分叉处及走行迂曲处，均有血流紊乱现象，彩色多普勒可以观察到五彩镶嵌样血流。颈动脉窦处的血流紊乱是一种“正常”表现(图 13-4B)。

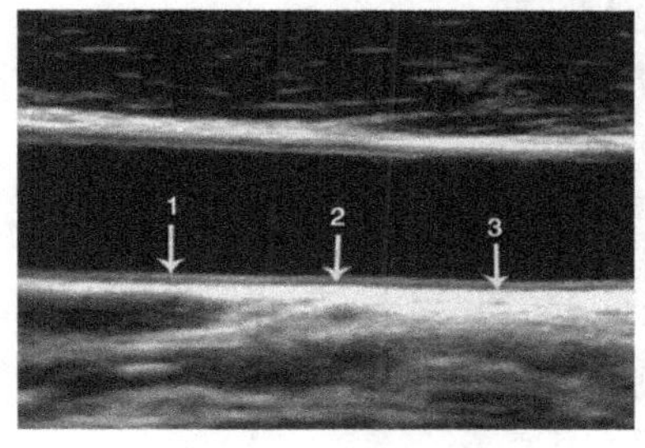

1.内膜；2.中膜；3.外膜

图 13-2　CCA 灰阶超声，正常血管壁呈双线征

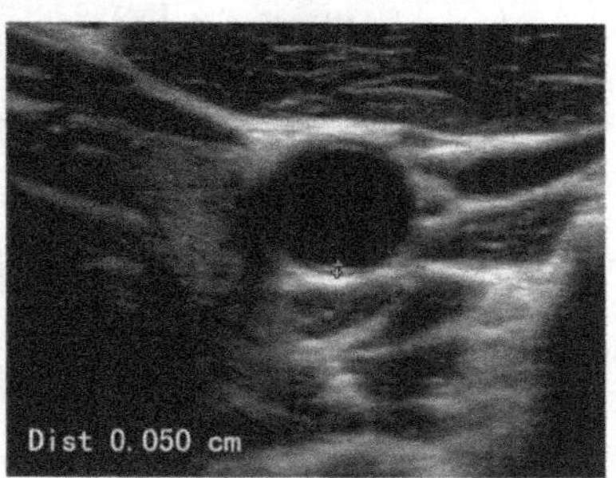

图 13-3　在颈动脉短轴切面测量内中膜厚度(IMT)

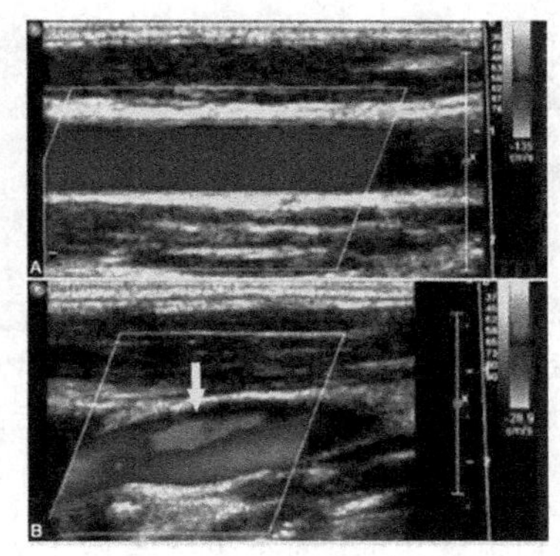

图 13-4　颈动脉窦处的彩色多普勒血流图像

A.颈总动脉中段的血流近似于层流状态；B.颈动脉窦处外侧收缩期有反向血流

3.多普勒频谱表现

(1)颈内动脉多普勒频谱特点：颈内动脉多普勒频谱为典型低阻血流，舒张末期流速大于零(图 13-5A)。颈内动脉远段通常位置较深，走行弯曲，显像角度不理想，灰阶超声显像多不佳，故彩色多普勒非常有价值，可以帮助显示、追查迂曲走形的颈内动脉远段。

(2)颈外动脉多普勒频谱特点：ECA 为脸部及头皮供血，并非大脑栓子的来源血管，因此从临床角度看，ECA 并不是一支很重要的动脉。ECA 多普勒频谱为高阻力型，舒张末期速度接近或等于零(图 13-5B)。

(3)颈总动脉多普勒频谱特点：约 70%的 CCA 血流进入 ICA，所以 CCA 频谱表现为典型的低阻波形，舒张末期(EDV)位于基线上方(图 13-5C)。两侧的 CCA 频谱形状应该对称，颈动脉超声检查时应双侧对照进行。

(4)颈动脉窦多普勒频谱特点：因局部膨大和血管分叉的存在，颈动脉窦的多普勒频谱波形很复杂，当取样容积在颈动脉窦横截面不同位置移动时，可以看到复杂、典型的颈动脉窦多普勒频谱波形变化(图 13-6)。

血流速度正常值：国外研究及临床经验提示 CCA 或 ICA 收缩期峰值流速＞100 cm/s 时通常有异常；ECA 收缩期峰值流速最高不应超过 115 cm/s。但是，ICA 狭窄时 PSVECA 可能明显增高。

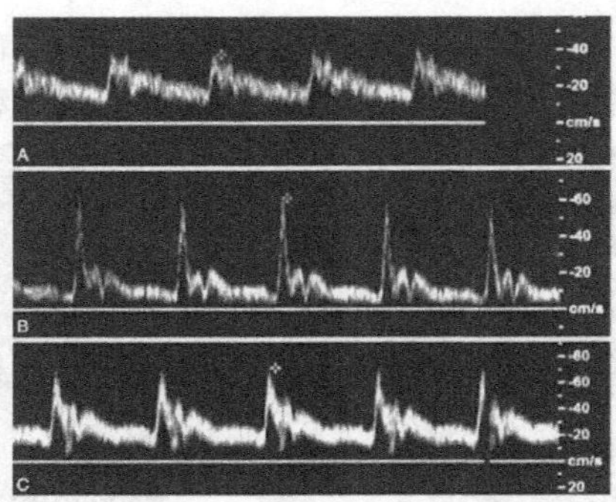

图 13-5　颈动脉脉冲多普勒频谱特点

A.颈内动脉；B.颈外动脉；C.颈总动脉

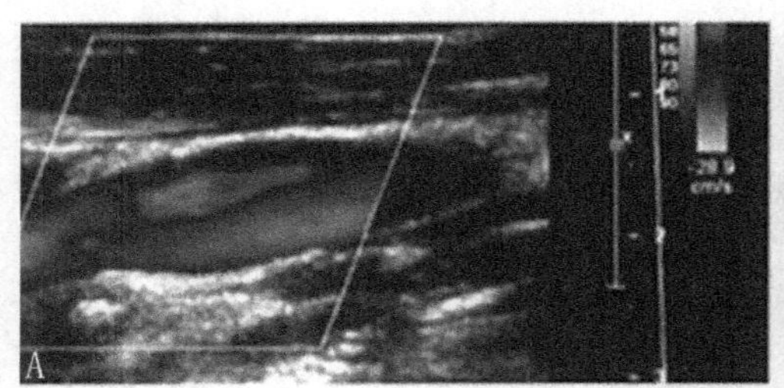
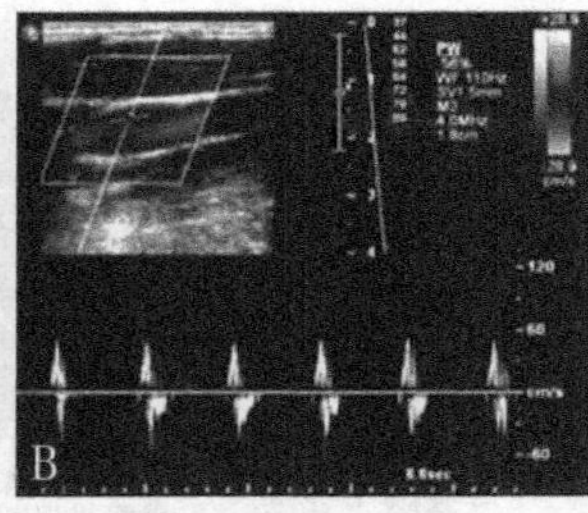
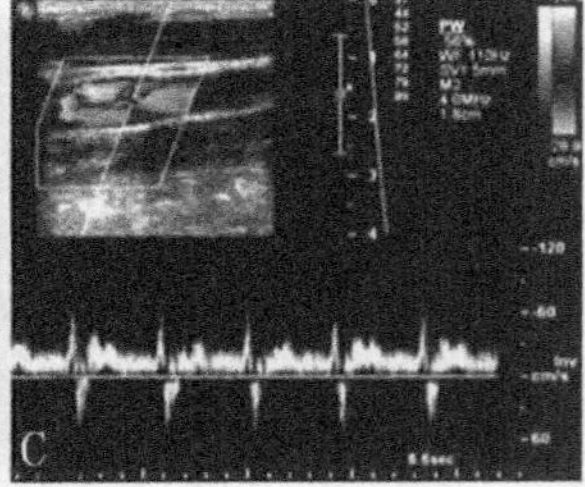

图 13-6　颈动脉窦不同部位脉冲多普勒频谱特点不同

A.颈动脉窦彩色多普勒血流图；B.取样容积置于近颈动脉窦外后侧壁脉冲多普勒频谱特点；C.取样容积置于颈动脉窦中央位置脉冲多普勒频谱特点

关于 CCA、ICA 和 ECA 正常血流速度，国内不少学者做了大量的工作（表 13-1）。

表 13-1　正常人颈总、颈内、颈外动脉血流参数测定值

颈动脉	PSV(cm/s)	EDV(cm/s)	RI
颈总动脉	91.3±20.7	27.1±6.4	0.7±0.005
颈内动脉	67.7±14.3	27.3±6.4	0.59±0.06
颈外动脉	70.9±16.1	18.1±5.1	0.74±0.09

4.颈内动脉和颈外动脉的鉴别

正确区分 ICA 和 ECA 极其重要。表 13-2 列举了 ICA 和 ECA 的鉴别要点。

颞浅动脉敲击试验：用指尖轻轻叩击颞浅动脉，同时观察 ECA 多普勒频谱，可见频谱呈锯齿样改变（图 13-7C 图中箭头所指），即颞浅动脉敲击试验。多普勒频谱锯齿样改变在舒张期频谱显示更加清晰，而 ICA 频谱无锯齿样改变。

表 13-2　颈外动脉和颈内动脉的鉴别

鉴别要点	颈外动脉	颈内动脉
解剖位置	位于前内侧，朝向面部	位于后外侧，朝向乳突
起始部内径	一般较小	一般较大
颈部有无分支	有	无
多普勒频谱特征	高阻	低阻
颞浅动脉敲击试验	波形锯齿样震荡	无

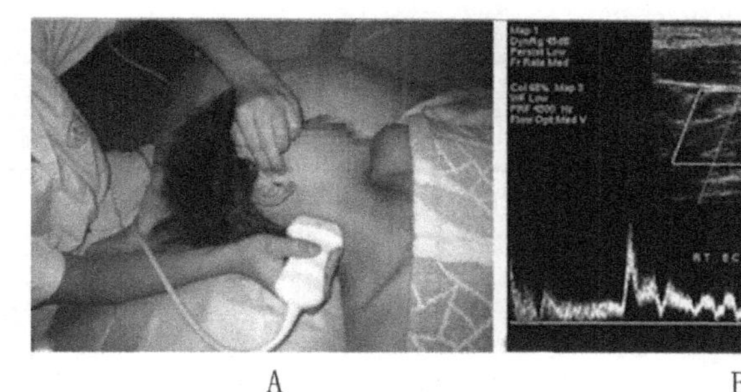
A

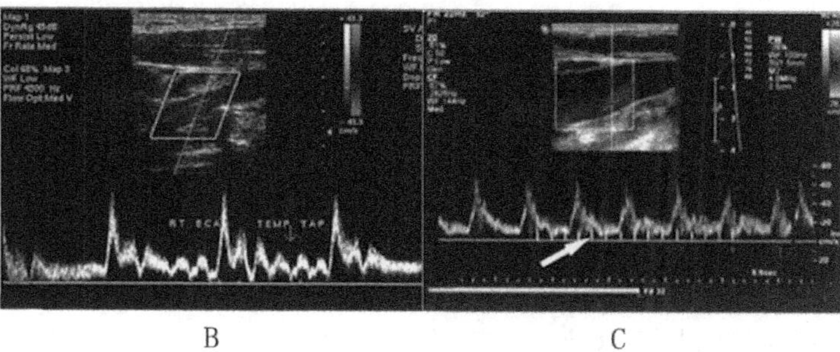

B　　C

图 13-7　颞浅动脉敲击试验

A.颞浅动脉敲击试验手法；B.颈外动脉，敲击颞浅动脉时，波形呈锯齿状波动；C.颈内动脉，敲击颞浅动脉时，箭头所指基线上方的信号，心电图上心脏起搏器信号，但是波形无锯齿样改变

(二)椎动脉

1.正常灰阶超声

从长轴切面上，可以清楚显示出从锁骨下动脉的起始部至第六颈椎的椎动脉的近段，左侧椎动脉起始段显示率约 66%，右侧椎动脉起始段显示率约 80%；椎动脉的中段走行在椎体的横突孔内，呈现强弱交替的、有规律的椎体横突和椎间隙的回声，在每个椎间隙处有椎动脉和椎静脉呈平行的无回声纵切面图像；椎动脉的远段随寰椎略有弯曲。两侧椎动脉内径不一定相同，内膜光滑，壁呈弱回声或等回声，腔内为无回声。

2.正常彩色多普勒表现

椎动脉近、中段血流颜色应与同侧颈总动脉相同，中段椎动脉血流为节段性规则出现的血流图像；远段椎动脉随寰椎略有弯曲，多呈两种不同的颜色。

3.正常脉冲多普勒表现

动脉多普勒频谱呈低阻力型动脉频谱，即收缩期为缓慢上升血流频谱，双峰但切迹不明显，该频谱下有一无血流信号的频窗，其后有较高、持续舒张期正向血流(图 13-8)。

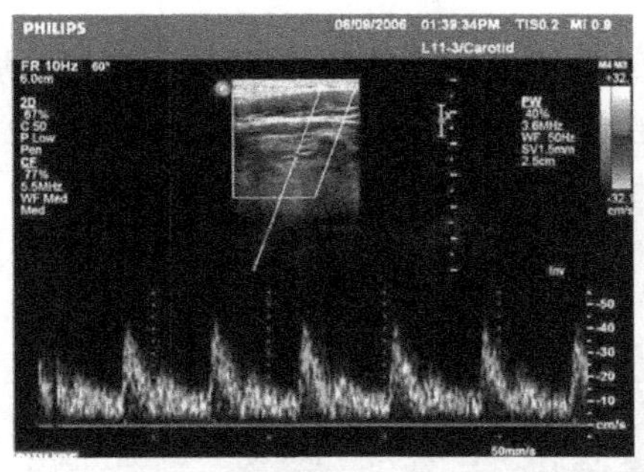

图 13-8　椎动脉中段的正常脉冲多普勒血流图像

收缩峰边界清楚整个心动周期中表现为持续的前向血流，类似于正常颈内动脉的血流

在正常情况下，椎动脉收缩期峰值的绝对流速变化范围很大，20～60 cm/s，表 13-3 为正常椎动脉内径和血流速度。1/3～1/2 的患者一侧椎动脉较粗，即一侧椎动脉优势，多见于左侧，并且流速较高。在这些病例中，解剖学上非优势的较细椎动脉阻力一般较高，并且收缩期峰值和整个舒张期流速较低。

表 13-3　椎动脉内径和血流速度等指标的测定结果($\overline{X}\pm s$)

指标	D(mm)	PSV(cm/s)	EDV(cm/s)	PI	RI
正常值	3.7±0.45	52.1±14.0	19.2±5.8	0.97±0.30	0.62±0.05

注：D，椎动脉内径；PSV，椎动脉收缩期峰值流速；EDV，椎动脉舒张末期流速；PI，搏动指数；RI，阻力指数。

(三)颈静脉

1.灰阶超声

颈内静脉与颈总动脉伴行，位于颈总动脉前外方。纵切面扫查显示前、后管壁呈两条平行的较薄、清晰、强回声线状结构，受压时两条管壁距离变小甚至完全闭合(图 13-9)；在近心端可见到静脉瓣回声，并可观察到瓣膜随呼吸动态启闭。横切扫查其短轴切面显示管腔呈椭圆形或长椭圆形，若探头加压管腔可变形甚至闭合。

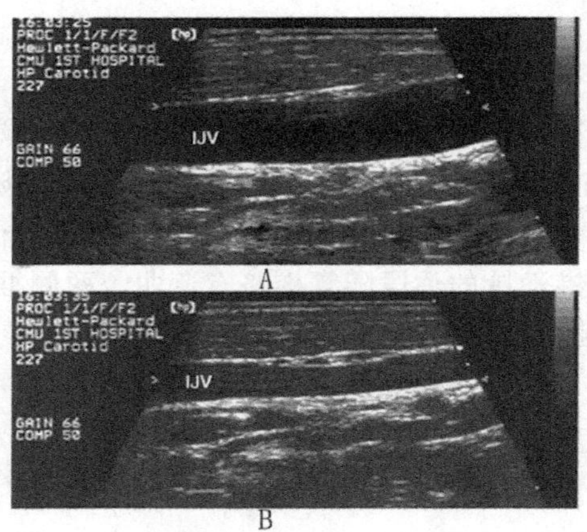

图 13-9　正常颈内静脉灰阶图像长轴切面

A.探头加压前管壁无受压；B.探头加压后管壁受压。IJV：颈内静脉

2.彩色多普勒

颈内静脉血流方向与颈总动脉血流方向相反，一般为无明显动脉周期样搏动的蓝色血流信号，并随呼吸而呈亮暗交替样变化；由于流速较低，颈静脉血流颜色较动脉暗(图 13-10)。

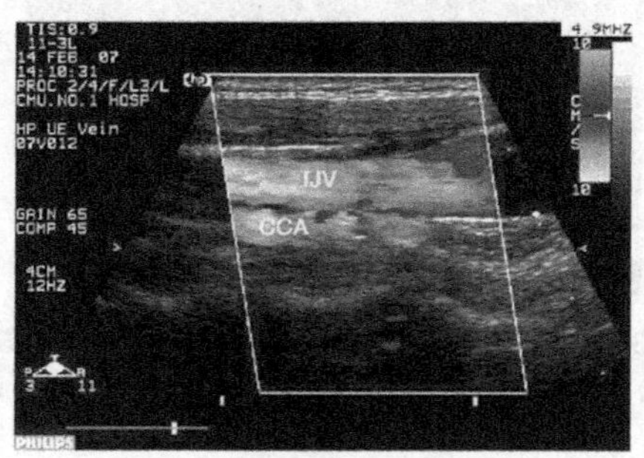

图 13-10　正常颈内静脉彩色多普勒血流成像

长轴切面可见颈内静脉血流颜色与颈总动脉相反。CCA：颈总动脉；IJV：颈内静脉

3.脉冲多普勒

正常人仰卧位静息状态时，颈内静脉血流频谱形态主要随心动周期变化，仰卧位静息状态时，颈部静脉频谱受呼吸影响较大。吸气时，胸腔压力减低，颈部静脉回流入心脏增加。呼气时，

胸腔内压增高，回流减少，在深呼气时由于胸腔压力明显升高可导致回心血流停止（图 13-11）。

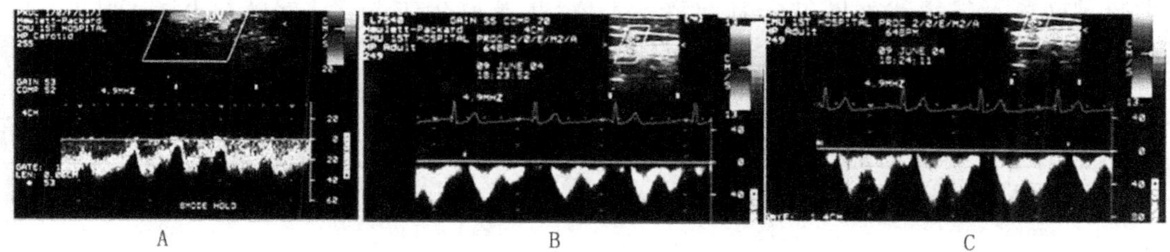

图 13-11　正常颈内静脉脉冲多普勒频谱

A.正常颈内静脉频谱；B.正常呼气时颈内静脉频谱；C.正常吸气时颈内静脉频谱。IJV：颈内静脉

四、常见疾病

（一）颈动脉粥样硬化

1.病理与临床

颈动脉粥样硬化好发于颈总动脉分叉处和主动脉弓的分支部位。这些部位发病率约占颅内、颅外动脉闭塞性病变的 80%。颈内动脉颅外段一般无血管分支，一旦发生病变，随着病程的进展，可以使整条颈内动脉闭塞。本病病理变化主要是动脉内膜类脂质的沉积，逐渐出现内膜增厚、钙化、血栓形成，致使管腔狭窄、闭塞。动脉粥样硬化斑块分为两大类：单纯型和复合型。单纯型斑块的大部分结构成分均一，表面内膜下覆盖有纤维帽。复合型斑块的内部结构不均质。单纯性斑块在慢性炎症、斑块坏死和出血等损伤过程中，可能转化为复合型斑块。

2.声像图表现

（1）颈动脉壁：通常表现为管壁增厚、内膜毛糙。早期动脉硬化仅表现为内膜增厚，少量类脂质沉积于内膜形成脂肪条带，呈线状低回声。

（2）粥样硬化斑块形成：多发生在颈总动脉近分叉处，其次为颈内动脉起始段，颈外动脉起始段则较少见。斑块形态多不规则，可以为局限性或弥漫性分布。斑块呈低回声或等回声者为软斑（图 13-12A）；斑块纤维化、钙化，内部回声增强，后方伴声影者为硬斑（图 13-12B）。

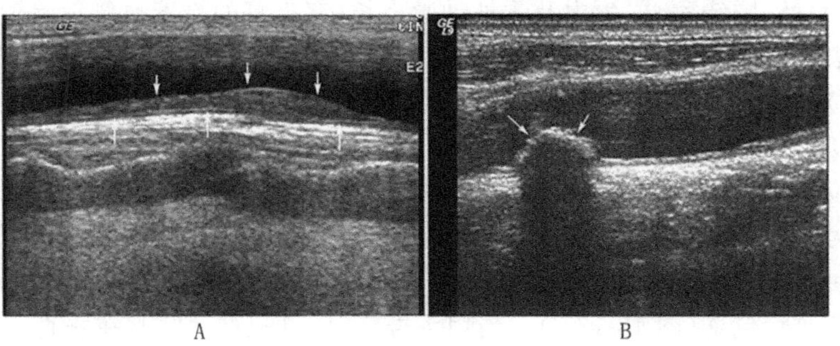

图 13-12　颈动脉粥样硬化斑块

A.颈动脉壁上见低回声斑块（箭头所指处）；B.颈动脉壁上斑块纤维化、钙化，回声增强，后方衰减（箭头所指）

（3）狭窄程度的判断：轻度狭窄可无明显湍流；中度狭窄或重度狭窄表现为血流束明显变细，且在狭窄处和狭窄远端呈现色彩镶嵌的血流信号，峰值与舒张末期流速加快；完全闭塞者则闭塞段管腔内无血流信号，在颈总动脉闭塞或者重度狭窄，可致同侧颈外动脉血流逆流入颈内动脉。

对于颈动脉狭窄程度评估的血流参数，可参考 2003 北美放射年会超声会议的检测标准（表 13-4），该标准将颈动脉狭窄病变程度分类有四级。Ⅰ级：正常或小于 50%（轻度）；Ⅱ级：50%～69%（中度）；Ⅲ级70%～99%（重度）；Ⅳ级：血管闭塞。

表 13-4　2003 北美放射年会超声会议公布的标准

狭窄程度	PSV(cm/s)	EDV(cm/s)	PSV 颈内动脉/PSV 颈总动脉
正常或<50%	<125	<40	<2.0
50%～69%	≥125,<230	≥40,<100	≥2.0,<4.0
70%～99%	≥230	≥100	≥4.0
闭塞	无血流信号	无血流信号	无血流信号

3.报告书写举例

右侧颈总动脉内-中膜厚 0.16 cm，膨大处为 0.21 cm；左侧颈总动脉内-中膜厚 0.12 cm，膨大处为0.21 cm。双侧颈总动脉和颈内动脉内壁可见多个强回声斑块，右侧最大者长 0.38 cm、厚 0.2 cm，位于颈总动脉膨大处后壁，左侧最大者长 0.32 cm、厚 0.35 cm，位于颈内动脉起始部后壁。右颈总动脉管腔内充满低回声，无血流信号显示，右侧颈内动脉血流信号充盈满意，峰值流速为 45 cm/s，右侧颈外动脉血流方向逆转，并供给颈内动脉血液。左颈内动脉起始部血流束明显变细，呈杂色血流信号，峰值流速为50 cm/s，左侧颈总动脉血流频谱为高阻型，舒张期可见反向波，峰值流速为 3 cm/s。

超声提示：①双侧颈动脉粥样硬化伴多发斑块形成。②左颈内动脉起始部极严重狭窄，内径减少大于 90%。③右颈总动脉血栓形成并闭塞，同侧颈外动脉血流逆转供给颈内动脉。

（二）颈动脉体瘤

1.病理与临床

正常颈动脉体是一个细小的卵圆形或不规则形的粉红色组织，平均体积为 6 mm×4 mm×2 mm 左右，位于颈总动脉分叉处的外鞘内，其血供主要来自颈外动脉。颈动脉体瘤根据它的形态可分为两种：一种是局限型，肿瘤位于颈总动脉分叉的外鞘内；另一种是包裹型，较多见，肿瘤位于颈总动脉分叉处，围绕颈总、颈内及颈外动脉生长，有丰富的滋养血管。除颈部肿块外，大多无其他症状，少数患者有晕厥、耳鸣、视力模糊等脑组织血供障碍的表现。当肿瘤增大时可累及第Ⅸ、Ⅹ、Ⅺ及Ⅻ对脑神经，引起吞咽困难、声音嘶哑、霍纳综合征等。

2.声像图表现

(1)肿瘤常位于下颌角下方，胸锁乳突肌内侧的深部，恰在颈动脉分叉处。

(2)多表现为实性低回声，边界清晰，边缘规则或呈分叶状。肿瘤较小时，多位于颈动脉分叉处的外鞘内，可使颈内与颈外动脉的间距拉大。肿物较大时，常围绕颈总动脉、颈内动脉与颈外动脉生长，将这些血管包裹（图 13-13A）。当用手推挤时，可观察到肿瘤在垂直方向活动受限，但常可向侧方推动。

(3)肿物内部可探及较丰富的动脉与静脉血流信号，并可见颈外动脉的分支直接进入肿瘤内部（图 13-13B、C）。肿瘤一般不侵犯颈动脉内膜与中层，管腔无明显狭窄，少数可由于肿瘤的挤压、包裹或侵犯造成颈动脉狭窄甚至闭塞，呈现相应的彩色多普勒超声表现。

3.报告书写举例

左颈动脉分叉处可见一大小 2.5 cm×1.8 cm×1.5 cm 的不均质低回声区，形态欠规则，边界清晰。肿物将颈内、颈外动脉明显推开使其间隔增大，并部分包裹颈内动脉。颈外动脉有许多分支供给肿物，肿物内部可见丰富的动、静脉血流信号，多数动脉血流频谱为高阻型，PSV 35 cm/s，RI 0.88。同侧颈内、颈外动脉内膜平整，未见明显狭窄。

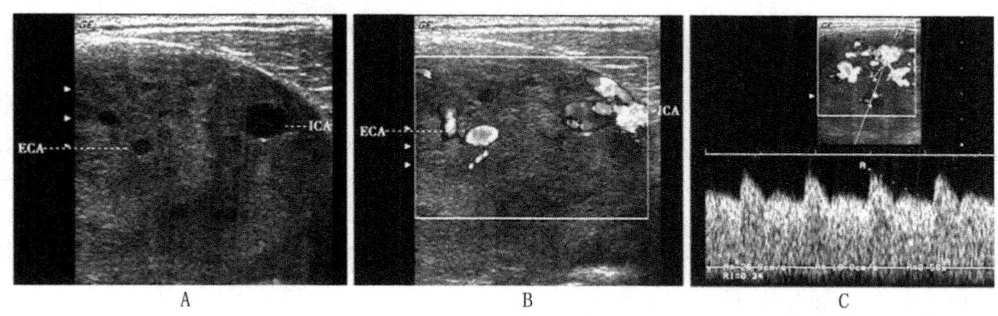

图 13-13　颈动脉体瘤

A.颈内外动脉周边可见低回声，包绕动脉生长；B.CDFI：低回声可见颈外动脉供血；C.CDFI：低回声可见丰富血流信号，RI 0.34。ECA：颈外动脉；ICA：颈内动脉

超声提示：左颈动脉分叉处实性占位，颈动脉体瘤可能性大。

4.鉴别诊断

本病主要应与颈交感神经鞘瘤、颈神经鞘瘤、颈神经纤维瘤和颈动脉瘤相鉴别，其次应与颈部其他肿物如鳃裂囊肿、腮腺肿瘤等鉴别。

(1)颈动脉体瘤与颈交感神经鞘瘤、颈神经鞘瘤、颈神经纤维瘤的鉴别：后者均为实质性肿物，边界光滑，位于颈总动脉后方，将颈内、颈外动脉推向前方，与颈动脉分叉无黏附关系，一般不包裹颈动脉。

(2)颈动脉体瘤与颈动脉瘤的鉴别：后者为颈动脉局限性扩张或动脉旁有一囊实性肿物，瘤体内可见血栓回声并充满紊乱的血流信号，易与颈动脉体瘤鉴别。

(3)颈动脉体瘤与鳃裂囊肿、腮腺肿瘤的鉴别：鳃裂囊肿为一无回声囊性肿物，腮腺肿瘤位于耳下的腮腺内，一般两者均与颈动脉无密切关系。

(三)颈动脉夹层动脉瘤

1.病理与临床

各种原因引起动脉管壁内膜撕裂后，受血流的冲击，使内膜分离，血液注入形成假性管腔或血栓形成，导致真性血管腔狭窄或闭塞，引发缺血性脑血管病。根据假腔破裂口的位置与真假腔血液流动的方向不同，血流动力学变化有所不同。临床上的主要表现与病变引起的脑缺血程度相关。

2.声像图表现

(1)二维超声：假腔破裂出、入口均与真腔相通者，二维超声纵断、横断切面均显示真、假双腔结构，血管腔内可见线状中等回声随血管搏动而摆动。假腔只有单一入口无出口时，血管腔外径明显增宽，真腔内径相对减小，假腔内径增宽，内可探及低回声或不均回声(血栓)。

(2)彩色血流显像：若假腔入口位于近心段、出口位于远心段时，假腔内的血流方向与真腔一致，但假腔内血流无中心亮带，真腔管径减小出现血流加速五彩镶嵌样特征。若假腔入口位于远心段，假腔内血流方向与真腔相反，真、假腔内血流色彩不同。若假腔只有入口(单一破裂口)时，病变早期可探及双腔结构，假腔内单向收缩期低速血流信号。若假腔内血栓形成，血管腔内膜状结构消失，撕脱的内膜附着于假腔内的血栓表面，真腔管径减小，出现血管狭窄血流动力学改变。若假腔内血栓形成迅速可导致真腔闭塞。

(3)频谱多普勒：当存在真假双腔结构时，真腔内血流速度升高，血流频谱与血管狭窄相同。假腔内血流频谱异常，收缩与舒张期流速不对称，血管阻力相对升高。

3.报告书写举例

右侧颈总动脉管腔未见扩张，内可见条状中等回声，与近心段血管壁相延续，随血管搏动而有规律地摆动，CDFI 可见该条状中等回声两侧血流频谱形态明显不同，一侧 PSV 54 cm/s，另一侧可探及花色血流信号，PSV 165 cm/s。

超声提示：右侧劲总动脉夹层动脉瘤可能性大。

4.鉴别诊断

颈动脉夹层动脉瘤主要与以下疾病鉴别。

(1)颈动脉真性动脉瘤：超声表现为血管壁结构完整，血管腔呈瘤样扩张，病变管腔内探及低速涡流血流信号。

(2)假性动脉瘤：病变与外伤或医源性诊疗操作等相关。超声表现为动脉周边组织间隙形成无血管壁结构的搏动性包块，内可见涡流血流信号，其后方或侧方与邻近动脉之间形成细小管状或针孔样通道，CDFI 显示红蓝交替的血流信号，频谱多普勒显示双向振荡型血流频谱。

(四)椎动脉闭塞性疾病

1.病理与临床

大多由于动脉粥样硬化或多发性大动脉炎所致，好发部位为椎动脉起始部。狭窄可导致椎-基底动脉供血不足症状。

2.声像图表现

(1)椎动脉管壁增厚，内膜毛糙，可伴有斑块形成。

(2)管腔明显狭窄，同时可见狭窄处血流束变细，彩色血流紊乱，峰值流速局限性加快，频带增宽。完全闭塞则闭塞段管腔内无血流信号。狭窄或闭塞远端椎动脉呈狭窄下游频谱改变。对侧椎动脉可呈现代偿性改变，表现为内径增宽、流速加快和血流量增加。

3.报告书写举例

双侧椎动脉管壁增厚，内膜毛糙，壁上可见强回声斑块。右侧椎动脉起始段管腔内血流信号明显紊乱，频谱呈毛刺样，峰值流速明显加快达 180 cm/s，其远段血流呈狭窄下游频谱改变。左侧椎动脉起始处至第四颈椎横突管腔内充满低回声，无明显血流信号，其周围可见侧支循环。

超声提示：①右侧椎动脉起始段狭窄。②左侧椎动脉近段闭塞。

4.鉴别诊断

(1)椎动脉狭窄与椎动脉不对称的鉴别：一般情况下，双侧椎动脉的粗细差异无临床意义。但当一侧椎动脉很细小(内径＜2 mm)，可引起椎-基底动脉供血不足。一侧椎动脉发育不全表现为管腔普遍细小，但血流充盈满意，频谱形态正常，对侧椎动脉可增宽。而椎动脉狭窄表现为某段管腔血流束变细，流速局部增快。应该说两者较容易鉴别。

(2)椎动脉完全闭塞与椎动脉缺如的鉴别：前者二维图像仍然可见椎动脉管壁，而后者在椎静脉后方不能发现椎动脉样结构，有时两者难以鉴别。诊断椎动脉缺如尚需排除椎动脉走行变异。

(3)椎动脉起始部狭窄与锁骨下动脉狭窄的鉴别：对于单独的椎动脉起始部狭窄与锁骨下动

脉椎动脉开口后狭窄的鉴别，仅依据在椎动脉远端或上肢动脉分别探及狭窄下游血流频谱，两者比较容易鉴别。而对于锁骨下动脉椎动脉开口前的狭窄，同侧远端椎动脉和上肢动脉同时呈现狭窄下游的频谱改变。如在自然状态下或行束臂试验时，同侧椎动脉出现逆向血流，则支持锁骨下动脉椎动脉开口前的狭窄。但锁骨下动脉椎动脉开口前狭窄所致射流，可同时引起同侧椎动脉起始段血流紊乱和流速加快，此时，判断是否合并椎动脉起始段狭窄存在一定困难。

(4)锁骨下动脉、颈动脉和对侧椎动脉闭塞性疾病，可引起椎动脉流速代偿性升高，应与椎动脉狭窄鉴别：前者为整条椎动脉流速均升高，而后者为椎动脉狭窄处流速加快，且其远端呈狭窄后的紊乱血流。

(5)椎动脉流速降低与椎动脉狭窄下游血流的鉴别：远端椎动脉或基底动脉闭塞可引起近端椎动脉流速减低，但多普勒频谱收缩期上升陡直，而椎动脉狭窄下游的频谱表现为收缩期上升倾斜，两者可以鉴别。另外，严重心功能不全也可导致椎动脉流速减低，甚至呈现类似狭窄下游的频谱改变，但这种波型改变一般都是双侧的，而椎动脉狭窄引起的狭窄下游频谱改变一般为单侧。

五、临床意义

颈动脉疾病常常引起脑供血不足，甚至引起脑卒中，过去应用创伤性动脉造影进行诊断，彩色多普勒超声能够较准确地定性、定量诊断颈部动脉疾病，不仅能无创地诊断血管闭塞狭窄的程度和范围，还可以判断斑块的性质和形态，对神经内科、血管外科治疗方案的选择和疗效的判断都有重要的临床价值。

(赵国玲)

第二节　四肢动脉血管疾病

一、解剖和侧支循环

(一)上肢动脉

上肢动脉的主干包括锁骨下动脉、腋动脉、肱动脉、桡动脉和尺动脉(图 13-14)。

左锁骨下动脉从主动脉弓直接发出，而右锁骨下动脉则发自无名动脉(头臂干)。锁骨下动脉最重要的分支包括椎动脉和乳内动脉。前者与颅脑供血有关，后者则常用作心脏冠状动脉旁路手术的移植物。甲状颈干和肋颈干也是锁骨下动脉的分支，在超声检查时应避免两者与椎动脉混淆。

锁骨下动脉穿过锁骨和第一肋之间的间隙成为腋动脉。腋动脉在越过大圆肌外下缘后成为肱动脉。肱动脉的主要分支为肱深动脉。

肱动脉在肘部分成桡动脉和尺动脉。桡动脉走行于前臂的外侧至腕部并与掌深弓相连接，尺动脉则走行于前臂的内侧至腕部并与掌浅弓相连接。

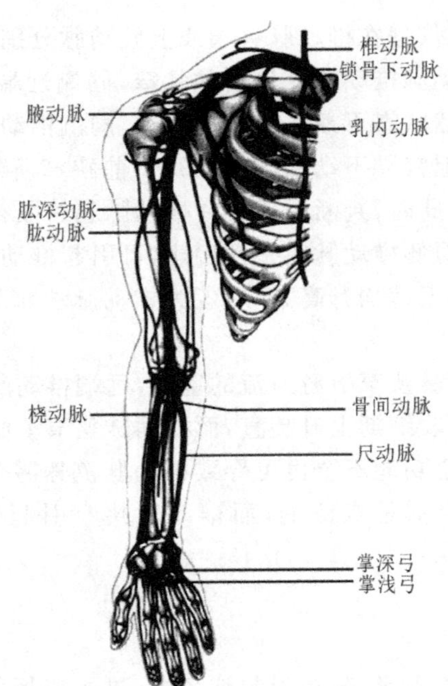

图 13-14 上肢动脉解剖

(二)下肢动脉

下肢动脉的主干包括股总动脉、股浅动脉、动脉、胫前动脉、胫腓干以及胫后动脉和腓动脉。下肢动脉的主要分支包括股深动脉和膝关节动脉(图 13-15)。

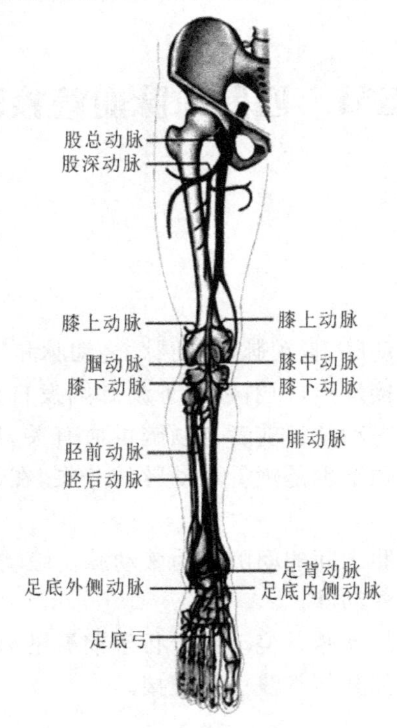

图 13-15 下肢动脉解剖

股总动脉在腹股沟韧带水平续于髂外动脉。股总动脉在腹股沟分叉成股深动脉和股浅动脉。股深动脉位于股浅动脉的外侧,较股浅动脉为深,其分支通常为大腿肌肉供血。股深动脉的分支与盆腔动脉及腘动脉均有交通,是髂股动脉闭塞后的重要侧支循环动脉。

股浅动脉走行于大腿内侧进入腘窝成为腘动脉。股浅动脉在大腿段无重要分支。腘动脉经膝关节后方下行,并发出膝上内、膝上外、膝下内、膝下外动脉。当股浅动脉及腘动脉闭塞时,膝动脉成为重要的侧支循环动脉。

胫前动脉在膝下从腘动脉分出,向前外侧穿过骨间膜后沿小腿前外侧沿下行至足背成为足背动脉。足背动脉行于拇长伸肌腱和趾长伸肌腱之间,位置较浅,可触及其搏动。

腘动脉分出胫前动脉后成为胫腓干。后者分叉为胫后动脉和腓动脉。胫后动脉沿小腿浅、深屈肌之间下行,经内踝后方转入足底并分成足底内侧动脉和足底外侧动脉。足底外侧动脉与足背动脉的足底深支吻合,形成足底弓。足底弓发出数支趾足底动脉,再分支分布于足趾。腓动脉沿腓骨的内侧下行,至外踝上方浅出,分布于外踝和跟骨的外侧面。

二、检查方法

(一)超声探头选择

超声探头的选择原则是在保证超声穿透能力的前提下,尽量选用频率较高的探头以提高超声显像的分辨力。上肢动脉通常采用5～10 MHz线阵探头。从锁骨上窝扫描锁骨下动脉的近端时,凸阵探头效果较好,如频率为5～7 MHz或2～5 MHz凸阵探头。下肢动脉通常采用5～7 MHz线阵探头。股浅动脉的远段和胫腓干的部位较深,必要时可用2～5 MHz凸阵探头。选用相应的预设置条件,在检查过程中,根据被检者的具体情况,如肢体的粗细、被检动脉内的血流速度等,随时对超声仪器做出相应的调节。

(二)体位和检查要点

1.体位

(1)上肢动脉:一般采用平卧位,被检肢体外展、外旋,掌心向上。

(2)下肢动脉:一般采用平卧位,被检肢体略外展、外旋,膝关节略为弯曲,有人将此体位称为蛙腿位。采用这一体位可以扫描股总动脉、股浅动脉、动脉、胫前动脉的起始部、胫后动脉及腓动脉。从小腿前外侧扫描胫前动脉或从小腿后外侧扫描腓动脉时,则需让被检肢体伸直,必要时略为内旋。

2.检查要点

四肢动脉超声检查包括:①采用灰阶超声显示动脉,观察动脉内壁和管腔结构,测量动脉内径。②观察动脉彩色多普勒,包括血流方向、流速分布以及流速增高引起的彩色混叠。③对被检动脉分段进行脉冲多普勒采样并对所记录多普勒频谱进行频谱分析。多普勒采样时应尽量采用较小的多普勒取样容积(1.5～2 mm)以测得被检动脉特定部位的流速,并避免出现由于取样容积过大而产生的频带增宽。同时应将多普勒角度,即超声波入射与动脉血流的夹角校正到60°以下,以减少多普勒角度校正误差引起的流速值误差。当动脉内存在不规则斑块时,动脉血流方向和动脉纵轴方向可能不一致,多普勒角度的调节应根据动脉血流方向而不是动脉纵轴方向。动脉狭窄的超声诊断主要根据动脉腔内多普勒流速变化。

三、正常超声表现

(一)灰阶超声

正常肢体动脉管腔清晰,无局限性狭窄或扩张;管壁规则,无斑块或血栓形成。正常肢体动脉的内径见表 13-5、表 13-6。在灰阶超声图像上,动脉壁的内膜和中层结构分别表现为偏强回声和低回声的匀质条带,可见于口径较大且较为浅表的动脉,如腋动脉、肱动脉、股总动脉、股浅动脉的近段以及动脉。当动脉处于较深的部位和(或)动脉口径较小,动脉管腔和管壁结构的分辨度会受到限制,利用彩色多普勒显示血管甚为重要(图 13-16)。

表 13-5　正常上肢动脉内径

上肢动脉	平均内径(mm)
锁骨下动脉	5.6(4.8～7.5)
腋动脉	4.6(3.9～6.1)
肱动脉	3.4(2.9～4.0)

表 13-6　正常下肢动脉内径

下肢动脉	平均内径±标准差(mm)
股总动脉	8.2±1.4
股浅动脉的上段	6.0±1.2
股浅动脉的远心段	5.4±1.1
腘动脉	5.2±1.1

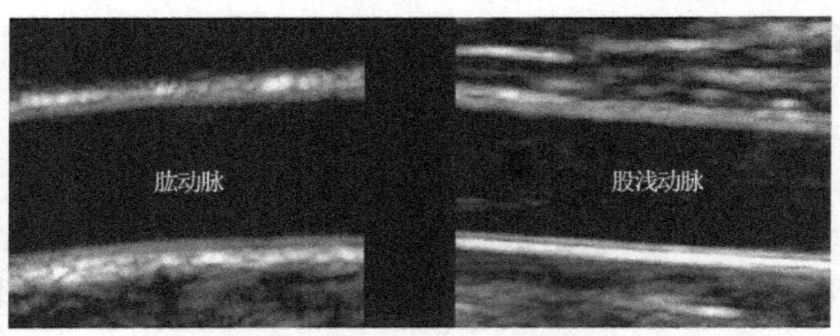

图 13-16　正常肱动脉和股浅动脉的灰阶超声图像

(二)彩色多普勒

正常肢体动脉的腔内可见充盈良好的色彩,通常为红色和蓝色。直行的动脉段内的血流呈层流,表现为动脉管腔的中央流速较快,色彩较为浅亮;管腔的边缘流速较慢,色彩较深暗(图 13-17)。动脉内的彩色血流具有搏动性,表现为与心动周期内动脉流速变化相一致的周期性彩色亮度变化。在正常肢体动脉,彩色多普勒还可显示红蓝相间的色彩变化。红蓝二色分别代表收缩期的前进血流和舒张期的短暂反流。图 13-18 所示为股浅动脉内出现与股浅静脉血流方向一致的舒张期反流(呈蓝色)。

(三)脉冲多普勒

肢体动脉循环属于高阻循环系统。静息状态下,正常肢体动脉的典型脉冲多普勒频谱为三相型,即收缩期的高速上升波,舒张早期的短暂反流波和舒张晚期的低流速上升波(图 13-19)。

在老年或心脏输出功能较差的患者，脉冲多普勒频谱可呈双相型，甚至单相型。当肢体运动、感染或温度升高而出现血管扩张时，外周阻力下降，舒张早期的反向血流消失，在收缩期和舒张期均为正向血流。

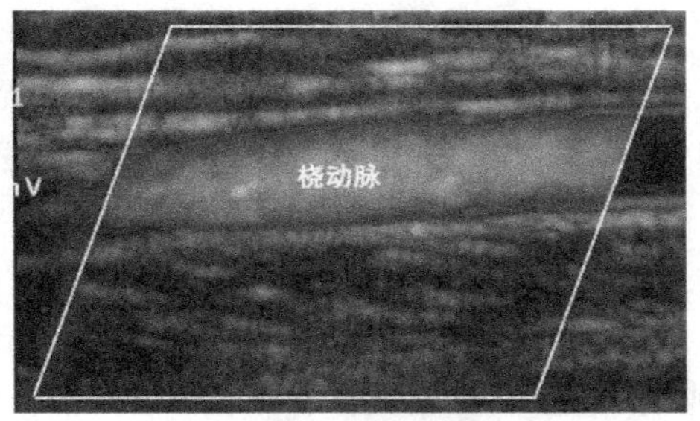

图 13-17　正常桡动脉的彩色多普勒血流图像

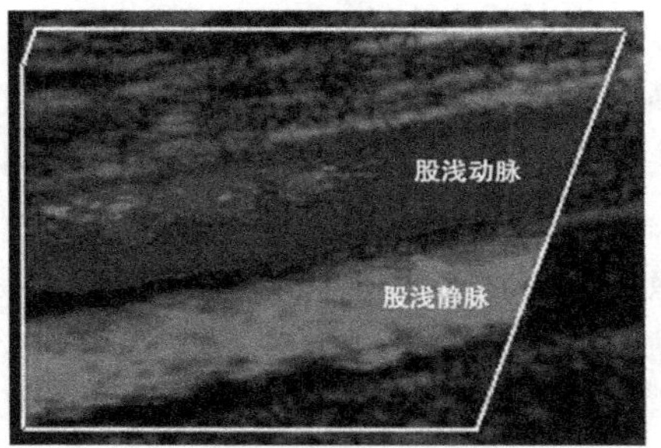

图 13-18　股浅动脉内舒张期反流

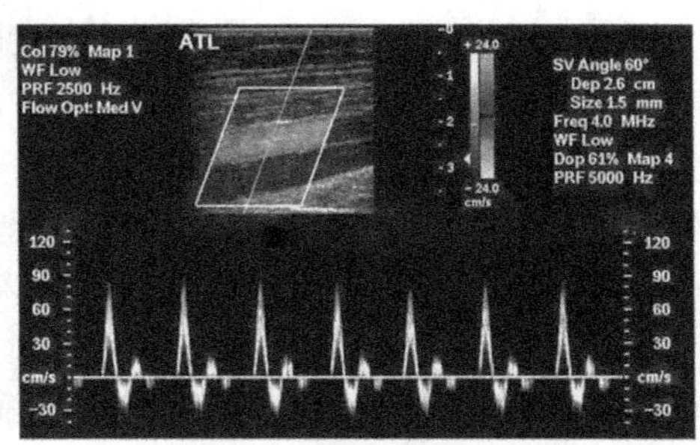

图 13-19　正常股浅动脉的脉冲多普勒频谱

正常动脉内无湍流，脉冲多普勒频谱波形呈现清晰的频窗。肢体动脉的血流速度从近端到远端逐渐下降。下表所列为正常肢体动脉的流速值(表 13-7、表 13-8)。

表 13-7　正常上肢动脉的血流速度

	收缩期峰值流速(cm/s)	舒张期反向峰值流速(cm/s)
锁骨下动脉	66～131	30～50
腋动脉	54～125	25～45
肱动脉	53～109	20～40
桡动脉	38～67	—

表 13-8　正常下肢动脉的血流速度

	收缩期峰值流速(cm/s)	舒张期反向峰值流速(cm/s)
股总动脉	90～140	30～50
股浅动脉	70～110	25～45
腘动脉	50～80	20～40

应用脉冲多普勒检测动脉内的血流速度对诊断动脉狭窄甚为重要，临床上一般采用狭窄处收缩期峰值流速以及该值与其相邻的近侧动脉内收缩期峰值流速之比诊断动脉狭窄的程度。

四、常见疾病

(一)锁骨下动脉窃血综合征

1.病理与临床

锁骨下动脉窃血综合征通常是由于动脉粥样硬化或大动脉炎,使锁骨下动脉起始段或无名动脉狭窄或闭塞,导致脑血流经 Willis 动脉环,再经同侧椎动脉"虹吸"引流,使部分脑血流逆行灌入患侧上肢,从而引起脑局部缺血。

患者可以无明显症状,有症状者主要是椎-基底动脉供血不足和患侧上肢缺血两大类。椎-基底动脉供血不足表现为头晕、头痛、耳鸣、视物模糊、共济失调。上肢供血不足表现为患侧上肢运动不灵活、麻木、乏力、发冷。患肢桡动脉搏动减弱或消失,血压较健侧低 2.7 kPa(20 mmHg)以上。

2.声像图表现

(1)病因的声像图表现:①显示无名动脉、椎动脉开口前锁骨下动脉或主动脉弓等动脉的狭窄或闭塞,以致引起同侧锁骨下动脉窃血综合征。必须注意,窃血可抑制狭窄处射流,从而导致血流速度与狭窄程度不成正比。②显示主动脉缩窄或主动脉弓离断,依据其发生阻塞的部位不同而引起左侧、右侧或双侧锁骨下动脉窃血综合征。③显示上肢动静脉瘘。发生于较大动静脉之间的动静脉瘘可以引起同侧锁骨下动脉窃血综合征,而上肢前臂人工桡动脉与头静脉瘘常不引起本病。

(2)椎动脉血流改变:①患侧椎动脉血流频谱随病变程度的加重而变化。病变较轻者表现为收缩早期血流频谱上升过程中突然下降并形成切迹,第一波峰上升陡直,第二波峰圆钝;随着窃血加重,血流动力学改变更显著,表现为收缩期切迹加深,第二波峰逐渐减小,渐渐地该切迹抵达基线,并进而转变为反向血流;病变严重者整个心动周期血流方向逆转。②患侧椎动脉血流频谱分型。参考国外文献,患侧椎动脉血流频谱形态的改变可分为两类(部分窃血和完全窃血)四型。a.部分窃血。Ⅰ型:收缩期切迹最低流速大于舒张末期流速(此型也可见于正常人群)。如果受检者束臂试验后从Ⅰ型转为Ⅱ型,则是病理性的。Ⅱ型:收缩期切迹最低流速低于舒张末期流速,但未逆转越过基线。Ⅲ型:收缩期血流逆转越过基线,但舒张期血流仍为正向。b.完全窃血(Ⅳ型):整个心动周期的血流方向都逆转(图 13-20),常见于锁骨下动脉近心段狭窄或无名动脉闭塞。③健侧椎动脉流速。患者健侧椎动脉流速可代偿性升高。

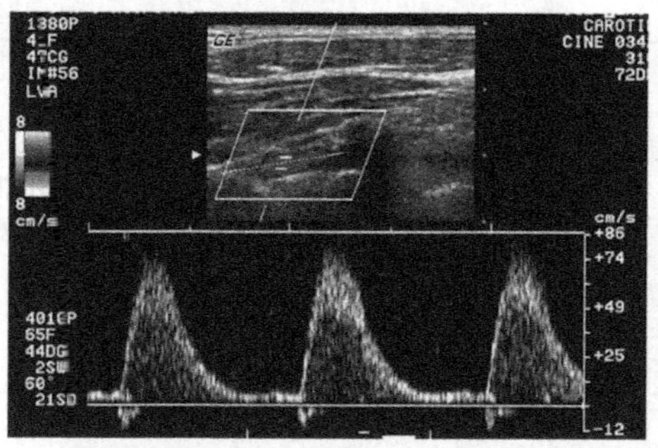

图 13-20 锁骨下动脉窃血综合征完全窃血型的患侧椎动脉频谱

整个心动周期血流方向逆转,均位于基线上方

(3)上肢动脉血流改变:由于无名动脉或锁骨下动脉近心段的狭窄或闭塞,尽管同侧椎动脉

血液可逆流入锁骨下动脉供给上肢动脉，但患侧锁骨下动脉远心段或上肢动脉，如腋动脉、肱动脉、尺动脉及桡动脉常表现收缩期频谱上升倾斜，峰值流速减低，舒张期反向波消失，舒张末期流速常升高，阻力减低。值得注意的是，有时锁骨下动脉窃血综合征患者的患侧上肢动脉仍可见反向波，这可能是由于近端动脉狭窄程度不严重所致。

3.鉴别诊断

(1)锁骨下动脉窃血综合征与锁骨下动脉椎动脉开口后狭窄的鉴别：前者为锁骨下动脉椎动脉开口前狭窄或无名动脉狭窄，并可引起同侧椎动脉逆流，健侧椎动脉流速代偿性升高，而后者锁骨下动脉狭窄部位位于椎动脉开口后，不管狭窄程度多么严重，都不引起椎动脉逆流。

(2)锁骨下动脉窃血综合征与胸廓出口综合征累及锁骨下动脉的鉴别：后者在上肢过度外展的情况下，锁骨下动脉压迫处峰值流速大于或等于自然状态下的二倍或管腔内无血流信号；也可同时合并同侧锁骨下静脉内无血流信号，或波型失去随心脏搏动及呼吸而改变的现象。

(3)右锁骨下动脉起始部与右颈总动脉起始部或无名动脉狭窄的鉴别：由于无名动脉分出右颈总动脉和右锁骨下动脉这一解剖关系，分叉处也可以位于胸骨后给探查带来困难，如不注意，可将这三者的定位引起混淆。右颈总动脉狭窄不影响右锁骨下动脉血流；若同时在右颈总动脉和右锁骨下动脉内探及射流和紊乱血流，则一般是无名动脉狭窄；若右上肢动脉呈现狭窄下游血流改变，同时发现同侧椎动脉逆向血流，而右颈总动脉血流正常，则是右锁骨下动脉起始段狭窄。

(4)锁骨下动脉窃血综合征与椎动脉循环阻力增大出现反向波的鉴别：锁骨下动脉窃血综合征患者，部分窃血表现为椎动脉收缩期出现逆流，完全性窃血可表现为收缩期和舒张期均出现逆流；而后者是由于椎动脉血液循环阻力增大所致，反向波出现在舒张早期，而且持续时间很短。

(二)四肢动脉粥样硬化

1.病理与临床

在周围动脉疾病中，动脉的狭窄、闭塞性病变几乎绝大部分都是由动脉硬化所引起。其主要病理变化是动脉内膜或中层发生的退行性变和增生过程，最后导致动脉失去弹性，管壁增厚变硬，管腔狭窄缩小。可导致肢体的供血发生障碍，临床表现为发冷、麻木、疼痛、间歇性跛行，以及趾或足发生溃疡或坏疽。

2.声像图表现

(1)二维声像图：动脉内膜增厚、毛糙，内壁可见大小不等、形态各异的斑块，较大的强回声斑块后方常伴声影(图 13-21)。若管腔内有血栓形成，则一般呈低回声或中强回声，后方常无声影。

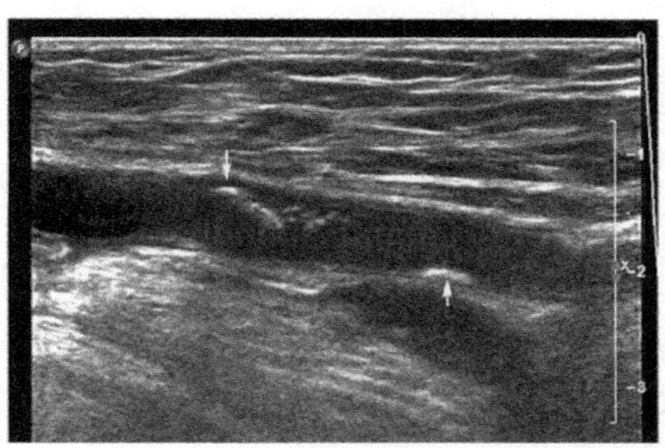

图 13-21　股浅动脉粥样硬化斑块(箭头所示强回声)

(2)彩色血流成像：狭窄处可见血流束变细，狭窄处和靠近狭窄下游可见杂色血流信号(图 13-22A)。若为闭塞，则闭塞段管腔内无血流信号。狭窄或闭塞的动脉周围可见侧支血管，病变常呈节段性,好发于动脉分叉处,一处或多处动脉主干的弯曲区域。

(3)频谱多普勒:狭窄处峰值流速加快,频带增宽,舒张期反向波峰速降低或消失(图 13-22B)。闭塞段动脉管腔内不能引出多普勒频谱。狭窄或闭塞远端动脉血流阻力减低,收缩期加速时间延长,加速度减小。

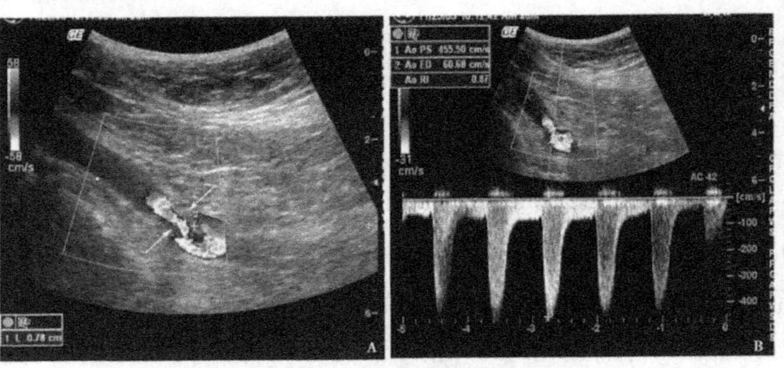

图 13-22 髂外动脉狭窄

A.箭头所指处为狭窄段血流明显变细,狭窄段及其下游血流表现为杂色血流信号;B.狭窄处频谱的反向波消失,流速明显增高,PSV 为 456 cm/s

3.鉴别诊断

(1)四肢动脉硬化性闭塞症与多发性大动脉炎的鉴别:前者老年人多见,累及肢体大动脉、中动脉的中层和内膜,多处管壁可见钙化斑块;而后者青年女性多见,主要侵犯主动脉及其分支的起始部,很少累及髂、股动脉。早期是动脉周围炎及动脉外膜炎,以后向血管中层及内膜发展。因而疾病的后期表现为整个管壁弥漫性增厚,但很少出现钙化斑块。另外,病变活动期有低热和血沉增高等现象。

(2)四肢动脉硬化性闭塞症与血栓闭塞性脉管炎的鉴别:血栓闭塞性脉管炎是一种进行缓慢的动脉和静脉节段性炎症病变,其与四肢动脉硬化性闭塞症的鉴别,见表 13-9。

表 13-9 四肢动脉硬化性闭塞症与血栓闭塞性脉管炎的鉴别

鉴别要点	四肢动脉硬化性闭塞症	血栓闭塞性脉管炎
发病年龄	老年人多见	青壮年多见
血栓性浅静脉炎	无	发病早期或发病过程中常存在
冠心病	常伴有	无
血脂	常升高	大都不升高
受累血管	大、中动脉	中、小动静脉
伴有其他部位动脉硬化	常有	无
钙化斑块	病变后期常有	无
管壁	内、中膜增厚	全层增厚、外膜模糊
管腔	广泛不规则狭窄和节段性闭塞,硬化动脉常扩张、迂曲	节段性狭窄或闭塞,病变上、下段血管内壁平整

(三)假性动脉瘤

1.病理与临床

外伤或感染导致动脉壁破裂,并在周围软组织内形成局限性血肿,以后周围被纤维组织包围而形成瘤壁，瘤壁无全层动脉结构，仅有内膜及纤维结缔组织。其内血流通过破裂口与动脉相通，由此而形成假性动脉瘤。最主要的症状是发现渐增性肿块，多伴有搏动。其次是疼痛，为胀痛及跳痛。

2.声像图表现

(1)动脉旁可见一无回声或混合性回声肿物，肿物内可有呈低或中强回声的附壁血栓，位于瘤体的周边部或某侧。附壁血栓也可能脱落而造成远端动脉栓塞。

(2)瘤壁缺乏动脉壁的各层结构，因为它是由动脉内膜或周围纤维组织构成。

(3)瘤腔内血流缓慢，或呈涡流，或呈旋转的血流信号，并且表现为一半为红色另一半为蓝色。若能清晰显示破裂口，则可见收缩期血液从来源动脉进入瘤体内，舒张期则瘤体内血液通过瘤颈部返回来源动脉(图 13-23A)。瘤颈长短不一，有的不明显，有的可较长。压迫瘤体近侧来源动脉时，瘤体可缩小，瘤体的搏动性也明显减弱，瘤颈部和瘤腔内血流速度减低。有时，假性动脉瘤可引起其来源动脉狭窄。

(4)破裂口或瘤颈部探及典型的“双期双向”频谱(图 13-23B)。在同一心动周期内，这两个血流方向相反的频谱分别持续于收缩期和舒张期，收缩期流速明显高于舒张期流速。

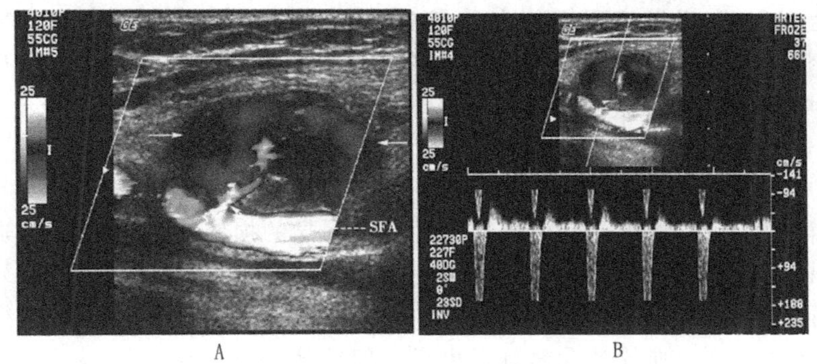

图 13-23　股浅动脉假性动脉瘤

A.横向箭头指向瘤体，下方箭头指向股浅动脉破裂口处；B.破裂口处的“双期双向”频谱(SFA：股浅动脉)

(5)压迫瘤体近侧来源动脉时，瘤体可缩小，瘤体的搏动性也明显减弱，瘤颈部或瘤腔内血液流速减低。

3.鉴别诊断

(1)与真性动脉瘤相鉴别：两者均表现为搏动性肿块，可触及震颤并闻及杂音，临床上可对两者引起混淆，但彩色多普勒超声对两者的鉴别很有帮助。

(2)与位于动脉上的肿瘤或紧贴动脉壁的脓肿、血肿及肿瘤相鉴别：前者为囊性或囊实性肿物，内可见涡流或旋流，并与动脉相通；而后者为实性或囊实性肿物，内部无血流信号或具有肿瘤的血供。一般两者很好鉴别。

(四)后天性动静脉瘘

1.病理与临床

动脉与静脉之间存在的异常通道称为动静脉瘘(arteriove nous fistula，AVF)。损伤是造成后天性动静脉瘘最常见的原因，大都是穿透性损伤，其次是医源性血管损伤如肱动、静脉和股动、静脉穿刺或插管。分为三种基本类型：①洞口型：即受伤的动、静脉紧密粘连，通过瘘而直接交通。②导管型：动、静脉之间形成一条管道，一般约 0.5 cm 长。③囊瘤型：即在瘘口部位伴有外伤性动脉瘤。常见的症状有患肢肿胀、疼痛、麻木、乏力。严重者可有心力衰竭的症状。在瘘口的部位，可扪及明显的持续性震颤和听到粗糙的“机器滚动样”杂音。

2.声像图表现

(1)瘘口的营养动脉：与瘘口相连的近端动脉内径增宽或呈瘤样扩张，血流频谱一般呈低阻型，流速可以加快；而瘘口远心段动脉内径正常或变细，多数患者血流方向正常，阻力指数>1，频谱形态呈三相波或二相波，少数患者血流方向逆转，也参与瘘口的血液供应。

(2)瘘口远端的静脉：由于动脉血流通过瘘口直接分流到静脉内，造成静脉明显扩张，甚至呈瘤样扩张，且有搏动性。有时可探及血栓，呈低回声或中强回声。瘘口远端的静脉内呈现紊乱血流，并可探及动脉样血流频谱，出现静脉血流动脉化。

(3)瘘口：如瘘口较大，二维图像可显示动脉与附近的静脉之间有一无回声的管道结构。相应地，彩色血流显像呈现动脉与静脉之间有一瘘口，有时瘘口呈瘤样扩张，血流方向从动脉流向静脉，并可大致测量瘘口的内径及长度。而瘘口处血流为动脉样频谱，流速较快且紊乱。瘘口周围组织振动也产生五彩镶嵌的彩色信号。

(4)合并假性动脉瘤：动脉瘤可逐渐粘连、腐蚀最后穿破伴行的静脉形成动静脉瘘。外伤也可造成假性动脉瘤与动静脉瘘合并存在。有学者曾遇见一例受枪伤的患者，形成同侧假性股浅动脉瘤与股浅动静脉瘘。彩色多普勒超声探查时，应注意两者的同时存在。若合并假性动脉瘤，则具有相应的彩色多普勒超声表现。

3.鉴别诊断

(1)周围动静脉瘘与动脉瘤的鉴别：临床上症状不明显的损伤性动静脉瘘易与损伤性动脉瘤混淆，应予以鉴别。

(2)四肢动静脉瘘与血栓性深静脉炎的鉴别：动静脉瘘患者由于肢体肿胀和静脉曲张，有时需与血栓性深静脉炎鉴别。血栓性深静脉炎患者一般肢体静脉曲张比较轻，局部没有震颤和杂音，动静脉之间无异常通道，静脉内无动脉样血流信号，邻近动脉也无高速低阻血流。应该说，采用彩色多普勒超声，两者很容易鉴别。

(赵国玲)

第三节 四肢静脉血管疾病

一、四肢静脉解剖

(一)上肢静脉解剖

上肢静脉可分为深、浅两类。深静脉多走行于深筋膜的深面并与同名动脉相伴而行，因而也常称为并行静脉。桡静脉、尺静脉、肱静脉、腋静脉和锁骨下静脉构成了上肢的深静脉系统，桡静脉、尺静脉及肱静脉常成对，分别伴行于桡、尺及肱动脉的两侧，腋静脉与锁骨下静脉一般为单根，少数人可见成对(图 13-24)。

浅静脉走行于皮下组织内，一般称为皮下静脉。头静脉、贵要静脉、肘正中静脉和前臂正中静脉构成了上肢的浅静脉系统。浅静脉不与动脉伴行而有其特殊的行径和名称。深浅静脉之间常通过穿静脉相互交通。上肢的深、浅静脉都具有重要的临床意义,因此均须检查。

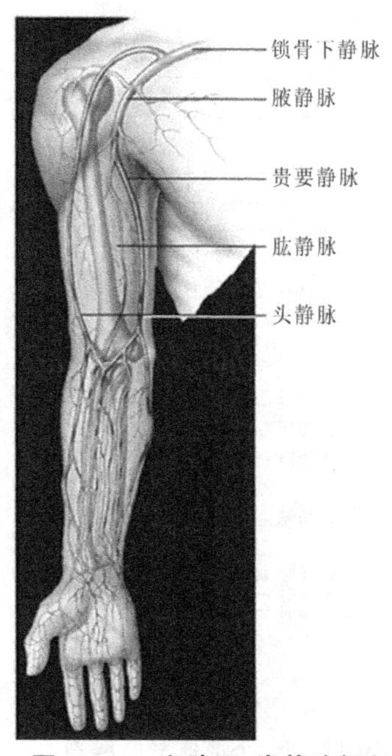

图 13-24　上肢深、浅静脉解剖

上肢静脉除了管腔较大、管壁薄和属支较多以外,深、浅静脉都有一些静脉瓣,而深静脉的瓣膜更为丰富,在浅静脉汇入深静脉处常有瓣膜。静脉瓣对保障上肢静脉血流返回心脏起着重要作用。静脉瓣叶通常成对排列,但瓣叶数目也可为 1～3 个不等。从上肢的近心端到远心端,静脉瓣分布的密度增大。

(二)下肢静脉解剖

同上肢静脉一样,下肢静脉也分为深浅两大类。由于下肢静脉的回流要克服较大的地心引力,因此静脉瓣的配布要比上肢静脉更为密集。

下肢深静脉系统包括小腿的胫前静脉、胫后静脉、腓静脉、胫腓静脉干;腘窝处的腘静脉;大腿的股浅静脉、股深静脉和股总静脉。特别强调的是,股浅静脉属于深静脉系统。此外,部分教材亦将盆腔的髂外静脉和髂总静脉归入下肢静脉范畴(图 13-25)。深静脉与同名动脉相伴,胫前静脉、胫后静脉、腓静脉一般呈双支,25%的入股浅静脉和腘静脉为双支。

二、四肢静脉检查方法

(一)超声仪条件

1.仪器

用于肢体静脉检查的超声仪器应具备以下的特征:极好的空间分辨力,超声频率在 5～15 MHz;极好的灰阶分辨力(动态范围);多普勒对检测低速静脉血流信号敏感;具有彩色多普勒或能量多普勒,有助于确定小静脉及显示血流。

2.探头类型及频率

上肢其他静脉比较表浅,则使用 7.5～10 MHz 的线阵探头,有时更高频率的探头效果更好。

下肢静脉一般使用 5～7 MHz 线阵探头。锁骨下静脉、肢体粗大者、位置深在的静脉(如股浅静脉远心段)需使用 3.5 MHz 的凸阵探头。

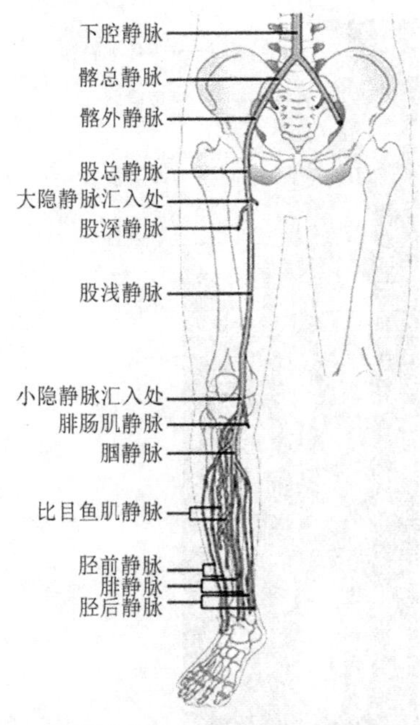

图 13-25 下肢深静脉解剖

3.预设条件

选用仪器内设的静脉检查条件,可迅速进入合适的检查条件。检查过程中根据不同静脉和目的随时调节。

下肢浅静脉系统主要由大隐静脉和小隐静脉构成。浅静脉位于两层筋膜之间(图 13-26)。

深静脉和浅静脉之间的交通是通过穿静脉实现的。相对于上肢,下肢的穿静脉临床意义重大。

(二)四肢静脉检查体位

1.上肢静脉检查体位

取仰卧位,也可取半坐卧位使静脉扩张而易于观察。上肢呈外展和外旋姿势,掌心向上。受检上肢外展角度以与躯干呈 60°为宜,应注意避免过度外展,因为过度外展也会阻止正常血流并影响波形和波幅。

上肢浅静脉系统位置表浅,多位于皮下,一定要注意探头轻压,否则静脉会被压瘪而不能被探及。可利用探头加压横切扫查来观察上肢浅静脉有无血栓。

2.下肢静脉检查体位

下肢静脉足够膨胀是清晰显示的前提。一般来说,站立位较卧位更适合下肢静脉的检查,尤其对静脉反流、管壁结构和细小血栓的观察。也可取卧位(头高脚低)或坐位检查。所有的静脉超声检查时,检查室和患者应足够温暖以防止外周血管收缩而致静脉变细,导致超声检查困难。

(三)四肢静脉的探测步骤和观察要点

四肢静脉疾病主要包括静脉血栓和功能不全。每条(段)静脉的探测步骤和观察内容大致相同,不过,上肢静脉很少要求检查瓣膜功能。具体的探测步骤和观察内容如下。

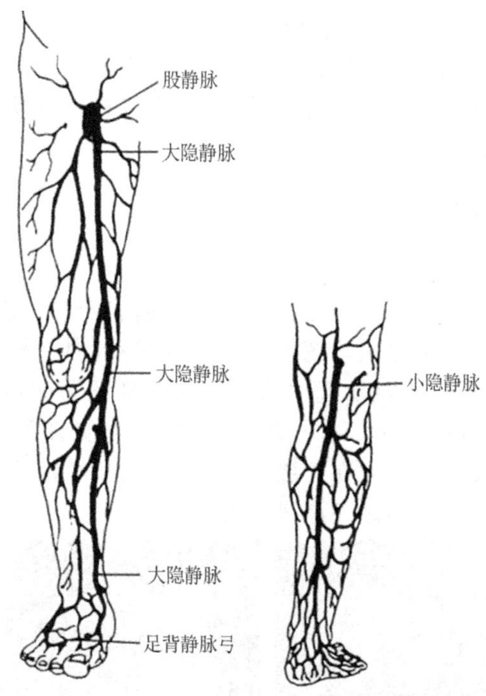

图 13-26　大、小隐静脉及其属支解剖

(1)观察静脉变异、内膜、管腔内回声情况：卧位检查如有困难，可站立位检查，由于站立位静脉膨胀，容易观察这些情况，特别适用于大部分或完全再通的血栓形成后综合征患者内膜和残存小血栓的观察。

(2)进行压迫试验：灰阶图像上横切扫查应用间断按压法或持续按压法，观察静脉腔被压瘪的程度。间断按压法是指探头横切按压血管，尽量使静脉腔被压瘪，然后放松，按顺序每隔 1～2 cm反复进行，以完整扫查整条血管。持续按压法是指探头横切滑行时持续按压血管，观察管腔的变化。静脉腔被压瘪程度的判定主要依据压迫前后近、远侧静脉壁距离的变化。若探头加压后管腔消失，近、远侧静脉壁完全相贴，则认为无静脉血栓。否则，存在静脉血栓。

(3)观察静脉管腔内是否有自发性血流信号以及血流信号的充盈情况。

(4)检查瓣膜功能：彩色多普勒超声具有无创、简便、可进行半定量和重复性好的优点，能够判断反流的部位和程度，但对瓣膜数目、位置的判断不如 X 线静脉造影准确。由于彩色多普勒超声在临床上的普遍使用，大大减少了有创检查方法(静脉压测定和静脉造影)的临床应用。

挤压远端肢体试验：在人工挤压检查处远侧肢体放松后，同时观察静脉内的血液反流。有学者认为，由于这种检查方法能够获得由下肢静脉血液的地心引力所致的真实反流，故不仅可用于整条下肢静脉瓣膜功能的评价，而且其临床应用价值优于乏氏试验。但也有学者认为，人工挤压后放松不太可能使静脉血液的反向流速迅速增加，从而不能彻底地促使瓣膜闭合或诱发本来存在的反流，故其临床价值受到限制。必须注意，检查者挤压的力量不同，可导致相互间的超声测值的差异。从临床应用情况来讲，挤压远端肢体试验对小腿静脉瓣膜功能的评价有较大的帮助。

乏氏(Valsalva)试验：乏氏试验是指患者做乏氏动作，通过测量髂、股、静脉的反流时间和其他相关参数，来判断下肢静脉反流的检查方法。有学者指出，乏氏试验是利用乏氏动作时阻碍血液回流而人为地诱发反流，在某种程度上不能反映下肢静脉的真实反流状况。

下肢静脉瓣膜功能不全的定量分析：多数学者认为，反流时间大于 0.5 秒和反流峰速大于 10 cm/s的结合可作为深静脉瓣膜功能不全的诊断标准，从股浅静脉至静脉的反流时间之和大于 4 秒，表明存在严重的静脉反流。反流时间大于 3 秒和反流峰速大于 30 cm/s 的结合与浅静脉慢性瓣膜功能不全密切相关。

三、正常四肢静脉超声表现

(一)灰阶超声

四肢主要静脉内径大于伴行动脉内径，且随呼吸运动而变化。正常四肢静脉具有以下四个超声图像特征：静脉壁非常薄，甚至在灰阶超声上都难以显示；内膜平整光滑；超声图像上管腔内的血流呈无回声，高分辨力超声仪可显示流动的红细胞而呈现弱回声；可压缩性：由于静脉壁很薄，仅凭腔内血液的压力会使静脉处于开放状态，探头加压可使管腔消失(图 13-27)。此特征在鉴别静脉血栓时具有重要意义。部分人在管腔内看见的瓣膜，经常见于锁骨下静脉、股总静脉及大隐静脉。瓣膜的数量从近端到远端是逐渐增多的。

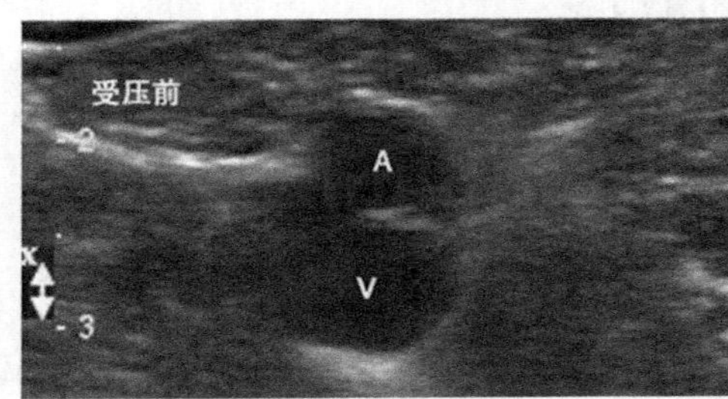

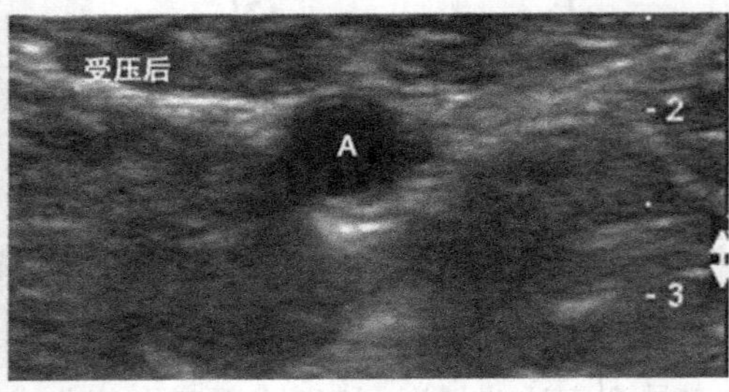

图 13-27　正常静脉

(二)彩色多普勒

正常四肢静脉内显示单一方向的回心血流信号，且充盈于整个管腔(图 13-28)。挤压远端肢体静脉时，管腔内血流信号增强，而当挤压远端肢体放松后或乏氏动作时则血流信号立即中断或短暂反流后中断。有一些正常小静脉(桡、尺静脉，胫、腓静脉)可无自发性血流，但人工挤压远端肢体时，管腔内可呈现血流信号。当使用一定的外在压力后静脉管腔消失，血流信号亦随之消失。

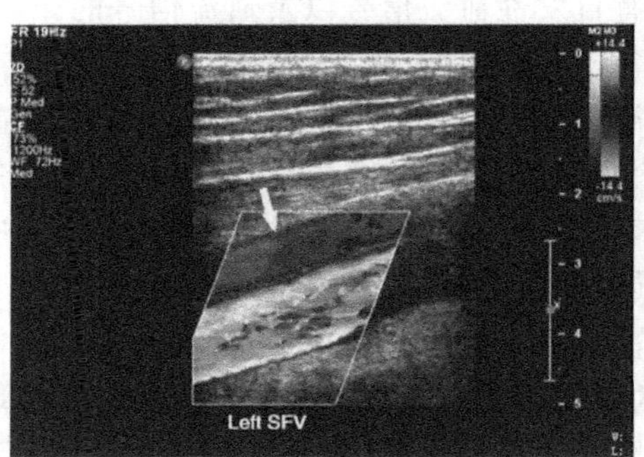

图 13-28　下肢静脉彩色多普勒图像(箭头所示为股浅静脉)

(三)脉冲多普勒

正常四肢静脉具有五个重要的多普勒特征：自发性、期相性、乏氏反应、挤压远端肢体时血流信号增强及单向回心血流。

1.自发性

当受检者肢体处于休息或活动状态时，大、中静脉内存在血流信号，小静脉内可缺乏自发血流。

2.呼吸期相性

正常四肢静脉的期相性血流是指血流速度和血流量随呼吸运动而变化。脉冲多普勒较彩色多普勒更能直观地观察四肢静脉血流的期相性变化。

(1)上肢静脉：吸气时胸膜腔内压降低，右房压随之降低，上肢静脉压与右房压的压力阶差增大，上肢静脉血液回流增加、血流速度加快；呼气时则相反。此外，上肢静脉血流可存在搏动性，因上肢较下肢更接近心脏，心脏右侧壁的收缩也就更容易传递到上肢的大静脉，所以上肢静脉血流的这种搏动性变化会比下肢更明显，尤其是锁骨下静脉。

(2)下肢静脉：血流的期相性变化正好与上肢静脉相反。吸气时，膈肌下降，腹内压增高，下腔静脉受压，下肢外周静脉与腹部静脉之间的压力阶差降低，造成下肢血液回流减少和血流速度减慢；呼气时则相反，表现为下肢静脉血流速度加快(图 13-29)。

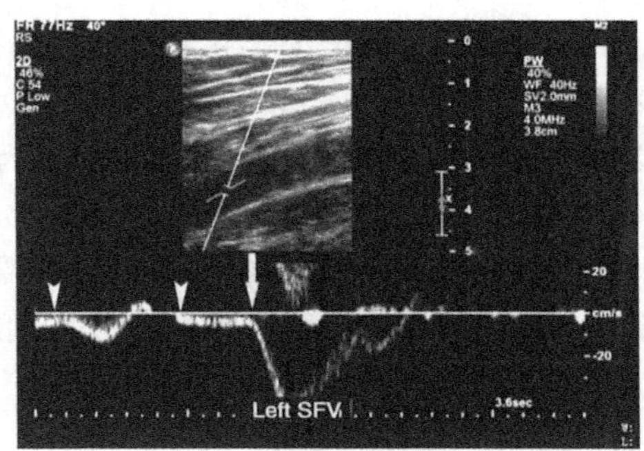

图 13-29　下肢静脉多普勒频谱

两端箭头所示之间，血流速度不断变化，提示呼吸期相性存在。挤压远端肢体后，血流速度增高(长箭头所示处)

当静脉血流缺乏期相性时，则变为连续性血流。它预示着检查部位近端、有时为远端严重的阻塞。

3.乏氏反应

正常乏氏反应是指乏氏试验时，即深吸气后憋气，四肢大静脉或中等大小的静脉内径明显增宽，血流信号减少、短暂消失甚至出现短暂反流。乏氏反应用于判断从检查部位至胸腔的静脉系统的开放情况。严重的静脉阻塞才引起异常的乏氏反应，当静脉腔部分阻塞时可以显示正常的乏氏反应。

4.挤压远端肢体血流信号增强

肢体静脉的突然受压，静脉回心血流量和流速增加，并可使静脉瓣完好的受压部位远端回流停止。如果挤压检查处远端肢体后，血流信号没有增强，则说明在检查部位近端的静脉存在阻塞；血流信号延迟或微弱的增强，提示近端静脉不完全阻塞或周围有侧支循环。

5.单向回心血流

因静脉瓣膜防止血液反流，故正常四肢静脉血液仅回流至心脏。

四、常见疾病

(一)四肢深静脉血栓形成

1.病理与临床

四肢深静脉血栓形成(deep vein thrombosis,DVT)是一种常见疾病,以下肢多见。在长期卧床、下肢固定、血液高凝状态、手术和产褥等情况下,下肢深静脉易形成血栓。血栓由血小板、纤维素和一层纤维素网罗大量红细胞交替排列构成,由于水分被吸收,血栓变得干燥,无弹性,质脆易碎,可脱落形成栓塞。血栓的结局有两种可能,一是血栓软化、溶解、吸收,另一种血栓机化,由血管壁向血栓内长入内皮细胞和成纤维细胞,形成肉芽组织,并取代血栓。下肢深静脉血栓形成可分为小腿静脉血栓形成(包括小腿肌肉静脉丛血栓形成)、股静脉-腘静脉血栓形成和髂静脉血栓形成。它们都可以逆行和(或)顺行蔓延而累及整个下肢深静脉,常见的上肢深静脉血栓形成为腋静脉-锁骨下静脉血栓形成。

主要病因包括:①深静脉血流迟缓。常见于外科手术后长期卧床休息、下肢石膏固定的患者。②静脉损伤。化学药物、机械性或感染性损伤导致静脉壁破坏。③血液高凝状态。各种大型手术、严重脱水、严重感染及晚期肿瘤等均可增强血液的凝固性,为血栓形成创造了条件。

临床表现包括:①血栓远侧的肢体持续地肿胀,站立时加重。②患者有患肢疼痛和压痛,皮温升高,慢性阶段有瓣膜功能受损的表现,有浅静脉曲张。③如果血栓脱落可造成肺栓塞,70%~90%肺栓塞的栓子来源于有血栓形成的下肢深静脉,这对下肢深静脉血栓形成的正确诊断非常重要。

2.声像图表现

(1)急性血栓:指2周以内的血栓(图13-30)。其声像图表现为:①血栓形成后几个小时到几天之内常表现为无回声,1周后回声逐渐增强至低回声,边界平整。②血栓段静脉内径往往增宽,管腔不能被探头压瘪。③血栓在静脉腔内可自由飘动或随近端、远端肢体挤压而飘动。④血栓与静脉壁之间和血栓之间可见少量点状和线状血流信号;或血栓段管腔内无血流信号。⑤当血栓使静脉完全或大部分闭塞时,人工挤压远端肢体可见血栓近端静脉血流信号增强消失或减弱;血栓远端静脉血流频谱变为带状,失去周期性及Valsalva反应减弱甚至消失。

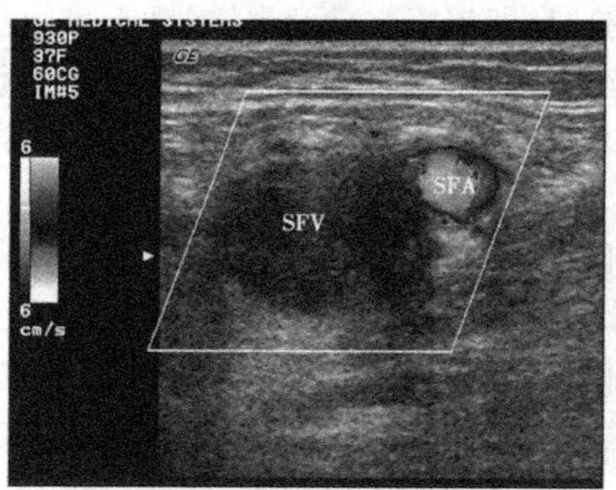

图13-30 急性股浅静脉血栓形成

图中所示股浅静脉明显扩张,管腔内充满低回声,未见明显的血流信号(SFV:股浅静脉;SFA:股浅动脉)

(2)亚急性血栓:指2周至6个月之间的血栓。其声像图表现为:①血栓回声较急性期增强。

②血栓逐渐溶解或收缩，导致血栓变小且固定，静脉管径也随之变为正常大小。③血栓处静脉管腔不能被压瘪。④由于血栓的再通，静脉腔内血流信号逐渐增多。

(3)慢性血栓：发生在6个月以上的血栓。其声像图表现为：①血栓为中强回声，表面不规则(图13-31)，位置固定。②血栓机化导致血栓与静脉壁混成一体，部分病例可能由于静脉结构紊乱而无法被超声辨认。③血栓段静脉内径正常或变小，管腔不能被完全压瘪，内壁毛糙、增厚。④瓣膜增厚，活动僵硬或固定。当慢性血栓致使瓣膜遭受破坏丧失正常功能时，挤压远端肢体放松后或Valsalva试验时静脉腔内可见明显的反流信号。⑤部分再通者，血栓之间或血栓与静脉壁之间可见部分血流信号；完全再通者，静脉腔内基本上充满血流信号。血栓段静脉周围可见侧支循环血管。

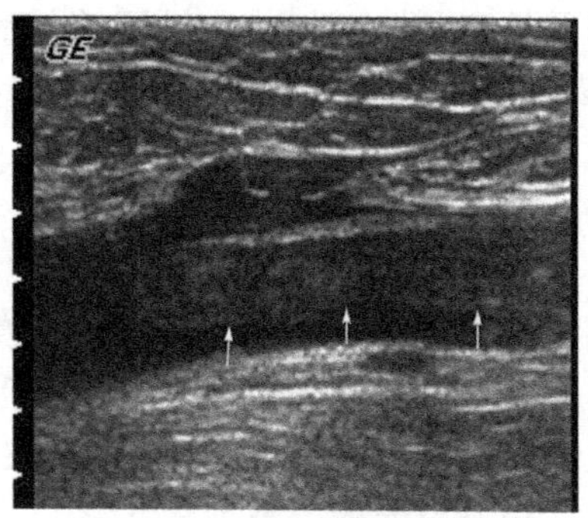

图 13-31　股静脉慢性血栓

超声提示：右下肢股总、股浅静脉血栓形成

3.鉴别诊断

(1)急性与慢性肢体静脉血栓的鉴别，见表13-10。

表 13-10　急性与慢性肢体静脉血栓的鉴别

鉴别要点	急性肢体静脉血栓	慢性肢体静脉血栓
回声水平	无或低回声	中强回声
表面	平整	不规则
稳定性	漂浮	固定
血流信号	无或少量	再通后有
侧支循环血管	无	有

(2)将正常四肢静脉误认为静脉血栓。这是由于仪器调节不当、图像质量差以及探头挤压后静脉被压瘪的效果不好等原因造成。见于髂静脉、收肌管裂孔处的股浅静脉及腘静脉以及小腿深部的静脉。

(3)四肢静脉血栓与静脉周围的肌肉、脂肪及浅表软组织的鉴别。由于探查方法不当如探头用力过大，某些小的深部静脉缺乏自发性血流信号等原因，可将上述组织结构误认为静脉血栓。这种情况可发生于头静脉、贵要静脉及大隐静脉等浅静脉系统以及小腿深部静脉。

(4)四肢静脉血栓与外压性静脉狭窄的鉴别诊断。手术后、肿瘤压迫、左髂总静脉受压综合征及胸出口综合征等因素均可因静脉变狭窄导致静脉回流障碍而引起肢体肿胀。血栓与外压性静脉狭窄虽然临床表现有相似之处，但治疗方法完全不同。必须注意，外压性静脉狭窄导致的静脉回流障碍与血栓引起的静脉回流受阻所致的远心段静脉血流频谱具有相似的改变，但采用灰阶超声观察梗阻处的静脉及其周围结构是正确鉴别的关键。

(5)四肢静脉血栓与静脉血流缓慢的鉴别。当静脉管腔内血液流动缓慢或使用较高频率探头时,血液可表现为似云雾状的血栓样回声,采用压迫试验可很好地鉴别。而且,血栓一般不移动,仅新鲜血栓可随肢体挤压而飘动。

(6)四肢静脉血栓与肢体淋巴水肿的鉴别。淋巴水肿是淋巴液流通受阻或淋巴液反流所致的浅层组织内体液积聚,以及继而产生的纤维增生、脂肪硬化、筋膜增厚及整个患肢变粗的病理状态。早期淋巴水肿与四肢静脉血栓形成的临床表现有相似之处,应注意鉴别。前者除在炎症急性发作期,患者一般没有痛苦,彩色多普勒超声检查静脉血流通畅;而后者发病开始时,患者首先感觉有受累静脉区的钝性胀痛及压痛,数小时内,水肿迅速发展,累及部分或整个肢体。晚期淋巴水肿的临床表现比较特别,表现为患肢极度增粗与典型的橡皮样改变,与四肢静脉血栓较易鉴别。两者鉴别的关键是静脉血流是否通畅。

(二)下肢深静脉瓣膜功能不全

1.病理与临床

下肢深静脉瓣膜功能不全是临床常见的静脉疾病之一。瓣膜功能不全时,造成血液反流,静脉高压。分为原发性与继发性两类。前者病因尚未完全阐明,可能与胚胎发育缺陷及瓣膜结构变性等因素有关。后者是继发血栓形成后的后遗症,故又称下肢深静脉血栓形成后综合征。两者临床表现均为下肢深静脉功能不全所引起的一系列症状,包括下肢胀痛、肿胀、浅静脉曲张,足靴区皮肤出现营养性变化,有色素沉着,湿疹和溃疡。

2.声像图表现

(1)原发性下肢深静脉瓣膜功能不全表现为静脉增粗,内膜平整,管腔内无实性回声,探头加压后管腔能被压瘪,瓣膜纤细、活动良好,以及血液回流通畅、充盈好。

(2)继发性下肢深静脉瓣膜功能不全则表现为静脉壁增厚,内膜毛糙,内壁及瓣膜窦处可附着实性回声,血栓处管腔不能被完全压瘪,瓣膜增厚、活动僵硬或固定,以及血栓处血流信号充盈缺损。

(3)不管是原发性还是继发性下肢静脉瓣膜功能不全,均表现为挤压远端肢体放松后或Valsalva试验时管腔内血液反流(图13-32)。利用多普勒频谱可测量静脉反流持续时间、反流最大流速和反流量等。有学者建议采用持续反流时间来判断静脉反流程度。若超声发现某段深静脉反流持续时间>1秒,则一般可提示该静脉瓣膜功能不全。轻度反流,1～2秒;中度反流,2～3秒;重度反流,大于3秒。

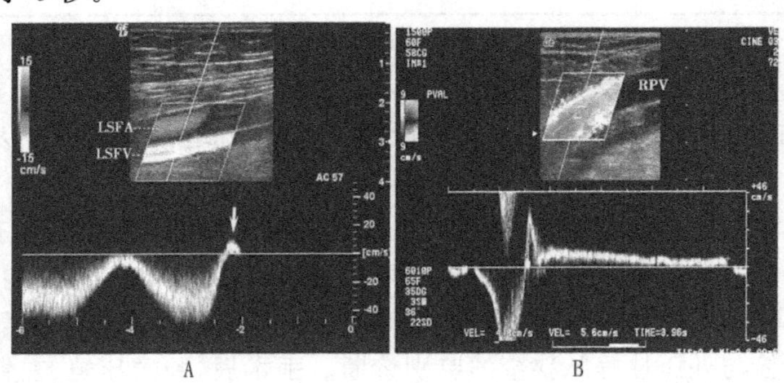

图13-32 Valsalva试验

A.Valsalva动作时正常股浅静脉的频谱多普勒,箭头所指为Valsalva动作时的短暂反流;B.原发性腘静脉瓣膜功能不全,基线上方为反流频谱,持续反流时间为3.96秒

3.鉴别诊断

（1）下肢深静脉瓣膜功能不全与正常下肢深静脉的鉴别：在许多无下肢深静脉瓣膜功能不全症状的受试者中，经常可发现挤压远端肢体放松后或 Valsalva 试验时有短暂反流，但持续时间一般在 0.5 秒以内。而有明显此症状的受试者中，一般反流持续时间大于 1 秒。当反流持续时间介于0.5～1 秒之间，则可疑下肢深静脉瓣膜功能不全。

（2）原发性与继发性下肢深静脉瓣膜功能不全的鉴别：若发现静脉腔内有明显的血栓或患者有血栓史，一般认为这种瓣膜功能不全是继发性的。但是，深静脉血栓后血流完全或绝大部分再通后所致瓣膜功能不全与原发性的鉴别存在一定的困难，然而只要认真检查，还是可以辨别的。

五、临床价值

彩色多普勒超声能够提供下肢深静脉的解剖和功能信息，可以观察深静脉开放的情况和血栓后异常的范围，以及反流的分布和程度。

（赵国玲）

第十四章

超声介入治疗

第一节　超声引导下射频消融治疗

射频消融(radiofrequency ablation,RFA)属于热消融技术,目前已用于治疗颅脑、甲状腺、乳腺、心脏、肾脏、胰腺、肺脏、骨骼肌肉等脏器的肿瘤,其中以应用于治疗肝脏肿瘤最为广泛,积累了丰富的临床经验,已有大量文献报道,本节主要介绍 RFA 在治疗肝脏肿瘤和肺肿瘤中的应用。RFA 对小肝癌和早期肺癌可达到治愈目的,已有研究显示其疗效与手术切除相当。对进展期肝癌和肺癌,RFA 能够有效地减瘤和延长患者的生存期。

一、历史背景

早在 1891 年,Arsonval 等人首次进行了活体肝组织的射频消融实验,发现频率>10 kHz交流电穿过活体肝组织时并不引起神经肌肉的兴奋,而射频(radiofrequency,RF)热损伤区域的范围大小可以控制。20 世纪 90 年代初,RF 技术开始应用于神经和心血管领域并迅速得以开展。20 世纪 80 年代所采用的 RF 技术还仅限于表浅部位肿瘤组织的治疗,其疗效并不令人满意。1990 年 Rossi 等和 McGahan 等首次报道了在超声引导下采用 RF 对人体深部肿瘤组织产生热凝固消融而不伤及周围组织,此后 RF 技术被广泛应用于肝脏肿瘤的临床治疗和研究,并设计了不同类型的 RF 消融电极针包括单电极、双电极、多电极、冷却式电极等。国内 1999 年开始应用 RF 消融治疗肝癌。

RF 消融治疗肿瘤是一种微创治疗肿瘤的技术,在肝脏肿瘤消融治疗已取得了成功,近年来,应用领域不断拓展,开始应用于骨、肾脏、肺癌等实体肿瘤的治疗,已取得较好的临床疗效。

二、设备、技术原理和治疗途径

射频消融治疗仪由射频发生器、电极及弥散电极板组成。工作原理是将电极针(通常 14～17 G,尖端 1～3 cm 裸露)置入肿瘤组织内,接通射频发生器,当电子产生器产生 RF 电流的工作频率为 460～500 kHz 时,电流向接地板传输,激活了电极针周围组织中离子成分,正负离子在射频电场中高速振动和摩擦,继而转化为热能,产生高热,而电极针本身不发热,其热能随时间逐渐向外周传导,导致局部肿瘤组织热变性及凝固性坏死。通常 RFA 所产生的组织凝固坏死灶的大小和形状,与射频发生器发射功率、裸露电极长度、组织的阻抗、治疗持续时间、预设温度、电极针空间分布等因素有关。RFA是一种微创性肿瘤原位治疗技术，即借助于超声或CT等影像技术引导，将电极针直接插入肿瘤内，利用RF能量使病灶局部组织产生高温、干燥，最终凝固和灭活软组织及肿瘤。RFA消融实际上是利用了频率范围在射频范围内(460～500 kHz)交流电的工作原理，而不是真正意义上的RF。现有的RFA技术可以使单一电极的RF消融产生直径3～5 cm的椭球形凝固灶，并可通过上述参数控制所需凝固灶的大小。这种热消融的优点是只对肿瘤原位加热而不需全身加热。

RF消融的目标是在最短的时间内产生最大范围的组织凝固性坏死，但常规单电极针能有效消融的最大直径有限，早期单次RFA所产生的肝组织凝固坏死灶最大直径仅约为1.6 cm。即使加大能量输出，也不能产生更大的坏死区，这是因为在消融的过程中电极针周围的组织被加热，组织中的水分气化而干燥甚至发生炭化，阻抗升高，阻止了RF电流向周围发射以及热量的传递，对较大的肝癌在消融后常发现残存的癌灶。近年来消融装置和技术有了很大的改进，扩大了RFA单次能量输出的消融范围，增加了凝固性坏死的范围，陆续采用了以下技术，主要包括以下几个方面。

(1)双电极、多电极组合以及集束电极，可使较大肿瘤发生坏死且减少操作次数，但需要操作者有较丰富的经验且坏死区域可能形态不规则或在电极之间遗漏有癌组织。

(2)由4～10根可伸缩子针组成呈伞状排列的可扩展电极。

(3)尖端冷却电极(cool-tip)：通过电极内部冷循环降低尖端部的温度，避免组织炭化，降低电阻抗，使能量顺利输出。可使消融的有效面积增加，可产生直径>3.0 cm的凝固性坏死。单个电极针可产生直径为1.8～3.6 cm的凝固性坏死，而3个电极针的同时插入可产生4.5～7.0 cm的组织坏死。

(4)灌注电极：通过电极尖端微孔向肿瘤内注射生理盐水，可增加组织离子化，有利于增加RF消融的有效面积。一方面可以降低针尖温度，减少组织炭化和气化，增大能量输出；另一方面盐水可以降低组织阻抗，由于组织冷却和电阻降低，可增加患者对RF输出功率增加的耐受性，有助于凝固区的扩大。

(5)采用自动温控、阻抗调控以及脉冲式射频功率调控等技术，实现对较大肿瘤的单次治疗完全消融。现在的RFA技术单次能量输出在临床上可获得直径3～5 cm的消融范围。

(6)药物调节或机械性调节肝脏血流量，该方法尚处于实验研究阶段，其机制认为是病灶周围的大血管具有散热效应，不能达到足够高的温度使组织发生坏死，因此应减少病灶周围的血流灌注。或将加热的生理盐水注入周围组织，可直接导致组织的损伤，但该方法常使坏死区域形态不规则，对部分直径小于3.0 cm的病灶消融后仍会发现有残存的癌组织。与其他方法联合应用会起到更好的疗效。

RFA可经皮、经腹腔镜手术和经开腹手术三种途径。其最佳的治疗方式可根据患者的个体情况来决定。经皮消融最常用，大部分的治疗可经此途径完成，优点是无需入院，局麻或附加静脉镇痛下即可完成操作，创伤微小，而且便于反复治疗。当肿瘤位于膈顶或较大脉管旁等部位时，在体表结构的限制下，经皮消融无法实现准确穿刺而易造成消融不全。经腹腔镜手术消融由于使用高分辨率超声显像引导，可检测出微小病灶和探测腹腔，便于全面了解肿瘤进展情况。消融操作的难易程度也取决于肿瘤部位，既能满意消融经皮途径无法治疗的病灶，也可能有时更加困难，反而增加了侵袭性和费用。经开腹手术消融结合术中超声和直视下探查，除了能更准确地把握病情外，最大的优点是能自由地布放电极，治疗其他途径难以达到的肿瘤。术中热消融还能通过阻断肝脏的血液循环以减少能量损失，扩大组织凝固范围，增进疗效。经开腹手术消融的不利之处是创伤较大，且不便反复施行。

经皮消融的穿刺大多数在超声引导下完成，优点是定位准确、实时显像、准确度良好、无放射性、成本低廉、操作简便、轻便灵活，但有时肿瘤可被肺气、肠气遮挡或患者体表组织较厚而显像不清，影响穿刺定位。RFA 技术的实施，要求操作者具备影像学和介入外科知识和经验。治疗前超声应多切面显示肿瘤位置、形态、大小及数目并参阅 CT 图像等制定出治疗方案及穿刺部位和顺序，并用彩色多普勒超声观察肿瘤边缘血管及肿瘤内血供情况。在 CT 透视下引导穿刺，肿瘤显像质量好，干扰因素少，缺点是有放射线辐射，缺乏实时引导，费用较高。本节主要介绍超声引导经皮 RFA 治疗。

三、常用射频消融装置

目前临床中采用的 RF 消融仪器有多种，主要由美国和欧洲制造，中国也有生产。它们均采用相同的工作原理，仅电极的设计、输出功率及监测的指标方面有所不同。包括 RITA（Mountain View，CA）、Radionics（Burlington，MA）、Radiotherapeutics（Mountain View，CA）。最常用的产品是美国的 RITA 射频消融系统（RITA Medical System，Inc，Mountain View，CA），其主机的能量设置为 50～150 W，RF 发生器的频率为 460 kHz。电极针产品是采用一根 15 G 的套针（Starbust 电极针），配有多个电极导线；当套针刺入肿瘤内后，推进内套针，其顶端有 4～7 根球形空间分布均匀的细针呈伞状展开，可覆盖或包绕肿瘤。细针的顶端配有热敏电偶并与 RF 电极系统相连。通电后，电极针不仅能将 RF 热能通过电极均匀播散到肿瘤组织内，同时可显示各个电极周围组织内的温度，从而，具备监控温度与凝固参数的功能。RITA 包括输出功率为 50 W 的交流电发生器和 15 G 的电极针，在电极针的尖端有 4 个可伸缩的钩突样电极。每个钩突的顶端附有热电偶，可实时记录其周围组织内的温度变化情况。最新型的电极针（Starbust XL）可一次性产生达 5 cm 直径的凝固灶，而计算机系统可实时描绘射频发射能量、组织阻抗以及病灶内温度的曲线。

另一种常用的 RF 系统是 Radionics 公司生产的 500 kHz 单极 RF 发生器（Radionics，Boston，MA）。其电极产品是使用带有冷循环系统的中空冷却射频针（cooled-tip 电极）；由一根或一簇直形的电极针和 200WRF 主机构成。在治疗过程中冷却的纯净水通过专用的动力泵在中空针内循环，这样可防止由于温度过高使电极周围组织炭化而增加阻抗。因为阻抗过高将降低 RF 能量的释放、热传导以及凝固坏死作用。Radionics 包括有输出功率为 100～200 W 的交流电发生器和尖端带有冷却装置的电极针。在电极针的针尖内部灌有 0 ℃的生理盐水，可防止发生炭化从而增加热消融面积。根据病变的大小和形状，可同时插入 1～3 根电极针，以增加热消融的面积。

第三种 RF 系统是 RTC 公司生产的 RF2000 型 RF 消融仪（Radiotherapeutics Corporation，Mountain View，CA），装置与 RITA 系统相似，主机为 100 W 的射频交流电机，治疗针为可伸缩性 15 G 套管针。展开内套针，电极针的顶端为 10 支可伸缩的爪状细钩突电极针。研究报道多爪型电极可产生较为均匀的热消融区域。它通过记录电阻的变化反映热消融的程度，电阻急剧上升可能代表组织已发生炭化。Radiotherapeutics 与 RITA 类似。

国产 RF 系统：WE7568 多极 RF 消融仪（北京为尔福电子公司），输出为射频脉冲波，频率 290 kHz，最大输出功率 200 W，14 G 鞘管式 RF 针，内藏 10 枚可伸缩电极，每支长 4 cm，直径 0.5 cm，全部伸展呈灯笼状，空间直径 4.0 cm，可自由设定消融温度、时间。通过多弹头电极传送到肿瘤组织内。消融仪的关键器件是WHK-4型多电极消融电极，消融电极的尖端设有温度传感器，能实时测量肿瘤组织内的治疗温度。在消融过程中电脑自动控制治疗温度，从70 ℃逐渐升高到90 ℃。多达10根弯曲子针展开时能构成球形，其直径最大为4.5 cm，故对5 cm以下的肿瘤只需进行一次消融治疗。

（周东风）

第二节　超声引导下超声消融治疗

超声消融技术是将体外低能量的超声波聚焦于体内生物组织，形成一个高能量的焦点，在靶组织内产生瞬时高温（60～100 ℃），形成凝固性坏死（即生物学焦域）而达到治疗疾病的目的。声波与生物组织相互作用产生超声生物学效应包括热效应、空化效应、机械效应、声化学效应等，其中热效应是最重要的机制。

超声消融治疗是完全非侵入性的体外热切除技术，因此，必须通过影像技术引导、监控才能安全、有效地运用于临床。影像监控技术不仅能够引导定位、还能够引导制订治疗计划、监控治疗效果。目前用于超声消融治疗的影像学监控技术主要是超声和磁共振（MRI），两者各有优势和不足。超声成像速度快于MRI，图像显示方位、调整和移动灵活，能同时显示组织结构和血管的二维图像，评估血管分布、检测血流动力学改变及血管声学造影，成本低；缺点是图像质量差，图像伪影明显。MRI的图像分辨力明显优于超声，且能无创测温，缺点是成像速度较慢，受位移影响较大，由于受磁孔的限制，治疗头运动范围受限等，不适用于大肿瘤或特殊部位的肿瘤，测温的准确性误差较大，成本高。

超声声像图引导超声消融技术在20世纪90年代取得了突破性进展。重庆医科大学研究团队在工程技术方面实现了高增益聚焦，通过大量的离体、活体实验（离体牛肝组织，大白鼠，兔，猪等）证实：凝固性坏死在声像图上显示为回声增强，回声增强的范围与肉眼所见坏死区域基本一致；组织切片光镜显示，坏死区域与正常区域分界明显；通过二维超声监控可实时反映治疗区生物学焦域的动态变化过程。

一、适应证

超声消融技术适合于治疗肝脏、骨骼、乳腺、肾脏、胰腺、子宫及软组织等部位的实体肿瘤。要求必须有足够的超声通道、机载超声可以测出靶区的情况下进行治疗，具体如下。

（1）四肢、躯干的骨肿瘤。

（2）乳腺肿瘤。

（3）肝脏肿瘤。

（4）胰腺肿瘤。

（5）子宫肌瘤、子宫腺肌病。

二、禁忌证

（1）声通道（超声波入射通道）有阻碍声波的组织结构或介质，如骨骼、瘢痕组织、植入物、钙化组织及气体等。

(2)非实体病变或病变弥漫性分布。

三、仪器设备

全球第一台超声引导的聚焦超声肿瘤系统于1999年由重庆医科大学发明并用于临床。继之,有数台设备通过国家药品监督管理局认证用于上述适应证(除子宫肌瘤外)的治疗。重庆海扶(HIFU)技术有限公司生产的JC型(JC200型)聚焦超声肿瘤治疗系统是目前唯一通过国家药品监督管理局认证用于子宫肌瘤治疗的仪器。

不同的设备有较大差异,最重要的是超声换能器输出的超声的特性,包括:频率、声强和聚焦性能。超声消融需要低MHz量级频率,良好的聚焦性能,使声焦域处的声强达几千至几万W/cm^2。瞬时(0.5～5秒)辐照使靶组织升温到60 ℃以上致其组织热坏死(necrosis),与周围正常组织分界清楚。组织凝固性坏死的结果可以从监控声像图观察到灰阶的变化,并且,可以从功能成像(增强MRI、增强CT、超声造影等)观察到组织活性丧失的无灌注状态,机载超声有造影功能的治疗系统可以及时评价消融的效果。鉴别超声热疗技术与超声消融技术需要在上述特性方面考虑。超声热疗可使组织温度升高达42～50 ℃,一般需要多次治疗,可作为肿瘤的辅助治疗措施,增强化疗、放疗的敏感性。超声热疗在影像监控上缺乏明显的变化,治疗后不能从功能成像进行明确的疗效评价。

针对不同的适应证,以专用治疗换能器为佳,如专用的子宫治疗换能器;专用的乳腺治疗换能器;专用的肝脏治疗换能器。治疗前检查治疗换能器的功率输出情况,将焦点放在有机玻璃板上,分别用不同的功率和照射时间测试换能器功率输出情况,再与标准玻板对比。将各项参数和床体根据不同治疗部位调到所需状态。介质水温度调至10～15 ℃。根据治疗深度调整监控超声显示靶区为最佳状态的成像深度及成像参数。

四、操作方法

不同的仪器、设备的操作方法可能有较大差异。以重庆海扶(HIFU)技术有限公司生产的JC型(JC200型)聚焦超声肿瘤治疗系统为例(图14-1):治疗超声换能器为下置式,患者一般取俯卧位或侧卧位。超声换能器中央整合有B超探头,可以实现治疗中的同步实时超声引导和监控。从形成生物学焦域的单焦点,通过点-线-面-体组合方式覆盖治疗靶区。

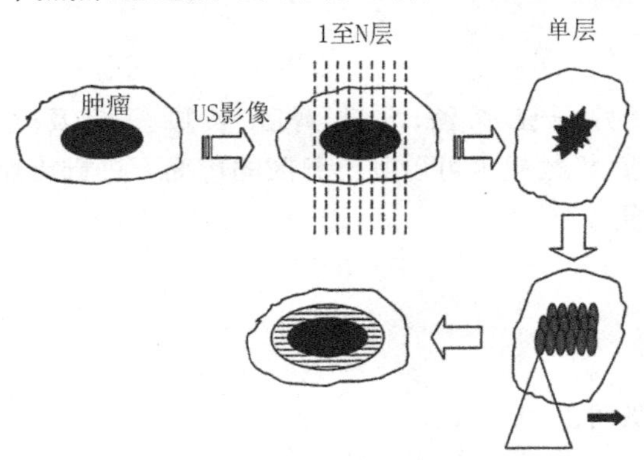

图14-1 聚焦超声肿瘤治疗示意

(周东风)

第三节　超声引导下激光消融治疗

激光消融治疗(interstitial laser ablation,ILA)是指在超声或CT、MRI引导下经皮穿刺肿瘤插入光导纤维,采用低功率激光(Nd:YAG)凝固治疗肿瘤,经皮穿刺将导光纤维插入癌灶内,其裸露部分周围的组织可产生70～100 ℃的高温,持续20分钟,可形成最大直径为1.6 cm的椭球体形坏死区。其原理是将光能转变为热能被组织吸收,从而杀灭癌细胞。为了扩大凝固范围,常采用多根光纤多点同时穿刺。与微波和RFA一样,温度升高常引起光纤周围组织炭化,阻止能量的输出。连续向针尖周围灌注冰盐水可减少炭化,扩大凝固范围。有关ILA治疗主要集中在肝癌的应用。

一、适应证

主要用于超声可以显示的实质脏器的肿瘤治疗。要求病灶直径≤3 cm、数目少于3个。

二、禁忌证

同无水乙醇注射治疗肝癌。

三、操作方法

患者治疗前禁食10小时以上,取适当卧位,超声定位常规消毒局麻或者全麻下,超声引导下18 G PTC针穿入瘤区预定位置,拔出针芯,插入光纤到肿瘤内部,固定光纤,给予激光消融治疗。激光照射剂量及治疗次数根据肿瘤大小确定,或一次治疗给予单点治疗。

四、并发症

主要有术中感短时疼痛,术后出现体温升高。部分患者治疗后感轻度腹胀、食欲减退,一般1～2天自行缓解。

五、临床价值

1985年日本学者Hashimoto首次将其应用于肝脏肿瘤的治疗后,揭开了肝癌激光介入治疗的序幕,对51个大小为1.6～6.6 cm的HCC患者进行激光治疗,结果92%达到完全性坏死。1991年中国台湾大学医院尝试用激光治疗小肝癌,301医院1994年初经一系列基础研究,开展了超声引导下经皮激光治疗原发性肝癌取得较好疗效。Vogl等对603例转移性肝癌患者进行ILA治疗后,发现1、2、3年生存率分别达到94%、77%和56%,高于超声引导下无水酒精治疗小肝癌的疗效。因此,ILA在小肝癌的疗效上要优于无水乙醇注射。试验证明,组织凝固范围的大小与激光输出的总功率之间存在相关性,这样就能在监视下尽可能完全作用到整个肿瘤组织,效果确实,亦能减少对正常组织的损伤程度。Matthewson等提出,1.5 W×500 s能产生最佳凝固效果,其最大横径为1.6cm的椭球体。临床治疗中,对于直径≥3 cm的病灶,常采用多根光纤多点同时作用。梁萍等报道采用双光纤两点同时作用,使直径≥3 cm的肝癌结节得到了有效灭活。Amin 对 76 个肝转移癌结节进行治疗，54 个结节采用多光纤法（1～8 根光纤），22 个用 PEIT 法，比较二者治疗效果，认为 ILA 优于 PEIT。肿瘤的大小是影响 ILA 治疗效果最重要的因素。

ILA 是一种安全、有效、操作简便的治疗方法，且能刺激机体免疫力，促进机体杀灭肿瘤，具有微创、有效、安全等优点，无需开刀，对正常组织损伤小。主要缺陷是光波在组织中传导有限，而且治疗中光纤周围组织可产生炭化，进一步阻止了光能量的传出，与其他热消融疗法相比组织凝固范围较小，疗效与其输出功率和作用时间有关。

（周东风）

参考文献

[1] 张小丽，李普楠，张中华.超声诊断学[M].北京：中国纺织出版社，2021.
[2] 丁伟.实用临床超声诊断[M].北京：科学技术文献出版社，2020.
[3] 裴红利.现代超声诊断与应用[M].武汉：湖北科学技术出版社，2022.
[4] 廖建梅，杨舒萍，吕国荣.现代妇科超声诊断与治疗[M].福州：福建科学技术出版社，2021.
[5] 朱强，李杰.浅表器官超声诊断学[M].北京：人民卫生出版社，2020.
[6] 张翠娟，朱凯丽，王晓霞.妇产诊疗与超声诊断[M].长春：吉林科学技术出版社，2022.
[7] 赫文，王晓蕾，王璟璐.肿瘤超声诊断与综合诊疗精要[M].北京：中国纺织出版社，2021.
[8] 黄梅.实用临床超声诊断学[M].哈尔滨：黑龙江科学技术出版社，2020.
[9] 沈颜芹.现代临床超声诊断实践[M].哈尔滨：黑龙江科学技术出版社，2022.
[10] 刘勋，魏玺，王金锐，等.浅表软组织疾病超声诊断与病理对照图谱[M].北京：科学技术文献出版社，2021.
[11] 宋海霞.现代超声诊断与介入应用[M].北京：科学技术文献出版社，2020.
[12] 陈志奎，薛恩生，林礼务.乳腺疾病超声诊断学[M].北京：科学出版社，2022.
[13] 武心萍.甲状腺及甲状旁腺结节超声诊断图谱[M].南京：江苏凤凰科学技术出版社，2021.
[14] 陈萍.妇科超声诊断临床图解[M].北京：化学工业出版社，2020.
[15] 翟浩天.实用临床超声与诊断[M].长春：吉林科学技术出版社，2022.
[16] 刘伟.实用乳腺超声疾病诊断[M].汕头：汕头大学出版社，2021.
[17] 张梅，尹立雪.心脏超声诊断临床图解[M].北京：化学工业出版社，2020.
[18] 杨高怡，蒋天安，阮骊韬.胸部疾病超声诊断与介入治疗[M].北京：科学出版社，2022.
[19] 徐辉雄，孙丽萍，金晔.消化系统疾病超声入门[M].上海：上海科学技术出版社，2021.
[20] 郭升玲.临床医学超声诊断学[M].长春：吉林科学技术出版社，2020.
[21] 陈志奎，林礼务，薛恩生.胰腺疾病超声诊断与病例解析[M].北京：人民卫生出版社，2022.
[22] 吕仁杰.现代影像诊断实践[M].北京：中国纺织出版社，2021.
[23] 叶玉泉.实用腹部疾病超声诊断[M].哈尔滨：黑龙江科学技术出版社，2020.
[24] 潘宁.实用超声诊断技术与临床应用[M].北京：中国纺织出版社，2022.
[25] 郝丽娜.实用超声医学诊断学[M].南昌：江西科学技术出版社，2020.
[26] 殷小茹.超声医学诊断进展[M].汕头：汕头大学出版社，2022.

[27] 曲晓燕，吴桐，张传书，等.超声临床诊断新思维[M].哈尔滨：黑龙江科学技术出版社，2022.
[28] 卢漫.胃肠超声诊断图谱[M].北京：科学技术文献出版社，2020.
[29] 胡冰.实用超声影像诊断技术[M].北京：科学技术文献出版社，2022.
[30] 郭鹊晖.超声检查技巧与诊断应用[M].北京：科学技术文文献出版社，2022.
[31] 刘红霞，梁丽萍.超声诊断学[M].北京：中国医药科技出版社，2020.
[32] 亓鹏.现代超声影像诊断与临床应用[M].汕头：汕头大学出版社，2022.
[33] 张立波，周雨，陈泽乐.医学影像与超声诊断学[M].长春：吉林科学技术出版社，2023.
[34] 陈桂红.超声诊断与临床[M].北京：科学技术文献出版社，2020.
[35] 陈璐，李慧林，王玉荣，等.现代超声诊断精要[M].上海：上海交通大学出版社，2023.
[36] 宋青，田晓琦，兰雨，等.常规超声联合超声造影诊断部分囊性甲状腺结节良恶性的价值[J].中国医学影像学杂志，2020，28(3)：189-193.
[37] 纪晓惠，石可心，赵倩颖，等.高频超声对乳腺癌内乳淋巴结转移的诊断价值[J].中华超声影像学杂志，2021，30(1)：58-63.
[38] 林培鑫，万晓钰，徐铭俊，等.高分辨率超声测量动脉内膜厚度的影响因素及其诊断冠心病的价值[J].中国医学影像技术，2022，38(8)：1172-1176.
[39] 张显迪，张丽，陆殿元，等.经腹胃超声与胃镜对胃癌的诊断准确性对照分析初步报告[J].第二军医大学学报，2021，42(10)：1189-1192.
[40] 郑茹瑜，丁建民，周燕，等.超声造影在诊断厚壁型胆囊癌中的应用[J].中国医学影像学杂志，2020，28(3)：210-214.